Manual do Risco Cirúrgico

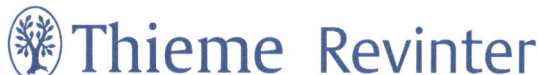

Manual do Risco Cirúrgico

Marcos Benchimol
Graduação em Medicina pela Universidade Federal do Estado do
Rio de Janeiro (UNIRIO)
Residência em Clínica Médica pelo Hospital dos Servidores do Estado (HSE-RJ)
Residência em Cardiologia pelo HSE-RJ
Especialista em Clínica Médica pela Sociedade Brasileira de
Clínica Médica (SBCM)
Mestre em Neurociências pela Universidade Federal Fluminense (UFF)
Professor Adjunto de Clínica Médica da UNIRIO
Médico do Serviço de Clínica Médica, Setor Serviço de Apoio Clínico Cirúrgico
(SACC) do Hospital Universitário Clementino Fraga Filho, RJ

Thieme
Rio de Janeiro • Stuttgart • New York • Delhi

Dados Internacionais de Catalogação na Publicação (CIP) de acordo com ISBD

B457m

Benchimol, Marcos
  Manual do Risco Cirúrgico/Marcos Benchimol – Rio de Janeiro: Thieme Revinter Publicações Ltda, 2022.

  434 p.: il.: 16 cm x 23 cm.
  Inclui bibliografia.
  ISBN 978-65-5572-106-5
  eISBN 978-65-5572-131-7

  1. Medicina. 2. Cirurgia. 3. Risco Cirúrgico. I. Título.

2021-4103

CDD: 610
CDU: 616

Elaborado por Vagner Rodolfo da Silva – CRB-8/9410

Contato com o autor:
marcosbenchi@hotmail.com

© 2022 Thieme. All rights reserved.

Thieme Revinter Publicações Ltda.
Rua do Matoso, 170
Rio de Janeiro, RJ
CEP 20270-135, Brasil
http://www.ThiemeRevinter.com.br

Thieme USA
http://www.thieme.com

Design de Capa: © Thieme
Créditos Imagem da Capa: © Thieme

Impresso no Brasil por Forma Certa Gráfica Digital Ltda.
5 4 3 2 1
ISBN 978-65-5572-106-5

Também disponível como eBook:
eISBN 978-65-5572-131-7

Nota: O conhecimento médico está em constante evolução. À medida que a pesquisa e a experiência clínica ampliam o nosso saber, pode ser necessário alterar os métodos de tratamento e medicação. Os autores e editores deste material consultaram fontes tidas como confiáveis, a fim de fornecer informações completas e de acordo com os padrões aceitos no momento da publicação. No entanto, em vista da possibilidade de erro humano por parte dos autores, dos editores ou da casa editorial que traz à luz este trabalho, ou ainda de alterações no conhecimento médico, nem os autores, nem os editores, nem a casa editorial, nem qualquer outra parte que se tenha envolvido na elaboração deste material garantem que as informações aqui contidas sejam totalmente precisas ou completas; tampouco se responsabilizam por quaisquer erros ou omissões ou pelos resultados obtidos em consequência do uso de tais informações. É aconselhável que os leitores confirmem em outras fontes as informações aqui contidas. Sugere-se, por exemplo, que verifiquem a bula de cada medicamento que pretendam administrar, a fim de certificar-se de que as informações contidas nesta publicação são precisas e de que não houve mudanças na dose recomendada ou nas contraindicações. Esta recomendação é especialmente importante no caso de medicamentos novos ou pouco utilizados. Alguns dos nomes de produtos, patentes e design a que nos referimos neste livro são, na verdade, marcas registradas ou nomes protegidos pela legislação referente à propriedade intelectual, ainda que nem sempre o texto faça menção específica a esse fato. Portanto, a ocorrência de um nome sem a designação de sua propriedade não deve ser interpretada como uma indicação, por parte da editora, de que ele se encontra em domínio público.

Todos os direitos reservados. Nenhuma parte desta publicação poderá ser reproduzida ou transmitida por nenhum meio, impresso, eletrônico ou mecânico, incluindo fotocópia, gravação ou qualquer outro tipo de sistema de armazenamento e transmissão de informação, sem prévia autorização por escrito.

AGRADECIMENTOS

Acima de qualquer coisa, minha eterna gratidão à minha mãe Cheva Benchimol, incentivadora da minha profissão de quem não esqueço um dia sequer. Assim também, a todas as mães dos colaboradores que, certamente, os conduziram no bom caminho com sua influência e dedicação.

Ao ter em mente o projeto desta edição, tive o privilégio de reunir um seleto grupo de colaboradores que participaram da elaboração do conteúdo e foram incentivadores da publicação.

Agradecimento especial ao preceptor da residência de Clínica Médica da UFRJ, Dr. Flavio Victor Signorelli, que motivou seus residentes a participarem da publicação.

Gratidão à Elisa Benchimol, emérita professora de Biologia, que revisou, com muita atenção e dedicação, o manuscrito sugerindo importantes adequações do texto.

Também minha gratidão aos supervisores dos autores que revisaram e orientaram os respectivos capítulos.

Gratidão ao professor Omar da Rosa Santos por me introduzir na Medicina Clínica como titular da Clínica Médica do Hospital Universitário Gafrée e Guinle e que me fez a gentileza de prefaciar a obra.

Minha gratidão por pertencer ao corpo clínico do Hospital Universitário Clementino Fraga Filho, onde aprendo muito mais que ensino, com meus colegas, residentes, alunos e, sobretudo, com os pacientes que lá são atendidos.

APRESENTAÇÃO

Com a crescente utilização de procedimentos cirúrgicos em pacientes com graus de complexidade variáveis, tais como idosos e indivíduos com comorbidades, há necessidade de orientações específicas de acordo com os respectivos cenários.

A crescente demanda da medicina perioperatória não se reflete nos livros tradicionais de medicina.

A carência de informação sistematizada sobre condutas específicas nesta área da medicina, frequentemente gera dúvidas, sobretudo entre médicos recém-formados.

A fim de discutir vários aspectos da medicina perioperatória, sobretudo expondo a experiência do Serviço de Clínica Médica do Hospital Universitário Clementino Fraga Filho, UFRJ, em que há um setor específico de internistas que apoiam os diversos cirúrgicos do hospital, resolvemos editar o *Manual do Risco Cirúrgico*.

O texto aborda, de maneira prática e abrangente, o cenário de pacientes cirúrgicos, desde a elaboração do risco cirúrgico, à detecção e o tratamento de complicações clínicas no período pré, per e pós-operatório, assim como o manejo de condições mórbidas preexistentes (eg.: diabetes, cirrose, cardiopatia, uso de anticoagulantes).

A linguagem é direta e direcionada ao que importa, de fato, para a condução de pacientes cirúrgicos.

Dessa forma, acreditamos que o leitor irá receber informações úteis para a sua prática clínica, em especial, os cardiologistas e clínicos gerais, para quem a avaliação pré-operatória é direcionada, bem como para os intensivistas que recebem pacientes cirúrgicos, anestesistas e cirurgiões.

Demais profissionais da área de saúde também podem receber informações importantes para o cuidado de seu paciente.

Marcos Benchimol

PREFÁCIO

Alegra-me ser lembrado para apresentar aos médicos e aos estudantes de Medicina o Manual do Risco Cirúrgico, organizado pelo Prof. Marcos Benchimol. Tenho a felicidade de haver acompanhado a formação do Prof. Benchimol desde aluno, em 1983; foi interno dedicado na 7ª Enfermaria (Clínica Médica C) no H.U. Gaffrée e Guinle (UNI-Rio), havendo retornado ao serviço após brilhante Concurso, já na década dos noventa. Desde então tem se dedicado à educação médica com proficiência como atesta a colaboração, no presente texto, de diversos seus ex-alunos.

O livro enfeixa trabalho árduo, em 49 belos capítulos, que cobrem a maior parte da Medicina Clínica, da lavra de um grupo selecionado de autores de diferentes origens e especialidades também diversas, todos trazendo em linguagem simples mas escorreita a súmula dos cuidados aplicáveis em, praticamente, todos os campos da Medicina. Cada capítulo é encerrado com a oferta de uma lista, cuidadosamente selecionada, de referências bibliográficas.

A leitura criteriosa dos diversos capítulos é capaz de oferecer ao estudante e ao médico jovem um sinaleiro formador que há de ser prezado por quantos se dedicam à profissão. Trata-se de uma obra preciosa para enriquecer a Bibliografia Médica nacional.

Omar da Rosa Santos.
Professor Emérito (UNI-Rio).
Membro Titular da Academia Nacional de Medicina

COLABORADORES

ALEXANDRE SICILIANO COLAFRANCESCHI
MD MHCM, PhD
Professor Adjunto em Cirurgia Cardíaca pela Universidade Federal do Estado do Rio de Janeiro (UNIRIO)

AMALIA ELIZABETE COELHO PINGUELLO
Graduação em Medicina pela Universidade Federal do Rio de Janeiro (UFRJ)
Residência em Clínica Médica pela UFRJ
Residente em Terapia Intensiva pela Universidade Federal de São Paulo (UNIFESP)

ANA CLAUDIA BORGHI DE OLIVEIRA
Graduação em Medicina pela Universidade Federal do Rio de Janeiro (UFRJ)
Residência em Clínica Médica pela UFRJ

ANDRÉ LUIZ OLIVEIRA FEODRIPPE
Graduação em Medicina pela Universidade Federal do Estado do Rio de Janeiro (UNIRIO)
Residência em Clínica Médica pela Universidade Federal do Rio de Janeiro (UFRJ)
Residente em Imunologia Clínica e Alergia no Hospital das Clínicas da Faculdade de Medicina da Universidade de São Paulo (HCFMUSP)

ANDRÉ WILHEIM
Graduação em Medicina pela Universidade de Pernambuco (UPE)
Residência em Clínica Médica pela Universidade Federal do Rio de Janeiro (UFRJ)
Residente em Oncologia Clínica pelo Instituto Nacional do Câncer (INCA)

ARTHUR GRACIE DRUDE DE LACERDA
Graduação em Medicina pela Universidade Federal do Rio de Janeiro (UFRJ)
Residência em Clínica Médica pela UFRJ
Médico da Emergência Adulto do Hospital Copa Star, RJ
Médico do Serviço de Clínica Médica da UFRJ

BIANCA PEIXOTO PINHEIRO LUCENA
Graduação em Medicina pela Universidade Federal do Rio de Janeiro (UFRJ)
Residência em Clínica Médica pela UFRJ
Residente em Pneumologia pela UFRJ-IDT
Médica da Unidade de Terapia Intensiva do Hospital Copa D'Or e da Casa de Saúde São José, RJ

BRUNO MORAIS
Residente de Clínica Médica da Universidade Federal do Rio de Janeiro (UFRJ)

BRYNNER MOTA BUÇARD
Título Superior de Anestesiologia pela Sociedade Brasileira de Anestesiologia (SBA)
Instrutor do C.E.T. Dra. Consuelo Plemont Maia – Hospital Federal de Ipanema, RJ
Médico Anestesiologista do Instituto Estadual do Cérebro (IECPN)
Pós-Graduação em Terapia Intensiva pela AMIB/Redentor

CARLOS EDUARDO DUEK SOUZA
Residência em Clínica Médica pela Universidade Federal do Rio de Janeiro (UFRJ)
Residência Complementar R3 em Clínica Médica pela UFRJ

CAROLINE SILVEIRA
Residência em Clínica Médica no Hospital Universitário Clementino Fraga Filho, RJ
Residência em Cardiologia pelo Instituto Nacional de Cardiologia (INC)

CLÁUDIA DE ABREU COSTA
Médica do Serviço de Clínica Médica do Hospital Universitário Clementino Fraga Filho, RJ
Staff durante 16 Anos no Serviço de Apoio Clínico Cirúrgico (SACC) da Universidade Federal do Rio de Janeiro (UFRJ)
Mestre em Clínica Médica pela UFRJ
Coordenadora do Programa de Residência Médica em Geriatria da UFRJ

CLAUDIO VERTI MENDONÇA
Graduação em Medicina pela Universidade Federal Fluminense (UFF)
Residência em Clínica Médica pela Universidade Federal do Rio de Janeiro (UFRJ)
Residente em Hematologia pela UFRJ

CRISTIANE CARIUS DE OLIVEIRA
Intensivista Titulada pela AMIB
Especialista em Terapia Nutricional Titulada pela Sociedade Brasileira de Nutrição Parenteral e Enteral (BRASPEN)
Professora Assistente da Faculdade de Medicina na Disciplina Terapia Intensiva pela Universidade Federal do Rio de Janeiro (UFRJ)
Mestre em Promoção de Saúde
Supervisora Médica Unidade de Terapia Intensiva Hepatobiliar no Hospital Quinta D'Or, RJ

DANIEL ASSIS DEROSSI
Graduação em Medicina pela Escola de Medicina Souza Marques, RJ
Residência em Clínica Médica pela Universidade Federal do Rio de Janeiro (UFRJ)
Residência em Cardiologia pelo Instituto Nacional de Cardiologia (INC)

DANIEL PEREIRA DE MELO CÂMARA
Residência em Clínica Médica pela Universidade Federal do Rio de Janeiro (UFRJ)
Médico Extraquadro do Hospital Universitário Clementino Fraga Filho, RJ
Médico do Corpo Clínico do STI do Hospital Naval Marcílio Dias, RJ

DIEGO DA CRUZ SILVA
Graduação em Medicina pela Universidade Federal Fluminense (UFF)
Residência em Clínica Médica pela Universidade Federal do Rio de Janeiro (UFRJ)
Residente em Nefrologia pela UFRJ

FÁBIO KUNITA DE AMORIM
Graduação em Medicina pela Universidade Federal do Rio de Janeiro (UFRJ)
Residência em Clínica Médica pelo Hospital Universitário Clementino Fraga Filho, RJ
Residente de Pneumologia pela UFRJ

FERNANDA OLIVEIRA BAPTISTA DA SILVA
Graduação em Medicina pela Universidade Federal do Rio de Janeiro (UFRJ)
Residência em Clínica Médica pela UFRJ
Residente em Pneumologia pelo IDT-UFRJ

GABRIEL PESCE DE CASTRO DA SILVA
Residência de Clínica Médica Universidade Federal do Rio de Janeiro (UFRJ)
Residência em Cardiologia pelo Instituto Nacional de Cardiologia (INC)
Residência em Ecocardiografia – Instituto Estadual de Cardiologia Aloízio de Castro (IECAC)
Staff de: Rotina Médica e Plantonista do Setor de Pós-Operatório do Hospital Pró-Cardíaco, Plantonista do Setor de Cardiointensiva do Hospital Copa Star, RJ
Mestrando em Cardiologia do INC

GABRIELA ASSIS RANGEL DE ABREU
Residência em Clínica Médica pela Universidade Federal do Rio de Janeiro (UFRJ)
Residência em Cardiologia pela Universidade Estadual do Rio de Janeiro (UERJ)
Residente em Ecocardiografia pela UERJ
Médica Plantonista da Unidade Coronária do Hospital Pró-Cardíaco, RJ

GUSTAVO GAVINA DA CRUZ
Mestre em Cardiologia pela Universidade Federal Fluminense (UFF)
Especialista em Cardiologia pela SBC
Cardiologista do Programa de Obesidade e Cirurgia Bariátrica do Hospital Universitário Clementino Fraga Filho, RJ

GUSTAVO MONTEIRO CUQUETTO
Graduação em Medicina pela Universidade Federal Fluminense (UFF)
Residência em Clínica Médica pela Universidade Federal do Rio de Janeiro (UFRJ)
Residente de Hematologia pela UFRJ

HENRIQUE MADEIRA MIRANDA
Graduação em Medicina pela Universidade Federal do Rio de Janeiro (UFRJ)
Residência em Clínica Médica pela UFRJ
Residência em Cardiologia pelo Instituto Nacional de Cardiologia (INC)

HENRIQUE SANTOS GOLDENBERG
Graduação em Medicina pela Universidade Federal do Rio de Janeiro (UFRJ)
Residência em Clínica Médica pela UFRJ

ILANA BENCHIMOL
Residente de Clínica Médica pelo Hospital Federal de Ipanema, RJ

ÍSIS DA CAPELA PINHEIRO
Graduação em Medicina pela Universidade Federal do Rio de Janeiro (UFRJ)
Residência em Clínica Médica pela UFRJ
Residência em Cardiologia pela UFRJ
Residência em Ecocardiografia pela UFRJ
Mestranda em Cardiologia pela UFRJ

JÉSSICA MATOS GONÇALVES
Graduação em Medicina pela Fundação Técnico-Educacional Souza Marques, RJ
Residência em Clínica Médica pela Universidade Federal do Rio de Janeiro (UFRJ)
Residente em Cardiologia pela UERJ

JOÃO MARCELLO DE ARAÚJO NETO
Professor Assistente de Clínica Médica e Hepatologia da Universidade Federal do Rio de Janeiro (UFRJ)
Médico do Instituto Nacional do Câncer (INCA)
Mestre em Hepatologia pela UFRJ
Doutor em Oncologia pelo INCA

JOÃO REGIS IVAR CARNEIRO
Professor Adjunto de Clínica Médica-Nutrologia da Universidade Federal do Rio de Janeiro (UFRJ)
Mestrado em Endocrinologia e Metabologia pela UERJ
Doutor em Clínica Médica pela UFRJ
Pós-Doutor em Biologia Molecular pela Fundação Oswaldo Cruz – Fiocruz

JOSÉ CARLOS DO VALE QUARESMA
Professor Assistentente da Faculdade de Medicina da Universidade Federal do Rio de Janeiro (UFRJ)
Médico do Serviço de Medicina Física, Programa de Reabilitação Cardiovascular e Associado do Programa de Cirurgia Bariátrica do Hospital Universitário Clementino Fraga Filho, RJ

JULIANA FITTIPALDI
Graduação em Medicina pela Universidade Federal Fluminense (UFF)
Residência em Clínica Médica pela Universidade Federal do Rio de Janeiro (UFRJ)
Residente de Gastroenterologia pela Universidade do Estado do Rio de Janeiro (UERJ)

JULIANA SILVA RODRIGUES
Graduação em Medicina pela Universidade do Estado do Rio de Janeiro (UERJ)
Residência em Clínica Médica pela UERJ
Residência em Cardiologia pelo Instituto Nacional de Cardiologia (INC)

LAURA BERNARDO MADEIRA
Graduação em Medicina pela Universidade Federal do Rio de Janeiro (UFRJ)
Residência em Clínica Médica pela UFRJ
Residente em Hematologia pelo Instituto Nacional do Câncer (INCA)

LEONARDO PINHEIRO DE CAMPOS PINHO
Graduação em Medicina pela Universidade Federal do Rio de Janeiro (UFRJ)
Residência em Clínica Médica pela UFRJ
Residência em Cardiologia pelo Instituto Nacional de Cardiologia (INC)
Residente em Eletrofisiologia Clínica Invasiva pelo INC

LUÍS AUGUSTO KNECHT SILVA
Graduação em Medicina pela Universidade Federal Fluminense (UFF)
Residência em Clínica Médica pela Universidade Federal do Rio de Janeiro (UFRJ)
Plantonista do Hospital Universitário Pedro Ernesto, RJ

LUIZ ANTONIO VIEGAS DE MIRANDA BASTOS
Residência em Clínica Médica pela Universidade Federal do Rio de Janeiro (UFRJ)
Residência em Cardiologia pelo Instituto Nacional de Cardiologia (INC)
Mestrando em Cardiologia pela UFRJ

LUIZA GONDIM TOLEDO
Graduação em Medicina pela Universidade Federal do Rio de Janeiro (UFRJ)
Residente em Pneumologia pela UFRJ

MÁRCIA BEIRAL HAMMERLE
Graduação em Medicina pela Universidade Federal do Rio de Janeiro (UFRJ)
Residência em Clínica Médica pela UFRJ
Residência em Gastroenterologia pela UFRJ

MARCOS BENCHIMOL
Graduação em Medicina pela Universidade Federal do Estado do Rio de Janeiro (UNIRIO)
Residência em Clínica Médica pelo Hospital dos Servidores do Estado HSE-RJ
Residência em Cardiologia pelo HSE-RJ
Especialista em Clínica Médica pela Sociedade Brasileira de Clínica Médica (SBCM)
Mestre em Neurociências pela Universidade Federal Fluminense (UFF)
Professor Adjunto de Clínica Médica da UNIRIO
Médico do Serviço de Clínica Médica Setor Serviço de Apoio Clínico Cirúrgico (SACC) do Hospital Universitário Clementino Fraga Filho, RJ

MARCOS MAIA VIANA
Residência em Clínica Médica pela Universidade Federal do Rio de Janeiro (UFRJ)
Residência em Endocrinologia e Metabologia pela UFRJ

MARIA CLARA SIMÕES DA MOTTA TELLES RIBEIRO
Residência em Clínica Médica pela Universidade Federal do Rio de Janeiro (UFRJ)

MARIA EDUARDA MENDES MARTINS VIEIRA RAMOS
Residente em Clínica Médica pela Universidade Federal do Rio de Janeiro (UFRJ)

MARIA DE FÁTIMA GAUI
Residência em Clínica Médica pelo Instituto Nacional do Câncer (INCA)
Mestre em Clínica Médica pela Universidade Federal do Rio de Janeiro (UFRJ)
Professora Assistente da UFRJ

MARIANA DE BARROS CASTELLANETA
Residência em Clínica Médica pela Universidade Federal do Rio de Janeiro (UFRJ)
Pós-Graduação em Nutrologia pela USP-RP

MAURO DE ARAÚJO CASTAGNARO
Graduação em Medicina pela Universidade do Estado de Rio de Janeiro (UERJ)
Médico do Serviço de Clínica Médica da Universidade Federal do Rio de Janeiro (UFRJ)
Diretor Médico do Hospital Rios D'Or, RJ

MELANIE RODACKI
Professora Associada da Faculdade de Medicina da Universidade Federal do Rio de Janeiro (UFRJ)
Mestrado em Nutrologia (Diabetes) pela UFRJ
Doutorado em Nutrologia (Diabetes) pela UFRJ

MELINA ALMEIDA DIAS
Graduação em Medicina pela Universidade Federal do Rio de Janeiro (UFRJ)
Residência em Clínica Médica pela UFRJ
Professora Substituta do Serviço de Clínica Médica – HUCFF – UFRJ
Mestranda em Hepatologia

MICHELLE LIMA PEREIRA PITZ
Graduação em Medicina pela Universidade Federal do Rio de Janeiro (UFRJ)
Residência em Clínica Médica pela UFRJ
Médica do Serviço de Clínica Médica do Hospital Naval Marcílio Dias-HNMD

MOISÉS DIAS DA SILVA
Residência em Nefrologia pela Universidade do Estado do Rio de Janeiro (UERJ)
Médico do Serviço de Nefrologia do HUCFF da Universidade Federal do Rio de Janeiro (UFRJ)
Médico do Programa Estadual de Transplantes da Secretaria Estadual de Saúde do Rio de Janeiro

NATHÁLIA CARRARO EDUARDO DE CASTRO
Graduação em Medicina pela Universidade Federal do Rio de Janeiro (UFRJ)
Residência em Clínica Médica pela UFRJ
Residente Complementar R3 em Clínica Médica pela UFRJ

PEDRO CUNHA TZIRULNIK
Graduação em Medicina pela Universidade Federal do Rio de Janeiro (UFRJ)
Residência em Clínica Médica pela UFRJ
Residente em Cardiologia pelo Instituto Nacional de Cardiologia (INC)

PEDRO FERNANDES RIBEIRO
Graduação em Medicina pela Universidade do Estado do Rio de Janeiro (UERJ)
Residência em Clínica Médica pela Universidade Federal do Rio de Janeiro (UFRJ)
Residente em Cardiologia pela UERJ

PEDRO SERRA DE CANDOL
Graduação em Medicina pela Universidade Federal Fluminense (UFF)
Residência em Clínica Médica pela Universidade Federal do Rio de Janeiro (UFRJ)
Residente em Reumatologia pela UERJ

PILAR BARRETO DE ARAÚJO PORTO
Graduação em Medicina pela Universidade Federal Fluminense (UFF)
Residência em Clínica Médica pelo HUCFF-UFRJ
Residência em Endocrinologia e Metabologia pela Universidade Federal do Rio de Janeiro (UFRJ)

POLIANA FERREIRA STROLIGO DIAS
Graduação em Medicina pela Universidade Federal do Rio de Janeiro (UFRJ)
Residência em Clínica Médica pela UFRJ
Residente em Cardiologia pela Universidade do Estado do Rio de Janeiro (UERJ)

PRISCILA MANSUR TAUBLIB
Graduação em Medicina pela Universidade Federal do Rio de Janeiro (UFRJ)
Residência em Clínica Médica pela UFRJ
Residência em Geriatria pela Casa Gerontológica de Aeronáutica Brigadeiro Eduardo Gomes (CGABEG)
Staff do Serviço de Geriatria da Universidade Federal Fluminense (UFF)

RICARDO JOAQUIM DA CUNHA JUNIOR
Mestre em Anestesiologia pela Universidade Federal do Rio de Janeiro (UFRJ)
Coordenador da Clínica da Dor do Hospital Universitário Clementino Fraga Filho, RJ
Coordenador do Curso de Extensão em Dor da UFRJ

RICARDO DE OLIVEIRA SOUZA
Neurologista-Neuropsiquiatra
Coordenador de Neurociências Clínicas – Instituto D'Or de Pesquisa & Ensino, RJ
Professor Adjunto de Neurologia da Universidade Federal do Estado do Rio de Janeiro (UFRJ)

ROBERTO MUNIZ FERREIRA
Mestre e Doutor em Cardiologia pela Universidade Federal do Rio de Janeiro (UFRJ)
Professor Adjunto do Departamento de Clínica Médica da Faculdade de Medicina da UFRJ
Especialista em Clínica Médica pela Sociedade Brasileira de Cirurgia da Mão (SBCM) e Cardiologia pela Sociedade Brasileira de Cardiologia (SBC)
Médico Rotina da Unidade Cardiointensiva do Hospital Samaritano, RJ
Fellow do American College of Cardiology

SOFIA VIDAURRE MENDES
Residência em Clínica Médica pela Universidade Federal do Rio de Janeiro (UFRJ)
Residência em Oncologia pela ICESP da Universidade de São Paulo (USP)

YURI DE ALBUQUERQUE PESSOA DOS SANTOS
Médico Assistente da UTI do Hospital das Clínicas da Faculdade de Medicina da Universidade de São Paulo (USP)
Médico Diarista da UTI do Hospital Samaritano Paulista, SP
Residência em Terapia Intensiva pelo Hospital das Clínicas da Faculdade de Medicina da USP
Residência em Clínica Médica pela Universidade do Estado do Rio de Janeiro (UERJ)
Ano Complementar em Clínica Médica pela Universidade Federal do Rio de Janeiro (UFRJ)

YURI GUIMARÃES TAVARES
Graduação em Medicina pela Faculdade de Medicina de Campos (FMC)
Residência em Clínica Médica pela Universidade Federal do Rio de Janeiro (UFRJ)
Residência em Gastroenterologia pela Escola Paulista de Medicina da Universidade Federal de São Paulo (EPM/Unifesp)
Residente em Endoscopia Digestiva pela Escola Paulista de Medicina da Universidade Federal de São Paulo (EPM-Unifesp)

SUMÁRIO

1 RISCO CIRÚRGICO – ABORDAGEM GERAL DO PACIENTE CIRÚRGICO 1
   Maria Eduarda Mendes Martins Vieira Ramos

2 RISCO CIRÚRGICO – ABORDAGEM INICIAL E EXAMES COMPLEMENTARES 5
   Ísis da Capela Pinheiro ▪ Mauro de Araújo Castagnaro

3 AVALIAÇÃO PRÉ-OPERATÓRIA: ESTRATIFICAÇÃO DE RISCO CARDIOVASCULAR.......... 9
   Marcos Benchimol

4 AVALIAÇÃO PULMONAR PRÉ-OPERATÓRIA.. 21
   Sofia Vidaurre Mendes ▪ Cláudia de Abreu Costa

5 REDUZINDO O RISCO CARDIOVASCULAR EM INDIVÍDUOS QUE SERÃO
   SUBMETIDOS À CIRURGIA NÃO CARDÍACA 29
   Michelle Lima Pereira Pitz

6 MANEJO DE MEDICAMENTOS VARIADOS NO PERÍODO PERIOPERATÓRIO 37
   Mariana de Barros Castellaneta ▪ Gustavo Monteiro Cuquetto ▪ Mauro de Araújo Castagnaro

7 USO DE BETABLOQUEADOR NO PERIOPERATÓRIO DE CIRURGIA NÃO CARDÍACA 47
   Gabriela Assis Rangel de Abreu ▪ Yuri Guimarães Tavares ▪ Roberto Muniz Ferreira

8 MANEJO DO GLICOCORTICOIDE NO PERÍODO PERIOPERATÓRIO 53
   Yuri Guimarães Tavares ▪ Gabriela Assis Rangel de Abreu

9 USO DE ANTIBIÓTICOS NO PERIOPERATÓRIO 59
   Maria Clara Simões da Motta Telles Ribeiro

10 BIOMARCADORES NO PERIOPERATÓRIO E AVALIAÇÃO DO
   RISCO CARDIOVASCULAR... 73
   Pedro Serra de Candol

11 MANEJO PRÉ-OPERATÓRIO DE PACIENTES EM USO DE IMUNOSSUPRESSORES,
   DROGAS ANTIRREUMÁTICAS E AGENTES BIOLÓGICOS.. 83
   Amalia Elizabete Coelho Pinguello

12 MANEJO PERIOPERATÓRIO DO PACIENTE EM USO DE ANTICOAGULANTES 91
   Arthur Gracie Drude de Lacerda ▪ Gabriel Pesce de Castro da Silva
   Juliana Silva Rodrigues ▪ Marcos Benchimol

13 MANEJO DE ANTIPLAQUETÁRIOS NO PERIOPERATÓRIO E ANGIOPLASTIA RECENTE..... 101
Daniel Assis Derossi ▪ Laura Bernardo Madeira

14 NÁUSEAS E VÔMITOS NO PERIOPERATÓRIO (PONV) 107
Jéssica Matos Gonçalves

15 UTILIZAÇÃO DA ULTRASSONOGRAFIA NO PERIOPERATÓRIO 115
Daniel Pereira de Melo Câmara

16 CONSIDERAÇÕES PERIOPERATÓRIAS DURANTE A PANDEMIA DE COVID-19 123
Bruno Morais

17 MANEJO DA HIPERTENSÃO ARTERIAL NO PERIOPERATÓRIO 127
Marcos Benchimol ▪ Gabriel Pesce de Castro da Silva

18 ARRITMIAS NO PERIOPERATÓRIO 131
Juliana Silva Rodrigues

19 RISCO CIRÚRGICO EM PACIENTES COM INSUFICIÊNCIA CARDÍACA 139
Marcos Benchimol ▪ Gabriel Pesce de Castro da Silva ▪ Juliana Silva Rodrigues

20 RISCO CIRÚRGICO EM PACIENTES COM ESTENOSE AÓRTICA.................................... 147
Marcos Benchimol ▪ Henrique Madeira Miranda ▪ Nathália Carraro Eduardo de Castro

21 RISCO CIRÚRGICO E MANEJO PERIOPERATÓRIO DE PACIENTES COM
ESTENOSE MITRAL 153
Caroline Silveira ▪ Roberto Muniz Ferreira

22 CUIDADOS PERIOPERATÓRIOS EM PACIENTES COM DISPOSITIVOS
CARDÍACOS IMPLANTADOS.. 159
Fernanda Oliveira Baptista da Silva

23 AVALIAÇÃO PRÉ-OPERATÓRIA DO PACIENTE CANDIDATO À CIRURGIA CARDÍACA ... 165
Pedro Fernandes Ribeiro ▪ Alexandre Siciliano Colafranceschi

24 MANEJO DE DOENÇAS RESPIRATÓRIAS NO PERIOPERATÓRIO: DPOC E ASMA 177
Carlos Eduardo Duek Souza ▪ Márcia Beiral Hammerle

25 AVALIAÇÃO PRÉ-OPERATÓRIA DO PACIENTE COM HIPERTENSÃO PULMONAR 185
Luís Augusto Knecht Silva ▪ Pedro Cunha Tzirulnik

26 CUIDADOS PERIOPERATÓRIOS EM PACIENTES COM APNEIA OBSTRUTIVA DO SONO .. 189
Claudio Verti Mendonça

27 MANEJO DO TROMBOEMBOLISMO NO PERIOPERATÓRIO... 197
Pedro Cunha Tzirulnik ▪ Orientador: Cláudia de Abreu Costa

28 MANEJO PERIOPERATÓRIO DE PACIENTES DIABÉTICOS 205
Marcos Maia Viana ▪ Melanie Rodacki

29 CUIDADOS NA AVALIAÇÃO PRÉ-OPERATÓRIA DO PACIENTE COM OBESIDADE GRAVE ...219
Ana Claudia Borghi de Oliveira ▪ Pilar Barreto de Araújo Porto ▪ Gustavo Gavina da Cruz
João Regis Ivar Carneiro ▪ José Carlos do Vale Quaresma

30 PREPARO PARA CIRURGIA DE FEOCROMOCITOMA 229
Luiz Antonio Viegas de Miranda Bastos

31 ACIDENTE VASCULAR ENCEFÁLICO PERIOPERATÓRIO... 233
Leonardo Pinheiro de Campos Pinho

32 MANEJO PERIOPERATÓRIO DE PACIENTES COM DOENÇAS NEUROPSIQUIÁTRICAS .. 241
Ilana Benchimol ▪ Ricardo de Oliveira Souza

33 AVALIAÇÃO DE PACIENTES CANDIDATOS E POSSÍVEIS COMPLICAÇÕES DA ELETROCONVULSOTERAPIA 249
Marcos Benchimol ▪ Henrique Madeira Miranda

34 MANEJO DO CATETER PERIDURAL E ANALGESIA PÓS-OPERATÓRIA 257
Diego da Cruz Silva ▪ Brynner Mota Buçard

35 MANEJO PERIOPERATÓRIO DO PACIENTE COM DOENÇA RENAL CRÔNICA 265
Ilana Benchimol

36 AVALIAÇÃO PRÉ-OPERATÓRIA DO PACIENTE RENAL CRÔNICO DIALÍTICO 271
Henrique Santos Goldenberg ▪ Moisés Dias da Silva

37 NEFROPATIA INDUZIDA POR CONTRASTE 279
Yuri de Albuquerque Pessoa dos Santos ▪ Marcos Benchimol

38 RISCO CIRÚRGICO PARA CIRURGIAS NÃO HEPÁTICAS EM PACIENTES PORTADORES DE CIRROSE 285
Melina Almeida Dias ▪ João Marcello de Araújo Neto

39 AVALIAÇÃO PRÉ-OPERATÓRIA DE CIRURGIA VASCULAR 291
Poliana Ferreira Stroligo Dias

40 AVALIAÇÃO PRÉ-OPERATÓRIA NA CIRURGIA DE CATARATA 301
Marcos Benchimol ▪ Gabriel Pesce de Castro da Silva

41 AVALIAÇÃO PRÉ-OPERATÓRIA EM CIRURGIA BARIÁTRICA 307
Gabriel Pesce de Castro da Silva

42 AVALIAÇÃO PRÉ-OPERATÓRIA EM NEUROCIRURGIA 313
Daniel Pereira de Melo Câmara

43 MANEJO CLÍNICO DA DOR NO PERIOPERATÓRIO 321
Fábio Kunita de Amorim ▪ Ricardo Joaquim da Cunha Junior

44 RISCO CIRÚRGICO NA GESTAÇÃO 335
André Luiz Oliveira Feodrippe

45 PERIOPERATÓRIO EM PACIENTES SUBMETIDOS À QUIMIOTERAPIA 347
André Wilheim ▪ Maria de Fátima Gaui

46 RISCO CIRÚRGICO NA RESSECÇÃO TRANSURETRAL DE PRÓSTATA POR HIPERPLASIA PROSTÁTICA BENIGNA 351
Luiza Gondim Toledo

47 RISCO CIRÚRGICO EM IDOSOS 359
Priscila Mansur Taublib

48 MANEJO NUTRICIONAL NO PERIOPERATÓRIO 367
Juliana Fittipaldi ▪ Gustavo Monteiro Cuquetto ▪ Cristiane Carius de Oliveira

49 TRANSFUSÃO DE HEMODERIVADOS NO PERIOPERATÓRIO 377
Bianca Peixoto Pinheiro Lucena

ÍNDICE REMISSIVO 385

Manual do Risco Cirúrgico

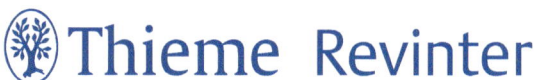

RISCO CIRÚRGICO – ABORDAGEM GERAL DO PACIENTE CIRÚRGICO

CAPÍTULO 1

Maria Eduarda Mendes Martins Vieira Ramos

INTRODUÇÃO

O risco cirúrgico deve identificar pacientes que apresentam um risco aumentado de morbidade e mortalidade no período perioperatório em razão de complicações associadas à doença de base. Além disso, esta identificação ajuda a projetar estratégias específicas para reduzir os riscos adicionais.

A morbimortalidade perioperatória apresenta grande variabilidade, dependendo do tipo e duração da cirurgia, perda de sangue estimada, deslocamentos de fluidos e a região anatômica envolvida. Por isso, é importante o contato direto entre as equipes clínica e cirúrgica de modo a entender melhor o procedimento pelo qual o paciente será submetido e individualizar a abordagem.

Os testes pré-operatórios (p. ex., radiografia de tórax, eletrocardiografia, exames laboratoriais e urina) são úteis para estratificar o risco, direcionar as escolhas anestésicas e orientar o manejo pós-operatório.

A decisão de solicitar exames pré-operatórios deve ser guiada pela história clínica do paciente, comorbidades e achados do exame físico. Como, por exemplo, pacientes com sinais ou sintomas de doença cardiovascular ativa devem ser avaliados com testes apropriados, independentemente de seu estado pré-operatório.

PRINCÍPIOS GERAIS DO PRÉ-OPERATÓRIO

O médico solicitante deve detalhar claramente as perguntas a serem respondidas pelo risco cirúrgico. Considerando-se a alta frequência de mal-entendidos, a comunicação direta entre o clínico e o cirurgião é importante e evitará interpretações equivocadas. Devem ser feitos esforços para discutir recomendações potencialmente controversas com a equipe.

Um propósito comumente declarado de uma solicitação de consulta pré-operatória é "liberar" um paciente para cirurgia. Esta declaração pode implicar incorretamente que o procedimento não traz nenhum risco para o paciente em particular, quando, na verdade, todos os pacientes estão potencialmente sob risco quando são submetidos à anestesia e cirurgia.

Em encaminhamentos em que nenhuma pergunta específica é feita, o consultor pode presumir que a solicitação é para fornecer uma avaliação pré-operatória mais global da seguinte forma:

- Existe algo de alterado no meu paciente? Avalie o risco geral, incluindo o risco de morbidades cardíaca e pulmonar;
- Sua condição médica é ideal para o procedimento ou deve ser feito outro tratamento ou outros exames? Decida se outras intervenções são indicadas para diminuir o risco declarado;
- O que podemos fazer para prevenir complicações conhecidas? Fazer recomendações sobre profilaxia para tromboembolismo venoso, endocardite e, possivelmente, infecção da ferida cirúrgica;
- O que devemos fazer em relação aos medicamentos perioperatórios? Fazer recomendações sobre o manejo das medicações ambulatoriais usuais do paciente. Observar os respectivos capítulos que abordam o assunto.

O clínico experiente deve ser capaz de identificar os problemas médicos pertinentes, integrar essas informações aos estresses fisiológicos da anestesia e da cirurgia, antecipar os potenciais problemas perioperatórios e comunicar-se com a equipe cirúrgica de forma eficiente. O conhecimento sobre as técnicas anestésicas e a fisiologia pode ajudar a garantir uma experiência anestésica segura e analgesia pós-operatória adequada com menos complicações.

Como o paciente deve ser informado sobre os riscos perioperatórios?

Os pacientes têm os direitos moral e legal de serem informados sobre o que vai ou pode acontecer com eles. Embora o processo de obter consentimento para anestesia e cirurgia varie entre os países, um princípio comum é que o paciente deve entender o suficiente sobre os riscos e benefícios dos procedimentos propostos. Além disso, fornecer informações tem efeitos sobre a ansiedade e satisfação do paciente com cuidado e possivelmente conformidade com a terapia ou instruções.

Em contraste com a consulta inicial usual do clínico geral, a consulta perioperatória deve focar, principalmente, nas questões relevantes para a atual cirurgia. Essas preocupações imediatas devem ser avaliadas, considerando-se a extensão do procedimento cirúrgico planejado, risco perioperatório do paciente e a necessidade de mais testes ou intervenções. Quaisquer outras questões podem ser tratadas após a cirurgia ou durante uma consulta ambulatorial posteriormente.

AVALIAÇÃO DO RISCO

Todos os pacientes agendados para uma cirurgia não cardíaca devem ter uma avaliação inicial do risco de um evento cardíaco perioperatório cardiovascular, usando modelos validados, que geralmente incluem informações da história, exame físico, eletrocardiograma e tipo de cirurgia. O objetivo desta avaliação é ajudar o paciente e os profissionais de saúde a pesar os benefícios e riscos da cirurgia. Ocasionalmente, a avaliação de risco revelará problemas não diagnosticados ou condições prévias tratadas de forma inadequada que precisam de maior atenção.

Há uma grande variabilidade no risco previsto de complicações cardíacas, usando diferentes ferramentas de predição de risco, pois cada uma foi desenvolvida em diferentes populações.

Usamos o índice de risco cardíaco revisado (RCRI), também conhecido como índice de Lee, ou a calculadora de risco cirúrgico do American College of Surgeons (ACS-SRC).

O RCRI é mais simples e tem sido amplamente utilizado e validado nos últimos 20 anos. A ACS-SRC é mais complexa, requer cálculo por meio de ferramenta *on-line* e ainda não foi validada em outras populações. Uma ferramenta mais simples também derivada do banco de dados do National Surgical Quality Improvement Program (NSQIP) é a calculadora de infarto do miocárdio ou parada cardíaca (MICA). A calculadora MICA superou o RCRI em algumas circunstâncias, e a ACS-SRC mais recente é mais abrangente e específica para o procedimento proposto. No entanto, nenhum deles ainda foi validado prospectivamente. Além disso, a comparação direta das várias ferramentas é difícil por causa de suas diferentes definições de fatores de risco, complicações e resultados. Os profissionais devem-se familiarizar com um modelo e usá-lo regularmente (Quadro 1-1).

O risco de complicações cardíacas maiores (morte cardíaca, infarto do miocárdio não fatal, parada cardíaca não fatal, edema pulmonar cardiogênico pós-operatório, bloqueio cardíaco completo) varia de acordo com o número de fatores de risco. As seguintes taxas combinadas de IAM não fatal, parada cardíaca não fatal e morte cardíaca foram observadas em vários estudos:

- *Sem fatores de risco*: 0,4 por cento;
- *Um fator de risco*: 1 por cento;
- *Dois fatores de risco*: 2,4 por cento;
- *Três ou mais fatores de risco*: 5,4 por cento.

As porcentagens apresentadas acima podem subestimar um risco que inclui outros desfechos cardiovasculares, como bloqueio cardíaco completo ou insuficiência cardíaca.

Estes modelos fornecem ao usuário o risco de complicação cardíaca em porcentagem. Para pacientes de baixo risco (< 1%), nenhum teste adicional é indicado. Para pacientes com maior risco, é necessário avaliar individualmente se a realização de testes cardiovasculares mudará o manejo.

Na maioria dos casos, o motivo para realizar testes adicionais não será com base no desejo de diminuir o risco no momento da cirurgia, tendo maior impacto em longo prazo. O paciente deve ter testes adicionais feitos, independentemente da necessidade de cirurgia.

O risco determinará se a cirurgia deve prosseguir sem estratificação cardiovascular, nos pacientes de baixo risco, ou ser adiada até complementação com testes não invasivos, como teste ergométrico ou cintilografia miocárdica, ou invasivos, como a coronariografia.

Além disso, o procedimento proposto pode ser modificado para uma intervenção de menor repercussão hemodinâmica e menos invasivo, se possível, ou para uma alternativa não cirúrgica, como optar por radioterapia e/ou quimioterapia ou até mesmo cuidados proporcionais, em pacientes sem condição clínica para enfrentar procedimentos mais invasivos.

Quadro 1-1. Índice Cardíaco Revisado

- Seis preditores independentes de maior risco de complicações cardíacas
- Cirurgia de alto risco (vascular, intraperitoneal ou intratorácica)
- História de insuficiência cardíaca
- História de doença cardíaca isquêmica (passado de infarto do miocárdio ou teste de esforço positivo, queixa de dor torácica, uso de nitrato, presença de onda Q patológica)
- História de doença cerebrovascular
- Diabetes melito insulinodependente
- Creatinina sérica > 2 mg/dL no pré-operatório

Caso a estratificação seja positiva, deverá ser implementado terapia específica anti-isquêmica e avaliada a indicação de revascularização percutânea ou cirúrgica definida em conjunto com a equipe de cardiologia antes de submeter o paciente ao procedimento proposto.

Outra situação complexa ocorre com os pacientes portadores de estenose aórtica grave e risco cardíaco proibitivo. Atualmente, eles podem ser submetidos a TAVI (sigla em inglês para implante de valva aórtica transcateter), que consiste em um procedimento minimamente invasivo para implante da válvula aórtica. Inicialmente, era indicado apenas para pacientes de riscos alto e moderado (o que geralmente coincide com idade mais avançada). Há evidências que demonstram que, mesmo para pacientes de baixo risco (em geral os mais jovens), o tratamento pode também ser uma opção. Entretanto, a escolha da melhor técnica será sempre realizada por meio de uma avaliação individualizada.

Além do risco cirúrgico propriamente dito, é importante ressaltar algumas orientações perioperatórias com impacto direto na morbimortalidade do ato cirúrgico, como a profilaxia de tromboembolismo venoso (TEV), profilaxia antibiótica e suspensão ou manutenção de medicações.

A tromboprofilaxia deve ser realizada ponderando risco/benefício de evento tromboembólico *versus* sangramento, previsto para a cirurgia.

A avaliação de todos esses fatores será importante para definir o manejo e os cuidados que deverão ser realizados no pós-operatório. Cabe ao clínico recomendar a internação dos pacientes submetidos a cirurgias de alto risco ou que apresentem maior chance de complicações de acordo com as suas comorbidades, em unidades com estrutura de terapia intensiva.

Apesar de nenhum estudo ter demonstrado diminuição da morbidade perioperatória associada à consulta médica, a prática da consulta clínica pré-operatória é generalizada e, supondo que os consultores façam recomendações com base em evidências que melhorem os resultados cirúrgicos, é razoável inferir que a consulta aumente o cuidado do paciente cirúrgico se as recomendações forem implementadas.

BIBLIOGRAFIA

Bock M, Johansson T, Fritsch G, et al. The impact of preoperative testing for blood glucose concentration and haemoglobin A1c on mortality, changes in management and complications in noncardiac elective surgery: a systematic review. Eur J Anaesthesiol. 2015;32:152.

Fleisher LA, Fleischmann KE, Auerbach AD, et al. ACC/AHA guideline on perioperative cardiovascular evaluation and management of patients undergoing noncardiac surgery: a report of the American College of Cardiology/American Heart Association Task Force on practice guidelines. J Am Coll Cardiol. 2014;64:e77.

Hilditch WG, Asbury AJ, Jack E, McGrane S. Validation of a pre-anaesthetic screening questionnaire. Anaesthesia. 2003;58:874.

O'Neill F, Carter E, Pink N, Smith I. Routine preoperative tests for elective surgery: summary of updated NICE guidance. BMJ. 2016;354:i3292.

RISCO CIRÚRGICO – ABORDAGEM INICIAL E EXAMES COMPLEMENTARES

CAPÍTULO 2

Ísis da Capela Pinheiro ▪ Mauro de Araújo Castagnaro

INTRODUÇÃO

O aumento da expectativa de vida, associado ao avanço da medicina, e a redução das taxas de natalidade levaram a um envelhecimento populacional importante. Este fato vem associado à maior prevalência de comorbidades e de pacientes cada vez mais complexos para os manejos clínico e cirúrgico. Portanto, uma avaliação perioperatória eficaz é fundamental para redução da morbidade e mortalidade associadas a intervenções cirúrgicas.

O objetivo desta avaliação é estimar o risco de complicações clínicas associadas ao procedimento cirúrgico, além de orientar as medidas para os manejos pré, intra e pós-operatórios para diminuição dos riscos encontrados. Tais medidas são chamadas estratégias protetoras. Para tanto, devem-se avaliar o risco associado ao paciente, os resultados dos exames pré-operatórios, quando estes são necessários, e o risco de complicações cardíacas e não cardíacas associadas à cirurgia.

RISCO DO PACIENTE

Os riscos associados ao paciente incluem:

- A presença de comorbidades, como: hipertensão, diabetes, doença renal crônica, doença coronariana, asma, doença pulmonar obstrutiva crônica (DPOC);
- Hábitos não saudáveis, como etilismo e tabagismo;
- Baixa capacidade funcional que pode ser estimada pelo índice de atividade de Duke em equivalentes metabólicos, pelas atividades básicas e instrumentais de vida diária ou por escalas oncológicas, como ECOG (Eastern Cooperative Oncology Group) e Karnofsky;
- Antecedentes de complicações cirúrgicas ou anestésicas;
- História de alergias medicamentosas.

Para avaliação adequada dos riscos inerentes ao paciente, deve ser realizada anamnese detalhada, com história da doença atual, história patológica pregressa, antecedentes cirúrgicos, medicações em uso e anamnese dirigida, interrogando-se ativamente sobre sintomas, como dispneia, dor torácica e intolerância ao exercício. Estes muitas vezes passam despercebidos pelos pacientes com hábitos sedentários no dia a dia ou quando estão focados na cirurgia.

A estimativa da capacidade funcional também é importante para definir o risco do paciente e facilitar a avaliação pré-operatória. Indivíduos com capacidade funcional maior do que 4 METS estão aptos à maioria das cirurgias, incluindo as de grande porte.

Por outro lado, aqueles com capacidade funcional inferior a 4 METS merecem estratificação cardiovascular pré-operatória, invasiva ou não invasiva, a depender do tipo de procedimento a ser submetido e das comorbidades prévias (Quadro 2-1).

Quadro 2-1. Estimativa da Capacidade Funcional

Gasto energético estimado	Atividades cotidianas
1 a 4 METS	▪ Vestir-se, comer, ou ir ao banheiro sem ajuda ▪ Atividades caseiras diárias ▪ Caminhar ao redor de casa ▪ Caminhar com 1 a 2 obstáculos no plano a 3 a 5 Km/h
5 a 9 METS	▪ Subir escadas, caminhar em terrenos inclinados ▪ Caminhar no plano > 6 Km/h ▪ Correr curtas distâncias ▪ Atividades moderadas (golfe, dançar, caminhar na montanha)
10 METS ou mais	▪ Esportes extremos (natação, tênis, bicicleta) ▪ Trabalho pesado

RESULTADOS DE EXAMES PRÉ-OPERATÓRIOS

Os exames complementares pré-operatórios devem ser individualizados de acordo com as características do paciente, da cirurgia e com a rotina do serviço. Exames sem indicação, solicitados ao acaso, podem gerar fatores de confundimento e custos excessivos.

A solicitação de exames pré-operatórios deve ser guiada da seguinte forma:

- *Paciente jovem, saudável, sem comorbidades e < 40 anos*: sem necessidade de exames;
- *Hemograma*: paciente > 65 anos submetidos a cirurgias grandes e pacientes jovens submetidos a cirurgias grandes com potencial de sangramento de grande monta ou em caso de história prévia de anemia;
- *Plaquetas*: anestesia do neuroeixo;
- *Função renal*: paciente > 50 anos submetido à cirurgia de risco intermediário ou elevado, quando há risco de hipotensão ou quando há uso de medicação potencialmente nefrotóxica ou em caso de doença renal prévia;
- *Eletrólitos*: apenas quando há história de alteração prévia ou uso de medicação com risco de distúrbio eletrolítico;
- *Glicose*: apenas diabéticos ou em caso de cirurgia vascular ou *bypass* cardíaco;
- *Função hepática*: apenas em caso de doença hepática prévia;
- *Coagulograma*: segundo referências mais modernas, como o Uptodate, deve ser solicitado apenas quando a anamnese sugere a presença de distúrbios da coagulação; entretanto, referências mais clássicas, como a II Diretriz de Avaliação Perioperatória da Sociedade Brasileira de Cardiologia, indicam o exame também para cirurgias neurológicas e oftalmológicas. No caso das cirurgias oftalmológicas simples, com baixo risco de sangramento e que utilizam técnicas mais modernas sem lâminas cortantes, o coagulograma pode ser dispensado. Nesse caso o clínico responsável pela avaliação deve estar em contato com o cirurgião e ciente do grau de invasão da técnica utilizada em cada procedimento. Por outro lado, por ser um exame de baixo custo e fácil acesso, sem grande potencial de confundimento, pode ser solicitado antes de qualquer cirurgia de risco elevado ou intermediário para maior segurança do paciente;

- *EAS e urinocultura*: cirurgias urológicas e obstétricas apenas, em razão da invasão do trato geniturinário com quebra da barreira ao meio externo;
- *Teste de gravidez*: mulheres em idade fértil;
- *Eletrocardiograma (ECG)*: em caso de doença arterial coronariana sabida, arritmias, doença arterial periférica, doença cerebrovascular, doença cardíaca estrutural e cirurgia de alto risco cardíaco;
- *Radiografia de tórax*: as indicações clássicas envolvem doença cardiopulmonar prévia, tabagistas, indivíduo > 50 anos de idade, cirurgia de correção de aneurisma de aorta e cirurgia de abdome superior. No entanto, alguns serviços optam por não incluir esse exame como rotina em pacientes estáveis clinicamente, a fim de agilizar o risco cirúrgico e a cirurgia. Isso reduz gastos, permite ganho de tempo do paciente, do hospital e da equipe, além de evitar exposição à radiação;
- *Ecocardiograma Transtorácico (ECOTT)*: pacientes com difícil avaliação da capacidade funcional decorrente da limitação física por doença pulmonar, osteoarticular ou sedentarismo; complementar estratificação em caso de alterações patológicas presentes no ECG, como bloqueio de ramo esquerdo, ou alterações de repolarização em pacientes de alto risco cardiovascular; além de complementar a avaliação de forma mais segura em pacientes sabidamente cardiopatas ou coronariopatas.

RISCO DA CIRURGIA
Por último, o risco da cirurgia deve ser estimado de acordo com o procedimento proposto:
- *Cirurgias de alto risco*: cirurgias vasculares e cirurgias de urgência ou emergência;
- *Cirurgias de risco intermediário*: endarterectomia de carótidas e correção endovascular de aneurisma de aorta abdominal, cirurgias de cabeça e pescoço, cirurgias intraperitoneais e intratorácicas, cirurgias ortopédicas e cirurgias prostáticas;
- *Cirurgias de baixo risco*: procedimentos endoscópios, procedimentos superficiais, cirurgia de catarata, cirurgia de mama e cirurgia ambulatorial.

CLASSIFICAÇÃO DO RISCO CIRÚRGICO
Após a avaliação geral de todos os riscos, o estado físico pré-operatório do paciente pode ser classificado pelo escore da Sociedade Americana de Anestesiologia (ASA) em:
- *ASA I*: saudável e sem comorbidades;
- *ASA II*: paciente com doença sistêmica leve (tabagista, gravidez, etilista social, obesidade com IMC entre 30 e 40, DM e HAS controlados e doença pulmonar leve);
- *ASA III*: paciente com doença sistêmica moderada/grave (DM ou HAS não controlada, DPOC, obesidade com IMC ≥ 40, hepatite ativa, dependência ou abuso de álcool, marca-passo implantado, redução moderada da fração de ejeção, doença renal terminal em diálise programada, história de IAM, AVC, AIT ou DAC/*stent* > 3 meses);
- *ASA IV*: paciente com doença sistêmica grave que é uma ameaça constante à vida (IAM, AVC, AIT ou DAC/*stent* < 3 meses, isquemia cardíaca em curso ou disfunção valvar grave, redução importante da fração de ejeção, sepse, coagulação intravascular disseminada, doença renal aguda ou crônica terminal não submetido à diálise programada);
- *ASA V*: paciente moribundo que não se espera que sobreviva sem a operação (ruptura de aneurisma abdominal/torácico, trauma grave, hemorragia intracraniana com efeito de massa, isquemia intestinal em vigência de patologia cardíaca significativa ou disfunção de múltiplos órgãos e sistemas);
- *ASA VI*: paciente com morte cerebral declarada, cujos órgãos estão sendo removidos para fins de doação.

MENSAGENS IMPORTANTES

Definidos os riscos, estes devem ser comparados aos benefícios da cirurgia, e a decisão final do médico deve ser informada e debatida com o paciente, junto ao esclarecimento de possíveis dúvidas do mesmo, associadas ao procedimento. A avaliação por escrito com orientações sobre o risco-benefício do procedimento para aquele paciente, com as medidas protetoras, principalmente na prevenção do risco cardiovascular e do tromboembolismo venoso, além do manejo das medicações antes e após a cirurgia deve ser entregue ao cirurgião e ao anestesista. Quando a conclusão do clínico for duvidosa, o caso deve ser discutido em conjunto com a equipe cirúrgica.

BIBLIOGRAFIA

Feitosa A C R, et al. II Diretriz de avaliação perioperatória da Sociedade Brasileira de Cardiologia. Arquivos Brasileiros de Cardiologia. 2011;96(3):1-68.

Fleisher LA, et al. 2014 ACC/AHA guideline on perioperative cardiovascular evaluation and management of patients undergoing noncardiac surgery: a report of the American College of Cardiology/American Heart Association Task Force on practice guidelines. Journal of the American College of Cardiology. 2014;64(22):e77-e137.

Hellmann DB, Imboden Jr. JB. Current Medical Diagnosis & Treatment. 2017.

Kasper D, et al. Harrison's principles of internal medicine, 19e. Mcgraw-hill. 2015.

Martins MA, et al. Manual do residente de clínica médica. 2ª Edição. São Paulo: Manole; 2017.

Patel AY, Eagle KA, Vaishnava P. Cardiac risk of noncardiac surgery. Journal of the American College of Cardiology. 2015;66(19):2140-8.

Rocha LG, Bomfim AS. Risco cirúrgico para cirurgias não cardíacas: aspectos práticos. A cardiologia no século 21: uma visão multidisciplinar. Revista Hospital Universitário Pedro Ernesto. 2013;12(1).

Smetana GW. Preoperative medical evaluation of the adult healthy patient. UpToDate. Waltham, MA. Accessed January. 2017;22.

AVALIAÇÃO PRÉ-OPERATÓRIA: ESTRATIFICAÇÃO DE RISCO CARDIOVASCULAR

Marcos Benchimol

INTRODUÇÃO

A realização do **risco cirúrgico** é frequentemente solicitada a cardiologistas, clínicos gerais e anestesistas. Não consiste apenas em uma depuração para verificar quem se encontra apto ou inapto ao procedimento cirúrgico, mas visa uma avaliação de risco. É uma avaliação complexa que leva em consideração fatores cardíacos e não cardíacos.

Anualmente, são realizadas 200 milhões de cirurgias não cardíacas no mundo, e 10 milhões sofrem alguma complicação vascular. O infarto agudo do miocárdio (IAM) é a mais comum e ocorre em 0,3%-1,3% (sem fatores de risco) e em até 30% nos pacientes com doença arterial coronariana (DAC). Cerca de 20% a 40% dos pacientes de alto risco desenvolvem isquemia miocárdica no período perioperatório.[1] Pacientes com problemas cardíacos sintomáticos ou silenciosos, com frequência, são submetidos a cirurgias não cardíacas. No estudo de Lee com 4.315 pacientes submetidos a procedimentos não cardíacos maiores, a ocorrência de complicações cardíacas maiores (IAM e morte cardíaca) foi de 2,1%.[2]

Estudos de necropsia de IAM perioperatório revelam que 50%-90% destes estavam associados à rotura de placa, e os restantes relacionados com o desequilíbrio entre a oferta e consumo de oxigênio (DO2/VO2).[3]

O risco de eventos no período perioperatório depende do tipo de cirurgia da duração anestésica da capacidade funcional e das condições cardiovasculares preexistentes.

Com o objetivo de reduzir a taxa de complicações cardiovasculares, é fundamental identificar corretamente os pacientes com maior risco de desenvolver complicações na avaliação pré-operatória.

O rastreamento sistemático de isquemia miocárdica através de exames de imagem não é custo-efetivo. Assim, essa investigação do risco de ocorrência de eventos através de métodos diagnósticos não invasivos, como cintilografia miocárdica de perfusão, ou invasivos, como pela realização de cineangiocoronariografia, deve ser bem individualizada, levando-se em consideração a extensão da cirurgia, as condições clínicas e a classe funcional do paciente.

Esta investigação de risco denomina-se estratificação de risco cardiovascular. Para tentar nortear as indicações de estratificação, existem vários algoritmos que podem ser utilizados na prática médica, que serão abordados a seguir.

A despeito disso, diante de uma cirurgia de urgência, não há tempo hábil para uma estratificação, de modo que, neste cenário, exames desnecessários não devem retardar a cirurgia para não piorar o prognóstico.

Diretrizes mais recentes reiteram que não é necessária a utilização sistemática de exames complementares na estratificação de risco sem que isso determine perda de segurança. A identificação de isquemia miocárdica através de métodos complementares nos períodos pré-operatório não demonstrou, de forma clara, o possível benefício, uma vez que a revascularização miocárdica precedendo a cirurgia não foi eficaz na maioria das circunstâncias.[4-6]

A estratificação deve ser empreendida quando possa, de fato, apresentar utilidade na modificação da conduta. Esta modificação pode ser no âmbito do tratamento clínico nos períodos pré-operatório (por exemplo, realizar uma revascularização) e cirúrgico (alterar o tipo de cirurgia, quando possível, com por exemplo cirurgia de aorta aberta *versus* endovascular; ou postergar a cirurgia para melhor estabilização do paciente, ou até alterar a técnica anestésica). Do contrário, a estratificação através de exames complementares mais complexos terá pouca utilidade, ou mesmo estará contraindicada.

A fim de racionalizar a tomada de decisões, devemos observar três parâmetros: riscos relacionados com o paciente (variáveis de risco), com a cirurgia (risco da cirurgia) e capacidade funcional.

Adaptando-se às diretrizes da American Heart Association (AHA) para avaliação pré-operatória, inicialmente devemos seguir etapas descritas a seguir.[7]

ABORDAGEM INICIAL
- Cirurgia emergencial? Caso não seja, prosseguir a avaliação;
- Observar condições cardíacas ativas;
- Iniciar com averiguação dos riscos (variáveis de risco) do paciente de morbidade e mortalidade perioperatórias. Estas são classificadas em variáveis maiores, intermediárias e menores. Havendo mais de uma variável, a avaliação deve prosseguir com a maior classificação;
- Avaliar o risco da cirurgia (risco maior, intermediário ou menor);
- Avaliar a classificação funcional do paciente;
- Tratamento (compensação) das enfermidades detectadas;
- Adiar as cirurgias não urgentes, quando necessário.

A primeira preocupação consiste na identificação de problemas cardíacos sérios e ativos, uma vez que a cirurgia neste cenário pode ocasionar desfechos muito desfavoráveis.

Estas condições devem ser prontamente identificadas durante o atendimento médico no período pré-operatório. Uma vez observado um dos problemas listados a seguir, o paciente deve ser mais bem investigado, tratado e compensado para a realização de cirurgia não cardíaca, desde que não seja uma emergência cirúrgica, situação em que medidas básicas e rápidas de compensação devem ser adotadas para não retardar muito a cirurgia (Fig. 3-1).

Condições cardíacas nas quais a cirurgia não emergencial deve ser adiada para o paciente submeter-se à avaliação e tratamento antes da cirurgia não cardíaca:

- Síndromes coronárias instáveis, angina grave ou instável (CCS classe III ou IV);
- IAM recente;
- Insuficiência cardíaca descompensada (NYHA IV, IC piorando ou de início recente);
- Arritmias significativas;
- Bloqueio atrioventricular (BAV) avançado, BAV Mobitz II, BAV 3º grau;
- Arritmias ventriculares sintomáticas;

- Arritmias supraventriculares (incluindo fibrilação atrial com FC > 100 bpm em repouso);
- Bradicardia sintomática;
- Taquicardia ventricular recentemente detectada;
- Estenose aórtica grave, sintomática, com gradiente médio > 40 mmHg, ou área valvar aórtica < 1 cm²;
- Estenose mitral sintomática (dispneia progressiva ao exercício, pré-síncope durante exercício ou IC).

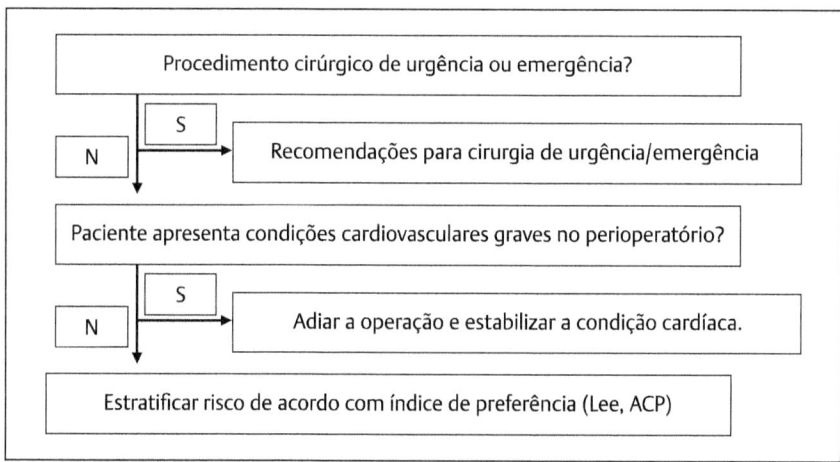

Fig. 3-1. Recomendações para avaliação pré-operatória inicial.

Se o paciente não apresentar as condições citadas anteriormente, uma estratificação pode ser adotada de acordo com a III Diretriz de avaliação pré-operatória da SBC (Fig. 3-1).[8]

Nos Quadros 3-1 a 3-3 estão os principais escores de risco cardiovascular perioperatório.

O escore de Lee baseia-se no escore de Goldman, sendo largamente utilizado por pesquisadores na previsão de eventos cardíacos na cirurgia não cardíaca. Ele contém cinco

Quadro 3-1. Preditores Clínicos de Risco ACC

Intermediários	Menores
Angina *pectoris* leve (Canadian classe I ou II)	Idade avançada (acima de 75 anos)
IAM prévio através de história ou ondas Q patológicas	Achados anormais no eletrocardiograma (hipertrofia ventricular esquerda, bloqueio do ramo esquerdo, anormalidades no segmento ST-T)
Insuficiência cardíaca compensada ou prévia	Ritmo cardíaco diferente do sinusal (fibrilação atrial)
Diabetes *mellitus* (particularmente insulinodependente)	Baixa capacidade funcional (inabilidade para subir um lance de escadas com um pacote de compras)
Insuficiência renal	História de AVE
	Hipertensão arterial sistêmica não controlada

The American College of Cardiology National Database Library define infarto recente como maior de sete dias, mas menor ou igual a um mês (30 dias); IAM dentro de sete dias.

Quadro 3-2. Índice Revisado de Lee de Estimativa de Morbidade Perioperatória

- Operação intraperitoneal, intratorácica ou vascular suprainguinal
- Doença arterial
- Doença cerebrovascular
- Diabetes com terapia insulínica
- Creatinina pré-operatória > 2,0 mg/dL
- Insuficiência cardíaca congestiva (clínica, RX tórax com congestão)

Classes de risco de mortalidade de acordo com o número de variáveis:

I (nenhuma variável, risco 0,4%)
II (uma variável, risco 0,9%)
III (duas variáveis, risco 7%)
IV (> 3 variáveis, risco 11%)

Quadro 3-3. Avaliação pelo Algoritmo do American College of Physicians (ACP)

- IAM < 6 m (10 pontos)
- IAM > 6 m (5 pontos)
- Angina Classe III (10 pontos)
- Angina Classe IV (20 pontos)
- EAP na última semana (10 pontos)
- EAP alguma vez na vida (5 pontos)
- Suspeita de EAO crítica (20 pontos)
- Ritmo não sinusal ou RS c/ ESSV no ECG (5 pontos)
- > 5 ESV no ECG (5 pontos)
- PO_2 < 60, pCO_2 > 50, K 107, C > 3,0 ou restrito ao leito (5 pontos)
- Idade > 70 anos (5 pontos)

Classes de risco:

Se > 20 pontos: alto risco, mortalidade superior a 15%

Se 0 a 15 pontos, avaliar número de variáveis de Eagle e Vanzetto para discriminar os riscos baixo e intermediário. (Ver abaixo)

Variáveis de Eagle e Vanzetto

- Idade > 70 anos
- História de angina
- DM
- Ondas Q no ECG
- História de IC
- História de infarto
- Alterações isquêmicas do ST
- HAS com HVE importante

Se no máximo 1 variável: baixo risco: < 3%

Se > 2 variáveis: risco intermediário: entre 3% a 15%

AVALIAÇÃO PRÉ-OPERATÓRIA: ESTRATIFICAÇÃO DE RISCO CARDIOVASCULAR

determinantes clínicos independentes de evento cardiovascular maior. Cirurgia de alto risco é o sexto fator.

Cada um deles contribui com um ponto e o somatório é interpretado conforme os Quadros 3-1 a 3-3.

De acordo com as variáveis clínicas identificadas, proceder da forma, demonstrada na Figura 3-2.

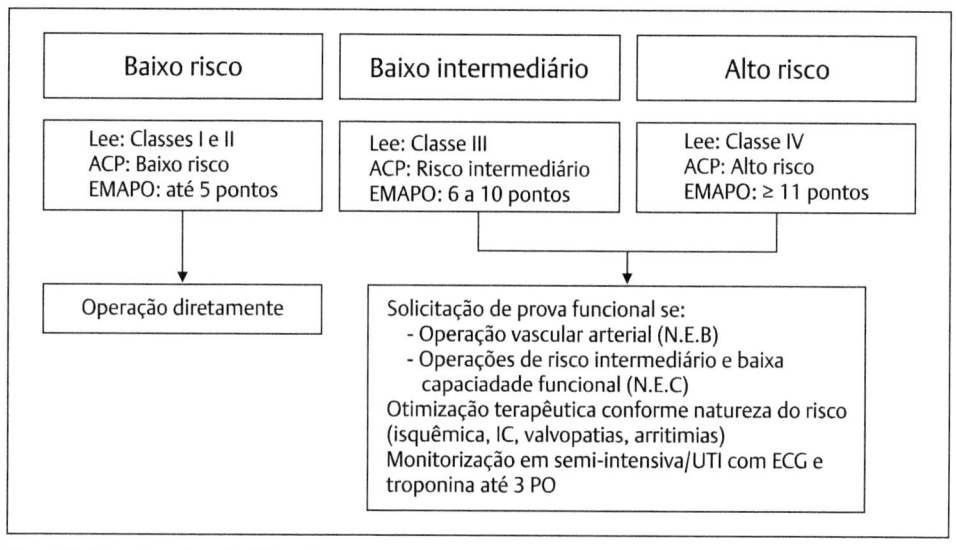

Baixo risco	Baixo intermediário	Alto risco
Lee: Classes I e II ACP: Baixo risco EMAPO: até 5 pontos	Lee: Classe III ACP: Risco intermediário EMAPO: 6 a 10 pontos	Lee: Classe IV ACP: Alto risco EMAPO: ≥ 11 pontos
Operação diretamente	Solicitação de prova funcional se: - Operação vascular arterial (N.E.B) - Operações de risco intermediário e baixa capaciadade funcional (N.E.C) Otimização terapêutica conforme natureza do risco (isquêmica, IC, valvopatias, arritmias) Monitorização em semi-intensiva/UTI com ECG e troponina até 3 PO	

Fig. 3-2. Manejo após estratificação.

Em relação ao procedimento, o **risco intrínseco** da cirurgia foi dividido em: **alto** risco, **intermediário** e **baixo** risco, como pode ser visto no Quadro 3-4.

Quadro 3-4. Classificação do Risco Intrínseco da Cirurgia de Complicações Cardíacas

Alto (risco cardíaco ≥ 5%):

- Cirurgias vasculares arteriais de aorta e vasculares periféricas
- Cirurgias de urgência ou emergência

Intermediário (risco cardíaco entre 1% e 5%):

- Endarterectomia de carótida e correção endovascular de aneurisma de aorta abdominal. Cirurgia de cabeça e pescoço
- Cirurgias intraperitoneais e intratorácicas
- Cirurgias ortopédicas
- Cirurgias prostáticas

Baixo (risco cardíaco < 1%):

- Procedimentos endoscópicos
- Procedimentos superficiais
- Cirurgia de catarata
- Cirurgia de mama
- Cirurgia ambulatorial

CAPACIDADE DE EXERCÍCIO E CLASSE FUNCIONAL

Capacidade funcional é um indicador confiável de prognóstico perioperatório e de longo prazo de eventos cardíacos. A capacidade funcional é expressa em equivalente metabólico (MET), em que 1 MET é o consumo basal de oxigênio de um homem de 40 anos e 70 kg em repouso. Quantificar a classe funcional representa uma etapa crucial na averiguação do risco cirúrgico.

Um indicador importante de baixa capacidade funcional com aumento de risco de complicações cardiopulmonares pós-operatórias, após cirurgia não cardíaca maior, é a incapacidade de subir dois lances de escada ou caminhar quatro quarteirões.

Pacientes, cuja capacidade funcional estejam abaixo de 4 METs, são classificados como baixa classe funcional e, portanto, com maior risco de eventos cardíacos.

Na presença de 1 a 2 variáveis de risco no escore de Lee, considera-se razoável prosseguir com a cirurgia planejada, controlando a frequência cardíaca com betabloqueador, ou considerar estratificação, caso a cirurgia subjacente permita o prosseguimento da avaliação cardiovascular. Em pacientes com três ou mais variáveis de risco, os preditores cardíacos e cirúrgicos específicos são importantes, podendo a cirurgia vascular ser considerada como 2 pontos,[6] à medida que, habitualmente, seleciona indivíduos com alta prevalência de doença coronariana. Neste caso, a testagem só é interessante quando for modificar a conduta.

Várias escalas de atividade fornecem informações quanto à capacidade funcional (Quadro 3-5):[3]

- Capacidade de cuidados pessoais, como comer, vestir ou usar o sanitário (1 MET);
- Capacidade de subir um lance de escadas ou ladeira ou caminhar no plano a 4,8 a 6,4 km/h (4 METs);

Quadro 3-5. Versão Final Brasileira do Duke Activity Status Index

Você consegue:	MET
1. Cuidar de si mesmo, isto é, comer, vestir-se, tomar banho ou ir ao banheiro?	2,75
2. Andar em ambientes fechados, como em sua casa?	1,75
3. Andar um quarteirão ou dois em terreno plano?	2,75
4. Subir um lance de escadas ou subir um morro?	5,50
5. Correr uma distância curta?	8
6. Fazer tarefas domésticas leves, como tirar pó ou lavar a louça?	2,70
7. Fazer tarefas domésticas moderadas, como passar o aspirador de pó, varrer o chão ou carregar as compras de supermercado?	3,50
8. Fazer tarefas domésticas pesadas, como esfregar o chão com as mãos, usando uma escova, ou deslocar móveis pesados do lugar?	8
9. Fazer trabalhos de jardinagem, como recolher folhas, capinar ou usar um cortador elétrico de grama?	4,50
10. Ter relações sexuais?	5,25
11. Participar de atividades recreativas moderadas, como vôlei, boliche, dança, tênis em dupla, andar de bicicleta ou fazer hidroginástica?	6
12. Participar de esportes extenuantes, como natação, tênis individual, futebol, basquetebol ou corrida?	7,50
Pontuação total: ____ Pontuação DASI: o peso das respostas positivas é somado para se obter uma pontuação total que varia de 0 a 58,2. Quanto maior a pontuação, maior a capacidade funcional.	

- Capacidade de fazer trabalho pesado doméstico, como esfregar chão ou levantar ou empurrar móveis pesados, ou subir dois lances de escada (entre 4 e 10 METs);
- Capacidade de participar em esportes extenuantes, como natação, futebol, basquete e corridas longas (> 10 METs). Recentemente, foi instituído o escore DASI para aferição da capacidade funcional, validado em nosso meio, com elevada acurácia.

PASSO A PASSO DO ATENDIMENTO PRÉ-OPERATÓRIO PELO CARDIOLOGISTA

A) Na cirurgia de emergência, prosseguir para centro cirúrgico, caso contrário;
B) Tendo havido revascularização coronária nos últimos 5 anos, sem recorrência dos sintomas prossiga, caso contrário;
C) Tendo havido avaliação coronária nos últimos 2 anos sem recorrência dos sintomas, prossiga, caso contrário;
D) Havendo a presença de variáveis clínicas maiores (Fig. 3-1), o paciente deve ser adequadamente investigado e tratado, caso contrário;
E) Na presença de variáveis clínicas intermediárias, observar a capacidade funcional. Se abaixo de 4 METS, considerar a estratificação não invasiva. Se > 4 METs e cirurgia de alto risco (Quadro 3-1), considerar a estratificação não invasiva. Se > 4 METs e cirurgia de risco baixo e intermediário, prosseguir ou;
F) Na presença de variáveis clínicas menores, então observe a classe funcional. Se < 4 METs e cirurgia de alto risco, considerar a estratificação não invasiva. Se < 4 METS, mas cirurgias de risco baixo ou intermediário, prossiga com a cirurgia. Se > 4 METs, prossiga com a cirurgia.

ESTRATIFICAÇÃO NÃO INVASIVA APRESENTA TRÊS OBJETIVOS

1. Função miocárdica;
2. Identificação de isquemia miocárdica;
3. Verificação de lesões orovalvares.

Existem várias maneiras de avaliar a função miocárdica, mas o ecocardiograma é a mais utilizada. As indicações bem estabelecidas deste método, no pré-operatório, são:

- Diagnóstico de dispneia de causa indeterminada;
- Avaliação da função ventricular em pacientes com diagnóstico de IC, mas sem avaliação recente;
- Avaliação da função valvar em um paciente com sopro.

A utilização deste método de forma rotineira não está indicada. Contudo, em pacientes assintomáticos submetidos a cirurgias de alto risco, as informações obtidas podem auxiliar no manejo perioperatório, sobretudo no que tange à reposição volêmica.[9] Disfunção sistólica do VE no pré-operatório, regurgitação mitral moderada à intensa e gradiente VE/Ao elevado associam-se a eventos cardíacos adversos maiores.[10] A presença de disfunção ventricular ou doença valvar grave também se relaciona com complicações pós-operatórias, sobretudo IC.[11]

A limitação do valor preditivo da função do VE na evolução perioperatória pode estar relacionada com a falha na detecção de uma coronariopatia grave subjacente.

Avaliação não invasiva de doença isquêmica miocárdica (DIC) pode ser obtida pelo teste ergométrico convencional. Porém, a acurácia deste teste varia significativamente nos diversos estudos.[12] Além disso, poucos pacientes cirúrgicos estão em boas condições para realizar exercícios físicos ou atingir a frequência cardíaca-alvo. Também, alterações preexistentes do segmento ST, sobretudo nas derivações V5 e V6, prejudicam análise confiável dos resultados com base na interpretação destes dados.

Apesar disso, a gravidade dos resultados relaciona-se com a evolução pós-operatória: respostas isquêmicas em baixa carga associam-se a maior risco cardiovascular tanto perioperatório como em longo prazo.

A estratificação pré-operatória com testes farmacológicos, como cintilografia de perfusão miocárdica ou ecocardiograma de estresse, é mais apropriada nos pacientes com limitação aos esforços.

Os estudos são realizados durante a fase de estresse e repouso a fim de determinar a presença de defeitos reversíveis, refletindo miocárdio isquêmico ou defeitos fixos, refletindo tecidos não viáveis ou cicatriciais.

O valor prognóstico da cintilografia miocárdica com dipiridamol foi investigado em estudo de metanálise[13] em 1.179 pacientes submetidos à cirurgia vascular. Neste estudo, a presença de isquemia reversível em 20% do ventrículo esquerdo não alterou a probabilidade de eventos cardíacos, comparados aos sem isquemia.

Pacientes com defeitos reversíveis mais extensos, entre 20% a 50% do miocárdio, apresentavam maior risco. Um segundo estudo de metanálise agrupou os resultados de 10 estudos, investigando a cintilografia miocárdica com tálio-201 dipiridamol[14] em candidatos à cirurgia vascular. Em 30 dias, a taxa de morte cardíaca ou infarto não fatal foi 1% em pacientes com resultados normais, 7% em pacientes com defeitos fixos e 9% com defeitos reversíveis.

De modo geral, o valor preditivo positivo de déficits de perfusão reversíveis em relação à mortalidade ou infarto perioperatório tem diminuído nos estudos mais recentes. Isto provavelmente reflete as modificações no manejo perioperatório e procedimentos cirúrgicos utilizados. Contudo, em face de elevada sensibilidade desses estudos de imagem nuclear na detecção de DIC, pacientes com estudo normal apresentam um excelente prognóstico.

Ecocardiograma de estresse farmacológico (dobutamina, dipiridamol) combina informações da função ventricular, anormalidades valvares e a presença e extensão de isquemia induzida pelo estresse.[15] As limitações deste teste são: não deve ser usada na presença de arritmias graves, hipertensão descontrolada, grandes trombos aderidos a aneurismas aórticos, ou hipotensão. Em geral, este método apresenta um elevado valor preditivo negativo, e um resultado negativo associa-se a muito baixa incidência de eventos cardíacos em pacientes submetidos a cirurgias. Contudo, o valor preditivo positivo é relativamente baixo (entre 25% a 45%), significando que a probabilidade de um evento pós-cirúrgico é baixa, mesmo quando se identifica uma hipocinesia segmentar durante o ecocardiograma de estresse.

Um exame negativo não elimina a possibilidade de um evento cardíaco em uma cirurgia aórtica.[16] Incapacidade de atingir a frequência cardíaca-alvo mesmo com protocolos agressivos não é incomum. Apesar disso, um teste negativo, sem anormalidades na contratilidade segmentar em repouso, apresenta um excelente prognóstico independentemente da frequência cardíaca atingida. Pacientes com anormalidades contráteis em repouso encontram-se em maior risco, ainda que isquemia não se desenvolva durante o estresse farmacológico.[17]

O valor prognóstico dos estudos de imagem na cirurgia vascular é semelhante entre o ecocardiograma de estresse e a cintilografia com dipiridamol, mas a acurácia varia com prevalência de DIC, sendo baixa quando há baixa prevalência de DIC em comparação àqueles com alta prevalência deste problema.[14]

Ressonância magnética do coração pode ser utilizada na detecção de isquemia com elevada acurácia e sensibilidade,[18] mas tendo como limitações ter sido pouco estudada no período perioperatório, pouca disponibilidade e custo.

Em um estudo com 102 pacientes submetendo-se a cirurgias não cardíacas maiores, a isquemia identificada pela ressonância sob dobutamina foi o preditor mais robusto de eventos cardíacos perioperatórios, como morte, infarto e IC, na análise multivariada.[19]

Tomografia computadorizada (TC) pode ser utilizada para detectar calcificação coronária, que reflete aterosclerose, de modo que a TC é útil para excluir doença arterial coronariana (DAC) em pacientes de baixo risco de aterosclerose.[20]

Atualmente, não se dispõe de dados suficientes para estratificação de risco pré-operatório. Todas as modalidades de testes apresentam seu risco intrínseco, que devem ser considerados quando utilizados.[21]

De uma maneira pragmática, a testagem deve ser utilizada apenas se ela puder modificar o manejo perioperatório.

Pacientes com isquemia extensa estresse-induzida representam um grupo de alto risco em que a terapia médica padrão parece insuficiente em prevenir um evento cardíaco perioperatório.

A estratificação não invasiva pré-operatória é recomendada em pacientes submetendo-se a cirurgias de alto risco com baixa capacidade funcional (4 METs) e mais de duas variáveis do escore de Lee, mas podendo ser considerada quando houver menos que as 3 variáveis.

É importante enfatizar que a testagem pré-operatória pode retardar a cirurgia.

Recomendações semelhantes se aplicam a cirurgias intermediárias, apesar de não haver estudos randomizados, abordando este grupo de cirurgia.

Considerando-se a baixa incidência de eventos em pacientes submetendo-se a cirurgias de baixo risco, é improvável que o resultado do teste tenha algum impacto no manejo perioperatório de pacientes cardíacos estáveis (Fig. 3-3).[22]

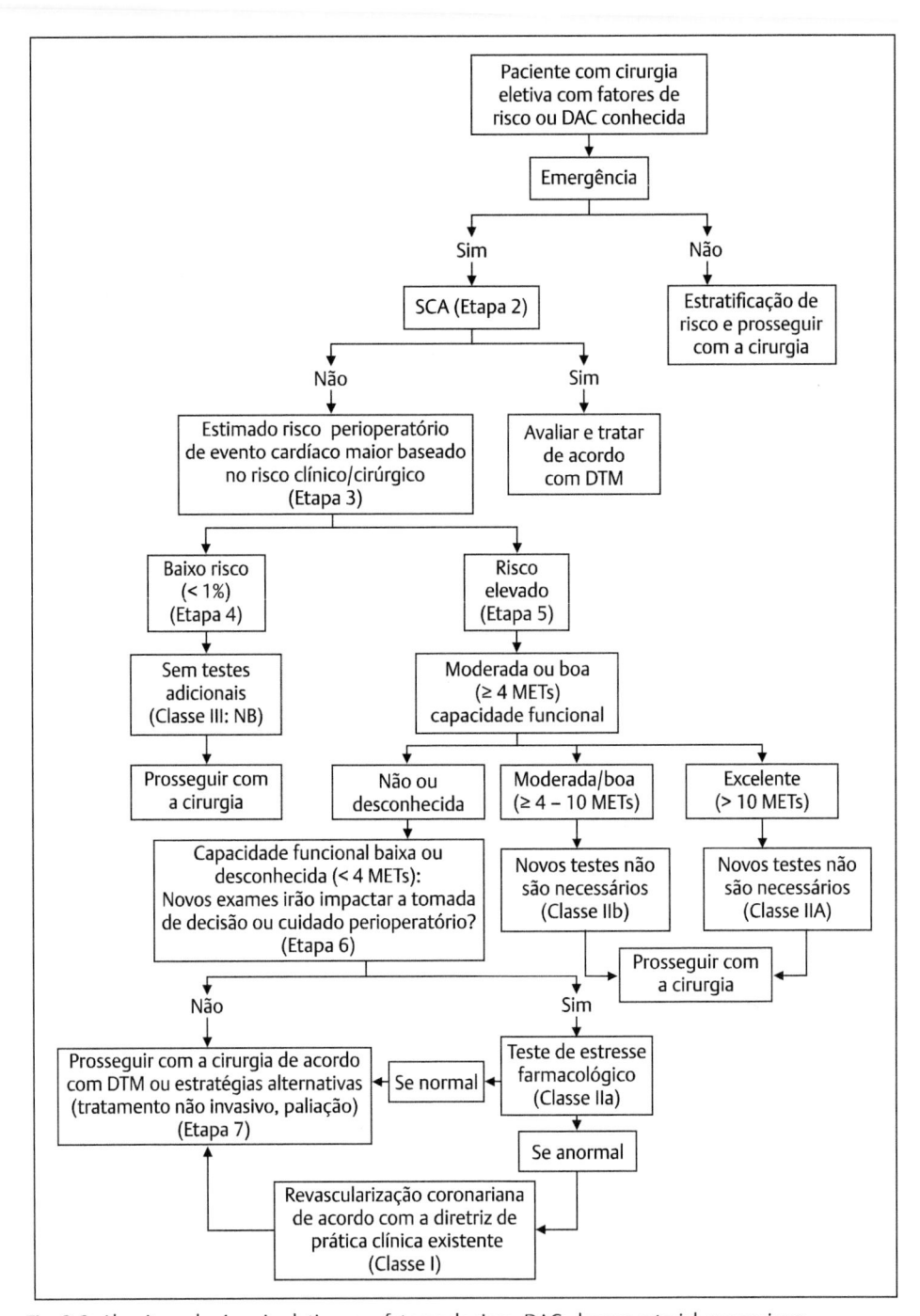

```
┌─────────────────────────────────────────────────────────────────────┐
│                    Paciente com cirurgia                            │
│                    eletiva com fatores de                           │
│                    risco ou DAC conhecida                           │
│                              │                                      │
│                         Emergência                                  │
│                    ┌─────────┴─────────┐                            │
│                   Sim                 Não                           │
│                    │                   │                            │
│               SCA (Etapa 2)      Estratificação de                  │
│              ┌─────┴─────┐       risco e prosseguir                 │
│             Não         Sim      com a cirurgia                     │
│              │           │                                          │
│      Estimado risco  Avaliar e tratar                               │
│      perioperatório  de acordo                                      │
│      de evento cardíaco maior baseado   com DTM                     │
│      no risco clínico/cirúrgico                                     │
│      (Etapa 3)                                                      │
│       ┌──────────────┴──────────────┐                               │
│   Baixo risco                   Risco                               │
│    (< 1%)                      elevado                              │
│   (Etapa 4)                   (Etapa 5)                             │
│       │                           │                                 │
│   Sem testes              Moderada ou boa                           │
│   adicionais                (≥ 4 METs)                              │
│  (Classe III: NB)       capacidade funcional                        │
│       │              ┌────────┬────────┬────────┐                   │
│  Prosseguir com    Não ou  Moderada/boa  Excelente                  │
│   a cirurgia    desconhecida (≥ 4 – 10 METs) (> 10 METs)            │
│                      │          │           │                       │
│              Capacidade funcional   Novos testes não  Novos testes não │
│              baixa ou desconhecida  são necessários   são necessários │
│              (< 4 METs): Novos      (Classe IIb)      (Classe IIA)  │
│              exames irão impactar a tomada                          │
│              de decisão ou cuidado perioperatório?                  │
│              (Etapa 6)                                              │
│                                     Prosseguir com                  │
│                                      a cirurgia                     │
│         ┌─────────────┴──────────┐                                  │
│        Não                     Sim                                  │
│         │                        │                                  │
│   Prosseguir com a cirurgia de acordo   Teste de estresse           │
│   com DTM ou estratégias alternativas ← Se normal ← farmacológico   │
│   (tratamento não invasivo, paliação)   (Classe IIa)                │
│   (Etapa 7)                             │                           │
│         ↑                          Se anormal                       │
│         │                               │                           │
│         └──── Revascularização coronariana                          │
│               de acordo com a diretriz de                           │
│               prática clínica existente                             │
│               (Classe I)                                            │
└─────────────────────────────────────────────────────────────────────┘
```

Fig. 3-3. Algoritmo da cirurgia eletiva com fatores de risco. DAC: doença arterial coronariana; SCA: síndrome coronária aguda; DTM: diretrizes de tratamento médico; MET: equivalente metabólico. (Adaptada de Fleisher LA, et al.).[22]

MENSAGENS IMPORTANTES

Para reduzir as complicações cardiovasculares associadas a cirurgias não cardíacas, é fundamental identificar os pacientes de maior risco na avaliação pré-operatória.

Não é necessária a utilização sistemática de exames complementares na estratificação de risco, e isto não determina perda de segurança. Tais exames devem ser utilizados apenas em subgrupos específicos.

Para racionalizar a tomada de decisão em cirurgias não emergenciais, três parâmetros devem ser observados:

1. Riscos relacionados com o paciente (variáveis de risco) (Fig. 3-1):
    A) Condições graves que contraindicam o procedimento não emergencial: síndromes coronarianas instáveis, angina grave ou instável (CCS classe III ou IV); IAM recente; insuficiência cardíaca descompensada; arritmias significativas; BAV avançado, BAV Mobitz II, BAV 3º grau; bradicardia sintomática; arritmias ventriculares sintomáticas; arritmias supraventriculares (incluindo fibrilação atrial com FC > 100 bpm em repouso); taquicardia ventricular recentemente detectada; estenose aórtica grave e sintomática; estenose mitral sintomática. Nesses casos, as cirurgias não emergenciais devem ser adiadas para o paciente ser tratado e compensado antes do procedimento;
    B) Se não possuir as contraindicações anteriores, estratificar de acordo com o índice de preferência: preditores clínicos de risco ACC (Quadro 3-1), índice revisado de De Lee (Quadro 3-2), algoritmo do ACP com variáveis de Eagle e Vanzetto (Quadro 3-3).
2. Riscos relacionados com a cirurgia (risco da cirurgia): dividido em alto risco (> 5% de risco), intermediário (1%-5%) e baixo risco (< 1%) (Quadro 3-4).
3. Capacidade funcional: estado funcional e capacidade de exercício devem ser classificados em METs de acordo com as atividades que o paciente tolera exercer. Aqueles cuja capacidade funcional esteja abaixo de 4 METs são classificados como de baixa classe funcional e, portanto, com maior risco de eventos cardíacos. Há escalas para essa quantificação (Quadro 3-5).

- A orientação para manejo após classificação é: (Fig. 3-2):
  - Paciente de baixo risco: proceder a cirurgia;
  - Paciente de risco intermediário ou alto: otimizar terapêutica conforme a natureza do risco. Realizar prova funcional apenas se operação vascular arterial ou operação de risco intermediário com baixa capacidade funcional (< 4 METs);
  - Em cirurgia de emergência, exames são desnecessários e podem retardar o procedimento e piorar o prognóstico;
  - A estratificação não invasiva avalia três pontos: função miocárdica e lesões orovalvares, que podem ser observadas pelo Ecocardiograma transtorácico, e Isquemia miocárdica, que pode ser avaliada por teste ergométrico, cintilografia com perfusão miocárdica, ecocardiograma com estresse ou RM cardíaca.

REFERÊNCIAS BIBLIOGRÁFICAS

1. Flood C, Fleisher LA. Preparation of the cardiac patient for noncardiac surgery. Am Fam Physician. 2007;75(5):656-65.
2. Lee TH, Marcantonio ER, Mangione CM, et al. Derivation and prospective validation of a simple index for prediction of cardiac risk of major noncardiac surgery. Circulation. 1999;100:1043-9.
3. Dawood MM, et al. Int J Cardiol. 199;57:34-54.
4. Poldermans D, Bax JJ, Boersma E, De Hert S, Eeckhout E, Fowkes G, et al. Task Force for Preoperative Cardiac Risk Assessment and Perioperative Cardiac Management in Noncardiac Surgery; European Society of Cardiology (ESC). Guidelines for pre-operative cardiac risk assessment and perioperative cardiac management in noncardiac surgery. Eur Heart J. 2009;30(22):2769-812.

5. McFalls EO, Ward HB, Moritz TE, et al. Coronary-artery revascularization before elective major vascular surgery. N Engl J Med. 2004;351:2795-804.
6. Kaluza GL, Joseph J, Lee JR, et al. Catastrophic outcomes of noncardiac surgery soon after coronary stenting. J Am Coll Cardiol. 2000;35:1288-94.
7. Fleisher LA, Beckman JA, Brown KA, et al. ACC/AHA 2007 Guidelines on Perioperative Cardiovascular Evaluation and Care for Noncardiac Surgery: Executive Summary: A Report of the American College of Cardiology/American Heart Association Task Force on Practice Guidelines (Writing Committee to Revise the 2002 Guidelines on Perioperative Cardiovascular Evaluation for Noncardiac Surgery): Developed in Collaboration With the American Society of Echocardiography, American Society of Nuclear Cardiology, Heart Rhythm Society, Society of Cardiovascular Anesthesiologists, Society for Cardiovascular Angiography and Interventions, Society for Vascular Medicine and Biology, and Society for Vascular Surgery. Circulation. 2007;116(17):1971-96.
8. Gualandro DM, Yu PC, Caramelli B, et al. 3ª Diretriz de Avaliação Cardiovascular Perioperatória da Sociedade Brasileira de Cardiologia. Arq Bras Cardiol [Internet]. 2017;109(3-1):1-104.
9. Eagle KA, Berger PB, Calkins H, et al. ACC/AHA guideline update for perioperative cardiovascular evaluation for noncardiac surgery—executive summary: a report of the American College of Cardiology/American Heart Association Task Force on Practice Guidelines (Committee to Update the 1996 Guidelines on Perioperative Cardiovascular Evaluation for Noncardiac Surgery). J Am Coll Cardiol. 2002;39:546.
10. Lee TH, Marcantonio ER, Mangione CM, et al. Derivation and prospective validation of a simple index for prediction of cardiac risk of major noncardiac surgery. Circulation. 1999;100:104.
11. Halm EA, Browner WS, Tubau JF, et al. Echocardiography for assessing cardiac risk in patients having noncardiac surgery. Study of Perioperative Ischemia Research Group. Ann Intern Med. 1996;125:433-41.
12. Rohde LE, Polanczyk CA, Goldman L, et al. Usefulness of transthoracic echocardiography as a tool for risk stratification of patients undergoing major noncardiac surgery. Am J Cardiol. 2001;87:505-9.
13. Kertai MD, Boersma E, Baxx JJ, Heijenbrok-Kal MH, Hunink Mg, L'talien GJ, et al. A meta-analysis comparing the prognostic accuracy of six diagnostic tests for predicting perioperative cardiac risk in patients undergoing major vascular surgery. Heart. 2003;89(11):1327.
14. Montalescot G, Sechtem U, Achenbach S, et al. 2013 ESC guidelines on the management of stable coronary artery disease: The Task Force on the management of stable coronary artery disease of the European Society of Cardiology. Eur Heart J. 2013;34:2949-3003.
15. Etchells E, Meade M, Tomlinson G, Cook D. Semiquantitative dipyridamole myocardial stress perfusion imaging for cardiac risk assessment before noncardiac vascular surgery: A metaanalysis. J Vasc Surg. 2002;36:534-40.
16. Shaw LJ, Eagle KA, Gersh BJ, Miller DD. Meta-analysis of intravenous dipyridamolethallium-201 imaging (1985 to 1994) and dobutamine echocardiography (1991 to 1994) for risk stratification before vascular surgery. J Am Coll Cardiol. 1996;27:787-98.
17. Sicari R, Nihoyannopoulos P, Evangelista A, et al. Stress Echocardiography Expert Consensus Statement: Executive Summary: European Association of Echocardiography (EAE) (a registered branch of the ESC). Eur Heart J. 2009;30:278-89.
18. Raux M, Godet G, Isnard R, et al. Low negative predictive value of dobutamine stress echocardiography before abdominal aortic surgery. Br J Anaesth. 2006;97:770-6.
19. Labib SB, Goldstein M, Kinnunen PM, Schick EC. Cardiac events in patients with negative maximal vs. negative submaximal dobutamine echocardiograms undergoing noncardiac surgery: importance of resting wall motion abnormalities. J Am Coll Cardiol. 2004;44:82-7.
20. Nandalur KR, Dwamena BA, Choudhri AF, et al. Diagnostic performance of stress cardiac magnetic resonance imaging in the detection of coronary artery disease: A meta-analysis. J Am Coll Cardiol. 2007;50:1343-53.
21. Rerkpattanapipat P, Morgan TM, Neagle CM, et al. Assessment of pre-operative cardiac risk with magnetic resonance imaging. Am J Cardiol. 2002;90:416-9.
22. Fleisher LA, Fleischmann KE, Auerbach AD. 2014 ACC/AHA Guideline on Perioperative Cardiovascular Evaluation and Management of Patients Undergoing Noncardiac Surgery: A Report of the American College of Cardiology/American Heart Association Task Force on Practice Guidelines. J Am Coll Cardiol. 2014.

AVALIAÇÃO PULMONAR PRÉ-OPERATÓRIA

CAPÍTULO 4

Sofia Vidaurre Mendes ▪ Cláudia de Abreu Costa

INTRODUÇÃO

A avaliação pulmonar pré-operatória, embora menos falada do que a avaliação cardiovascular, é essencial no manejo perioperatório. Complicações pulmonares no período perioperatório são tão ou mais frequentes que as cardíacas e aumentam, de forma significativa, os custos, morbidade e permanência hospitalar.[1] Além disso, ela é um preditor de mortalidade em longo prazo após a cirurgia.[2] Dessa forma, é imperativo identificar os pacientes que possuem maior risco de complicações pulmonares, para que se possam adotar as medidas necessárias.

A incidência das complicações no pós-operatório varia muito na literatura, podendo chegar entre 2% e 70%.[3] Essa grande variação se deve principalmente às diferentes definições entre os estudos. A maior parte deles considera que complicações pulmonares são aquelas capazes de gerar disfunção significativa, que alteram a evolução clínica do paciente. Entre as principais, podemos citar:[1,4]

- Insuficiência respiratória;
- Reintubação ou prolongamento da ventilação mecânica;
- Atelectasia;
- Infecção, incluindo pneumonia e bronquite;
- Hipoxemia;
- Exacerbação de DPOC ou asma; broncospasmo.

FATORES DE RISCO

Os fatores de risco para as complicações pulmonares podem ser agrupados em três grandes grupos: relacionados com o paciente, com o procedimento cirúrgico e com o procedimento anestésico.

Relacionados com o Paciente

Idade

A importância da idade como fator de risco independente já foi muito controversa, entretanto hoje se sabe que é de extrema relevância. Através do estudo ARISCAT, mesmo após exclusão de fatores de confundimento, pacientes idosos apresentaram maior risco. Assim, idade acima de 50 anos é preditor independente de risco e vai progressivamente aumentando esta chance de complicações com avançar da idade, o mesmo não ocorre com o risco cardiovascular.[5]

Doença Pulmonar Obstrutiva Crônica
É importante fator de risco relacionado, e quanto mais grave, maior a chance de complicações.[2] Entretanto, não há grau proibitivo da doença, devendo-se sempre pesar o custo-benefício da cirurgia. Surpreendentemente, outros fatores, como a idade e o estado geral do paciente, apresentam maior risco do que a DPOC propriamente dita.[1]

Como será detalhado adiante, a realização de espirometria não é preconizada de rotina, sendo a avaliação clínica o suficiente.[6] Deve-se sempre otimizar a terapia do paciente, objetivando a melhor *performance* pulmonar dele antes da cirurgia.

Fumo
O paciente tabagista apresenta maior risco de complicações pulmonares, como dessaturação e broncospasmo, mas também complicações não respiratórias (como IAM, deiscência ou infecção de ferida cirúrgica). Pacientes com carga tabágica acima de 20 maços/ano apresentaram maior incidência de complicações. Dessa forma, é essencial cessar tal atividade no pré-operatório, de preferência por, pelo menos, quatro semanas antes do procedimento.[7]

Apneia Obstrutiva do Sono
Está relacionado com maiores riscos pós-operatórios, aumentando as taxas de hipoxemia e reintubação.[8] Maior elucidação no capítulo específico.

Insuficiência Cardíaca
Fator de risco muito importante, considerado até como risco superior à DPOC, de acordo com estudo realizado pelo American College Physicians.[9]

Estado Geral do Paciente
É preditor de risco pulmonar, sendo avaliado pela classificação de avaliação clínica da Sociedade Americana de Anestesiologia (ASA). Inicialmente, este fator era usado apenas para predizer a taxa de mortalidade perioperatória, porém observou-se que ele também predizia os riscos pulmonar e cardiovascular.[2] Assim, ASA superior à classe II já indica risco de duas a três vezes maiores de complicações respiratórias.

Além disso, pode-se avaliar a dependência funcional, em que pacientes com incapacidade de realizar atividades de vida diária apresentam maior risco, quando comparados aos pacientes com maior independência.[10]

Hipertensão Pulmonar
Tal fator aumenta o risco de complicações, inclusive nos quadros leves e moderados. Sua relação independe da etiologia.

Alterações Metabólicas e Nutricionais
Estudos novos investigam a relação entre hipoalbuminemia e BUN aumentado com as complicações pulmonares. Até o momento, identificou-se que uma albumina abaixo de 3 e BUN (Ureia 64) superior a 30 conferem maior risco ao paciente.[4]

A obesidade, embora cause algumas alterações na mecânica ventilatória, não se apresentou como preditor de risco.[2]

Asma
Desde que controlada não agrega aumento da frequência de complicações.[6]

Relacionados com o Procedimento Cirúrgico
Sítio da Cirurgia
É considerado o preditor de risco **mais importante**, mesmo quando comparado aos fatores individuais do paciente.[1,10] As complicações estão diretamente relacionadas com a proximidade da incisão cirúrgica ao diafragma; quanto mais próximo (como cirurgias torácicas ou de abdome superior), maior o risco.

Duração da Cirurgia
Cirurgia com mais de três horas de duração estão relacionados com maior risco de complicação pulmonar.[10] Assim, sempre que possível, deve-se abreviar o tempo do procedimento em pacientes com risco individual elevado.

Cirurgias de Emergência
Também aumentam a chance de complicações pulmonares.

Relacionadas com o Procedimento Anestésico
Anestesia Geral × Anestesia Neuroaxial ou Regional
Estudos sugerem que a anestesia geral confere maior risco de complicações pulmonares, quando, por exemplo, comparada à epidural. Entretanto, é tema bastante controverso ainda.[3] Sempre que possível, em pacientes de alto risco, deve-se optar por bloqueio regional, por ter menos influência na mecânica ventilatória.

Em relação à analgesia no pós-operatório, é preferível sempre realizar analgesia contínua, intravenosa ou epidural, quando comparada à terapia SOS. A analgesia epidural reduz o risco de complicações, uma vez que impede a hipoventilação relacionada com dor, além de reduzir a disfunção muscular respiratória.[4]

Bloqueador Neuromuscular
Seu efeito residual no pós-operatório pode levar à disfunção diafragmática e reduzir a depuração mucociliar, levando, assim, a importantes complicações ventilatórias. Os bloqueadores mais relacionados com esses efeitos colaterais são os de longa duração, como é o caso do pancurônio.[5] Assim, deve-se optar por bloqueadores de menor duração.

AVALIAÇÃO DO RISCO NO PRÉ-OPERATÓRIO
A tarefa mais importante na avaliação pulmonar no pré-operatório é realizar anamnese completa e exame físico minucioso a fim de encontrar os fatores de risco supracitados. Curiosamente, um estudo demonstrou que roncos, sibilos ou expiração prolongada ao exame físico aumentou em seis vezes as complicações pulmonares em pacientes submetidos a cirurgias abdominais eletivas.[11]

Alguns exames complementares podem ser realizados para auxiliar a avaliação pulmonar, citados a seguir.

Espirometria

Deve ser feita de rotina em pacientes que serão submetidos à ressecção pulmonar, a fim de estimar o VEF1 e, assim, avaliar a aptidão pulmonar para o procedimento.[2] De resto, sua realização vai depender da apresentação clínica do paciente, podendo ser utilizada na investigação de dispneia observada no pré-operatório. Dessa forma, não deve ser realizada de forma rotineira como preditor de risco pulmonar, mesmo em pacientes de alto risco.[1,9]

Como comentado anteriormente, não há valor determinante de VEF1 ou CVF que impeça a realização de procedimentos cirúrgicos. Embora valores de VEF1 reduzidos estejam relacionados com algumas complicações pulmonares, ele não será limitante, caso a cirurgia seja realmente necessária.

Radiografia de Tórax

Ainda é controverso qual paciente vai se beneficiar deste exame no pré-operatório. Acredita-se que a maior parte das alterações encontradas pode ser prevista pela história e exame físico do paciente. Entretanto, é razoável que seja solicitada no pré-operatório de pacientes com mais de 50 anos que vá realizar cirurgia de alto risco (abdome superior, aorta, esôfago, torácica) e naqueles com doença cardiopulmonar conhecida.[9]

Avaliação da Oxigenação e Hipercapnia

A medição da oximetria é de extrema relevância, uma vez que ajuda na estratificação de risco. Por esse motivo, é um dos tópicos do ARISCAT[5] e Gupta, dois escores que avaliam o risco utilizados atualmente. Já a gasometria arterial não deve ser realizada de rotina. Embora valores de $pCO_2 > 45$ indiquem maior risco pulmonar, essa alteração pode ser deduzida pela história do paciente, como é o caso de portadores de DPOC e doença neuromuscular.[6]

Teste da Caminhada dos Seis Minutos

Neste teste, é avaliada a distância que o paciente consegue percorrer em 6 minutos, podendo realizar quantas pausas forem necessárias. Tem boa correlação com taxas de complicação pulmonar e morbimortalidade geral. Valores de caminhada menores do que 400 metros apresentam correlação com maior risco de complicações.[3,9]

Albumina

A dosagem da albumina sérica e das escórias nitrogenadas auxilia na identificação dos pacientes com maior chance de complicações pulmonares.

AVALIAÇÃO DO RISCO PÓS-OPERATÓRIO

Escalas com pontuação foram desenvolvidas para predizer o risco de complicações no pós-operatório, utilizando-se diversos fatores já comentados anteriormente. Elas são importantes, pois informa de forma quantitativa (numérica) o risco pulmonar que o paciente apresenta. Assim, recomendações, como um pós-operatório em unidade fechada, podem ser adotadas nos pacientes de maior pontuação.

ARISCAT (Canet)[5]

Através de sete fatores de risco independentes ele prediz a incidência das complicações pulmonares no pós-operatório. Tem, como vantagens, o fácil acesso às variáveis utilizadas, podendo ser feito à beira do leito. Entretanto, tem, como desvantagem, o achado de complicações com pouca relevância clínica (Quadro 4-1).[3,9]

Quadro 4-1. Escore ARISCAT: Preditores Independentes de Complicações Pulmonares Pós-Operatórias

Fator	OR ajustado (IC 96%)	Escore de risco
Idade, anos		
≤ 50	1	
51-80	1,4 (0,6-3,3)	3
> 80	5,1 (1,9-13,3)	16
Saturação pré-operatória do O_2		
≤ 96%	1	
91%-95%	2,2 (1,2-4,2)	8
> 90%	10,7 (4,1-28,1)	24
Infecção respiratória no último mês	5,5 (2,6-11,5)	17
Anemia pré-operatória – hemoglobina ≤ 10 g/dL	3 (1,4-6,5)	11
Incisão cirúrgica		
Parte superior do abdome	4,4 (2,3-8,5)	15
Intratorácica	11,4 (1,9-26,0)	24
Duração da cirurgia		
≤ 2 horas	1	
2-3 horas	4,9 (2,4-10,1)	16
> 3 horas	9,7 (2,4-19,9)	23
Cirurgia de emergência	2,2 (1,0-4,5)	8
Classificação do risco	**Pontos do escore do risco**	**Taxa de complicação pulmonar (amostra de validação)**
Baixo	< 26 pontos	1,6%
Intermediário	26-44 pontos	13,3%
Alto	≥ 45	42,1%

Adaptado de Canet J, et al.[5]

Arozullah
Este índice prediz a incidência de insuficiência respiratória e pneumonia (ventilação mecânica por mais de 48 horas) no pós-operatório, com base em diversos fatores de risco.[9]

Gupta
Índice capaz de avaliar tanto o risco de evolução para pneumonia, quanto para insuficiência respiratória no pós-operatório. Não é possível realizar manualmente, porém o acesso é fácil através de calculadoras *on-line*.

INTERVENÇÕES PARA REDUÇÃO DO RISCO PULMONAR
Conforme citado anteriormente, algumas estratégias demonstraram ser eficazes em reduzir as taxas de complicações pulmonares no pós-operatório, listadas a seguir.

- *Otimização do tratamento da DPOC e asma:* devem ser adotadas no pré-operatório visando à redução de complicações.[2] Assim, devem-se utilizar beta-agonistas de longa duração e, se necessário, associar a anticolinérgicos. O uso de teofilina, se crônico, pode ser mantido, porém deve-se evitar o início próximo ao procedimento, graças à janela terapêutica estreita. Outra terapia que pode ser tentada é o uso de corticoide por curto tempo antes da cirurgia, visando à melhora da capacidade pulmonar, sem interferências na cicatrização ou aumento de recorrência de infecção.[6]
- *Cessação do tabagismo:* metanálise demonstrou que os melhores benefícios da interrupção do tabagismo na redução de risco ocorreram acima de quatro semanas antes da cirurgia. Porém, há estudo com cirurgias de quadril que mostraram que a cessação 24 horas antes da cirurgia levou à redução das taxas de deiscência e infecção de sítio cirúrgico. Assim, a recomendação é sempre útil no perioperatório.
- *Manejo adequado da dor:* já foi demonstrado o benefício da analgesia contínua (peridural ou IV) e não SOS, na redução de complicações, uma vez que reduz a hipoventilação pulmonar e atelectasias resultantes dela.
- *Manobras de expansão pulmonar:* estratégias a serem adotadas tanto no pré, como no pós-operatório, as duas mais relevantes são a espirometria de incentivo e o uso de CPAP.[5] A primeira é caracterizada por um treinamento intensivo da musculatura inspiratória, visando à expansão pulmonar. O ideal é ser realizada pelo menos duas semanas antes do procedimento proposto; é considerada a menos trabalhosa. Já o CPAP apresenta maior custo, porém é ideal para pacientes que não podem ou não conseguem realizar inspiração profunda.
- *Uso seletivo da sonda nasogástrica em pacientes submetidos a cirurgias abdominais:* metanálise evidenciou que o uso de rotina da sonda (e não com base nos sintomas ou sinais de distensão abdominal) foi associado ao aumento das taxas de complicações pulmonares, sem nenhum benefício adicional.[1]
- *Técnicas anestésicas ajustadas ao paciente com apneia obstrutiva do sono:* reportar ao capítulo específico do livro.

O uso de monitorização cardíaca invasiva (cateterização da artéria pulmonar) não demonstrou benefícios na redução da mortalidade dos pacientes com hipertensão arterial pulmonar (HAP), porém evitar a hipoxemia e os estados de hipovolemia ou hipervolemia no perioperatório são objetivos principais a serem perseguidos nestes pacientes com altas taxas de mortalidade. Dessa forma, cirurgias de grande porte devem, sempre que possível, ser evitadas nesta população.

O uso de nutrição parenteral total nos pacientes desnutridos também não demonstrou reduzir as taxas de complicações pulmonares em estudos randomizados.

MENSAGENS IMPORTANTES

Complicações respiratórias no perioperatório são frequentes, resultando em prolongamento de internação e custo hospitalares, e aumento de morbimortalidade.

Estão associadas a três fatores: condições próprias dos pacientes, tipo e duração da cirurgia e anestesia utilizada.

Aumentam o risco: idade, DPOC, tabagismo, apneia obstrutiva do sono, insuficiência cardíaca, baixa classe funcional, cirurgias intratorácicas, andar superior de abdome, duração acima de 3 horas ou emergenciais e anestesia geral, bloqueadores neuromusculares de longa duração, enquanto analgesia pós-operatória reduz risco.

RX tórax e espirometria devem ser individualizadas, enquanto saturação de O_2 e teste da caminhada de 6 minutos oferecem informações relevantes.

Escalas, como ARISCAT, Arozullah e Gupta, estimam o risco de complicações pulmonares, mas não devem ser utilizadas para contraindicar uma cirurgia necessária.

Podem reduzir o risco; adequação do tratamento da DPOC, analgesia, interrupção do tabagismo, manobras de expansão pulmonar, técnicas anestésicas ajustadas ao paciente.

REFERÊNCIAS BIBLIOGRÁFICAS

1. Smetana GW. Postoperative pulmonary complications: An update on risk assessment and reduction. Cleve Clin J Med. 2009;76:60-65.
2. Smetana GW, et al. Preoperative pulmonary evaluation: Identifying and reducing risks for pulmonary complications. Cleve Clin J Med. 2006;73:36-41.
3. Fernandez-Bustamante A, Frendl G, Sprung J, et al. Postoperative Pulmonary Complications, Early Mortality, and Hospital Stay Following Noncardiothoracic Surgery: A Multicenter Study by the Perioperative Research Network Investigators. JAMA Surg. 2017;152:157.
4. Bhateja P, Kaw R. Emerging Risk Factors and Prevention of Perioperative Pulmonary Complications. Scientific World Journal. 2014.
5. Canet J, Gallart L, Gomar C, et al. Prediction of postoperative pulmonary complications in a population-based surgical co-hort. Anesthesiology. 2010;113:13.
6. Smetana GW, Sweitzer B. Identification and evaluation of the patient with lung disease. Med Clin N Am. 2009;93:1017-30.
7. Mills E, Eyawo O, Kelly S, Wu P, Ebbert JO. Smoking cessation reduces postoperative complications: a systematic review and meta-analysis. Am J Med. 2011;124:144-54.
8. Adesanya AO, Lee W, Greilich NB, Joshi GP. Perioperative management of obstructive sleep apnea. Chest. 2010;1:1489-98.
9. Smetana GW, Lawrence VA, Cornell JE. American College of Physicians. Preoperative pulmonary risk stratification for noncardiothoracic surgery: systematic review for American College of Physicians. Ann Intern Med. 2006;144:581.
10. Smetana GW, Conde M. Preoperative Pulmonary Update. Clinics Geriatric. 2008:607-24.
11. Lawrence VA, Cornell JE, Smetana GW. American College of Physicians. Strategies to reduce postoperative pulmonary complications after noncardiothoracic surgery: systematic review for the American College of Physicians. Ann Intern Med. 2006;144:596-608.

REDUZINDO O RISCO CARDIOVASCULAR EM INDIVÍDUOS QUE SERÃO SUBMETIDOS À CIRURGIA NÃO CARDÍACA

CAPÍTULO 5

Michelle Lima Pereira Pitz

INTRODUÇÃO

Anualmente, mais de duzentos milhões de cirurgias não cardíacas são realizadas em adultos no mundo, frequentemente sobrepostas em portadores de doenças cardiovasculares conhecidas ou suspeitas.[1] Com o envelhecimento populacional e, portanto, maior sobrevida de indivíduos com múltiplas comorbidades, não só a quantidade de cirurgias está em ascensão, mas também a idade média dos pacientes e o número de complicações cardíacas secundárias ao procedimento. Complicações cardiovasculares, como: infarto do miocárdio, insuficiência cardíaca e morte atribuída à doença arterial coronariana, impõem os riscos mais significativos aos pacientes que se submetem a cirurgias não cardíacas. Tais complicações são as principais causas de morbidade e mortalidade no período perioperatório. Mais de dez milhões de adultos no mundo, a cada ano, apresentam um evento adverso cardíaco maior nos primeiros 30 dias após uma cirurgia não cardíaca. Estratégias de estratificação não invasiva parecem não ter reduzido a incidência de tais complicações. Nesse contexto, faz-se necessário não só estratégias de estimativa de risco de eventos adversos neste período, como também medidas que podem ser adotadas e, a que nível de evidência, para reduzir o risco cardiovascular.

Nos pacientes com síndrome coronária aguda (SCA), o manejo desta condição, incluindo revascularização urgente e início de dupla terapia antiplaquetária, acaba postergando a cirurgia proposta em muitos casos. O agendamento da cirurgia não emergencial será determinado em grande parte pela consideração entre o risco da suspensão da terapia antiplaquetária dupla (para que a cirurgia seja realizada) e as consequências do adiamento da cirurgia (preocupação sobre a evolução da neoplasia).

Pacientes que precisam de cirurgias urgentes ou emergenciais e que tenham doença cardiovascular conhecida ou suspeita, como doença coronariana, insuficiência cardíaca ou doença valvar grave, devem, se possível, ser avaliados por um cardiologista. Na maioria das vezes, não serão necessários exames diagnósticos adicionais, mas sugestões referentes à monitorização e manejo das medicações podem ser feitas.

Raramente, o paciente pode estar com uma SCA ou insuficiência cardíaca descompensada e requerer uma cirurgia urgente. Nestas situações, é necessário considerar, com cautela, sobre riscos e benefícios das diferentes estratégias que podem ser adotadas.

Não há uma abordagem única que pode ser aplicada nesta situação, de modo que a avaliação de um cardiologista experiente deve ser obtida.

FISIOPATOLOGIA

No período perioperatório há dois mecanismos principais de gatilho para uma lesão ou infarto agudo do miocárdio.[2] O primeiro é por meio da rotura das placas de aterosclerose, podendo ocorrer uma SCA com ou sem supra de segmento ST. O segundo deve-se ao aumento do consumo de oxigênio do miocárdio, motivado pela presença de ansiedade, dor, hemorragia, hipotermia, hipotensão e pela resposta inflamatória da cirurgia. Neste último caso, a SCA não costuma ter supra de segmento ST. Em caso de infarto agudo perioperatório do miocárdio, 53% dos indivíduos são assintomáticos,[3] com tal perda de critério clínico, o eletrocardiograma, a mensuração de troponina e métodos de imagem são os definidores diagnósticos.

A resposta sistêmica à cirurgia tem componente endócrino, imunológico e de ativação do sistema nervoso autônomo simpático.[4] A hipófise anterior aumenta a secreção de ACTH (estimula a produção de cortisol pelo córtex suprarrenal) e GH, já a hipófise posterior aumenta a liberação de ADH. A ativação hipotalâmica estimula o sistema nervoso autônomo, causando a elevação de catecolaminas secretadas pela medula suprarrenal. A resposta imunológica ocorre no sítio de lesão tecidual com ativação de leucócitos e liberação de citocinas, a fim de se manter a resposta inflamatória local. Como resultado, há mobilização dos estoques de glicose, aumento da retenção hídrica e taquicardia, como uma tentativa de se aumentar o débito cardíaco. Em 1950, postulou-se que a presença de hormônios nos locais da lesão tecidual seria capaz de ativar o eixo hipófise-suprarrenal, portanto, procedimentos com menos lesão tissular apresentam uma resposta endócrina menos evidente, como é o caso de cirurgias por vídeo.[4]

No ato anestésico venoso, a secreção de cortisol secundária ao estresse é suprimida por benzodiazepínicos e opioides, sendo que estes podem ainda causar depressão respiratória. A anestesia regional, como a epidural com agentes analgésicos, previne as respostas metabólica e endócrina induzidas pela cirurgia, essencialmente, em procedimentos pélvicos e em membros inferiores.[4] Anestésicos inalatórios são capazes de causar depressão miocárdica com redução da pressão arterial. O halotano também pode causar bradicardia.[5]

ELETROCARDIOGRAMA

Recomenda-se a realização de eletrocardiograma no pré-operatório em portadores de doença arterial coronariana, arritmia significativa, doença arterial periférica, doença cerebrovascular ou outra doença cardíaca importante, exceto para aqueles que serão submetidos à cirurgia de baixo risco.[6] Pode-se considerar em pacientes sem fator de risco, acima de 65 anos que serão submetidos a uma cirurgia de risco moderado a alto.[7] Não há benefício em pacientes assintomáticos que serão submetidos a cirurgias de baixo risco.

ECOCARDIOGRAMA

Pacientes portadores de insuficiência cardíaca com piora do *status* clínico, como dispneia, e indivíduos com dispneia de origem desconhecida se beneficiam desse exame. Indivíduos portadores de disfunção sistólica de ventrículo esquerdo, ainda que assintomáticos, se estiverem há mais de um ano sem fazer o exame,[6] também têm sua indicação. Pode ser considerada a sua realização em pacientes assintomáticos com ECG normal, que serão submetidos a cirurgias de alto risco. Não há benefício de se indicar o exame de forma rotineira.[7]

TESTES DE ESTRESSE POR EXERCÍCIOS

Teste ergométrico ou de imagem de perfusão miocárdica por radionuclídeo (MPI) são exames preditivos da mensuração do risco. Alterações eletrocardiográficas ao exercício não foram tão preditivas. Recomenda-se esse exame em indivíduos com risco clínico elevado e capacidade funcional inferior a quatro METs ou desconhecida, se os resultados alterados possam mudar a conduta. Já em pacientes com risco clínico também elevado, mas com capacidade funcional superior a quatro METs, é razoável não realizar estes exames antes da cirurgia. Pacientes com baixo risco clínico também não se beneficiam.[6]

TESTES DE ESTRESSE FARMACOLÓGICOS

A indicação desse exame é válida em indivíduos com risco clínico elevado e capacidade funcional inferior a quatro METs, testes, como ecocardiograma com dobutamina ou por MPI, caso tal conduta possa mudar o manejo do paciente. Não há benefício em pacientes de baixo risco.[6]

ARTERIOCORONARIOGRAFIA

As indicações deste exame são similares às dos indivíduos que não farão cirurgia.[6] É recomendada em pacientes com isquemia miocárdica comprovada e com dor torácica, apesar da terapia medicamentosa adequada, em pacientes com disfunção ventricular de etiologia isquêmica e síndromes coronárias instáveis que necessitam de cirurgia não cardíaca. Pode também ser considerada em portadores de doença arterial coronariana (DAC) estáveis que serão submetidos a uma endarterectomia de carótida eletiva. Não é recomendada em pacientes estáveis que farão uma cirurgia de baixo risco.[4]

REVASCULARIZAÇÃO CORONÁRIA

O estudo sobre a revascularização de artéria coronariana, cirúrgica ou por intervenção coronariana percutânea, profilática (CARP) incluiu indivíduos que seriam submetidos à cirurgia eletiva vascular, com insuficiência coronária estável, e que tivessem ao menos 70% de estenose coronariana. Pacientes com angina instável, fração de ejeção do ventrículo esquerdo (FEVE) menor do que 20%, estenose aórtica grave e anatomia coronária sem condições de revascularização foram excluídos do estudo. O objetivo deste estudo era avaliar se pacientes com doença coronariana estabelecida, sem instabilidade, poderiam beneficiar-se da revascularização profilática antes de cirurgias vasculares maiores, situações sabidamente geradoras de eventos coronarianos agudos. A incidência de infarto do miocárdio (IM) nos 30 dias subsequentes à cirurgia foi de 8,4% em ambos os grupos, com ou sem revascularização. Contudo, 5,8% dos pacientes do grupo de revascularização apresentaram IM após a revascularização, mas antes da cirurgia não cardíaca. Não houve diferença na fração de ejeção do ventrículo esquerdo (FEVE) nos dois grupos em três meses (54% *versus* 55%). Após um período médio de 2,7 anos, os resultados observados (mortalidade por todas as causas) não foi significativamente diferente nos grupos com e sem revascularização (22% *versus* 23%, risco relativo 0,98, 95% CI 0,70-1,37).[8] Pode-se discutir que as técnicas de revascularização, sobretudo o uso de *stents* mais modernos, possam ter resultados diferentes em dias atuais, mas isso ainda não foi testado de forma estruturada.[10]

O estudo DECREASE-V avaliou a revascularização profilática em indivíduos com isquemia miocárdica importante que seriam submetidos a cirurgias vasculares de alto risco.[9] Após um ano de cirurgia, o grupo submetido à revascularização coronariana apresentou maior incidência de infarto agudo do miocárdio e morte. Juntos, esses estudos sugerem que tal procedimento não é efetivo em reduzir o risco cardíaco após cirurgias vasculares.

Portanto, não se recomenda revascularização profilática em pacientes com doença arterial coronariana estável. Tal procedimento deve ser reservado pacientes que já teriam sua indicação independentemente da cirurgia, como portadores de estenose de coronária direita superior a 50%, estenose proximal de descendente anterior superior a 50%, lesão em duas ou três artérias com estenose superior a 50% com FEVE inferior a 35%, única artéria patente restante com mais de 50% de estenose ou grande área de isquemia, detectada por teste funcional, em mais de 10% do ventrículo esquerdo.[4]

ANTIPLAQUETÁRIOS

O uso da aspirina no período perioperatório na prevenção de eventos cardíacos isquêmicos é incerto. O Estudo PEP não mostrou benefício em seu uso. O estudo randomizado POISE-2 não observou redução de risco de morte ou eventos isquêmicos em pacientes que mantiveram o uso de aspirina, ou que iniciaram seu uso no período perioperatóri.[6] Observou-se, ainda, elevação do risco de sangramento. Portanto, não se recomenda iniciar a aspirina para prevenção de eventos cardiovasculares antes da cirurgia. A manutenção do uso de aspirina é uma opção razoável em pacientes com alto risco para doença arterial coronariana ou doença cerebrovascular, quando o risco de eventos cardiovasculares sobrepuja o de sangramento. Todavia, quando este é maior do que os possíveis benefícios, o uso da medicação deve ser suspenso sete dias antes da cirurgia. Recomenda-se, também, manter a aspirina em indivíduos com implante recente de *stents* coronarianos e nos que serão submetidos à endarterectomia de carótida.[11] Deve-se reiniciar o uso de aspirina quando o risco de sangramento relacionado com o procedimento sana-se, em grandes cirurgias não cardiológicas, oito a dez dias após estas. O uso ou suspensão da aspirina tem de ser uma decisão individualizada.

Em indivíduos já submetidos à intervenção coronariana percutânea (PCI), cirurgias eletivas devem ser feitas a partir de quatorze dias após angioplastia com balão.[7] Em pacientes submetidos a implante de *stents* coronarianos, para se reduzir o risco de sangramento e transfusão, recomenda-se submetê-los à cirurgia não cardiológica eletiva após o ciclo completo de dupla antiagregação plaquetária exigido. Logo, o procedimento deve ser realizado 30 dias após o implante de *stent* metálico e 12 meses após o *stent* farmacológico.[12] Salienta-se que os *stents* farmacológicos de nova geração demandam dupla antiagregação por um período menor, equivalente a seis meses. Quando a cirurgia tem de ser feita no primeiro mês do implante, como em casos de urgência, deve-se manter a dupla antiagregação plaquetária, exceto se o risco de sangramento for maior do que o risco de trombose do *stent*. Tal manutenção é recomendada, quando possível, pois o primeiro mês do implante do *stent* é o período com o mais alto risco de trombose deste.[4] Nos casos em que o implante de *stent* farmacológico foi feito há mais de um mês e não se pode adiar a cirurgia para após o término do período de dupla antiagregação, a cirurgia deve ser realizada seis meses após o procedimento (momento em que o risco de trombose se estabiliza[6]). Se possível, deve-se suspender *clopidogrel* e *ticagrelor* por cinco dias, e o *prasugrel* por sete dias antes do procedimento,[7] exceto se o risco de trombose for maior do que o risco de sangramento. Independentemente do tempo entre a intervenção coronariana prévia e a cirurgia, a aspirina deve, sempre que possível, ser mantida (Fig. 5-1).

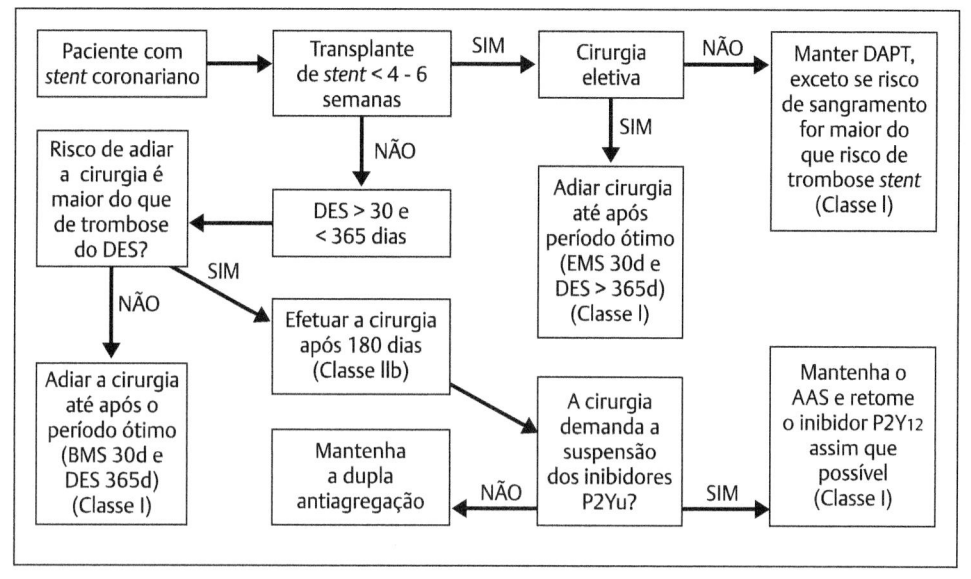

Fig. 5-1. Algoritmo do manejo antiplaquetário em indivíduos com PCI e cirurgias não cardiológicas. BMS: stent metálico; DAPT: terapia de dupla antiagregação; DES: stent farmacológico. (Fonte: Adaptada de ACC/AHA Perioperative Guideline, 2014).[6]

BETABLOQUEADORES

A lógica para o uso de betabloqueador no período perioperatório seria a de reduzir a demanda por oxigênio do miocárdio por meio da diminuição da frequência cardíaca, levando-se a um tempo de enchimento diastólico menor e redução da contratilidade.[7] O início do uso de tal droga, principalmente atenolol, pode ser considerado em indivíduos que serão submetidos a cirurgias de alto risco e que tenham dois fatores de risco ou mais nos índices clínicos, ou que sejam ASA 3 ou superior, uma vez que estudos randomizados e metanálises apoiam que há redução de morte de origem cardiológica e de infarto agudo do miocárdio neste grupo. Indivíduos portadores de doença isquêmica do miocárdio também se beneficiam do início da droga.[7] Ao se iniciar o betabloqueador, sua titulação deve ser lenta, iniciando-se uma baixa dose de um agente beta 1 seletivo (sem atividade simpática intrínseca), até que se atinja uma frequência cardíaca entre 60 e 70 bpm, mantendo-se uma pressão arterial sistólica acima de 100 mm Hg. A medicação deve ser iniciada ao menos 24 horas antes do procedimento. O manejo de seu uso após a cirurgia deve ser guiado por circunstâncias clínicas. **Atenolol** e **bisoprolol** são as drogas de primeira escolha.[7] Não se provou benefício em se iniciar a medicação em indivíduos agendados para cirurgia de baixo risco. Ainda se especula se há algum benefício em pacientes de risco intermediário (com um ou dois fatores de risco clínicos). Indivíduos com uma convincente indicação de uso em longo prazo de betabloqueador, porém sem nenhum outro fator de risco clínico, possuem seu início no período perioperatório um benefício incerto. Já os pacientes em uso crônico de betabloqueador devem mantê-lo antes da cirurgia.

ESTATINAS
Pacientes, que já fazem seu uso, devem mantê-las antes da cirurgia. Seu início antes da cirurgia pode ser considerado em indivíduos com indicações clínicas ao seu uso, que serão submetidos a cirurgias de alto risco, favorecendo-se estatinas com meia-vida longa. Pacientes que estão agendados para cirurgias vasculares também se beneficiam do seu início, pelo menos duas semanas antes do procedimento.[7]

IECA E BRA
Indivíduos que já fazem seu uso é razoável a indicação de sua manutenção, sob monitorização, nos portadores de insuficiência cardíaca estável com fração de ejeção reduzida. Seu início dever ser considerado, ao menos sete dias antes da cirurgia, em pacientes estáveis com insuficiência cardíaca e disfunção sistólica de ventrículo esquerdo. Sua suspensão transitória em hipertensos, antes da cirurgia, deve ser considerada.[7]

BLOQUEADORES DE CANAL DE CÁLCIO
A manutenção ou início de bloqueadores de cálcio não diidropiridínicos, como Diltiazem e Verapamil, pode ser considerado em indivíduos portadores de insuficiência cardíaca com fração de ejeção reduzida, quando estes são intolerantes ao uso de betabloqueadores. Seu uso também deve ser mantido em pacientes portadores de angina por vasospasmo.[7]

ALFA-2-AGONISTAS
Não há benefício em seu início, como profilático, para redução de risco de eventos cardiológicos.[6] O estudo POISE-2 demonstrou que, além de não reduzir a ocorrência de eventos cardiovasculares no perioperatório, sua utilização aumentou a incidência de hipotensão arterial e bradicardia. Contudo, é importante enfatizar que aqueles pacientes que já fazem uso crônico desta medicação não devem interrompê-la neste período pelo risco de rebotes hipertensivos.

BIOMARCADORES
Peptídeos natriuréticos cerebrais (BNPs) e NT-proBNP são produzidos em resposta a vários estímulos, como distensão ou isquemia miocárdica. Sua mensuração perioperatória, além de se projetar como um modo mais acurado de estimativa de risco quando comparada ao modelo clínico isolado, também é um preditor independente de efeitos adversos cardiovasculares trinta dias após a cirurgia.[1] Por isso, recomenda-se sua dosagem antes da cirurgia para aprimorar a estimativa de risco em indivíduos a partir dos 65 anos de idade ou entre os 45 e 64 anos com doença cardiovascular significativa, ou ainda que sejam classe maior que 1 no índice de Lee (Quadro 5-1).[11]

Quadro 5-1. Escore de Lee – Índice Revisado de Risco Cardíaco

1. Tipo de cirurgia de alto risco
2. Doença isquêmica do coração
3. História de insuficiência cardíaca
4. História de doença cerebrovascular
5. Diabetes melito em insulinoterapia
6. Creatinina sérica pré-operatória > 2,0 mg/dL

Fonte: Adaptado de Durham *et al.*, 2016[13]

Pode ser interessante também em indivíduos cuja capacidade funcional é não mensurável. Sua dosagem é preferível sobre testes cardíacos de estresse, pois é mais conveniente, rápida e barata.[7]

TROPONINA

Sabe-se que, após a cirurgia, infartos do miocárdio assintomáticos podem ocorrer pelo uso de analgésicos. Tal evento cardiológico aumenta o risco de morte nos primeiros trinta dias de pós-operatório.[1] Elevações de troponina que são interpretadas como lesão miocárdica, quando não apresentam critério para infarto, também aumentam o risco de morte no mesmo período. Por isso, recomenda-se dosar diariamente troponina por dois ou três dias após a cirurgia, em pacientes com BNP ou NT-ProBNP elevados antes da cirurgia, ou, se estes não foram mensurados, em pacientes cujo índice de Lee seja superior à classe I em indivíduos com mais de 65 anos, ou entre os 45 e 64 anos com doença cardiovascular significativa. Tais pacientes também devem ter um ECG no pós-operatório imediato.[11]

MENSAGENS IMPORTANTES

A primeira etapa para redução do risco de eventos cardiovasculares em cirurgias não cardiológicas é realizar a devida estratificação do risco.

Os índices clínicos e a mensuração da capacidade funcional do indivíduo são um bom parâmetro não só para estimar o risco, como também para definir a necessidade (se risco clínico alto com uma baixa capacidade funcional) de estratificação não invasiva cardiovascular ou do início de terapia betabloqueadora, que, em alguns casos, pode reduzir eventos adversos no perioperatório.

Observar o manejo de outras medicações neste período para a redução de risco, como a estatina e os antiplaquetários.

Observar as indicações de início, manutenção e suspensão.

Identificar, ainda, quanto ao período ótimo do procedimento, por exemplo, estabilidade de suas doenças basais e sem necessidade de dupla antiagregação nos submetidos à intervenção coronariana percutânea.

Revascularização coronariana profilática, percutânea ou cirúrgica, em pacientes com doença arterial coronariana estável não demonstrou ser capaz de reduzir eventos adversos no período perioperatório, cujo diagnóstico é imprescindível.

A dosagem de peptídeos natriuréticos cerebrais são, não só uma alternativa aos exames de estresse cardiovascular na estimativa de risco, como ainda preditores dos pacientes com necessidade de rastreamento de eventos adversos no pós-operatório imediato. Período no qual a dosagem de troponina e o eletrocardiograma podem ser os únicos parâmetros diagnósticos de eventos isquêmicos agudos, já que estes tendem a ser assintomáticos.[13]

REFERÊNCIAS BIBLIOGRÁFICAS

1. Devereaux PJ, Sessler DS. Cardiac Complications in Patients Undergoing Major Noncardiac Surgery. New Eng J Med. 2015;373(23):2258-69.
2. Mercado DL, Ling DY, Smetana GW. Perioperative cardiac evaluation: novel interventions and clinical challenges. South Med J. 2007;100:486-91.
3. Devereaux PJ, Goldman L, Yusuf S, et al. Surveillance and prevention of major perioperative ischemic cardiac events in patients undergoing noncardiac surgery: a review. CMAJ. 2005;173:779.
4. Desborough JP. The stress response to trauma and surgery. Br J Anaesth. 2000;85:109-17.
5. Hays SR. Inhalation anesthetic agents: Clinical effects and uses. UpToDate Inc [Internet]. 2019.

6. ACC/AHA – American College of Cardiology Foundation and The American Heart Association, Inc. 2014 ACC/AHA Guideline on Perioperative Cardiovascular Evaluation and Management of Patients Undergoing Noncardiac Surgery. 2014:56.
7. ESC/ESA –European Society of Cardiology and the European Society of Anaesthesiology. ESC/ESA Guidelines on noncardiac surgery: cardiovascular assessment and management. European Heart Journal, Brendstrup Gardsvej. 2014;35:2383-2431.
8. Mcfalls EO, Ward HB, Moritz TO, et al. Coronary-Artery Revascularization before Elective Major Vascular Surgery. New Eng J Med. 2004;351(27):2795-804.
9. Garcia S, Mcfalls EO. Need for Elective PCI Prior to Noncardiac Surgery: High Risk Through the Eyes of the Be holder. J Am Heart Associat. 2014.
10. ESC – European Society OF Cardiology. ESC/EACTS Guidelines on myocardial Revascularization. Eur Heart J. 2018;40:87-165.
11. CCS – Canadian Cardiovascular Society. CCS Guidelines on Perioperative Cardiac Risk Assessment and Management for Patients Who Undergo Noncardiac Surgery. Canadian J Cardiol. 2017;33:17-32.
12. ACC/AHA – American College of Cardiology Foundation and The American Heart Association, Inc. ACC/AHA Guideline Focused Update on Duration of Dual Antiplatelet Therapy in Patients With Coronary Artery Disease. J Am Coll Cardiol. 2016;68(10):1082.
13. Durham J, Mackey W. Perioperative β-Blockade in Noncardiac Surgery: A Cautionary Tale of Over-reliance on Small Randomized Prospective Trials. Clinical Therapeutics, Boston. 2016;38(10):2302-16.

MANEJO DE MEDICAMENTOS VARIADOS NO PERÍODO PERIOPERATÓRIO

CAPÍTULO 6

Mariana de Barros Castellaneta ▪ Gustavo Monteiro Cuquetto
Mauro de Araújo Castagnaro

INTRODUÇÃO

Sabe-se que pelo menos metade dos pacientes candidatos a procedimentos cirúrgicos faz uso de medicações de forma regular para controle de comorbidades. É parte da avaliação pré-operatória, realizada pelo clínico, decidir se o uso crônico da medicação deve ser continuado até o dia da cirurgia ou se é necessário alterar com certa antecedência o esquema terapêutico. Infelizmente, para muitas recomendações ainda existem poucos estudos de impacto, de modo que a variabilidade entre protocolos e diretrizes é significativa.

Para o manejo adequado dos medicamentos de uso crônico em relação ao período perioperatório são necessárias algumas considerações:

- Revisão do histórico de medicação completo, devendo incluir medicamentos sem prescrição médica e fitoterápicos, muitas vezes omitidos pelo paciente. Também deve-se questionar em relação ao uso de substâncias, como álcool, nicotina e drogas ilícitas;
- Medicamentos associados a aumento de morbidade médica conhecida devem ter a suspensão considerada, individualizando-se a necessidade de troca de classe ou redução posológica;
- Considerar substituição para vias parenterais em casos de alteração na absorção do trato gastrointestinal ou no caso de jejum prolongado;
- Medicações que não são essenciais em curto prazo devem ser suspensas;
- Alterações fisiológicas decorrentes do estresse cirúrgico podem modificar o metabolismo de determinada droga.

Este capítulo tem por objetivo realizar uma revisão prática e propor recomendações relativas ao manejo de fármacos conhecidos por terem efeitos perioperatórios, avaliar possíveis interações com agentes anestésicos e sugerir ajustes posológicos capazes de diminuir a morbimortalidade. Não serão abordados o manejo dos antiplaquetários, anticoagulantes, antidiabéticos orais ou insulinas, pois já serão contemplados em capítulos à parte.

MANEJO DE MEDICAÇÕES CARDIOVASCULARES

Betabloqueadores

Trata-se de uma classe com efeitos cardioprotetores, e sua interrupção abrupta pode levar à taquicardia e hipertensão de rebote, potencialmente danosos a portadores de doença coronariana. Portanto, recomenda-se a continuação no período perioperatório, assim como durante toda a internação, exceto diante de condições, como broncospasmo importante, bloqueios de condução avançados e bradicardia sintomática, que podem requerer ajuste de dose ou suspensão do uso.

O início de betabloqueadores para cardioproteção no perioperatório deve ser considerado nos seguintes casos:

- Pacientes candidatos a cirurgias vasculares com risco cardíaco elevado;
- Pacientes que serão submetidos a procedimentos com risco intermediário e sejam portadores de doença coronariana (sintomática ou evidenciada por prova funcional) ou risco cardíaco elevado.

Geralmente inicia-se a medicação em dose baixa entre 7 a 30 dias antes do procedimento, titulando a dose para que se atinja uma frequência cardíaca-alvo entre 55 e 65 batimentos por minuto, e a pressão arterial sistólica não deve ficar abaixo de 100 mmHg. Deve-se administrar a dose no dia do procedimento e, no pós-operatório, retornar assim que a viabilidade oral for segura, mantendo a medicação por pelo menos 30 dias após a cirurgia. Se jejum prolongado, considerar substituir por agente endovenoso, como o metoprolol ou propranolol.

Inibidores da Enzima Conversora de Angiotensina (IECA) e Bloqueadores dos Receptores de Angiotensina (BRA)

Sua manutenção no período perioperatório está associada ao risco de hipotensão (bloqueio da resposta do sistema renina-angiotensina-aldosterona à perda volêmica), piora da função renal e hipercalemia. A suspensão do uso, por sua vez, pode levar à hipertensão no pós-operatório.

Recomenda-se continuar o uso, inclusive no dia do procedimento, se a indicação for decorrente da hipertensão, e a cirurgia não determinar perdas volêmicas ou sanguíneas acentuadas. Por outro lado, caso a indicação seja por insuficiência cardíaca ou nefroproteção, e o paciente não for hipertenso, deve-se suspender o uso no dia da cirurgia e retornar quando a viabilidade da nutrição enteral for possível.

Bloqueadores do Canal de Cálcio

A interrupção abrupta do uso mostrou risco aumentado de vasospasmo em alguns estudos de cirurgia de revascularização miocárdica. No caso de cirurgia não cardíaca, estudos mostraram diminuição do risco de arritmias atriais. Portanto, recomenda-se manter seu uso, inclusive no dia da cirurgia.

Diuréticos

Seu uso durante o período perioperatório está associado ao risco de hipotensão, hipovolemia e hipopotassemia, principalmente em cirurgias de grande porte. Recomenda-se a suspensão no dia do procedimento e o retorno juntamente com a nutrição enteral. Pode, no entanto, ser utilizado via endovenosa para manejo de hipervolemia e congestão, se necessário.

Alfa-2-Agonistas
Sua suspensão pode levar à hipertensão e isquemia miocárdica por efeito rebote. É recomendável manter seu uso, inclusive no dia da cirurgia. Possui propriedades analgésicas, sedativas e ansiolíticas como adjuvantes.

Estatinas
Pacientes que fazem uso de estatina e que possuem doença arterial coronariana ou equivalente coronariano (diabetes melito, doença carotídea sintomática, doença arterial periférica, aneurisma da aorta abdominal, doença renal crônica ou múltiplos fatores de risco que conferem um risco de doença coronariana superior a 20% em 10 anos) devem manter o uso da medicação inclusive no dia do procedimento. Nos outros casos, podem-se descontinuar o uso no dia da cirurgia e retornar com a dieta enteral.

MANEJO DE AGENTES GASTROINTESTINAIS
Bloqueadores H2
Sem eventos adversos específicos relacionados com o perioperatório. Reduzem o risco de úlcera de estresse e de pneumonite por aspiração. Recomenda-se manter o uso, inclusive no dia do procedimento.

Inibidores da Bomba de Prótons
Podem aumentar o risco de infecção por *Clostridium difficile*. Por outro lado, conferem efeito protetor contra úlceras de estresse e reduzem o risco de pneumonite por aspiração. Recomendam-se manter o uso inclusive no dia e retomá-lo quando houver disponibilidade da nutrição enteral. Em caso de jejum prolongado, pode ser considerada a infusão parenteral.

MANEJO DE AGENTE PULMONARES
Broncodilatadores Inalátórios
A manutenção desses fármacos diminui o risco de complicações pulmonares, como broncospasmo, nos usuários crônicos. Recomenda-se manter o uso, inclusive no dia do procedimento.

Leucotrienos
Sem efeitos adversos conhecidos. Recomenda-se manter o uso, inclusive no dia do procedimento.

MANEJO DE ANTICONVULSIVANTES
Recomenda-se continuar a administração, inclusive no dia da cirurgia. No caso de pacientes com controle difícil das crises, devem-se considerar agentes parenterais, como fenitoína ou fenobarbital, principalmente caso não haja viabilidade para administração oral.

ANTICONCEPCIONAIS E TERAPIA DE REPOSIÇÃO HORMONAL
Anticoncepcionais combinados orais são a causa mais comum de eventos trombóticos em mulheres em razão de seu uso disseminado. O risco é maior nos primeiros 4 meses de uso e se mantém elevado após 3 meses após a suspensão. As composições de menor risco são aquelas com doses menores que 50 mcg de estradiol e progestágenos de segunda geração,

como o levonogestrel. Recomenda-se manter o uso, inclusive no dia da cirurgia para cirurgias de baixo risco tromboembólico. Já em cirurgias de alto risco, deve-se suspender o uso de 4 a 6 semanas antes e orientar outra forma de anticoncepção. É prudente solicitar teste de gravidez imediatamente antes da cirurgia para pacientes jovens com vida sexual ativa.

MANEJO DE PSICOTRÓPICOS
Antipsicóticos
Alguns agentes são associados ao prolongamento do intervalo QT. Em geral, recomendam-se manter o uso, inclusive no dia da cirurgia, e retomar após reinício de dieta oral. Podem-se utilizar agentes parenterais, como haloperidol, clorpromazina, olanzapina etc.

Benzodiazepínicos
Sua interrupção abrupta pode levar a efeitos colaterais indesejáveis, como agitação, hipertensão, *delirium* e convulsões. Recomenda-se manter o uso, inclusive no dia da cirurgia.

Lítio
Recomendam-se manter o uso, inclusive no dia da cirurgia, e monitorizar eletrólitos e volemia. Pode prolongar os efeitos dos relaxantes musculares, por causa da perda de capacidade de concentração renal, o que pode ocasionar hipovolemia e hipernatremia.

Antidepressivos Tricíclicos
Podem prolongar o intervalo QT e aumentar o risco de arritmias. Porém, a interrupção abrupta do seu uso pode levar à insônia, cefaleia e náuseas. Se o paciente fizer dose alta, recomenda-se manter o uso, inclusive no dia. Caso a dose habitual seja baixa ou seja identificado maior risco de arritmias, orienta-se interromper o uso 7 dias antes da cirurgia.

Inibidores Seletivos da Recaptação de Serotonina (ISRS)
São associados ao aumento do risco de sangramento, possivelmente em decorrência de seus efeitos sobre a agregação plaquetária. Para a maioria dos pacientes recomenda-se continuar a terapia com ISRS durante o período perioperatório. A decisão de suspensão deve levar em consideração o tipo de cirurgia, perda volêmica estimada e o distúrbio psiquiátrico subjacente.

Procedimentos em que o sangramento aumentado eleva significativamente a morbidade, como no caso de neurocirurgias, ou em pacientes que necessitam de terapia antiplaquetária para prevenção secundária de eventos cardiovasculares maiores, pode-se considerar a interrupção dos ISRS. Devem-se descontinuar com várias semanas de antecedência, e um regime alternativo deve ser considerado em decisão compartilhada com o psiquiatra assistente. De modo geral, no caso de transtornos de humor graves e nos procedimentos de baixo a moderado risco de sangramento deve-se manter o esquema regular de ISRS.

Ácido Valproico
Recomenda-se manter o uso, inclusive no dia da cirurgia. Sem efeitos adversos relevantes conhecidos.

Buspirona
Recomenda-se manter o uso, inclusive no dia da cirurgia. Sem efeito adversos relevantes conhecidos.

MANEJO DE MEDICAÇÕES DE AÇÃO CENTRAL
Levodopa, Carbidopa, Agonistas Dopaminérgicos, Selegilina
Recomenda-se a suspensão no dia da cirurgia pelo risco aumentado de hipo ou hipertensão e arritmias associadas ao metabólito da dopamina. Seu reinício deve coincidir com o retorno da nutrição enteral.

MANEJO DE DROGAS REUMATOLÓGICAS
Anti-inflamatórios Não Esteroides
Aumentam o risco de sangramento no perioperatório, mas, assim como a aspirina, podem reduzir o risco de eventos cardiovasculares perioperatórios. De modo geral, recomenda-se suspender seu uso 3 dias antes da cirurgia, com exceção do ibuprofeno, que pode ser interrompido com 24 horas de antecedência.

Fármacos Antirreumáticos Modificadores da Doença Não Biológicos (DMARDs) (Metotrexato/Sulfassalazina/Leflunomida/Hidroxicloroquina)
Embora exista uma preocupação razoável sobre o potencial desses fármacos para aumentar o risco de infecção por afetar a resposta imune, interromper os DMARDs antes da cirurgia pode resultar em um surto de atividade da doença, o que pode afetar adversamente a reabilitação. Em pacientes que tomam DMARDs não biológicos para o tratamento de doenças reumáticas, continuamos a dose atual de metotrexato (MTX), leflunomida, hidroxicloroquina ou sulfassalazina durante o período perioperatório. Na prática clínica, a dose não biológica de DMARD é muitas vezes perdida por um dia e até três dias, enquanto o paciente é hospitalizado.

Para mais informações sobre manejo de drogas reumatológicas no perioperatório, consulte o capítulo específico neste livro.

Alopurinol e Colchicina
Sua interrupção abrupta pode precipitar crise de gota. Recomenda-se a suspensão na manhã da cirurgia, e seu retorno com a dieta enteral. Caso haja crise durante o período de jejum, é preciso considerar a prescrição de corticoides sistêmicos ou infiltração intra-articular para controle.

Levotiroxina
Recomenda-se a manutenção inclusive no dia da cirurgia. Caso haja restrição da nutrição por via enteral, a administração de T4 por via intravenosa ou intramuscular é recomendada apenas se a ingestão oral não puder ocorrer em cinco a sete dias após o ato cirúrgico. A dose de equivalência, nesse caso, é de aproximadamente 80% da via oral.

FÁRMACOS USADOS NO TRATAMENTO DE OSTEOPENIA/OSTEOPOROSE
Bifosfonatos
O principal inconveniente associado ao uso de bifosfonatos no perioperatório é o risco aumentado de osteonecrose de mandíbula no caso de pacientes oncológicos submetidos à cirurgia odontológica com manipulação óssea. O risco absoluto desta complicação é baixo, e o efeito da droga no remodelamento ósseo é prolongado, de modo que a descontinuação por semanas ou meses antes da abordagem não mostrou redução significativa do risco. Por outro lado, não há evidência de que a descontinuação por curto período seja prejudicial ao tratamento para prevenção de fraturas osteoporóticas. Dessa forma, algumas diretrizes, como a da Associação Americana de Cirurgiões Orais e Maxilofaciais, com base em experiência clínica, recomendam a suspensão por 3 meses antes do procedimento eletivo, caso o tempo de tratamento com bifosfonatos exceda 3 anos, ou se houver uso de corticoide associado, ou seja, prevista manipulação óssea extensa.

MODULADORES SELETIVOS DO RECEPTOR DE ESTROGÊNIO
Tamoxifeno e Raloxifeno
São drogas utilizadas no tratamento e prevenção do câncer de mama. O Raloxifeno também pode ser indicado na prevenção e tratamento da osteoporose. Ambos aumentam o risco de tromboembolismo venoso. Caso a indicação do uso do fármaco seja a prevenção farmacológica do câncer de mama ou relacionada com o manejo da osteoporose, deve-se levar em conta o risco tromboembólico do paciente. Caso o risco seja baixo, a medicação pode ser continuada, porém se o risco for moderado ou alto, recomenda-se a suspensão com 1 a 2 semanas de antecedência ao procedimento. Caso a indicação de uso do fármaco seja para o tratamento do câncer de mama, a sua suspensão possa interferir na progressão da doença, a decisão de suspensão deve ser compartilhada com o oncologista assistente.

MEDICAÇÕES PARA HIPERTROFIA PROSTÁTICA BENIGNA
Antagonistas Alfa-1 Adrenérgicos (Doxazosina, Prazosina, Tansulosina etc.)
O principal efeito adverso relacionado é descrito no contexto de cirurgias oftalmológicas pelo risco de desenvolvimento da síndrome da íris flácida, condição caracterizada por prolapso intratável da íris. O cirurgião deve ser alertado do uso da droga, uma vez que existem condutas relacionadas com o ato cirúrgico que podem reduzir o risco da complicação. No entanto, não se recomenda a suspensão de rotina, uma vez que o risco determinado pela droga parece permanecer por longos períodos (até anos), e a suspensão pode causar retenção urinária no contexto perioperatório.

FITOTERÁPICOS
De modo geral, recomenda-se a suspensão desses agentes com uma semana de antecedência em relação à data do procedimento proposto, uma vez que tais substâncias podem ser responsáveis por uma ampla gama de efeitos deletérios dada a heterogeneidade do grupo. A seguir são listados alguns dos mais comuns:

- *Alho*: pode aumentar o risco de sangramento e deve ser suspenso 1 semana antes;
- *Ginseng*: pode precipitar hipoglicemia e aumentar o risco de sangramento, devendo ser suspenso 1 semana antes;

- *Kava*: pode potencializar o efeito sedativo de alguns agentes anestésicos, devendo ser suspensa 24 horas antes;
- *Valeriana*: pode potencializar o efeito sedativo de alguns agentes anestésicos, deve ser retirada com desmame similar ao dos benzodiazepínicos, uma vez que pode desencadear sintomas de abstinência semelhante ao dessas drogas;
- *Ginkgo Biloba*: aumenta o risco de sangramento, principalmente quando associado a outro antiagregante plaquetário. Interromper o uso pelo menos 36 horas antes;
- *Equinácea*: pode causar reações alérgicas e induzir imunossupressão com o uso em longo prazo. Sem dados significativos relativos ao manejo na literatura.

MANEJO DO PACIENTE EM USO DE GLICOCORTICOIDES

Pacientes em uso crônico de glicocorticoides podem cursar com supressão do eixo hipotálamo-hipófise-suprarrenal e não responder ao estresse metabólico imposto pelo ato cirúrgico, o que pode precipitar um quadro clínico de insuficiência suprarrenal. O ponto-chave do manejo é determinar qual grupo de pacientes se beneficiará da suplementação extra de glicocorticoides.

Dividimos inicialmente os pacientes em três grupos:

1. Eixo não suprimido:
- Qualquer paciente em uso de qualquer dose de corticoides por menos de três semanas;
- Pacientes que fazem uso de até 5 mg de prednisona ou equivalente pela manhã;
- Pacientes que recebem até 10 mg de prednisona ou equivalente em dias alternados. Tais pacientes devem manter a dose usual do corticoide inclusive no dia do procedimento e não receber dose extra.
2. Eixo suprimido:
- Paciente em uso de 20 mg ou mais de prednisona ou equivalente por mais de três semanas no último ano;
- Paciente com síndrome clínica de Cushing independente da dose ou tempo de uso. Pacientes com eixo suprimido devem receber dose extra de corticoide na indução anestésica e nas 24 h seguintes de acordo com o estresse cirúrgico:
- Estresse cirúrgico pequeno (procedimentos sob anestesia local, hernioplastia etc.): manter dose usual de esteroide. Não é necessário suplementação;
- Estresse moderado (revascularização de extremidades, artroplastia de articulações etc.): manter dose usual e acrescentar 50 mg de hidrocortisona na indução, e 25 mg de 8 em 8 horas nas 24 h seguintes;
- Estresse alto (esofagectomia, colectomia total, cirurgia cardíaca aberta etc.): administrar dose usual de esteroide acrescida de 100 mg de hidrocortisona na indução anestésica, e 50 mg de 8 em 8 horas nas 24 h seguintes.
3. Eixo com supressão indeterminada:
- Pacientes em uso de doses de 5 a 20 mg de prednisona ou equivalente por mais de três semanas
- Pacientes nesse grupo necessitam de testes adicionais para determinar o grau de supressão e podem ser avaliados pela dosagem de cortisol sérico matinal (antes das 8 h):
    - < 5 mcg/dL deve ser considerado eixo suprimido e receber dose extra de acordo com o estresse cirúrgico;
    - \> 10 mcg/dL poderá receber apenas a dose usual de corticoide e não precisará de suplementação extra;

- Níveis entre 5 e 10 mcg/dL não permitem que seja determinado o grau de supressão, nesse caso pode ser suplementado corticoide extra de acordo com o estresse cirúrgico estimado, entendendo o eixo como suprimido ou realizar teste adicional com a estimulação pelo hormônio adrenocorticotrófico (ACTH). Esse teste baseia-se na dosagem do cortisol 30 min após a administração de 250 mcg de ACTH. Caso o cortisol seja > 18 mcg/dL pode-se dizer que não há supressão do eixo, e a cirurgia indicada apenas com a dose usual de corticoide, porém caso o valor sérico seja menor que 18 mcg/dL deve-se suplementar esteroide extra de acordo com o estresse cirúrgico.

O Quadro 6-1 apresenta um resumo das medicações e sua manutenção ou suspensão no perioperatório.

Quadro 6-1. Tabela com Resumo de Medicações e Indicações de Manutenção e Suspensão no Perioperatório

Substância	Especificações	Ação	Antecedência à cirurgia
Betabloqueador	Cardiopata com uso crônico Alto risco cardíaco em paciente sem uso da droga	Manter Avaliar início	– –
IECA/BRA	IC ou nefroproteção sem hipertensão	Suspender	Na manhã do procedimento
	Tratamento hipertensão	Manter	–
Inibidores de canal de cálcio	Tratamento hipertensão	Manter	–
Alfa-agonistas	Tratamento hipertensão	Manter	–
Diuréticos	Risco de hipotensão no procedimento	Suspender	Na manhã do procedimento
Estatinas	DAC/equivalente anginoso Dislipidemia	Manter Pode ser suspensa	– Dia anterior
Inibidores de bomba de próton	–	Manter	–
Bloqueadores de receptores H2	–	Manter	–
Broncodilatadores	Asma/DPOC	Manter	–
Anticonvulsivantes	Epilepsia	Manter	–
Benzodiazepínicos	Risco de abstinência com retirada abrupta	Manter	–
Lítio	–	Manter e monitorizar eletrólitos e volemia	–
Tricíclicos	Dose alta Dose baixa ou risco de arritmias	Manter Interromper	– 7 dias antes

(Continua)

Quadro 6-1. *(Cont.)* Tabela com Resumo de Medicações e Indicações de Manutenção e Suspensão no Perioperatório

Substância	Especificações	Ação	Antecedência à cirurgia
ISRS	Cirurgia com risco de sangramento baixo/moderado ou depressão grave	Manter	–
	Risco de sangramento alto	Avaliar retirada/troca	Desmame ao longo de semanas
Ácido valproico	–	Manter	–
Buspirona	–	Manter	–
Anticoncepcional oral	Cirurgias com baixo risco trombótico	Manter	–
	Cirurgias com alto risco trombótico	Suspender	4-6 semanas antes
Agonistas dopaminérgicos, Levodopa	Risco de hipo ou hipertensão e arritmias	Suspender	No dia do procedimento
AINE	Aumento do risco de sangramento	Suspender	3 dias antes do procedimento
DMARDS	**Vide capítulo próprio**		
Alopurinol e Colchicina	Suspensão abrupta aumenta risco de crise de gota	Suspensão	Na manhã da cirurgia
Levotiroxina	–	Manter	–
Bifosfonatos	Em caso de uso superior a 3 anos, uso de corticoide ou previsão de manipulação óssea extensa	Suspender	3 meses antes do procedimento
Tamoxifeno e Raloxifeno	Risco trombótico baixo	Manter	–
	Risco trombótico moderado/alto	Suspender	1-2 semanas antes do procedimento
Antagonista alfa-1 adrenérgico	Risco de Síndrome da íris flácida independente da suspensão	Manter	–
Alho	Aumento do risco de sangramento	Suspender	–
Fitoterápicos			
Ginseng	Aumento do risco de sangramento	Suspender	
Kava	Potencializa efeito sedativo	Suspender	
Valeriana	Risco de abstinência com retirada abrupta + Potencializa efeito sedativo	Suspender	Desmame ao longo de semanas
Ginkgo Biloba	Aumento do risco de sangramento	Suspender	36 horas antes
Equinácea	Risco de reações alérgicas e imunossupressão	Sem dados na literatura	

(Continua)

Quadro 6-1. *(Cont.)* Tabela com Resumo de Medicações e Indicações de Manutenção e Suspensão no Perioperatório

Substância	Especificações	Ação	Antecedência à cirurgia
Glicocorticoides	Eixo não suprimido	Manter	Dose usual sem dose extra
	Eixo suprimido:		
	▪ Estresse cirúrgico pequeno	Manter	Dose usual sem dose extra
	▪ Estresse cirúrgico moderado		
	▪ Estrese cirúrgico alto	Manter	Dose usual + 50 mg de hidrocortisona na indução + 25 mg 8/8 horas por 24 horas
	Eixo com supressão indeterminada:		
	▪ Cortisol sérico matinal < 5 mcg/dL		
	▪ Cortisol sérico matinal 5-10 mcg/dL		
	▪ Cortisol sérico matinal > 10 mcg/dL	Manter	Dose usual + 100 mg de hidrocortisona na indução + 50 mg 8/8 horas por 24 horas
		Manter	Dose usual + dose extra de acordo com estresse cirúrgico
		Manter	Dose usual + dose extra de acordo com estresse cirúrgico ou estimulação com ACTH para avaliar necessidade de dose extra
		Manter	Dose usual sem dose extra

IECA: inibidor de enzima conversora de angiotensina; BRA: bloqueador do receptor de angiotensina; IRSR: inibidor seletivo da recaptação de serotonina; AINE: anti-inflamatório não esteroidal; DMARDS: drogas modificadoras de progressão de doença.

MENSAGENS IMPORTANTES

Grande parte dos pacientes candidatos a procedimentos cirúrgicos faz uso de medicações de uso diário, o que é de suma importância conhecer. Perguntar de forma ativa sobre medicações, compostos naturais e fitoterápicos faz-se necessário, pois por vezes os últimos são omitidos.

BIBLIOGRAFIA

Martins MA. Manual do Residente de Clínica Médica. 2. ed. São Paulo: Manole; 2017.
Muluk V, Cohn S, Whinney C. Perioperative medication management [Internet]. 2008.
Ang-Lee K, Moss JM, Yuan C. Herbal Medicines and Perioperative Care. JAMA. 2001;286(2).
Kennedy JM, Van Rij AM, Spears GF, et al. Polypharmacy in a general surgical unit and consequences of drug withdrawal. Br J Clin Pharmacol. 2000;49:353-62.
Rycroft-Malone J. Formal consensus: the development of a national clinical guideline. Quality in Health Care. 2001;10:238-44.
Coursin DB, Wood KE. Corticosteroid supplementation for adrenal insufficiency. JAMA. 2002;287(2):236-40.
Pass SE, Simpson RW. Discontinuation and reinstitution of medications during the perioperative period. Am J Health Syst Pharm. 2004;61:899-912.
Castanheira L, Fresco P, Macedo AF. Guidelines for the management of chronic medication in the perioperative period: systematic review and formal consensus. J Clin Phar Therapeutics. 2011.

USO DE BETABLOQUEADOR NO PERIOPERATÓRIO DE CIRURGIA NÃO CARDÍACA

CAPÍTULO 7

Gabriela Assis Rangel de Abreu ▪ Yuri Guimarães Tavares
Roberto Muniz Ferreira

INTRODUÇÃO

As complicações cardíacas representam as causas mais comuns de morbimortalidade no acompanhamento de cirurgia não cardíaca de alto risco, sendo o infarto agudo do miocárdio (IAM) responsável por grande parte das fatalidades pós-operatórias. No cenário atual, com o aumento da sobrevida da população, pacientes mais idosos, com mais comorbidades e, portanto, de maior risco, estão sendo operados. Portanto, existe a necessidade de implementar estratégias para reduzir a taxa dessas complicações.[1]

A fisiopatologia do IAM perioperatório é complexa, mas está relacionada com o desequilíbrio entre a demanda e a oferta de oxigênio miocárdico associado à taquicardia, hipertensão e dor.

Além disso, ruptura de placas instáveis, intensificadas pela inflamação, provocada pela cirurgia e doença de base, representa causas de eventos coronários agudos.

Drogas que favoreçam esse balanço de oxigênio poderiam reduzir a incidência e a severidade do infarto. Nesse contexto, os betabloqueadores, essencialmente, reduzem a demanda de oxigênio do miocárdio por reduzirem a frequência e contratilidade cardíacas, e isso pode explicar seus potenciais benefícios aos pacientes de alto risco.[2]

O uso de betabloqueadores para prevenção de complicações cardíacas foi amparado, inicialmente, por pequenos estudos controlados e randomizados, na década de 1990, incluindo o DECREASE I. Os resultados destes trabalhos sugeriram uma redução do risco cardiovascular no perioperatório, sem evidência de efeitos adversos da terapia.[3] No entanto, em 2005, uma metanálise realizada por Lindenauer *et al.* demonstrou que o impacto dos betabloqueadores dependia da estimativa do risco cardíaco.[4] Desta forma, nos pacientes de alto risco estas drogas estavam associadas à menor mortalidade, enquanto naqueles de baixo risco poderia até mesmo haver malefícios.

Em 2008, foram publicados os resultados do estudo POISE, que foi um grande ensaio clínico, randomizado e controlado sobre os efeitos do metoprolol em pacientes de alto risco cardiovascular submetidos a cirurgias não cardíacas. Deste estudo, foram excluídos os pacientes que apresentavam indicação de betabloqueador, segundo médico assistente, gerando um viés de seleção. Os dados demonstraram que a intervenção reduziu em 17% o desfecho primário composto (morte, IAM e parada cardiorrespiratória não fatal). Entretanto essa redução foi acompanhada por um aumento de 33% na mortalidade total e uma duplicação na incidência de eventos isquêmicos cerebrovasculares.[5] Possivelmente esses desfechos indesejados foram relacionados com o baixo débito cardíaco induzido pelo metoprolol, uma vez que foram utilizadas altas dosagens com a formulação de liberação prolongada, imediatamente antes da cirurgia e sem a titulação da droga.

Além disso, o estudo DECREASE IV, publicado, em 2009, mostrou uma redução de 66% do risco de morte cardíaca e IAM não fatais em pacientes com risco cardiovascular intermediário submetidos a cirurgias não cardíacas e tratados com bisoprolol.[6] Porém, alguns anos depois, em 2011, um artigo publicado por *Erasmus Medical Center* mostrou que os resultados deste estudo foram com base em dados fictícios, o que invalidou totalmente as suas conclusões.[7]

Em outra metanálise que incluiu 12.928 pacientes, já considerando os estudos DECREASE e POISE, foram encontrados benefícios relacionados com os desfechos de morte por todas as causas ou causas cardíacas na maioria dos trabalhos que envolveram cirurgias de alto risco.[8] A discrepância dos efeitos da terapia pode ser explicada pela diferença nas características dos pacientes, no tipo de cirurgia e nos métodos de betabloqueio (tempo de início, duração da ação, titulação da dose e tipo de droga). Em particular, a redução do IAM pós-operatório foi altamente significativo com a titulação e controle da frequência cardíaca.[9]

Atualmente, as indicações de betabloqueadores no contexto de cirurgias não cardíacas são mais restritas do que no passado. Vários fatores devem ser considerados na tomada de decisão, incluindo a idade, tipo de cirurgia (baixo/elevado risco, cirurgia vascular ou não), administração do betabloqueador (tipo, dose, continuação/início/suspensão da terapia, titulação de dose), efeitos sobre desfechos clínicos (mortalidade, evento isquêmico cerebral, hipotensão, infarto do miocárdio e sepse), e a existência de comorbidades (hipertensão, doença arterial coronariana e insuficiência cardíaca).[10] Não há consenso na literatura sobre o tempo de manutenção do betabloqueador após o seu início. Entretanto, a ocorrência de eventos cardíacos tardios sugere a necessidade de manter a terapia por vários meses após a cirurgia.[2] Em pacientes sabidamente coronariopatas, o tratamento deverá continuar por tempo indeterminado, principalmente se houver passado de IAM.[2,11]

Os estudos realizados até o momento foram insuficientes para definir claramente quais pacientes beneficiaram-se mais da terapia. Porém, uma revisão recente da literatura sobre este assunto analisou os principais estudos observacionais que contribuíram para um melhor entendimento do risco e benefício associados aos betabloqueadores em grupos de pacientes específicos. Pacientes de baixo risco, ou seja, Índice de Risco Cardíaco Revisado (IRCR) baixo ou hipertensão não complicada podem ter prejuízo com a terapia betabloqueadora, enquanto os de risco intermediário (IRCR médio, combinação de fatores de risco ou doença arterial coronariana isolada) podem ou não ter benefício, dependendo de outras variáveis. Já aqueles de alto risco (IRCR elevado ou falência cardíaca) podem ter redução do risco de mortalidade, se receberem betabloqueadores no perioperatório.[10] Desta forma, os pacientes classificados de maior risco parecem ser os portadores de insuficiência cardíaca, enquanto os de menor risco são os hipertensos não complicados, sem doença renal ou cardíaca.[12,13]

As diretrizes americanas e europeias mais recentes seguiram esta linha de conduta e estabeleceram que quanto mais fatores de risco o paciente possuir, maior será a tendência de indicar a terapia com betabloqueador (Quadro 7-1).

Quadro 7-1. Recomendações do Uso de Betabloqueador no Perioperatório

Recomendações	Grau de recomendação	Nível de evidência
Pacientes que fazem uso cronicamente devem continuar o uso de betabloqueador[2,11]	I	B
Em pacientes que serão submetidos à cirurgia de alto risco e que tenham pelo menos dois fatores clínicos de risco ou ASA maior ou igual a três, pode ser considerado o início do betabloqueador[2]	IIb	B
Em pacientes com DAC conhecida ou isquemia miocárdica induzida, pode ser considerado o início de betabloqueador[2]	IIb	B
Em pacientes que apresentam três ou mais fatores de risco pelo IRCR, pode ser considerado o início de betabloqueador[11]	IIb	B
Em pacientes com indicação formal ao uso de betabloqueador na ausência de fator de risco no IRCR, não há certeza do real benefício em reduzir o risco perioperatório[11]	IIb	B
Em pacientes que serão submetidos à cirurgia de baixo risco independente do perfil do paciente, não deve ser considerado o início de betabloqueador[2]	III	B
Em pacientes cujos testes perioperatórios indicam intermediário ou alto risco, pode ser considerado o início de betabloqueador[11]	IIb	C
Início de betabloqueador em altas doses, sem a titulação da droga, não deve ser realizado[2]	III	B
Pacientes com distúrbio de condução grave, hipotensão sintomática, asma e bradicardia não devem fazer uso de betabloqueador[2]	III	

IRCR, índice de risco cardíaco revisado (Lee); ASA, American Society of Anesthesiologists; DAC, doença arterial coronariana.

Entretanto, como os fatores de risco clínicos não apresentam pesos iguais, a estratificação do risco total é fundamental. Uma das ferramentas mais utilizadas para esta finalidade é o IRCR, que classifica a história de doença arterial coronariana e falência cardíaca como dois preditores independentes e igualmente importantes de risco perioperatório. Porém, no contexto de betabloqueio perioperatório, dois estudos observacionais sugeriram que pacientes com doença arterial coronariana (DAC) podem não ter benefício da terapêutica, ao contrário de pacientes com história de insuficiência cardíaca, que pareceram ter benefício.[12,13] Este achado levantou questionamentos sobre o uso do IRCR como ferramenta para guiar a indicação de betabloqueadores no perioperatório. A avaliação do risco e benefício potenciais da terapia parece realmente depender do risco pré-operatório, mas a forma mais adequada de estimá-lo utilizando comorbidades clínicas ainda não está claramente definida, principalmente quando o objetivo é a indicação de terapia betabloqueadora.

Mesmo quando a indicação pré-operatória parece precisa, considerando apenas os fatores de risco para eventos cardiovasculares, potenciais malefícios associados ao betabloqueio ainda podem ocorrer. Justamente por ajudarem a combater a carga catecolaminérgica gerada pelo ato operatório, os betabloqueadores podem também mascarar sinais clínicos de infecção, retardando o seu diagnóstico e tratamento. Este atraso poderia resultar em um aumento da incidência de sepse em pacientes tratados com estas medicações.[14] Cirurgias abdominais que envolvem o intestino especificamente têm sido importantes para explicar a associação dos betabloqueadores e o risco de sepse. O deslocamento do fluxo sanguíneo causado pela cirurgia, e exacerbado pelo betabloqueador, pode resultar em isquemia intestinal, que leva à necrose tecidual e translocação bacteriana, aumentando assim o risco de sepse.[15]

Múltiplas publicações já demonstraram que a resposta à suspensão dos betabloqueadores persiste por, no mínimo, uma semana, e a retirada sempre deve ser feita de forma lenta e gradual ao longo de várias semanas. Embora um protocolo específico para a suspensão da terapia seja desconhecido, sabidamente existe um aumento do risco de IAM e morte cardiovascular com a suspensão súbita do tratamento.[16] Em pacientes de baixo risco cujos estudos observacionais sugeriram aumento do risco de mortalidade, é possível que a redução progressiva antes da cirurgia possa permitir um novo estado estacionário e melhorar a evolução operatória[10]. Porém, esta hipótese ainda precisa ser corroborada por novos trabalhos.

Apesar das dúvidas geradas pela detecção de fraudes em alguns estudos prévios sobre o uso de betabloqueadores no contexto perioperatório, a revisão das diretrizes americanas e europeias e a publicação de outros estudos observacionais voltaram a enriquecer a literatura com dados mais robustos sobre o tema. No entanto, ainda permanece como meta futura uma melhor forma de estratificação de risco cardiovascular no pré-operatório, individualizando a importância de cada fator de risco. Além disso, é fundamental a realização de novos ensaios clínicos randomizados para identificar quais subgrupos específicos obteriam benefício da terapia com betabloqueador no contexto perioperatório, qual seria o método ideal de betabloqueio e se haveria alguma droga alternativa aos pacientes que apresentassem indicação de betabloqueador pelo contexto operatório, mas que obtivessem alguma contraindicação ao seu uso. Ainda assim, algumas sugestões sobre como manejar o betabloqueador no período pré-operatório podem ser vistas no Quadro 7-2.

Assim, conclui-se que a utilização de betabloqueador deve ser mantida no perioperatório naqueles que já vinham em uso desta medicação, enquanto os pacientes com DAC e naqueles que serão submetidos à cirurgia de alto risco com ASA (American Society of Anesthesiologist), ou IRCR maior ou igual a três, inclusive incluída a insuficiência cardíaca, o betabloqueador parece promover benefício. Já no contexto de cirurgia de baixo risco ou caso haja distúrbio grave da condução cardíaca, hipotensão sintomática, asma ou bradicardia, a terapia está contraindicada.

Quadro 7-2. Método de Betabloqueio no Perioperatório de Cirurgia Não Cardíaca

- Considerar o início da terapia de 2 a 30 dias antes da cirurgia, para avaliar a segurança e a tolerabilidade à droga, uma vez que a medicação pode associar-se a desfechos deletérios relacionados com bradicardia, hipotensão e eventos isquêmicos[2,11]
- Iniciar com dose baixa e titular, lentamente, até atingir frequência cardíaca entre 60-70 batimentos por minuto em repouso[8] e pressão arterial sistólica maior que 100 mmHg[16]
- Considerar o bisoprolol e o atenolol como terapia de primeira escolha nesse contexto[2]. Evitar o início de betabloqueadores de longa duração no dia da cirurgia[2,5,11]

MENSAGENS IMPORTANTES

Complicações cardiovasculares, como insuficiência cardíaca e IAM, encontram-se entre as principais causas de elevação de morbimortalidade perioperatória.

Rotura de placa e aumento do consumo de oxigênio pelo miocárdio ocasionado pelo aumento do duplo produto (taquicardia e hipertensão) figuram entre os fatores fisiopatológicos destes eventos no contexto cirúrgico.

Os betabloqueadores podem ser utilizados para reduzir o risco cardiovascular no período perioperatório.

Contudo, eles podem ser utilizados em pacientes de alto risco (IRCR > 3) submetidos a cirurgias intermediárias e grandes, sobretudo as cirurgias vasculares. Pacientes com insuficiência cardíaca são os que obtêm maior benefício com esta terapia.

De preferência, o início da medicação deve anteceder alguns dias da cirurgia (se possível acima de uma semana antes) e a duração do tratamento não está determinada, mas não deve ser interrompida subitamente.

A dose deve ser titulada de forma a alcançar o betabloqueio (FC basal próxima de 60 bpm).

Indivíduos de baixo risco, cirurgias de baixo risco e, possivelmente, cirurgias gastrointestinais parecem não ter benefício do betabloqueio perioperatório.

Em pacientes que já estejam em uso de betabloqueador, a medicação não deve ser suprimida.

Observar as contraindicações para o início desta terapia (hipotensão sintomática, asma descompensada, distúrbio de condução avançado e bradicardia).

Evitar iniciar betabloqueador no dia da cirurgia.

Atenolol e bisoprolol são considerados betabloqueadores de escolha no cenário perioperatório.

REFERÊNCIAS BIBLIOGRÁFICAS

1. Gualandro DM, et al. Betabloqueadores e operações não cardíacas: o que muda após o estudo POISE? Arq Bras Cardiol (São Paulo). 2009;93(5).
2. Kristensen SD, et al. ESC/ESA Guidelines on noncardiac surgery: cardiovascular assessment and management. Eur Heart J. 2014;35:2383-431.
3. Lindenauer PK, Fitzgerald J, Hoople N, et al. The potential preventability of postoperative myocardial infarction: underuse of perioperative beta-adrenergic blockade. Arch Intern Med. 2004;164:762-6.
4. Lindenauer PK, Pekow P, Wang K, et al. Perioperative beta-blocker therapy and mortality after major noncardiac surgery. N Engl J Med. 2005;353(4):349-61.
5. Devereaux PJ, Yang H, Yusuf S, et al. POISE Study Group. Effects of estended-release metoprolol succinate in patients undergoing noncardiac surgery (POISE trial): a randomised controlled trial. Lancet. 2008;371(9627):1839-47.
6. Dunkelgrun M, Boersma E, Schouten O, et al. Bisoprolol and fluvastatin for the reduction of perioperative cardiac mortality and myocardial infarction in intermediate-risk patients undergoing noncardiovascular surgery: a randomized controlled trial (DECREASE-IV). Ann Surg. 2009;249:921e6.
7. Erasmus Medical Center. Investigation into possible violation of scientific integrity. Rotterdam. 2011.
8. Angeli F, Verdecchia P, Karthikeyan G, et al. b-Blockers reduce mortality in patients undergoing high-risk noncardiac surgery. Am J Cardiovasc Drugs. 2010;10:247-59.
9. Devereaux PJ, et al. How strong is the evidence for the use of perioperative beta blockers in noncardiac surgery? Systematic review and meta-analysis of randomised controlled trials. BMJ (Clinical research ed). 2005;331:313-21.

10. Jorgensen, et al. Current guidelines on perioperative bate-blocker treatment. Br J Anaesth. 2018;121(1):16e25.
11. Fleisher LA, Fleischamnn KE, Auerbach AD, et al. ACC/AHA guideline on perioperative cardiovascular evaluation and management of patients undergoing noncardiac surgery: a report of the American College of Cardiology/American Heart Association task force on practice guidelines. Circulation. 2014;130(24):e278-333.
12. Andersson C, Merie C, Jorgensen M, et al. Association of b-blocker therapy with risks of adverse cardiovascular events and deaths in patients with ischemic heart disease undergoing noncardiac surgery. JAMA Intern Med. 2014;174:336.
13. Jorgensen ME, Hlatky MA, Kober L, et al. b-blocker-associated risks in patients with uncomplicated hypertension undergoing noncardiac surgery. JAMA Intern Med. 2015;175:1923e31.
14. Sanfilippo F, Santonocito C, Foex P. Use of beta-blockers in noncardiac surgery: an open debate. Minerva Anestesiol. 2014;80:482e94.
15. Leppaniemi A, Kimball EJ, De Laet I, et al. Management of abdominal sepsis a paradigm shift? Anaesthesiol Intensive Ther. 2015;47:400e8.
16. Mangano DT, Layug EL, Wallace A, Tateol. Effect of atenolol on mortality and cardiovascular morbidity after noncardiac surgery. Multicenter Study of Perioperative Ischemia Research Group. New Engl J Med. 1996;335:1713-20.

MANEJO DO GLICOCORTICOIDE NO PERÍODO PERIOPERATÓRIO

CAPÍTULO 8

Yuri Guimarães Tavares ▪ Gabriela Assis Rangel de Abreu

INTRODUÇÃO

Os corticosteroides e seus derivados sintéticos diferem em suas atividades metabólicas (glicocorticoides) e eletrolíticas (mineralocorticoides). Como os glicocorticoides exercem efeitos em muitos sistemas, sua administração e retirada podem ser complicadas por efeitos colaterais. Portanto, a decisão de instituir e manejar a terapia sempre requer uma consideração cuidadosa dos riscos e benefícios relativos.[1]

A terapia com glicocorticoide em longo prazo pode suprimir o eixo hipotálamo-hipófise-suprarrenal (HHA) e durante períodos de estresse como um procedimento cirúrgico ou trauma, as glândulas suprarrenais podem não responder adequadamente à demanda metabólica necessária.

DESENVOLVIMENTO
Paciente Cirúrgico

O estresse físico ou psicológico estimula o eixo HHA, resultando no aumento da concentração plasmática de corticotrofina e do cortisol sérico.[2]

A cirurgia é um ativador do eixo, o grau de ativação depende tanto do tipo de cirurgia, quanto dos agentes anestésicos utilizados. A maior secreção de ACTH e cortisol ocorre durante a reversão da anestesia, extubação e no período de recuperação pós-operatório imediato.[3] Há considerável variação na secreção de cortisol individual, em parte por causa do uso concomitante de medicamentos, idade e comorbidades.

Em geral, a secreção de cortisol é proporcional ao grau de estresse cirúrgico: a secreção basal é de aproximadamente 8 a 10 mg/dia, durante uma cirurgia a secreção aumenta para aproximadamente 50 mg/dia.[4] Respostas pequenas e transitórias são observadas em procedimentos menores (p. ex., correção de hérnia inguinal), retornando aos valores basais em 24 h após o procedimento. Pacientes expostos a maior estresse (p. ex., colectomia subtotal) apresentam maiores respostas (75 a 100 mg/dia), normalizando-se no 5º dia de pós-operatório.[5] A taxa de secreção pode atingir 200 a 500 mg/dia com estresse severo (trauma grave).[6]

Glicocorticoides no Perioperatório

O uso de altas doses, como 300 mg/dia de hidrocortisona por vários dias, tornou-se uma prática perioperatória comum em pacientes em corticoterapia, com base nos relatos de casos de crise suprarrenal intraoperatória após retirada abrupta.[7]

A abordagem atual é determinar a cobertura com base na história de ingestão de glicocorticoides, de supressão do eixo, bem como o tipo, duração e magnitude da cirurgia planejada.[4,6]

Em pacientes com possível supressão do eixo, a presença de náuseas, vômitos, hipotensão postural, alterações no estado mental, hiponatremia ou hipercalemia inexplicáveis, dependendo da urgência da situação, pode exigir terapia empírica adicional. Além disso, fatores estressantes no pós-operatório também podem levar à administração adicional.[8]

Abordagem com Base na Supressão do Eixo HHA

Os glicocorticoides exógenos exercem retroalimentação negativa sobre o eixo, suprimindo a secreção do hormônio liberador de corticotropina (CRH) e a secreção de corticotropina (ACTH). Isto leva à atrofia suprarrenal e perda da capacidade secretora do cortisol.[9]

O curso do tempo para a recuperação do eixo após a interrupção durante um tratamento prolongado é variável e depende de uma série de fatores.[10] Em pacientes cuja história é incerta, a avaliação bioquímica do eixo pode ser considerada antes da cirurgia, ou um ciclo curto de terapia pode ser administrado.[8]

Eixo HHA Não Suprimido

Os seguintes grupos não requerem cobertura adicional com glicocorticoide:

- Qualquer dose de glicocorticoide por menos de três semanas;[11]
- Menos de 5 mg/dia de prednisona ou equivalente independente do tempo;[12]
- Menos de 10 mg de prednisona ou equivalente em dias alternados.[13]

Esses pacientes podem ser mantidos com segurança em sua dose habitual. Além disso, não requerem testes de avaliação. A monitorização para qualquer evidência de instabilidade hemodinâmica deve ser suficiente.[14]

Eixo HHA Suprimido

Devem ser considerados com supressão funcional do eixo:

- Uso de 20 mg/dia ou mais de prednisona ou equivalente, por mais de três semanas.[15]
- Uso de glicorticoide e clínica compatível com síndrome de Cushing.

Sugerimos que sejam tratados com suplementação de acordo com a magnitude do estresse.

Suplementação de Acordo com a Magnitude do Estresse

Procedimentos menores ou com anestesia local (p. ex.: correção de hérnia inguinal), administrar somente a dose usual de esteroides. Nenhuma cobertura é necessária.[8]

Estresse cirúrgico moderado (p. ex.: revascularização da extremidade inferior, substituição total da articulação), administrar dose usual complementando com 50 mg de hidrocortisona intravenosa imediatamente antes do procedimento e 25 mg a cada 8 horas por 24 h. Retomar dose habitual a partir do 2º dia de pós-operatório.[8]

Grande estresse cirúrgico (p. ex.: esôfago-gastrectomia, colectomia total, cirurgia cardíaca), administrar dose usual suplementando com 100 mg de hidrocortisona intravenosa antes da indução anestésica e 50 mg a cada 8 horas por 24 h. A partir do 2º dia de pós-operatório aumentar 50% da dose habitual.[8]

Supressão do Eixo HHA Desconhecido (Pacientes Intermediários)
Pacientes utilizando doses de 5 a 20 mg/dia de prednisona ou equivalente, por mais de três semanas, apresentam variabilidade na supressão do eixo, provavelmente em razão de diferentes taxas individuais de metabolismo.[8] É sugerido que pacientes nessa categoria intermediária sejam submetidos à avaliação pré-operatória do eixo.

Uso de Glicocorticoides no Último Ano
Estudos descobriram que a supressão profunda do eixo pode levar a um ano para recuperação.[10] Em pacientes sem uso de exógeno atual, mas que usaram no ano anterior, é sugerido:
- Aos que receberam regimes de longa duração ou doses mais altas devem ser submetidos à avaliação pré-operatória do eixo.[8]

Glicocorticoides Inalados e Tópicos
Uso crônico de glicocorticoides tópicos inalatórios ou de alta potência pode causar supressão, embora raramente se manifeste como evidente insuficiência suprarrenal.[16] É recomendada a avaliação da função suprarrenal nestes casos:
- ≥ 750 mcg/dia de fluticasona (1.500 mcg/dia para outros inalatórios) por mais de três semanas antes da cirurgia;[8]
- ≥ 2 g/dia de corticosteroides tópicos de alta potência ou superalta potência (classe I-III) por mais de três semanas antes da cirurgia.[8]

Avaliação do Eixo HHA
A medida do cortisol sérico matinal (antes das 8 h) é um bom método de rastreamento para avaliação da insuficiência suprarrenal secundária.[17]
- Cortisol sérico matinal < 5 mcg/dL com intervalo de 24 h da última dose do glicocorticoide é altamente sugestivo de comprometimento do eixo, com necessidade de suplementação adicional;[18]
- Cortisol matinal > 10 mcg/dL provavelmente não apresenta comprometimento, podendo continuar com a dose atual no dia da cirurgia, não necessitando suplementação;[17]
- Cortisol matinal entre 5 a 10 mcg/dL, é sugerido avaliação adicional com teste de estimulação pelo ACTH ou suplementação empírica.[8]

Testes de estimulação com ACTH: medição do cortisol sérico 30 minutos após o estímulo com 250 mcg de corticotropina, valor > 18 mcg/dL prediz reserva suprarrenal adequada durante a cirurgia sem necessidade de cobertura. Respostas inadequadas devem receber suplementação adicional.[14]

Cirurgia de Urgência ou Emergência
Pacientes com necessidade de cirurgia de urgência ou emergência que se enquadram na categoria intermediária devem receber cobertura empírica no período perioperatório.[8]

CONCLUSÃO
Terapia crônica com glicocorticoide pode suprimir o eixo HHA. Durante períodos de estresse as glândulas suprarrenais podem não responder adequadamente à necessidade metabólica.

A suplementação de glicocorticoides tornou-se uma prática perioperatória comum. No entanto, dados disponíveis sugerem que as doses são excessivas e desnecessárias em grande parte dos pacientes.

A abordagem atual é determinar a cobertura com base na história de ingestão de glicocorticoides, de supressão do eixo, bem como o tipo e a duração da cirurgia proposta.

MENSAGENS IMPORTANTES

A utilização da dose de estresse com glicocorticoides no perioperatório tornou-se uma prática comum. No entanto, dados disponíveis sugerem que essa abordagem muitas vezes é excessiva e desnecessária.

Atualmente determina-se a cobertura com base no histórico de ingestão e de supressão do eixo HHA, bem como o tipo e duração da cirurgia (Fig. 8-1).

Sugerimos a seguinte abordagem:

- *Eixo não suprimido*: não é necessária a avaliação pré-operatória ou dose suprafisiológica de glicocorticoide;
- *Eixo suprimido*: sugerimos cobertura adicional de glicocorticoide, com base no tipo de cirurgia e duração prevista;
- *Supressão intermediária*: deve ser realizada avaliação bioquímica do eixo.

A primeira abordagem para avaliação do eixo é o cortisol sérico matinal. Cortisol às 8 h < 5 mcg/dL, provável supressão, dose adicional no perioperatório. Cortisol sérico > 10 mcg/dL, sem comprometimento, manter dose habitual. Entre 5-10 mcg/dL, orientado teste de estimulação com ACTH ou terapia empírica.

Pacientes que necessitam de cirurgia em urgência ou emergência, mas o grau de supressão do eixo é desconhecido, sugerimos cobertura empírica.

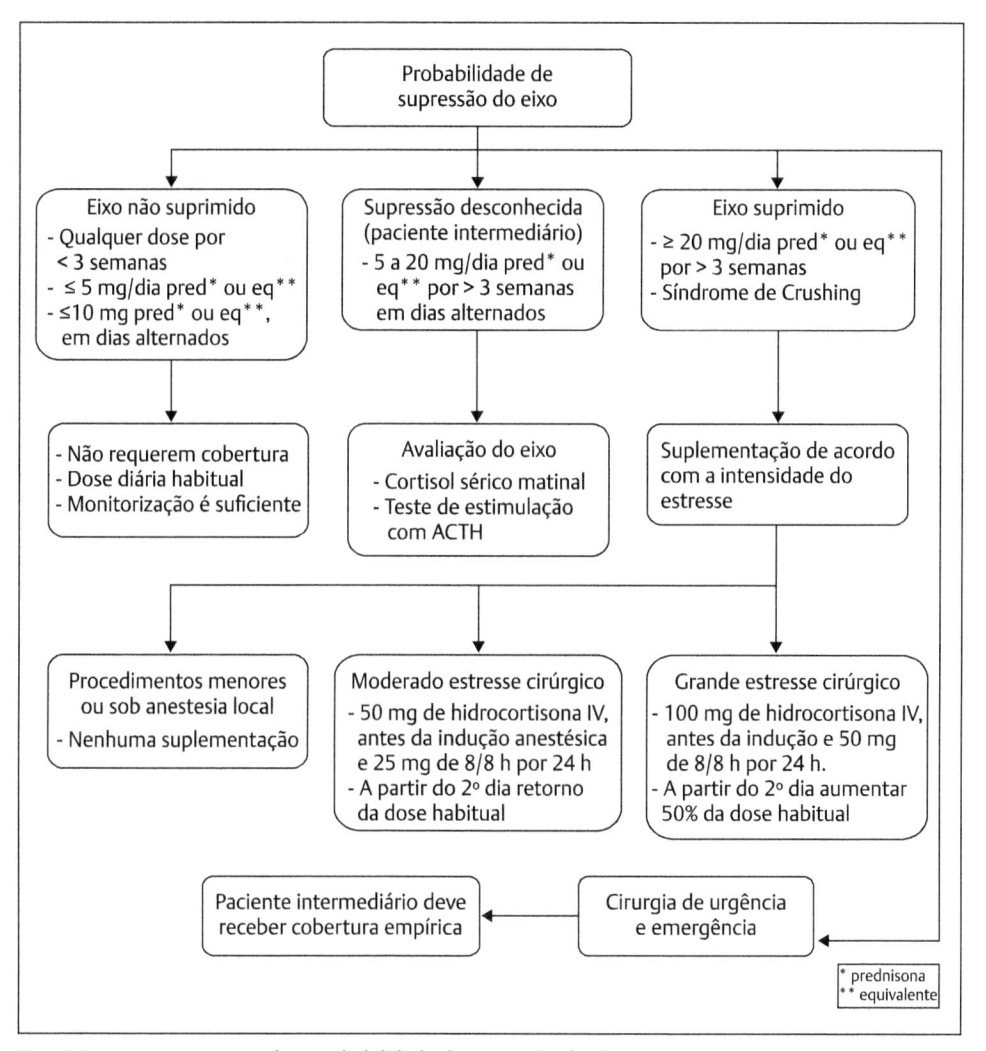

```
                    ┌─────────────────────────┐
                    │   Probabilidade de      │
                    │   supressão do eixo     │
                    └─────────────────────────┘
                                │
          ┌─────────────────────┼─────────────────────┐
          ▼                     ▼                     ▼
┌──────────────────┐  ┌──────────────────────┐  ┌──────────────────┐
│ Eixo não suprimido│  │ Supressão desconhecida│  │ Eixo suprimido   │
│ - Qualquer dose por│  │ (paciente intermediário)│ │ - ≥ 20 mg/dia pred* ou eq** │
│   < 3 semanas    │  │ - 5 a 20 mg/dia pred*│  │   por > 3 semanas│
│ - ≤ 5 mg/dia pred* ou eq** │ │   ou eq** por > 3 semanas│ │ - Síndrome de Crushing │
│ - ≤10 mg pred* ou eq**, │ │   em dias alternados │  │                  │
│   em dias alternados│ │                      │  │                  │
└──────────────────┘  └──────────────────────┘  └──────────────────┘
```

Fig. 8-1. Agoritmo mostrando a probabilidade de supressão do eixo.

(* prednisona, ** equivalente)

Fluxo do algoritmo:

- **Eixo não suprimido**: Não requerem cobertura; Dose diária habitual; Monitorização é suficiente.
- **Supressão desconhecida**: Avaliação do eixo — Cortisol sérico matinal; Teste de estimulação com ACTH.
- **Eixo suprimido**: Suplementação de acordo com a intensidade do estresse.

Condutas conforme estresse cirúrgico:

- **Procedimentos menores ou sob anestesia local**: Nenhuma suplementação.
- **Moderado estresse cirúrgico**: 50 mg de hidrocortisona IV, antes da indução anestésica e 25 mg de 8/8 h por 24 h. A partir do 2º dia retorno da dose habitual.
- **Grande estresse cirúrgico**: 100 mg de hidrocortisona IV, antes da indução e 50 mg de 8/8 h por 24 h. A partir do 2º dia aumentar 50% da dose habitual.

Paciente intermediário deve receber cobertura empírica ← Cirurgia de urgência e emergência.

REFERÊNCIAS BIBLIOGRÁFICAS

1. Bernard P, Schimmer WF, John WF. Adrenocorticotropic Hormone, Adrenal Steroids, and the Adrenal Cortex. In: Brunton L, Knollmann B, Hilal-Dandan R. Goodman and Gilman's The Pharmacological Basis of Therapeutics. 13. ed. New York: McGraw Hill Medical; 2018. p. 845-50.
2. Aguilera G. Regulation of pituitary ACTH secretion during chronic stress. Front Neuroendocrinol. 1994;15:321.
3. Raff H, Norton AJ, Flemma RJ, Findling JW. Inhibition of the adrenocorticotropin response to surgery in humans: interaction between dexamethasone and fentanyl. J Clin Endocrinol Metab. 1987;65:295.
4. Lamberts SW, Bruining HA, de Jong FH. Corticosteroid therapy in severe illness. N Engl J Med. 1997;337:1285.

5. Yong SL, Marik P, Esposito M, Coulthard P. Supplemental perioperative steroids for surgical patients with adrenal insufficiency. Cochrane Database Syst Rev. 2009;7(4).
6. Salem M, Tainsh Jr. RE, Bromberg J, et al. Perioperative glucocorticoid coverage. A reassessment 42 years after emergence of a problem. Ann Surg. 1994;219:416.
7. Fraser CG, Preuss FS, Bigford WD. Adrenal atrophy and irreversible shock associated with cortisone therapy. J Am Med Assoc. 1952;149:1542.
8. UPTODATE – The management of the surgical patient taking glucocorticoids [internet]. 2019.
9. Axelrod L. Glucocorticoid therapy. Medicine (Baltimore). 1976;55:39.
10. Livanou T, Ferriman D, James VH. Recovery of hypothalamo-pituitary-adrenal function after corticosteroid therapy. Lancet. 1967;2:856.
11. Cooper MS, Stewart PM. Corticosteroid insufficiency in acutely ill patients. N Engl J Med. 2003;348(8):727-34.
12. Axelrod L. Perioperative management of patients treated with glucocorticoids. Endocrinol Metab Clin North Am. 2003;32(2):367-383.
13. Ackerman GL, Nolsn CM. Adrenocortical responsiveness after alternate-day corticosteroid therapy. N Engl J Med. 1968;278:405.
14. Kehlet H, Binder C. Value of an ACTH test in assessing hypothalamic-pituitary-adrenocortical function in glucocorticoid-treated patients. Br Med J. 1973;2:147.
15. Christy NP. Corticosteroid withdrawal. In: Current Therapy in Endocrinology and Metabolism, 3rd Ed, Bardin CW (Ed), New York: BC Decker; 1988. p. 113.
16. Todd GR, et al. Survey of adrenal crisis associated with inhaled corticosteroids in the United Kingdom. Arch Dis Child. 2002;87(6):457-61.
17. Schmidt IL, Lahner H, Mann K, Petersenn S. Diagnosis of adrenal insufficiency: Evaluation of the corticotropin-releasing hormone test and Basal serum cortisol in comparison to the insulin tolerance test in patients with hypothalamic-pituitary-adrenal disease. J Clin Endocrinol Metab. 2003;88(9):4193-8.
18. Deutschbein T, Unger N, Mann K, Petersenn S. Diagnosis of secondary adrenal insufficiency: unstimulated early morning cortisol in saliva and serum in comparison with the insulin tolerance test. Horm Metab Res. 2009;41:834.

USO DE ANTIBIÓTICOS NO PERIOPERATÓRIO

CAPÍTULO 9

Maria Clara Simões da Motta Telles Ribeiro

INTRODUÇÃO

As infecções de sítio cirúrgico (ISC) são uma causa comum de infecções relacionadas com a assistência à Saúde (IRAS). Segundo dados nacionais, representam 14% a 16% de todas as infecções em pacientes hospitalizados e ocupam o 3° lugar da totalidade das IRAS.[1] Dados provenientes dos EUA indicam que 2% a 5% de todos os pacientes submetidos às intervenções cirúrgicas desenvolvem ISC, e que essas são responsáveis por 40% das infecções, quando quantificados apenas pacientes cirúrgicos.[2] Dessa forma, a prevenção perioperatória das ISC é fundamental para minimizar os riscos à segurança do paciente e os impactos socioeconômicos da internação prolongada.[3]

Existem inúmeros fatores relacionados com a ocorrência das ISC. As comorbidades presentes, o tipo e a duração da cirurgia, a técnica da equipe e as boas práticas perioperatórias estão diretamente relacionadas com o desfecho do ato cirúrgico. Nesse capítulo, abordaremos a indicação de antibióticos profiláticos no perioperatório como uma das estratégias para minimizar o risco das ISC, ressaltando que esta não substitui as medidas gerais de prevenção das infecções de sítio cirúrgico.[4,5]

INDICAÇÃO DA PROFILAXIA COM ANTIBIÓTICO

O uso profilático de antibióticos deve ser feito nas cirurgias em que a redução da taxa de infecção cirúrgica pela terapia antimicrobiana esteja documentada, ou nos procedimentos em que, apesar da baixa incidência de ISC, sua ocorrência é potencialmente grave.[4-6]

Tradicionalmente, as feridas operatórias são classificadas conforme apresentadas no Quadro 9-1.

A profilaxia antibiótica se justifica na maioria dos procedimentos limpo-contaminados ou contaminados pelo risco elevado de infecção. O uso dos antibióticos nas feridas sujas deve ser enquadrado como terapêutico e não profilático. Cirurgias com acesso ósseo, como cirurgias cardiotorácicas, ou inserções de prótese têm o uso de antimicrobianos preventivos justificado pelo alto risco de complicações infecciosas, ainda que com baixa incidência geral de ISC.

Quadro 9-1. Classificação das Feridas Operatórias

Tipo de ferida operatória	Definição	Exemplo	Taxa de infecção do sítio cirúrgico[2]
Limpa (Classe I)	Não há infecção ou inflamação, não há penetração de nenhum trato corporal, é realizada sutura primária para fechamento	Neurocirurgias e cirurgias cardíacas em geral, tireoidectomias, cirurgias oftalmológicas	1,3% a 2,9%
Limpa-contaminada (Classe II)	Há penetração de forma controlada dos tratos corporais (gastrointestinal, geniturinário, respiratório, biliar) sem quebra da técnica estéril e sem inflamação ou infecção. Cirurgias limpas com quebra mínima da técnica estéril ou colocação de dreno e apendicectomias sem necrose ou perfuração também se enquadram nessa classe	Colecistectomia sem colecistite, apendicectomia sem necrose, procedimentos urológicos com urina estéril	2,4% a 7,7%
Contaminada (Classe III)	Feridas traumáticas recentes (< 6 h), penetração do trato geniturinário ou biliar em vigência de infecção, derrame de grande quantidade de conteúdo gastrointestinal na cavidade peritoneal ou quebra importante da técnica estéril	Colecistectomia com colecistite, cirurgias colônicas de forma geral, cirurgia cardíaca com massagem aberta, procedimentos urológicos com urinocultura positiva	6,4% a 15,2%
Suja (Classe IV)	Feridas traumáticas não recentes (> 6 h), presença de tecido desvitalizado ou que já envolvam perfuração de vísceras ou infecção prévia	Colecistectomia com colecistite supurada, grandes traumas, apendicite com perfuração	7,1% a 40%

Adaptado de: American College of Surgeons and Surgical Infection Society: Surgical Site Infection Guidelines, Update 2016.[7]

Escolha do Antibiótico

Deve ser feita de acordo com a microbiota esperada ou conhecida do sítio cirúrgico. A maioria das cirurgias incluirá profilaxia para infecções pelo acesso através da pele (germes Gram-positivos), sendo que em cirurgias com abordagem de outras regiões com colonização específica, como o trato geniturinário ou gastrointestinal, a indicação de ampliação do espectro pode ser feita de acordo com culturas guiadas, nos casos de procedimentos urológicos ou ginecológicos, ou por cobertura empírica como no caso de grandes cirurgias gastrointestinais.[4-6] É de suma importância ressaltar que o antibiótico mais adequado será aquele com menor espectro, baixa toxicidade e menor custo entre os disponíveis.[5]

Especial atenção deve ser dada aos pacientes colonizados por germes multirresistentes. Pacientes que serão submetidos a cirurgias de alto risco, como cirurgias cardíacas ou ortopédicas com inserção de próteses, devem ser submetidos à investigação por *swab* nasal.[2,4] Caso sejam colonizados por *Staphylococcus aureus* resistente à oxacilina, está indicada a descolonização, caso não seja possível, a profilaxia deve ser feita com glicopeptídeo.[2,5]

Momento de Infusão do Antibiótico
O maior benefício é obtido com infusão dos antibióticos entre 30-60 minutos antes da incisão cirúrgica.[2,5-7] Exceções são a vancomicina ou as fluoroquinolonas, que por sua farmacocinética requerem infusão lenta, e assim geralmente deverão ser administradas 120 minutos antes do início do ato cirúrgico.[2,4,5] Deve ser feita infusão venosa para que níveis séricos elevados sejam atingidos no início do procedimento, momento em que a barreira mecânica de proteção da pele será rompida.[5]

Repetição da Dose Intraoperatória
A maioria dos procedimentos não necessitará mais de uma dose durante a cirurgia. Considerando-se a farmacocinética do antibiótico escolhido, deve haver nova infusão da droga, caso o procedimento exceda duas meias-vidas do medicamento. Além disso, aspectos relacionados com o paciente, com a comorbidade abordada ou com o tipo de cirurgia, como doença renal crônica, queimaduras extensas ou perda sanguínea maior de 1,5 L no adulto ou maior de 25 mL/kg na criança, respectivamente, devem orientar a decisão de uma dosagem intraoperatória do nível sérico do antibiótico para avaliar manejo.[2,4,5] Em todas as situações, caso opte-se por repetir a dose, o tempo inicial deve ser considerado o momento de infusão, e não o momento de início do procedimento.[2,4,5]

Duração da Profilaxia
A maioria dos estudos não demonstra benefício em prolongar profilaxia além do intraoperatório.[1,2,4-7] Com exceção de procedimentos cardíacos e inserção de próteses, em que se pode manter a profilaxia por 24 h, o uso de antibióticos além desse período aumenta o risco de infecções por *Clostridium difficile* sem diminuir a taxa de ISC.[2] Deve ser ressaltado que manter o uso de antibióticos enquanto houver drenos ou cateteres não tem comprovação em reduzir ISC e aumenta o risco de colonização por bactérias multirresistentes.[1,5]

TIPOS DE CIRURGIA
A profilaxia de acordo com as diferentes cirurgias se encontra nos Quadros 9-2 a 9-15.

Cirurgia Cardíaca (Quadro 9-2)

Quadro 9-2. Recomendações para Profilaxia em Cirurgias Cardíacas

Recomendação	Profilaxia em todas as cirurgias cardíacas
Antibiótico de escolha	Cefazolina
Posologia	Indução: < 120 kg: 2 g IV > 120 kg: 3 g IV Manutenção: 1 g IV 4/4 h no intraoperatório e 8/8 h no pós-operatório
Duração da profilaxia	24 h para a maioria dos procedimentos Implante de marca-passo ou desfibrilador: dose única na indução anestésica
Considerações especiais	Para pacientes intolerantes a betalactâmicos: clindamicina 900 mg IV 6/6 h intraoperatório e 12/12 h pós-operatório Para pacientes colonizados por MRSA ou sobre alto risco de colonização ou reabordagem precoce: vancomicina 15 mg/kg (máximo: 2 g) com infusão na velocidade de 1 g/h Para procedimentos com risco de infecção por germes Gram-negativos e escolha por vancomicina: adicionar gentamicina 5 mg/kg IV. Caso haja contraindicação aos aminoglicosídeos (doença renal crônica, rim único, hipoacusia) utilizar ciprofloxacino 400 mg IV em infusão lenta (2 h) Pacientes submetidos à circulação extracorpórea CEC têm diluição do nível sérico de antibióticos pelo método, portanto devem receber dose adicional da medicação ao término da CEC

Cirurgia Torácica (Quadro 9-3)

Quadro 9-3. Recomendações para Profilaxia em Cirurgias Torácicas

Recomendação	Profilaxia para a maioria dos procedimentos. Não recomendado para biópsias pleurais e pulmonares, drenagens torácicas não infectadas, broncoscopia ou mediastinoscopia
Antibiótico de escolha	Cefazolina
Posologia	Indução: < 120 kg: 2 g IV > 120 kg: 3 g IV Manutenção: 1 g IV 4/4 h no intraoperatório
Duração da profilaxia	Não estender para além do procedimento
Considerações especiais	Para pacientes intolerantes a betalactâmicos: clindamicina 900 mg IV 6/6 h intraoperatório Para pacientes colonizados por MRSA ou sobre alto risco de colonização ou reabordagem precoce: vancomicina 15 mg/kg (máximo: 2 g) com infusão na velocidade de 1 g/h Para procedimentos com risco de infecção por germes Gram-negativos e escolha por vancomicina: adicionar gentamicina 5 mg/kg IV. Caso haja contraindicação aos aminoglicosídeos (doença renal crônica, rim único, hipoacusia), utilizar ciprofloxacino 400 mg IV em infusão lenta (2 h)

Cirurgia Vascular (Quadro 9-4)

Quadro 9-4. Recomendações para Profilaxia em Cirurgias Vasculares

Recomendação	Profilaxia indicada em todas as amputações e cirurgias arteriais envolvendo incisão na virilha, implante de prótese ou manipulação da aorta abdominal. Também está indicado antibiótico profilático nos implantes de endopróteses Não deve ser feita profilaxia para implante de veia cava inferior, cirurgias de correção de varizes superficiais, angiografia, angioplastia, ou implante de *stent* ou uso de dispositivos de estanqueidade vascular para hemostasia em procedimentos arteriais
Antibiótico de escolha	Cefazolina
Posologia	Indução: < 120 kg: 2 g IV 　　　　　> 120 kg: 3 g IV Manutenção: 1 g IV 4/4 h no intraoperatório e 8/8 h no pós-operatório
Duração da profilaxia	Pode ser considerada por 24 h nas inserções de próteses
Considerações especiais	Para pacientes intolerantes a betalactâmicos: clindamicina 900 mg IV 6/6 h intraoperatório Para pacientes colonizados por MRSA ou sobre alto risco de colonização ou reabordagem precoce: vancomicina 15 mg/kg (máximo: 2 g) com infusão na velocidade de 1 g/h Para procedimentos com risco de infecção por germes Gram-negativos e escolha de vancomicina, especialmente nos casos de amputação de membros: adicionar gentamicina 5 mg/kg IV. Caso haja contraindicação aos aminoglicosídeos (doença renal crônica, rim único, hipoacusia), utilizar ciprofloxacino 400 mg IV em infusão lenta (2 h) A recomendação para inserção de cateteres centrais de longa permanência é polêmica e não há consenso. Nós não recomendamos profilaxia antibiótica nesse caso

Cirurgias Esôfago-Gastroduodenais (Quadro 9-5)

Quadro 9-5. Recomendações para Profilaxia em Cirurgias Esôfago-Gastroduodenais

Recomendação	Profilaxia indicada em todas as cirurgias que penetram a luz da mucosa ou procedimentos que não penetrem a luz em pacientes de alto risco. Fatores que presentes denotam alto risco: obesidade mórbida, obstrução gastroduodenal ou diminuição da motilidade gástrica, cenários de hipo ou acloridria, sangramento gastrointestinal, malignidade, perfuração ou imunossupressão
Antibiótico de escolha	Cefazolina
Posologia	Indução: < 120 kg: 2 g IV > 120 kg: 3 g IV Manutenção: 1 g IV 4/4 h no intraoperatório
Duração da profilaxia	Não deve ser estendida além do procedimento
Considerações especiais	Para pacientes intolerantes a betalactâmicos: clindamicina 900 mg IV 6/6 h intraoperatório Quando houver anastomose de jejuno distal ou interposição de cólon associar metronidazol 500 mg IV Nas gastrostomias endoscópicas ou percutâneas também está recomendada dose única de cefazolina profilática Não há diferença nas recomendações em caso de cirurgias videolaparoscópicas

Cirurgias de Jejuno, Íleo, Cólon e Reto (Quadro 9-6)

Quadro 9-6. Recomendações para Profilaxia em Cirurgias de Jejuno, Íleo, Cólon e Reto

Recomendação	Profilaxia indicada em todas as cirurgias
Antibiótico de escolha	Cefazolina + metronidazol
Posologia	Cefazolina: Indução: < 120 kg: 2 g IV > 120 kg: 3 g IV Manutenção: 1 g IV 4/4 h no intraoperatório Metronidazol: 500 mg IV dose única
Duração da profilaxia	Não deve ser estendida além do procedimento
Considerações especiais	Para pacientes intolerantes a betalactâmicos: clindamicina 900 mg IV 6/6 h intraoperatório Pode ser considerada a omissão do metronidazol em cirurgias do intestino delgado não obstruídas e sem interposição de alças colônicas Não prolongar a profilaxia por contaminação acidental da cavidade intestinal por conteúdo intestinal Em cirurgias de trauma tardio (> 6 h), infecção já diagnosticada (apendicite, diverticulite), perfuração ou isquemia intestinal, a terapia antibiótica deve ser iniciada ao diagnóstico, e a manutenção deverá ser feita de acordo com os achados intraoperatórios. Nesses casos, é adequado o esquema de ceftriaxona associado a metronidazol No caso de hérnias sem encarceramento, são consideradas cirurgias limpas, dessa forma, não é mandatória a profilaxia. Nos casos de colocação de tela ou hérnia incisional, pode ser realizada dose única de cefazolina como profilaxia Nas cirurgias colônicas eletivas, o preparo mecânico e a adição de descontaminação oral são opcionais, com poucas evidências da vantagem desse método e com os riscos associados – desidratação, desequilíbrio da flora local – também sendo ainda estudados. Se for realizado, o regime oral deve ser feito associando neomicina 1 g e metronidazol 1 g 3 doses em um intervalo de 10 horas na tarde e noite antecedentes à cirurgia, por exemplo: 13 h, 14 h e 23 h

Cirurgias de Vias Biliares (Quadro 9-7)

Quadro 9-7. Recomendações para Profilaxia em Cirurgias de Vias Biliares

Recomendação	Profilaxia indicada nas cirurgias de alto risco: pacientes idosos (> 70 anos), colecistite aguda, gestantes, imunossupressão, icterícia obstrutiva, cálculo biliar no colédoco ou vesícula biliar disfuncional
Antibiótico de escolha	Cefazolina
Posologia	Cefazolina: Indução: < 120 kg: 2 g IV > 120 kg: 3 g IV Manutenção: 1 g IV 4/4 h no intraoperatório
Duração da profilaxia	Não deve ser estendida além do procedimento
Considerações especiais	Para pacientes intolerantes a betalactâmicos: gentamicina Não há diferença na indicação para procedimentos abertos ou videolaparoscópicos As cirurgias hepáticas e pancreáticas têm recomendação de profilaxia antibiótica com o mesmo esquema realizado para cirurgias de vias biliares de alto risco

Cirurgias Ortopédicas (Quadro 9-8)

Quadro 9-8. Recomendações para Profilaxia em Cirurgias Ortopédicas

Recomendação	Profilaxia indicada para inserção de próteses articulares, osteossínteses e artrodeses
Antibiótico de escolha	Cefazolina
Posologia	Cefazolina: Indução: < 120 kg: 2 g IV > 120 kg: 3 g IV Manutenção: 1 g IV 4/4 h no intraoperatório
Duração da profilaxia	Não deve ser estendida além do procedimento
Considerações especiais	Para pacientes intolerantes a betalactâmicos: clindamicina 900 mg IV 6/6 h intraoperatório Para pacientes colonizados por MRSA ou sobre alto risco de colonização: vancomicina 15 mg/kg (máximo: 2 g) com infusão na velocidade de 1 g/h. Em caso de traumas com abordagem tardia (> 6 h) ou acometimento tecidual extenso e com contaminação, é possível manter terapia antibiótica com cefazolina ou ampicilina-sulbactam

Neurocirurgias (Quadro 9-9)

Quadro 9-9. Recomendações para Profilaxia em Neurocirurgias

Recomendação	Profilaxia indicada para craniotomias, procedimentos envolvendo corpos estranhos no sistema nervoso central (derivações ventriculares externas ou peritoneais, próteses) e todas as cirurgias envolvendo a medula espinhal
Antibiótico de escolha	Cefazolina
Posologia	Cefazolina: Indução: < 120 kg: 2 g IV > 120 kg: 3 g IV Manutenção: 1 g IV 4/4 h no intraoperatório
Duração da profilaxia	Não deve ser estendida além do procedimento
Considerações especiais	Para pacientes intolerantes a betalactâmicos: clindamicina 900 mg IV 6/6 h intraoperatório Para pacientes colonizados por MRSA ou sobre alto risco de colonização: vancomicina 15 mg/kg (máximo: 2 g) com infusão na velocidade de 1 g/h Nas cirurgias com acesso transesfenoidal, a profilaxia pode ser realizada com ampicilina-sulbactam IV 2 g na indução e 1 g 2/2 h na manutenção intraoperatória

Cirurgias Urológicas (Quadro 9-10)

Quadro 9-10. Recomendações para Profilaxia em Cirurgias Urológicas

Recomendação	Profilaxia indicada nos procedimentos cuja urinocultura prévia seja positiva ou desconhecida, nas biópsias transretais de próstata e nos procedimentos com inserção de prótese
Antibiótico de escolha	Cefazolina
Posologia	Cefazolina: Indução: < 120 kg: 2 g IV > 120 kg: 3 g IV Manutenção: 1 g IV 4/4 h no intraoperatório
Duração da profilaxia	Não deve ser estendida para além do procedimento
Considerações especiais	Nos pacientes intolerantes a betalactâmicos: gentamicina IV 5 mg/kg em dose única Nas biópsias transretais, pode ser feito uso de ciprofloxacino IV 400 mg dose única, sendo ceftriaxona IV 2 g uma alternativa para pacientes com uso recente de quinolonas ou para locais com perfil de resistência a essa classe

Cirurgias Ginecológicas e Obstétricas (Quadro 9-11)

Quadro 9-11. Recomendações para Profilaxia em Cirurgias Ginecológicas e Obstétricas

Recomendação	Profilaxia indicada para histerectomias, masctectomias radicais, implante de prótese e nas cesarianas
Antibiótico de escolha	Cefazolina
Posologia	Cefazolina: Indução: < 120 kg: 2 g IV > 120 kg: 3 g IV Manutenção: 1 g IV 4/4 h no intraoperatório
Duração da profilaxia	Não deve ser estendida além do procedimento
Considerações especiais	Para pacientes intolerantes a betalactâmicos: clindamicina 900 mg IV 6/6 h intraoperatório Para pacientes que serão submetidas a procedimentos extensos, como ressecção de tumores pélvicos, está indicada a associação a metronidazol 500 mg IV No caso de esvaziamento uterino (curetagens), a profilaxia deve ser feita com doxiciclina 200 mg ou metronidazol 1 g Não está indicada profilaxia na inserção dos dispositivos intrauterinos (DIU), histeroscopias ou cistoscopias, nas biópsias envolvendo útero, endométrio ou mama ou nas mastectomias não radicais

Cirurgias Plásticas (Quadro 9-12)

Quadro 9-12. Recomendações para Profilaxia em Cirurgias Plásticas

Recomendação	As revisões mais recentes recomendam profilaxia para procedimentos contaminados, ou com grande descolamento tecidual ou com inserção de próteses
Antibiótico de escolha	Cefazolina
Posologia	Cefazolina: Indução: < 120 kg: 2 g IV > 120 kg: 3 g IV Manutenção: 1 g IV 4/4 h no intraoperatório
Duração da profilaxia	Não deve ser estendida além do procedimento
Considerações especiais	Para pacientes intolerantes a betalactâmicos: clindamicina 900 mg IV 6/6 h intraoperatório Para abordagens com acesso pela cavidade oral a profilaxia pode ser feita com ampicilina-sulbactam 2 g na indução e 1 g 2/2 h intraoperatório Para pacientes com queimaduras extensas, pode-se considerar manutenção da profilaxia por 24 h. Nos casos de enxertos ou retalhos, está indicado *swab* pré-operatório das feridas, como antibioticoprofilaxia guiada por cultura e antibiograma

Cirurgias de Cabeça e Pescoço (Quadro 9-13)

Quadro 9-13. Recomendações para Profilaxia em Cirurgias de Cabeça e Pescoço

Recomendação	Profilaxia indicada em cirurgias potencialmente contaminadas e com acesso por mucosa ou com implante de prótese
Antibiótico de escolha	Cefazolina
Posologia	Cefazolina: Indução: < 120 kg: 2 g IV > 120 kg: 3 g IV Manutenção: 1 g IV 4/4 h no intraoperatório
Duração da profilaxia	Não deve ser estendida além do procedimento
Considerações especiais	Para pacientes intolerantes a betalactâmicos: clindamicina 900 mg IV 6/6 h intraoperatório Caso haja acesso pela mucosa, ampicilina-sulbactam IV 2 g na indução e 1 g 2/2 h intraoperatória tem bons resultados

Cirurgias Otorrinolaringológicas (Quadro 9-14)

Quadro 9-14. Recomendações para Profilaxia em Cirurgias Otorrinolaringológicas

Recomendação	Profilaxia indicada para procedimentos do ouvido com distorção anatômica, infecções de repetição ou implante de prótese, nas cirurgias endoscópicas nasais ou procedimentos com manipulação óssea
Antibiótico de escolha	Cefazolina
Posologia	Cefazolina: Indução: < 120 kg: 2 g IV > 120 kg: 3 g IV Manutenção: 1 g IV 4/4 h no intraoperatório
Duração da profilaxia	Não deve ser estendida além do procedimento
Considerações especiais	Para pacientes intolerantes a betalactâmicos: clindamicina 900 mg IV 6/6 h intraoperatório Para pacientes com histórico pessoal de infecções de repetição ou procedimentos com acesso pela mucosa é adequada a escolha de ampicilina-sulbactam IV 2 g na indução e 1 g 2/2 h

Cirurgia Bucomaxilofacial (Quadro 9-15)

Quadro 9-15. Recomendações para Profilaxia em Cirurgias Bucomaxilofaciais

Recomendação	Profilaxia indicada para todos os procedimentos
Antibiótico de escolha	Cefazolina
Posologia	Acesso cutâneo: Cefazolina: Indução: < 120 kg: 2 g IV > 120 kg: 3 g IV Manutenção: 1 g IV 4/4 h no intraoperatório Acesso oral: ampicilina- sulbactam Indução: 2 g IV Manutenção 1 g IV 2/2 h no intraoperatório
Duração da profilaxia	Pode ser mantida por 24 h em inserção de próteses ou outros corpos estranhos
Considerações especiais	Para pacientes intolerantes a betalactâmicos: clindamicina 900 mg IV 6/6 h intraoperatório Não prescrever antibióticos após alta

MENSAGENS IMPORTANTES

É indispensável reconhecer o papel das ISC como ameaçadoras da segurança de saúde do paciente, prolongadoras de internação e com importante impacto socioeconômico.[1-3,6] Nesse contexto, faz-se necessário notar que as boas práticas cirúrgicas são o principal pilar para prevenção de tais infecções.[5] O uso profilático de antibióticos é apenas uma etapa dessas boas práticas e deve ser feito com a indicação correta e respeitando as particularidades de cada procedimento.[4]

O uso indevido dos antibióticos ou com posologia inadequada também representa um importante risco à saúde individual e coletiva. Além da exposição individual a medicações que afetam a flora microbiana corporal, causando um desequilíbrio, no campo público isso representa um risco real ao aumento de germes multirresistentes.[3,5,6]

Por fim, a profilaxia antibiótica não deve ser confundida com terapia antibiótica. O conceito de profilaxia envolve conceber que não há infecção presente no momento do ato cirúrgico, e dessa forma raramente a profilaxia será estendida além do ato cirúrgico, e ainda mais raramente por além de 24 horas.[2,5] As situações em que a manutenção por esses curtos períodos demonstra benefício são as cirurgias cardíacas, as inserções de próteses e contexto de trauma com abordagem tardia > 6 h ou extenso.[2,4,5,8]

REFERÊNCIAS BIBLIOGRÁFICAS

1. ANVISA. Critérios Diagnósticos de Infecção Relacionada à Saúde. Brasília. 2017.
2. Anderson DJ, Sexton DJ. Antimicrobial prophylaxis for prevention of surgical site infection in adults. Up to date [Internet]. 2019.
3. Turner M, Migaly J. Surgical Site Infection: The Clinical and Economic Impact. Clinics in Cólon and Rectal Surgery. 2019;32(3):157-65.
4. ANVISA. Medidas de prevenção de Infecção Relacionada à Saúde. Brasília. 2017.
5. CCIH – Hospital Universitário Clementino Fraga Filho. Recomendações Para o Uso de Antibiótico Profilático em Cirurgia. Rio de Janeiro. 2018.

6. WHO – Global guidelines on the prevention of surgical site infection. 2016.
7. Ban KA, Minei JP, Laronga C, et al. American College of Surgeons and Surgical Infection Society: Surgical Site Infection Guidelines, 2016 Update. Journal of the American College of Surgeons. 2017;224(1):59-74.
8. Centers for Disease Control and Prevention Guideline for the Prevention of Surgical Site Infection. JAMA Surg. 2017;152(8):784-91.

BIOMARCADORES NO PERIOPERATÓRIO E AVALIAÇÃO DO RISCO CARDIOVASCULAR

Pedro Serra de Candol

INTRODUÇÃO

Um marcador biológico ou biomarcador é um indicador que pode ser objetivamente mensurado e avaliado, demonstrando a ocorrência de uma determinada função normal ou processo patológico de um organismo e respostas a intervenções terapêuticas.

No perioperatório, os biomarcadores disponíveis e mais utilizados são os marcadores de lesão miocárdica, inflamação e função cardíaca ventricular. Neste capítulo, abordaremos a relevância da dosagem de determinados biomarcadores no contexto perioperatório, suas evidências científicas e propostas de utilização para contribuição da avaliação do risco cardiovascular no pré-operatório.

MARCADORES DE ISQUEMIA E DANO MIOCÁRDICO

As troponinas são proteínas estruturais envolvidas no processo fisiológico de contração das fibras musculares esqueléticas e cardíacas. O complexo troponina é composto por três proteínas: troponina T, troponina I e troponina C. As troponinas cardíacas T (cTnT) e I (cTnI) podem ser identificadas e quantificadas especificamente e são consideradas como os marcadores biológicos preferidos para o diagnóstico de lesão isquêmica do miocárdio, por apresentarem sensibilidade e especificidade cardíaca superior a outros biomarcadores disponíveis (mioglobina, CK total, CKMB, LDH). Seu uso no contexto perioperatório é válido tanto como avaliação do risco cirúrgico, como na detecção de eventos agudos.

Uso no Pré-Operatório

Existem evidências sugerindo que pequenos aumentos na troponina T no período perioperatório reflete lesão miocárdica relevante, com pior prognóstico e desfecho cardíaco. Trabalhos publicados demonstram a utilidade da troponina de alta sensibilidade (TnT-hs) no pré-operatório de cirurgias não cardíacas, como marcador de risco de complicações cardiovasculares perioperatórias e de mortalidade geral.[1] A sua dosagem ajuda a estabelecer um valor basal em pacientes com indicação de monitorização no pós-operatório, facilitando a interpretação dos valores pós-operatórios, bem como o diagnóstico do IAM no pós-operatório.

No perioperatório somente a troponina T de alta sensibilidade (TnT-hs) foi testada, podendo ter aplicabilidade clínica. Já no pós-operatório, as troponinas mais estudadas são as convencionais e algumas sensíveis.[2]

A elevação da TnT-hs no pré-operatório foi associada à maior mortalidade total durante acompanhamento de 3 anos em um estudo de pacientes submetidos a operações não cardíacas.[1]

Em um estudo comparando o Índice de Risco Cardíaco Revisado (IRCR) e a TnT-hs, com amostra de pacientes acima de 55 anos e pelo menos um fator de risco cardiovascular, submetidos a operações não cardíacas, a TnT-hs pré-operatória apresentou uma área sob a curva ROC similar ao RCRI (0,683; p = 0,07) na predição de eventos cardiovasculares combinados (mortalidade, IAM, parada cardíaca recuperada e IC aguda).

Já para mortalidade geral, a TnT-hs foi superior ao RCRI (área sob a curva 0,809 vs. 0,658; p = 0,006).[3,4] No pré-operatório, a prevalência de elevação de TnT-hs varia entre 21% e 41%, dependendo da idade e dos fatores de risco, como diabetes, doença arterial coronariana, hipertensão arterial sistêmica e insuficiência renal.[1-6]

A dosagem das troponinas com *kits* convencionais não tem utilidade no pré-operatório e não deve ser realizada. Por outro lado, a dosagem da TnT-hs no pré-operatório pode ser útil como ferramenta de estratificação do risco associada à utilização dos algoritmos.

Uso na Detecção de IAM no Perioperatório

Após operações não cardíacas, a detecção precoce de eventos cardiovasculares é fundamental para a redução da mortalidade. O infarto agudo do miocárdio (IAM) pode ocorrer na ausência de dor torácica principalmente em idosos, diabéticos e sexo feminino, tornando-se necessária a realização de estratégias de monitorização para seu diagnóstico. O efeito residual de analgésicos ou sedativos utilizados neste período também é causa de menor percepção de dor precordial.

O IAM incide em 0,3% a 3% dos pacientes de baixo risco e sem história de doença arterial coronariana (DAC) e chegando a 33% em pacientes de alto risco com história de DAC[7] apresenta elevados índices de mortalidade (40% a 50%),[8] provavelmente relacionados com a existência de comorbidades, com a dificuldade diagnóstica e com a limitação do uso da terapia antitrombótica e antiplaquetária.

Acima de 50% dos IAM perioperatórios são causados por instabilidade de placas de aterosclerose e o restante, por desequilíbrio entre oferta e consumo de oxigênio, o que deve ser levado em consideração não só no tratamento agudo, como na definição de estratégias de prevenção.[9]

Os métodos utilizados para a detecção de complicações são: a monitorização do segmento ST, o ECG de 12 derivações seriado e a dosagem de troponinas cardíacas. A elevação de troponina convencional após operações não cardíacas, na ausência de alterações eletrocardiográficas ou quadro clínico sugestivo de isquemia ou alterações ecocardiográficas compatíveis com IAM, está associada à maior taxa de eventos cardiovasculares em curto e longo prazos, como diversos estudos demonstraram.[10,11]

Ao analisar o eletrocardiograma, alterações isquêmicas devem ser diferenciadas de outras causas de alterações do ECG, como distúrbios eletrolíticos, hipotermia, efeitos de drogas ou posicionamento incorreto das derivações. Também é importante observar o padrão evolutivo na análise do ECG, comparando alterações obtidas aos traçados anteriores e posteriores ao evento.

Alguns diagnósticos alternativos devem ser afastados sempre que o paciente apresentar elevação isolada de troponina, uma vez que outras situações frequentemente encontradas neste período também podem apresentar o seu aumento, como: tromboembolismo pulmonar, pericardite aguda, insuficiência cardíaca (IC) descompensada, arritmias, miocardite, sepse, choque ou insuficiência renal (pacientes com insuficiência renal comumente apresentam elevação de troponina, particularmente a TnT, apresentando, no entanto, comportamento evolutivo em platô, sem o padrão de elevação e queda típico do IAM).

A dosagem de Isoenzima MB da Creatina Quinase (CKMB) é menos útil para o diagnóstico do IAM perioperatório, por suas menores sensibilidade e especificidade comparadas à troponina. Este marcador pode-se elevar após lesão do músculo esquelético durante a cirurgia, e sua relação com CPK tem baixa confiabilidade na identificação de lesão miocárdica no período perioperatório.

A estratégia diagnóstica proposta pela 3ª Diretriz de Avaliação Cardiovascular Perioperatória da Sociedade Brasileira de Cardiologia[2] para a identificação de pacientes com IAM perioperatório é apresentada na Figura 10-1.

A associação à dosagem de troponina até o terceiro dia de pós-operatório torna melhor a estratégia para o diagnóstico de IAM. A 3ª Diretriz de Avaliação Cardiovascular Perioperatória da Sociedade Brasileira de Cardiologia recomenda que pacientes, cujo risco cardíaco isquêmico perioperatório é estimado em intermediário a alto, devem permanecer monitorizados em unidades semi-intensivas ou de terapia intensiva com troponina e eletrocardiograma diariamente até o terceiro dia pós-operatório, com grau de recomendação I e nível de evidência B.[2]

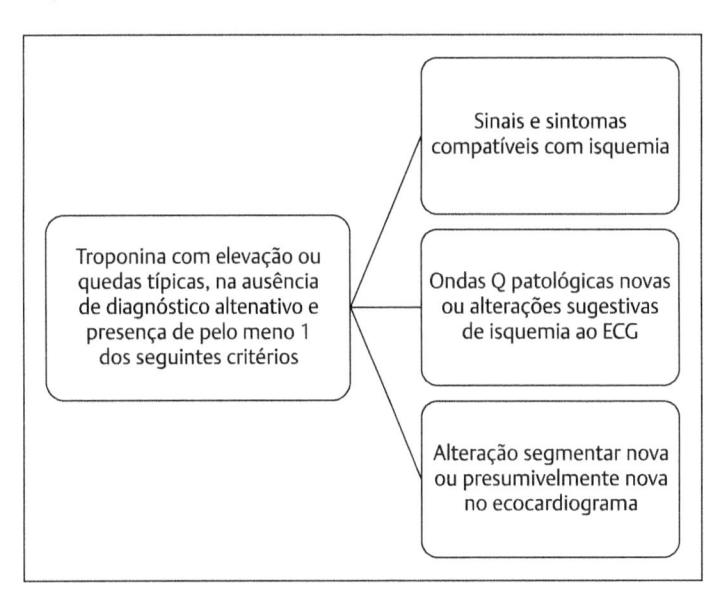

Fig. 10-1. Estratégia para o diagnóstico do infarto agudo do miocárdio perioperatório. ECG: eletrocardiograma. (Adaptada da 3ª Diretriz de Avaliação Cardiovascular Perioperatória da Sociedade Brasileira de Cardiologia).[2]

MARCADORES DE INFLAMAÇÃO

Marcadores de inflamação podem identificar pacientes com risco aumentado de placa instável nas coronárias no pré-operatório, além de atividade de doenças inflamatórias ou a presença de quadro infeccioso. A proteína reativa ultrassensível (PCR-T) é um reagente de fase aguda produzida pelo fígado. Também é expressa em células musculares lisas de artérias com doença aterosclerótica e foi associada a vários aspectos da aterogênese e vulnerabilidade da placa, incluindo expressão de moléculas de adesão, indução de óxido nítrico, função do complemento alterada e inibição de fibrinólise intrínseca. No entanto, no contexto cirúrgico, não há evidência disponível do uso da PCR como um marcador para indicar estratégias de redução de risco.

MARCADORES DE FUNÇÃO CARDÍACA VENTRICULAR

O peptídeo natriurético cerebral (BNP) e o N-terminal pro-BNP (NT-pro-BNP) são produzidos nos miócitos cardíacos em resposta a estresse na parede miocárdica. Isto pode ocorrer em qualquer estágio da insuficiência cardíaca, independentemente da presença ou ausência de isquemia miocárdica.

Os peptídeos natriuréticos são liberados na circulação sanguínea pelo miocárdio em resposta a múltiplos estímulos fisiológicos, como estresse miocárdico e isquemia. Ambos os marcadores (BNP e NT-pro BNP) são derivados do pro-BNP, que é sintetizado pelos miócitos e fibroblastos em resposta a pressões de enchimentos ventriculares e estresse da parede miocárdica. O BNP possui efeito inibitório simpático e reduz a secreção de renina, angiotensina e aldosterona, diminuindo a pressão arterial, aumentando a diurese e vasodilatação. É degradado por endopeptidades, com meia-vida de 5-10 minutos. O NT-pro-BNP foi o melhor dentre 30 biomarcadores para melhorar a estimativa do risco cardiovascular em pacientes que não possuem histórico de doença cardíaca em dois grandes estudos de coorte prospectivos.[12]

Uso no Pré-Operatório como Preditor de Risco

Múltiplos estudos demonstraram que níveis pré-operatórios elevados de peptídeo natriurético do Tipo B (BNP) são preditores de complicações cardiovasculares perioperatórias.[13] No entanto, com base nas evidências presentes, não é proposto uma avaliação rotineira de biomarcadores séricos para todos os pacientes que serão submetidos a cirurgias não cardíacas (III C).[14]

A dosagem de NT-pro-BNP e BNP deve ser considerada para obtenção de informação prognóstica independente para eventos perioperatórios e cardíacos tardios em pacientes de alto risco cardiovascular, que serão submetidos a cirurgias não cardíacas (grau de recomendação IIA e nível de evidência B), de acordo com a diretriz recente da Sociedade Europeia de Cardiologia e Sociedade Europeia de Anestesiologia.[14]

Segundo a 3ª Diretriz de Avaliação Cardiovascular Perioperatória da Sociedade Brasileira de Cardiologia,[2] há a recomendação de considerar a dosagem do BNP no pré-operatório para pacientes que serão submetidos a cirurgias vasculares arteriais (IIa, A) e para pacientes com idade maior que 55 anos e pelo menos um fator de risco cardiovascular (diabetes, hipertensão arterial sistêmica, dislipidemia, tabagismo e história familiar de DAC precoce), submetidos a operações não vasculares (IIa, C).

O BNP possui melhor razão de chance e risco relativo em comparação ao índice de risco cardíaco revisado (IRCR) em predizer risco cardíaco no perioperatório.[15-17] No entanto, há ausência de evidência direta apoiando a dosagem rotineira de BNP no pré-operatório. Esta pode ser considerada em pacientes com RCRI acima de I, que serão submetidos a cirurgias de riscos intermediários ou altos.[14,15]

É improvável que a medição do BNP seja custo-efetiva em pacientes com IRCR de I, pelo baixo risco nessa população. Portanto, um escore do IRCR acima de I é um limite razoável para usar o teste de BNP em pacientes que necessitam de cirurgias intermediárias ou de alto risco. O BNP também pode ser considerado para avaliação pré-operatória em pacientes submetidos a cirurgias de risco intermediário ou alto com doença cardíaca, história de BNP elevado ou ECG anormal.

Ainda não foi estabelecida em quais situações a dosagem do BNP deve ser integrada em diretrizes de medicina perioperatória por causa dos dados divergentes em estudos recentes.[18,19]

Ponto de Corte do BNP

Uma metanálise mais recente sugeriu que o ponto de corte da triagem com BNP foi de 30 pg/mL para predizer morte cardíaca e infarto do miocárdio não fatal dentro de 30 dias de cirurgia não cardiovascular com 95% de sensibilidade e 44% especificidade.[20] Com base em convergir resultados de várias linhas de pesquisas relacionadas, o valor de corte do BNP é provavelmente 20-30 pg/mL, e o valor de corte de NT-pro-BNP é provável em torno de 125 pg/mL para fins de triagem pré-operatória em pacientes de moderado a alto risco.[21,22]

Além disso, estudos mostraram que BNP > 20 pg/mL produziu 87% de sensibilidade, 37% de especificidade e uma precisão preditiva negativa de 90% na detecção de doença cardíaca isquêmica silenciosa em pacientes com diabetes.[23] Insuficiência cardíaca e doença cardíaca isquêmica são fatores de risco bem estabelecidos para complicações cardíacas perioperatórias e fazem parte do RCRI.

Muitos estudos mostraram que o NT-pro-BNP tem valor prognóstico para pacientes com insuficiência cardíaca e função renal comprometida, incluindo pacientes em diálise, já que estudos sugerem que o ponto de corte do NT-pro-BNP não necessita de ajuste com insuficiência renal.[24]

Terapia Guiada pelo BNP

A terapia guiada pelo BNP não foi testada prospectivamente na medicina perioperatória, mas parece ser segura e custo-efetiva em pacientes com insuficiência cardíaca estável. Em estudos com pacientes internados e ambulatoriais, os com maiores reduções relativas nos níveis de BNP tiveram resultados mais favoráveis, enquanto os pacientes com maior percentual de aumento do BNP tiveram maiores taxas de eventos cardíacos.[15]

Uma metanálise de ensaios controlados randomizados demonstrou que a terapia guiada por BNP reduziu o risco relativo de mortalidade por todas as causas em 48% de pacientes com insuficiência cardíaca com menos de 75 anos.[25] Um ensaio clínico controlado em pacientes assintomáticos com fatores de risco, mas sem insuficiência cardíaca, também mostrou redução relativa de eventos cardiovasculares maiores com mais de 40%, usando terapia guiada pelo BNP como prevenção.[26]

Com base em uma recente revisão de ensaios com terapia guiada pelo BNP,[27] na diretriz de medicina perioperatória[14] e outras evidências atuais, o algoritmo de terapia guiada pelo BNP da Figura 10-2 pode ser considerado para medicina perioperatória.

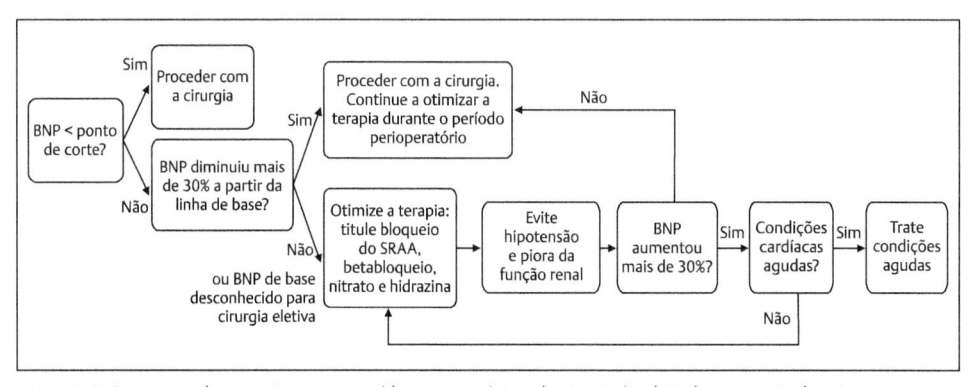

Fig. 10-2. Proposta de terapia com peptídeo natriurético do tipo B (incluindo o terminal amino-pro-BNP) para a medicina perioperatória. (Adaptada do estudo B-type natriuretic peptide-guided therapy for perioperative medicine?).[15]

Analisando o algoritmo, se o BNP for inferior ao valor de corte ótimo, prosseguir com a diretriz atual da (ACC/AHA)[28] ou ESC/ESA[14] sem mais testes do BNP, a menos que os pacientes apresentem novos sinais de estresse cardiovascular (por exemplo, angina, taquicardia, dispneia, alteração do ECG).

Se o BNP estiver acima do valor de corte ótimo, usar terapia guiada por BNP em série com o objetivo de reduzi-lo abaixo do nível de corte ao substituir os bloqueadores de canais de cálcio, aumentando o bloqueio da angiotensina-aldosterona, a diurese, a restrição hídrica e/ou utilizando nitrato +/– hidralazina.

Como o bloqueio da angiotensina e o uso de diuréticos estão associados a maior risco de hipotensão intraoperatória e lesão renal, pode-se preferir o nitrato em relação ao bloqueio da angiotensina e diuréticos para pacientes com alto risco de complicações. Digoxina e terapia de ressincronização cardíaca podem ser consideradas, se houver as indicações. Repetir o teste do BNP, eletrólitos e ajuste de medicação após cinco meias-vidas do medicamentos recém-ajustados.

Se o alvo do BNP não foi alcançado, a medicação pode ser ajustada durante o período perioperatório, desde que pressão arterial, função renal e eletrólitos estejam estáveis. Se o nível de repetição do BNP estiver diminuindo ou flutuando dentro de 30% abaixo de sua linha de base, é recomendado proceder com a cirurgia e continuar a terapia guiada por BNP. Se o BNP estiver em ascensão mais de 30%, isso significa alto risco cardiovascular de complicações e requer mais trabalho e ajuste do tratamento antes da cirurgia eletiva. Caso o BNP esteja tendendo para cima e não respondendo ao ajuste de medicação, deve-se considerar a avaliação da síndrome coronariana aguda, embolia pulmonar e outras condições agudas associadas a incremento de BNP.

Embora existam evidências convincentes de que o BNP prediz risco cardíaco perioperatório, há falta de evidência direta se a otimização dos níveis de BNP no perioperatório pode melhorar o resultado cirúrgico. Para incorporar a diretriz ESC/ESA,[14] a seguinte abordagem de incorporação do teste BNP foi proposta por um estudo[15] como uma modificação opcional do Algoritmo ACC/AHA[28] para gerenciamento de risco cardíaco perioperatório, enquanto mais pesquisas são aguardadas (Fig. 10-3):

A) Para cirurgia de emergência de médio ou alto risco, considerar o teste BNP se IRCR > 1 ou se o paciente satisfizer os critérios de ECG. Considere incorporar a terapia guiada por BNP em vigilância perioperatória e gerenciamento de risco, se o BNP estiver acima do nível de corte;
B) Considerar incorporar a terapia guiada pelo BNP no manejo de condições cardíacas ativas, se o BNP do paciente estiver acima do nível de corte;
C) Como a taxa média de mortalidade média e de hospitalização para cirurgia de baixo risco já é inferior a 0,5% e menor de 1%, respectivamente, não é custo-efetivo mais melhorias usando terapia guiada por BNP neste caso;
D) Para um paciente estável de baixo risco com IRCR de 1, é improvável que testes adicionais sejam custo efetivos. O paciente pode prosseguir com a cirurgia, o que é consistente com a diretriz atual.[28] Se o RCRI for maior de 1, considerar o teste de BNP;
E) Se um paciente for submetido a uma cirurgia de alto risco ou risco intermediário e sabe-se que o BNP do paciente está abaixo do ponto de corte, o paciente pode proceder à cirurgia sem mais testes. Caso contrário, considere a terapia guiada por BNP combinado com o controle da frequência cardíaca (principalmente pela titulação β-bloqueio).

BIOMARCADORES NO PERIOPERATÓRIO E AVALIAÇÃO DO RISCO CARDIOVASCULAR

```
PASSO 1 → Necessidade de cirurgia não cardíaca de emergência? --Sim--> Centro cirúrgico. Vigilância perioperatória e manejo do risco. Considerar terapia guiada pelo BNP se IRCR > 0 ou sanais de estresse cardíaco
           ↓ Não
PASSO 2 → Condições cardiacas ativas? --Sim--> Avaliação e tratamento conforme guidelines. Considerar terapia guiada pelo BNP
           ↓ Não
PASSO 3 → Cirurgia de baixo risco? --Sim--> Cirurgia
           ↓ Não
PASSO 4 → Índice de risco cardíaco revisado = 0 ? --Sim--> Cirurgia
           ↓ Não
PASSO 5 → BNP < ponto de corte? --Sim--> Cirurgia
           ↓ Não
Proceder a cirurgia com controle de frequência cardíaca (titulação do betabloqueador) e terapia guiada pelo BNP (começar otimizar a terapia assim que possível, de preferência pelo menos 4 semanas antes da cirurgia). Considerar outro teste se há a possibilidade de alterar a conduta.
```

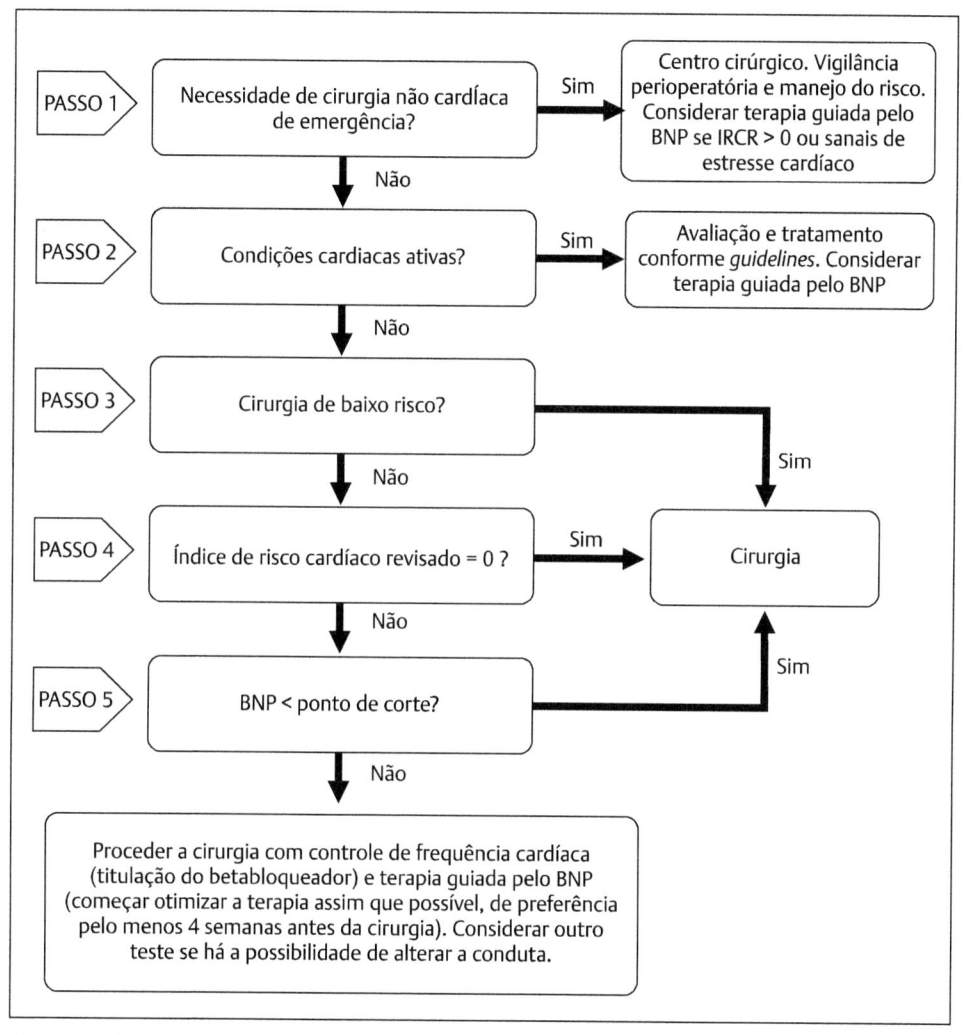

Fig. 10-3. Algoritmo de avaliação e tratamento cardíacos para cirurgia não cardíaca – combinado com peptídeo natriurético B, incluindo terapia guiada. (Adaptada do estudo B-type natriuretic peptide-guided therapy for perioperative medicine?).[15]

O aumento de BNP durante a titulação do β-bloqueio pode ser detectada precocemente e corrigida diminuindo a dose do β-bloqueador ou aumentando o bloqueio da renina--angiotensina-aldosterona e/ou nitrato +/− hidralazina para evitar complicações, como descompensação da insuficiência cardíaca, acidente vascular encefálico e morte, como mostrado no estudo POISE.[29]

O poder prognóstico do BNP na medicina perioperatória também sugere que certos β-bloqueadores podem ser preferidos por estarem associados a uma maior redução do BNP. Por exemplo, trocar atenolol por carvedilol ou bisoprolol tem sido associada a uma melhor redução do BNP.

Uso na Detecção de IC no Perioperatório

A presença de IC aguda pode ser avaliada pelos peptídeos natriuréticos. O BNP ou o NT-pro--BNP se elevam na circulação quando há disfunção ventricular, mas estão especialmente elevados se existe tensão na parede ventricular ou estiramento de fibras; deste modo, estão significativamente elevados na IC aguda. Níveis pouco ou moderadamente elevados já demonstraram relação importante com morbidade e mortalidade.

Pacientes não compensados da IC não devem ser submetidos a cirurgias eletivas, pois têm um risco muito alto de desenvolver IC aguda. Estudos avaliando a real incidência, a causa, o diagnóstico e o tratamento da IC aguda no pós-operatório são necessários.

O diagnóstico da IC aguda pós-operatória é clínico, e a dosagem dos peptídeos natriuréticos pode ser realizada em casos de dúvida diagnóstica. O ecocardiograma deve ser realizado, para avaliar a existência de cardiopatia estrutural de base. O tratamento deve ser realizado da mesma maneira do que a IC aguda fora do contexto perioperatório.

As possíveis causas da IC aguda no pós-operatório são: doença arterial coronariana aguda, sobrecarga de volume por balanço hídrico perioperatório persistentemente positivo, suspensão inadvertida das medicações utilizadas no tratamento da IC crônica, insuficiência renal, infecção, TEP e arritmias.

Conclusão Sobre o Uso de BNP na Medicina Perioperatória

Para predizer o risco cardíaco no perioperatório, a razão de chances da avaliação da capacidade funcional (andar 4 quarteirões ou subir 2 lances de escadas) é menor de 2, enquanto a razão do teste BNP está acima de 17.[13,30] Revisões sistemáticas recentes mostraram que o BNP é melhor do que a capacidade funcional com base na classificação pela New York Heart Association na estratificação de risco em pacientes assintomáticos, independentemente do diagnóstico de insuficiência cardíaca.[31,32]

Por conseguinte, é uma opção razoável associar a dosagem do BNP às avaliações de capacidade funcional nesta etapa para estratificação do risco, caso o paciente apresente risco cardiovascular intermediário a alto pelo IRCR.

A terapia guiada por BNP é provavelmente uma adição benéfica à medicina perioperatória. Sua combinação com a titulação β-bloqueadora, IRCR e monitorização cardiovascular perioperatória pode ser um importante avanço na redução do risco cardíaco, resultando em processo de otimização dinâmico e individualizado, necessitando, porém, de mais evidências científicas comprovando seu benefício.

MENSAGENS IMPORTANTES

Pacientes no pós-operatório podem sofrer complicações, como IAM, ocasionalmente assintomático. Fatores, como sexo feminino, diabetes e uso de opioides, colaboram com tal apresentação. Pacientes que apresentem bradicardia ou taquicardia sintomática, alteração hemodinâmica, congestão no perioperatório devem ser submetidos a ECG e na suspeita de IAM, troponina.

Cuidado deve ser tomado na interpretação de valores elevados de troponina. Nesse ponto se mostra importante ter valores de base prévios para comparação. Pacientes com DRC, taquicardia, sepse entre outras causas podem apresentar valor de troponina elevado sem necessariamente se dever à lesão cardíaca.

O BNP demonstra ser uma ferramenta interessante para predição de risco cardiovascular no perioperatório. Em pacientes de baixo risco cardiovascular (IRCR 1), não demonstra ser custo-efetivo. Em pacientes com necessidade de abordagem de urgência, o teste não é recomendado. Sua utilidade é demonstrável em pacientes com Risco Cardíaco Revisado > 1 submetidos a cirurgias vasculares ou maiores.

Terapia guiada por BNP no pré-operatório tem sido considerada em pacientes de maior risco cardiovascular submetidos a procedimentos maiores.

REFERÊNCIAS BIBLIOGRÁFICAS

1. Nagele P, Brown F, Gage BF, et al. High-sensitivity cardiac troponin T in prediction and diagnosis of myocardial infarction and long-term mortality after noncardiac surgery. Am Heart J. 2013;166(2):325-32.e1.
2. Gualandro D, Yu P, Caramelli B, et al. 3ª Diretriz de Avaliação Cardiovascular Perioperatória da Sociedade Brasileira de Cardiologia. Arq Bras Cardiol (São Paulo). 2017;109(3):1.
3. Gillmann HJ, Meinders A, Grosshennig A, et al. Perioperative levels and changes of high-sensitivity troponin T are associated with cardiovascular events in vascular surgery patients. Crit Care Med. 2014;42(6):1498-506.
4. Weber M, Luchner A, Manfred S, et al. Incremental value of high-sensitive troponin T in addition to the revised cardiac index for perioperative risk stratification in noncardiac surgery. Eur Heart J. 2013;34(11):853-62. Erratum in: Eur Heart J. 2013;34(24):1853.
5. Kavsak PA, Walsh M, Srinathan S, et al. High sensitivity troponin T concentrations in patients undergoing noncardiac surgery: a prospective co-hort study. Clin Biochem. 2011;44(12):1021-4.107.
6. Alcock RF, Kouzios D, Naoum C, et al. Perioperative myocardial necrosis in patients at high cardiovascular risk undergoing elective noncardiac surgery. Heart. 2012;98(10):792-8.
7. Gualandro DM, Calderaro D, Yu PC, Caramelli B. Acute myocardial infarction after noncardiac surgery. Arq Bras Cardiol. 2012;99(5):1060-7.
8. Becker RC, Underwood DA. Myocardial infarction in patients undergoing noncardiac surgery. Cleve Clin J Med. 1987;54(1):25-8.
9. Gualandro DM, Campos CA, Calderaro D, et al. Coronary plaque rupture in patients with myocardial infarction after noncardiac surgery: frequent and dangerous. Atherosclerosis. 2012;222(1):191-5.
10. Landesberg G, Shatz V, Akopnik I, et al. Association of cardiac troponin, CK-MB, and postoperative myocardial ischemia with long-term survival after major vascular surgery. J Am Coll Cardiol. 2003;42(9):1547-54. 429.
11. Lopez-Jimenez F, Goldman L, Sacks DB, et al. Prognostic value of cardiac troponin T after noncardiac surgery: 6-month follow-up data. J Am Coll Cardiol. 1997;29(6):1241-5.
12. Blankenberg S, Zeller T, Saarela O, et al. Contribution of 30 biomarkers to 10-year cardiovascular risk estimation in 2 population co-horts: the MONICA, risk, genetics, archiving, and monograph (MORGAM) biomarker project. Circulation. 2010;121:2388-97.
13. Karthikeyan G, Moncur RA, Levine O, et al. Is a pre-operative brain natriuretic peptide or N-terminal pro-B-type natriuretic peptide measurement an independent predictor of adverse cardiovascular outcomes within 30 days of noncardiac surgery? A systematic review and meta-analysis of observational studies. J Am Coll Cardiol. 2009;54(17):1599-606.
14. Poldermans D, Bax JJ, Boersma E, et al. Guidelines for pre-operative cardiac risk assessment and perioperative cardiac management in noncardiac surgery: the Task Force for Preoperative Cardiac Risk Assessment and Perioperative Cardiac Management in Noncardiac Surgery of the European Society of Cardiology (ESC) and endorsed by the European Society of Anaesthesiology (ESA). Eur Heart J. 2009;30:2769-812.
15. Shang C. B-type natriuretic peptide-guided therapy for perioperative medicine?. Open Heart. 2014;1:e000105.
16. Yun KH, Jeong MH, Oh SK, et al. Preoperative plasma N-terminal pro-brain natriuretic peptide concentration and perioperative cardiovascular risk in elderly patients. Circ J. 2008;72:195-9.
17. Choi JH, Cho DK, Song YB, et al. Preoperative NT-proBNP and CRP predict perioperative major cardiovascular events in noncardiac surgery. Heart. 2010;96:56-62.

18. Gibson SC, Payne CJ, Byrne DS, et al. B-type natriuretic peptide predicts cardiac morbidity and mortality after major surgery. Br J Surg. 2007;94:903-9.
19. Ford MK, Beattie WS, Wijeysundera DN. Systematic review: prediction of perioperative cardiac complications and mortality by the revised cardiac risk index. Ann Intern Med. 2010;152:26-35.
20. Daniels LB. Natriuretic peptides and assessment of cardiovascular disease risk in asymptomatic persons. Curr Cardiovasc Risk Rep. 2010;4:120-7.
21. Tepper D, Harris S, Ip R. The role of N-terminal pro-brain natriuretic peptide and echocardiography for screening asymptomatic left ventricular dysfunction in a population at high risk for heart failure: the PROBE-HF study. Congest Heart Fail. 2009;15:296.
22. Betti I, Castelli G, Barchielli A, et al. The role of N-terminal PRO-brain natriuretic peptide and echocardiography for screening symptomatic left ventricular dysfunction in a population at high risk for heart failure. The PROBE-HF study. J Card Fail. 2009;15:377-84.
23. Noman A, George J, Struthers A. A new use for B-type natriuretic peptide: to detect myocardial ischaemia in non-heart failure patients. Br J Diabetes Vasc Dis. 2010;10:78-82.
24. DeFilippi C, Van Kimmenade RRJ, Pinto YM. Aminoterminal pro– B-type natriuretic peptide testing in renal disease. Am J Cardiol. 2008;101(3-1):S82-8.
25. Felker GM, Hasselblad V, Hernandez AF, et al. Biomarker-guided therapy in chronic heart failure: a meta-analysis of randomized controlled trials. Am Heart J. 2009;158:422-30.
26. Ledwidge M, Gallagher J, Conlon C, et al. Natriuretic peptide-based screening and collaborative care for heart failure: the STOP-HF randomized trial. JAMA. 2013;310:66-74.
27. Maisel A. Natriuretic peptide-guided therapy for heart failure: ready for battle or too scarred by the challenges of trial design? J Am Coll Cardiol. 2009;55:61-4.
28. Fleisher LA, Beckman JA, Brown KA, et al. American College of Cardiology/American Heart Association Task Force on Practice Guidelines;. ACC/AHA 2007 guidelines on perioperative cardiovascular evaluation and care for noncardiac surgery: a report of the American College of Cardiology/American Heart Association Task Force on Practice Guidelines (Writing Committee to Revise the 2002 Guidelines on Perioperative Cardiovascular Evaluation for Noncardiac Surgery): developed in collaboration with the American Society of Echocardiography, American Society of Nuclear Cardiology, Heart Rhythm Society, Society of Cardiovascular Anesthesiologists, Society for Cardiovascular Angiography and Interventions, Society for Vascular Medicine and Biology, and Society for Vascular Surgery. Circulation. 2007;116(17):e418-99. Erratum in: Circulation. 2008;118(9): e143-4. Circulation. 2008;117(5):e154.
29. Devereaux PJ, Yang H, Yusuf S, et al. POISE Study Group. Effects of estended-release metoprolol succinate in patients undergoing noncardiac surgery (POISE trial): a randomised controlled trial. Lancet 2008;371:1839-47.
30. Ryding AD, Kumar S, Worthington AM, et al. Prognostic value of brain natriuretic peptide in noncardiac surgery: a meta-analysis. Anesthesiology. 2009;111:311-19.
31. Doust JA, Pietrzak E, Dobson A, et al. How well does B-type natriuretic peptide predict death and cardiac events in patients with heart failure: systematic review. BMJ. 2005;330:625.
32. Wang TJ, Gona P, Larson MG, et al. Multiple biomarkers for the prediction of first major cardiovascular events and death. N Engl J Med. 2006;355:2631-9.

MANEJO PRÉ-OPERATÓRIO DE PACIENTES EM USO DE IMUNOSSUPRESSORES, DROGAS ANTIRREUMÁTICAS E AGENTES BIOLÓGICOS

CAPÍTULO 11

Amalia Elizabete Coelho Pinguello

INTRODUÇÃO

Neste capítulo abordaremos particularidades de pacientes com as doenças reumáticas mais prevalentes durante a elaboração de riscos cirúrgicos. Além disso, discorreremos, de maneira objetiva, sobre o manejo de drogas antirreumáticas não biológicas e biológicas no período perioperatório.

DOENÇAS REUMÁTICAS
Artrite Reumatoide

A artrite reumatoide (AR) é uma das doenças inflamatórias autoimunes mais comuns em adultos,[1] com prevalência estimada em 0,5%-1,0% da população mundial, com maior incidência em mulheres entre 30-50 anos. Apresenta geralmente acometimento poliarticular, com predomínio de articulações sinoviais, como joelhos e articulações metacarpofalangianas, falangianas proximais, poupando em geral, falangianas distais; manifestando-se com rigidez articular matinal que classicamente perdura por mais de 1 hora, dor articular migratória e astenia.

Pontos específicos que devem ser considerados sobre essa doença no pré-operatório:

- Observar possíveis sinais e sintomas relacionados com o sistema cardiovascular, tendo em vista o aumento de risco de doenças cardiovasculares neste grupo;
- Risco aumentado de luxação da articulação atlantoaxial podendo ocasionar lesão neurológica, principalmente nas formas graves da doença. Portadores de AR podem apresentar subluxação assintomática desta articulação.[2,3] Desta forma, radiografias cervicais laterais em flexão e extensão da coluna cervical podem detectar luxação desta articulação e devem ser solicitadas no pré-operatório de pacientes com sintomas de dor cervical ou com doença com difícil controle;
- Atenção para história de rouquidão, disfagia e falta de ar tendo em vista a possibilidade de acometimento de articulação cricoaritenóidea, pois caso seja necessária intubação orotraqueal do paciente para o procedimento cirúrgico, pode haver dificuldade de intubação orotraqueal e ventilação pós-intubação;
- Alterações hematológicas: observar a possível presença e intensidade de anemia e leucopenia que possam requerer transfusão (anemia) ou aguardar restauração dos níveis leucocitários (leucopenia) por conta da atividade da doença ou de seu tratamento.

Lúpus Eritematoso Sistêmico
Doença autoimune crônica caracterizada por resposta aberrante a autoantígenos que podem afetar teoricamente qualquer órgão ou tecido.[4] Os sinais da doença podem variar desde alterações cutâneas, como eritema malar, até alterações neurológicas, como convulsões e psicose lúpica.

Pontos específicos que devem ser considerados sobre a doença no pré-operatório:

- Pelo seu caráter multissistêmico, avaliar, criteriosamente, possíveis sinais de atividade de doença, como lesões cutâneas, anemia, piora da função renal, leucopenia entre outros;
- Maior risco de complicações no pós-operatório: infecção de ferida operatória, trombose venosa profunda, insuficiência renal, anemia.

Psoríase e Artrite Psoriásica
A psoríase é uma doença inflamatória crônica cutânea de cunho autoimune com forte predisposição genética. A prevalência mundial é estimada em 2% da população.[5] Pode estar associada ao espectro de outra doença reumática: a artrite psoriásica, podendo determinar doença articular periférica, dactilite, psoríases cutânea e ungueal.

Pontos específicos a se considerar no perioperatório:

- Estresse ocasionado no ato cirúrgico aumenta o risco de reativação da doença, incluindo em área da ferida operatória.

Gota
Doença decorrente do acúmulo de cristais de urato monossódico em articulações (precoce) e ossos (tardiamente na forma de tofos), em parte por causa do aumento dos níveis de urato além do seu limite de solubilidade, em torno de 6,8 mg/dL.[6] Classicamente, a doença se manifesta por crise álgica importante principalmente em articulação metacarpofalangiana de hálux ou joelho, associada a edema e eritema da articulação.

O estresse orgânico ocasionado pelo ato cirúrgico pode atuar no desequilíbrio no metabolismo de ácido úrico e cursar com crise aguda de gota.

Alopurinol, utilizado como hipouricemiante de uso prolongado, pode ser mantido durante o período perioperatório, enquanto colchicina, geralmente utilizada nos períodos de crise, tende a ser omitida na manhã da cirurgia.

Síndrome de Sjögren
Doença autoimune que provoca diminuição da função das glândulas salivar e lacrimal, ocasionando, de modo geral, xerostomia e olho seco. Pode ocorrer isolada, mas frequentemente ocorre, associada a outras doenças autoimunes, como AR e LES.

Pontos específicos que devem ser considerados sobre a doença no pré-operatório:[7]

- Maior risco de úlceras de córnea e necessidade de lubrificações ocular e oral;
- Exacerbação da xerostomia e olho seco com o uso de anticolinérgicos, sendo preferível evitar seu uso.

DOENÇAS INFLAMATÓRIAS INTESTINAIS
Síndromes em que fazem parte a doença de Crohn e retocolite ulcerativa, caracterizando-se por processo inflamatório intestinal crônico. A retocolite, geralmente, restringe-se à mucosa colônica, tendo por sintomas clássicos diarreia sanguinolenta associada à dor

abdominal em cólica, de maneira crônica. A doença de Crohn pode ter sintomatologia parecida, mas pode ocorrer em qualquer parte do trato gastrointestinal, acometendo toda a espessura da parede do órgão, dessa maneira é mais comum presença de estenose intestinal e fístulas anais.

Por causa do acometimento gastrointestinal de ambas as doenças, deve ser dada a devida atenção ao estado nutricional a fim de corrigir possível carência nutricional.[8]

DROGAS ANTIRREUMÁTICAS MODIFICADORAS DE DOENÇA NÃO BIOLÓGICAS (DMARDS) E OUTROS IMUNOSSUPRESSORES

Metotrexato (MTX)

Através de seu efeito sobre a síntese de DNA, inibe a replicação e reparo celular, via inibição do metabolismo de folato.[9]

Seu uso foi aprovado pela Administração Americana de Alimentos e Drogas (Food and Drug Administration) para o tratamento quimioterápico de diversas neoplasias, como leucemia linfoblástica aguda, câncer de mama, neoplasia de pulmão (pequenas células e escamoso), assim como no tratamento de artrite reumatoide, sendo no último caso, DMARD inicial, através de uso semanal.

No caso do uso de MTX para tratamento de artrite reumatoide, não há evidências que sua continuidade altere o processo de cicatrização. Desse modo, sua manutenção durante o período perioperatório é segura,[10] embora a dose média semanal estudada em todos os estudos abordados em trabalho de revisão sistemática tenha sido menor que 15 miligramas.[11]

Leflunomida

Pró-droga metabolizada pelo fígado, plasma e enterócitos, possui longa meia-vida (média de 18 dias).

O uso da droga durante o perioperatório é controverso. Dois pequenos estudos com resultados conflitantes endossam a discussão. No primeiro estudo, o uso de leflunomida esteve relacionado com complicações relacionadas com a cicatrização de ferida quando comparada a MTX; enquanto outro estudo não demonstrou diferença entre o grupo que fez uso da droga e o controle.[12] Apesar das divergências na literatura, a continuidade se mostra segura no perioperatório nos casos de cirurgias menores. No caso de procedimentos eletivos com previsão de feridas operatórias grandes, pode ser necessária a suspensão da droga cerca de duas semanas antes do procedimento.[13]

Hidroxicloroquina

Possui mecanismo de ação desconhecido, podendo estar relacionado com sua capacidade de se ligar e alterar o DNA, interferindo na locomoção de neutrófilos e quimiotaxia de eosinófilos, mecanismos pelos quais é empregada como opção terapêutica no LES e AR. Além disso, é empregada no tratamento de Malária em razão de sua capacidade de se acumular nos vacúolos parasitários, prejudicando a degradação de hemoglobina pelos lisossomos de *Plasmodium* sp.[14]

Há poucos dados na literatura em relação à orientação sobre manutenção ou suspensão desta droga durante o período perioperatório.

Em um estudo retrospectivo analisando 367 pacientes portadores de artrite reumatoide, não foi visto aumento de infecção associada ao uso de hidroxicloroquina, de modo que não há razões para suspender seu uso do perioperatório em pacientes com atrite reumatoide.[12]

Sulfassalazina

Resulta da combinação de sulfapiridina e 5-ácido amino salicílico (5-ASA), sendo quebrada nestes dois componentes por bactérias intestinais, de modo que o 5-ASA exerce ação local, e a sulfapiridina é absorvida pela mucosa.

É usada no tratamento principalmente de artrite reumatoide e doença inflamatória intestinal.

Em um estudo de 2007, envolvendo 1.219 pacientes com AR,[13] o uso de sulfassalazina se relacionou com uma diminuição do risco de infecção de ferida operatória. No entanto, há poucos dados em relação à segurança do uso da droga durante o pré-operatório.

Apesar da escassez de dados, sulfassalazina tende a ser mantida durante o perioperatório, sendo suspensa, caso função renal esteja em declínio visto sua eliminação renal.

Azatioprina

Por inibir a via das purinas, inibe a produção de ácidos nucleicos. É metabolizada pelo fígado e excretada pela urina.

Aprovada para uso em AR e pós-transplante renal, uso não oficial para doença de Crohn assim como na fase de manutenção do Lúpus Eritematoso Sistêmico.

Apesar de os dados na literatura questionarem um possível prejuízo induzido pelo uso da droga no perioperatório, no processo de cicatrização de ferida cirúrgica, a análise multivariada dos dados não demonstrou provas conclusivas que justifiquem a suspensão desta droga em cirurgias de rotina.

Seu uso pode ser mantido durante o perioperatório, devendo ser restringido em caso de disfunção renal e impossibilidade de dieta oral.[14]

Micofenolato Mofetil

Este fármaco funciona como pró-droga que, ao ser metabolizado, atua inibindo via da desidrogenase do monofosfato de inosina e, em última análise, a atividade de linfócitos.

Sua utilização mais comum é como droga imunossupressora no pós-transplante, sendo menos frequente seu uso como droga antirreumática. Há poucas evidências sobre a influência no processo de cicatrização no pós-operatório de pacientes que fazem uso da droga.

Em estudo[10] em que se analisou o efeito do micofenolato na cicatrização de ferida operatória em ratos, concluiu-se que a droga não apresentou efeito negativo sobre a cicatrização intestinal, mas poderia exercer um efeito negativo na cicatrização da parede abdominal.

Em seu livro texto, Mandell[14] traz como orientação a possibilidade de manutenção do micofenolato no perioperatório de cirurgias pequenas, mas suspensão da droga cerca de duas meias-vidas no pré-operatório (36 horas) e retorno após o estabelecimento da cicatrização da ferida em cirurgias de grande porte ou presumivelmente com ferida operatória grande.

No entanto, de acordo com guia realizado pelo Colégio Americano de Reumatologia (ACR) em conjunto com a Associação Americana de Cirurgiões de Quadril e Joelho, em caso de LES grave, a medicação deve ser mantida. Por outro lado, em caso de LES leve, a orientação apoia a suspensão da droga uma semana antes da cirurgia.[15]

Tacrolimo e Ciclosporina

Ambas as drogas agem inibindo a via da calcineurina e desta forma, inibindo a ativação e proliferação das células-T.

São usadas para imunossupressão pós-transplante, sendo o tacrolimo cerca de 100 vezes mais potente que a ciclosporina.[16]

Não há evidências precisas sobre a conduta para suspensão e retorno do uso de tais medicações para cirurgia de pacientes imunossuprimidos pós-transplante, mas a suspensão da dose do dia da cirurgia e retomada no dia 1 de pós-operatório é razoável. Caso sejam usadas para tratamento de LES, a recomendação pelo ACR é a mesma que para o micofenolato.

DROGAS ANTIRREUMÁTICAS MODIFICADORAS DE DOENÇAS BIOLÓGICAS (DMARDS ALVO ESPECÍFICO)

Nos últimos anos, o desenvolvimento de terapias antirreumáticas alvo específico tem revolucionado de maneira positiva o tratamento de doenças autoimunes e de diversas neoplasias.

Isso se traduz em uma velocidade alucinante de aprovação e liberação de novas drogas-alvo específicas no mercado farmacêutico americano.

Considerando-se que as utilizações dessas drogas possuem potencial para facilitar o surgimento de infecções e ocasionar prejuízo da cicatrização no pós-operatório, em geral, essas medicações são suspensas de forma a programar a cirurgia eletiva ao fim do ciclo de dose específico de cada medicação. O retorno dos DMARD alvo específico no pós-operatório deve ocorrer quando a ferida estiver cicatrizada externamente.

No Quadro 11-1, apresentamos de forma resumida as recomendações de suspensão dos principais DMARD biológicos, bem como seu alvo farmacológico.

Na primeira coluna se encontra o nome da substância e entre parênteses sua via de ação principal. A coluna intervalo entre cada dose se refere à dose usual realizada por pacientes em uso de tais medicações. Esta informação é importante, uma vez que foi dito anteriormente que a suspensão se dá de forma a programar a cirurgia ao final do ciclo de dose, em que cada fármaco pode requerer um maior tempo entre a suspensão e procedimento cirúrgico.

A terceira coluna do quadro se refere ao tempo ideal para agendamento de cirurgia, de maneira específica para cada fármaco, respeitando o ciclo de dose. Exemplificando: se um paciente fizer uso de infliximab a cada quatro semanas para tratamento de AR e for submetido à colecistectomia videolaparoscópica. Quando deve ser a suspensão da droga? Nesse caso, como a droga é feita a cada 4 semanas, suspende-se a dose usual, e agenda-se a cirurgia para a primeira semana após a dose omitida da droga, ou seja, na semana 5 após a administração da última dose.

Quadro 11-1. Tabela Retirada das Recomendações do Colégio Americano de Reumatologia em Conjunto com a Associação Americana de Cirurgiões de Quadril e Joelho para o Manejo Pré-Operatório de Pacientes com Doenças Reumatológicas Submetidos à Cirurgia Eletiva de Artroplastia Total de Quadril ou Joelho, 2017[15]

Agentes biológicos: parar antes da cirurgia e programar a cirurgia ao fim do ciclo de dose específico para cada medicação	Intervalo entre cada dose	Agendar a cirurgia, em relação à última dose do agente biológico, durante
Adalimumab (anticorpo anti-TNF)	Semanalmente ou 2× na semana	Semana 3
Etanercept (ligante do receptor de TNF)	Semanalmente ou 2× na semana	Semana 2
Golimumab (anticorpo anti-TNF)	A cada 4 semanas (SC) ou 8 semanas (IV)	Semana 5 Semana 9
Infliximab (anticorpo anti-TNF)	A cada 4, 6, ou 8 semanas	Semanas 5, 7, ou 9
Abatacept (modulador ligante CD-80 e CD-86)	Mensalmente (IV) ou semanalmente (SC)	Semana 5 Semana 2
Certolizumab Fragmento de anti-TNF-a)	A cada 2 ou 4 semanas	Semana 3 ou 5
Rituximab (anti-CD-20)	2 doses com intervalo de 2 semanas a cada 4-6 meses	Mês 7
Tocilizumab (antagonista do receptor de IL-6)	Semanalmente (SC) ou a cada 4 semanas (IV)	Semana 2 Semana 5
Anakinra (antagonista IL-1)	Diariamente	No 2° dia
Secukinumab (anticorpo anti IL-17A)	A cada 4 semanas	Semana 5
Ustekinumab (anticorpo anti IL-12 e IL-23)	A cada 12 semanas	Semana 13
Belimumab (anticorpo anti-BLyS)	A cada 4 semanas	Semana 5

SC: subcutâneo; IV: intravenoso; anti-TNF: inibidor do Fator de Necrose Tumoral (do Inglês *Tumoral Necrose Factor*); CD: Grupamento de diferenciação (do inglês *Cluster of Differentiation*); IL: interleucina; anti-BLyS: inibidor de Estimulador de Linfócitos B (do inglês *B-lymphocyte stimulator*).

MENSAGENS IMPORTANTES

- Ao realizar um risco cirúrgico, pergunte ativamente ao paciente sobre doenças nos diversos sistemas, incluindo doenças reumatológicas;
- Pergunte ativamente sobre medicações de uso contínuo. Perguntas do tipo:
  - Há alguma outra medicação ou produto que o senhor (a) use todos os dias ou 1 vez por semana, 1 vez por mês ou em períodos maiores?

- Não é infrequente que medicações de uso contínuo sejam esquecidas pelo paciente, haja vista as várias especialidades consultadas e suas respectivas prescrições médicas. É importante pesquisar a existência de medicações, componentes naturais e outros compostos de uso contínuo. Em uso de imunomoduladores, por exemplo, faz-se necessária a interrupção do uso da medicação;
- Ao atender pacientes com doenças reumatológicas, consulte as peculiaridades de cada doença na elaboração do risco cirúrgico. Mesmo se tratando de doenças relativamente frequentes, muitos profissionais não têm familiaridade no manejo destes pacientes na prática diária, particularmente na elaboração de risco cirúrgico. Logo, informações importantes podem ser esquecidas;
- Em uso de outros imunomoduladores diversos que os exemplificados no Quadro 11-1 deste capítulo, tornam-se necessários a pesquisa sobre a meia-vida do produto e o tempo entre doses. A regra em geral se mantém, após a última dose da medicação, omite-se a próxima dose e marca-se a cirurgia eletiva na próxima semana/mês de acordo com o tempo utilizado para cálculo das doses.

REFERÊNCIAS BIBLIOGRÁFICAS

1. Singh JA, et al. American College of Rheumatology Guideline for the Treatment of Rheumatoid Arthritis. Arthritis Rheumatol. 2016;68(1):1-26.
2. Neva MH, Häkkinen A, Mäkinen H, et al. Prevalence of asymptomatic cervical spine subluxation in patients with rheumatoid arthritis waiting for orthopaedic surgery. Ann Rheum Dis. 2006;65(7):884-8.
3. Croia C, et al. One year in review 2019: pathogenesis of rheumatoid arthritis. Clin Exp Rheumatol. 2019;37(3):347-57.
4. La Paglia GMC, et al. One year in review: systemic lúpus erythematosus. Clin Exp Rheumatol. 2017;35(4):551-61.
5. Rendon A, et al. Psoriasis Pathogenesis and Treatment. Int J Mol Sci. 2019;20(6):1475.
6. Becker MA, et al. Qualidade de vida e incapacidade em pacientes com gota e falha no tratamento. J Rheumatol. 2009;36:1041-8.
7. Axford JS. Preoperative evaluation and perioperative management of patients with rheumatic disease. Up To Date. 2014.
8. Nickerson TP, Merchea A. Perioperative Considerations in Crohn Disease and Ulcerative Colitis. Clin Cólon Rectal Surg. 2016;29(2):80-84.
9. Methotrexate: Drug medicines information on methotrexate – what it's used for, side effects, dosage and who can take it. 2020.
10. Willems M C, et al. The Effect of Mycophenolate Mofetil on Early Wound Healing in a Rodent Model. Transplant Direct. 2016;2(6):e80.
11. Loza E, Martinez-Lopez JA, Carmona L. A systematic review on the optimum management of the use of methotrexate in rheumatoid arthritis patients in the perioperative period to minimize perioperative morbidity and maintain disease control. Database of Abstracts of Reviews of Effects (DARE): Quality-assessed Reviews [Internet]. 2009;27(5):856-62.
12. Escalante A. Risk factors for early wound complications after orthopedic surgery for rheumatoid arthritis. J Rheumatol. 1995;22(10):1844-51.
13. den Broeder AA, et al. Risk factors for surgical site infections and other complications in elective surgery in patients with rheumatoid arthritis with special attention for anti tumor necrosis factor: a large retrospective study. J Rheumatol. 2007;34(4):689-95.
14. Mandell BF. Perioperative Management of Patients with Rheumatic Disease. Springer. 2012:109-27.
15. Goodman SM, et al. American College of Rheumatology/American Association of Hip and Knee Surgeons Guideline for the Perioperative Management of Antirheumatic Medication in Patients With Rheumatic Diseases Undergoing Elective Total Hip or Total Knee Arthroplasty. 2017.
16. Protocolo Clínico e Diretrizes Terapêuticas de Imunossupressão no Transplante Hepático em Adulto. Ministério da Saúde, Secretaria de Atenção à Saúde. Brasil. 2011.

MANEJO PERIOPERATÓRIO DO PACIENTE EM USO DE ANTICOAGULANTES

CAPÍTULO 12

Arthur Gracie Drude de Lacerda ▪ Gabriel Pesce de Castro da Silva
Juliana Silva Rodrigues ▪ Marcos Benchimol

INTRODUÇÃO

Os anticoagulantes são medicamentos prescritos para o tratamento e prevenção de eventos tromboembólicos. O principal efeito adverso associado a esses medicamentos é o maior risco de sangramento, determinando enorme debate quanto à utilização no período perioperatório, não somente pelo maior risco intrínseco de sangramento cirúrgico, como também de trombose, demandando um manejo criterioso nesta situação clínica. Considerando-se o binômio de elevação da taxa de sangramento com a manutenção do tratamento, ou de trombose com a sua interrupção, a avaliação individualizada do risco/benefício é fundamental quanto a descontinuar ou não tais drogas, no período perioperatório.

O manejo de anticoagulantes no perioperatório não possui grandes ensaios clínicos específicos, de modo que muitas orientações se dão com base em trabalhos de inferior qualidade ou na extrapolação de achados de estudos realizados para diferentes propósitos.

Determinados procedimentos (cirurgia oncológica, ameaça de perda de um membro ou da vida) são de mais fácil julgamento. Porém, cirurgias, como correção de hérnia ou operações não urgentes, requerem uma discussão mais complexa. A abordagem pode ser: continuar o tratamento, interromper temporariamente ou utilizar o esquema ponte de heparina no período do pré-operatório imediato e perioperatório. A conduta a ser adotada dependerá da indicação clínica do uso do anticoagulante, do tipo de anticoagulante utilizado e do tipo de cirurgia.

A varfarina, por exemplo, demora vários dias para que seu efeito esteja reduzido e novamente restabelecido ao se retornar no pós-operatório. Os riscos e benefícios da terapia ponte durante este período são incertos. Os novos anticoagulantes diretos orais (DOAC), como o dabigatran, apixaban, edoxaban e rivaroxaban, têm meias-vidas mais curtas, propiciando maior facilidade em interromper e restituir rapidamente. Por outro lado, ao contrário da varfarina, não possuem antídotos disponíveis, à exceção do dabigatran (idarucizumabe, Praxbind®), motivo de preocupação na sua utilização em cirurgias mais invasivas ou emergenciais. A recomendação das diretrizes do American College of Chest Physicians[1] é que a varfarina seja interrompida 4-5 dias antes da cirurgia (sem utilização da ponte com heparina), caso o risco de tromboembolismo seja baixo. No entanto, a decisão clínica deve ser julgada e individualizada, já que tais recomendações são com base em opinião de especialistas.

Dessa forma, a fim de ter parâmetros de julgamento quanto à manutenção, interrupção ou terapia ponte de anticoagulantes no período perioperatório, devem ser considerados dois fatores: risco de tromboembolismo *versus* risco de sangramento.

ESTIMATIVA DO RISCO TROMBOEMBÓLICO

Pacientes de alto risco tromboembólico devem ficar o menor tempo possível sem anticoagulação e, em sua maioria, necessitarão da terapia ponte com heparina. Esta estratégia envolve a substituição no pré-operatório do medicamento oral por heparina de baixo peso molecular (subcutânea) ou heparina não fracionada (intravenosa). Esta última deve ser terapia de escolha (administrada de forma contínua) para os pacientes com risco trombótico extremamente elevado (p. ex.: síndrome do anticorpo antifosfolipídeo – SAF), em razão do menor tempo para suspensão previamente ao procedimento. O uso da ponte de heparina no pós-operatório é importante nos casos de interrupção prolongada dos anticoagulantes, como no íleo pós-operatório. Não existem dados quanto ao uso dos DOAC como agente ponte.

Os três principais fatores associados a maior risco tromboembólico são: fibrilação atrial (FA), válvulas cardíacas protéticas e tromboembolismo arterial ou venoso recente (ocorrido nos últimos 3 meses). Para pacientes com FA, utiliza-se o escore CHA2DS2-VASc (Quadro 12-1). Para trombose venosa profunda (TVP) ou tromboembolismo pulmonar (TEP) deve ser identificado o intervalo de tempo a partir do diagnóstico do evento trombótico. Naqueles com risco transitoriamente muito elevado, como acidente vascular encefálico (AVE) ou TEP recente, se possível é preferível adiar a cirurgia.

Pacientes Candidatos à Terapia Ponte com Heparina

- Prótese valvar mitral metálica;
- Prótese valvar aórtica metálica associada a outros fatores de risco para AVE isquêmico;
- Fibrilação atrial associado à CHADS2 ≥ 5 ou evento embólico < 12 meses;
- Tromboembolismo venoso < 3 meses;
- Síndrome do anticorpo antifosfolipídeo (SAF).

Para a utilização da terapia ponte, é necessário avaliar o risco de sangramento pela sua utilização e o momento mais adequado para seu início: no pré-operatório, pós-operatório ou ambos. Geralmente, a terapia ponte é iniciada 3 dias antes da cirurgia, cerca de 2 dias após interrupção da varfarina, quando o INR costuma já estar abaixo do nível terapêutico. A heparina de baixo peso é interrompida 24 horas antes do procedimento. No caso de aplicação de enoxaparina de 12/12 horas, então a dose noturna deve ser suprimida. Se heparina não fracionada via endovenosa estiver em curso, então ela deve ser interrompida 4-5 horas antes da cirurgia. No pós-operatório, a heparina deve ser restituída, quando a hemostasia estiver assegurada, observando-se o risco de sangramento, o nível da hemoglobina, se houver sangramento ativo por drenos etc.. Normalmente, em cirurgias maiores ou de alto risco de sangramento, a retomada da anticoagulação deve acontecer nas primeiras 48-72 horas do pós-operatório. Em cirurgias menores, pode ser iniciado em 24 horas após o procedimento. A retomada da heparinização plena precocemente está associada à elevação de duas a quatro vezes no risco de sangramento. A varfarina pode ser iniciada no mesmo dia da heparina, no pós-operatório. Esta deve ser suspensa quando o INR atingir o alvo terapêutico.

Terapia Ponte com Heparina, Como Fazer
- Suspender varfarina entre 5 e 6 dias antes da cirurgia;
- Acompanhar o INR, iniciar heparina quando INR < 2,0 (nos casos de alvo entre 2-3);
- Dosar novamente o INR entre 24-48 h antes da cirurgia, para avaliar a necessidade de uso de Vitamina K de forma a garantir INR < 1,5 no dia do procedimento;
- Retomar varfarina na dose habitual, entre 12 e 24 h após o procedimento, assumindo que a hemostasia esteja adequada. Nesse período, o paciente manterá a heparina em conjunto com varfarina;
- Suspender a Heparina após dois INR consecutivos no alvo, com o mínimo de 24 h entre as duas medições.

Fibrilação Atrial (FA)

A maioria das intervenções cardiovasculares (intervenção coronária percutânea, marca-passo) pode ser realizada de forma segura sem descontinuar a anticoagulação. FA com elevado risco de AVE (CHA_2DS_2-VASc acima de 6, AVE ou embolia sistêmica nas últimas 12 semanas, estenose mitral reumática) costuma ser manejada com interrupção da anticoagulação, seguida de terapia ponte de heparina – iniciada três dias antes da cirurgia a qual pode ser também utilizada no pós-operatório em caso de íleo metabólico. A varfarina deve ser restituída em 12-24 horas do pós-operatório, considerando haver adequado controle da hemostasia, na mesma dose que era utilizada previamente. É importante lembrar que a varfarina costuma levar cerca de 5 a 10 dias até atingir INR acima de 2,0 e, enquanto isso, o paciente recebe tanto a heparina quanto a varfarina aumentando o risco de sangramento, motivo pelo qual esta terapia está reservada para os casos de risco tromboembólico muito elevado.

Quadro 12-1. CHA2DS2- VASc

	Descrição	Pontos
C	Insuficiência cardíaca	1
H	Hipertensão	1
A2	Idade ≥ 75 anos	2
D	Diabetes Melito	1
S2	AIT ou AVE prévio	2
V	Doença vascular (IAM prévio, doença arterial periférica ou placa aórtica)	1
A	Idade entre 65-74 anos	1
Sc	Sexo feminino	1

Apesar destas recomendações, o estudo BRIDGE demonstrou que a terapia ponte parece não ser benéfica, exceto em pacientes com válvulas mecânicas. Neste estudo randomizado com 1.884 pacientes com FA, a interrupção da anticoagulação foi não inferior à terapia ponte na ocorrência de tromboembolismo arterial (incidência de 0,4% e 0,3%, respectivamente) e resultou em menor incidência de sangramentos maiores (1,3% e 3,2%, respectivamente). Pacientes com FA valvar em grande parte foram excluídos dos estudos, de modo que nestes pacientes a conduta tem que ser individualizada.[2] Resultados do estudo PERIOP-2 que compara a utilização de terapia ponte à ausência desta terapia em pacientes com válvula mecânica são ansiosamente aguardados.[3] Estudo de metanálise com 7.118 pacientes revelou que não houve diferença estatisticamente significativa na taxa de tromboembolismo entre os pacientes que receberam a terapia ponte e que este tratamento esteve associado à elevação três vezes maior na taxa de sangramento geral, quando comparados àqueles que não utilizaram a terapia ponte.[4] A utilização ou não da terapia ponte também não afetou a ocorrência de evolução em pacientes que realizaram procedimentos cirúrgicos enquanto participavam em grandes estudos de anticoagulação de FA, incluindo o RE-LY (varfarina *versus* dabigatran), ROCKET-AF (varfarina *versus* rivaroxaban) e ARISTOTLE (varfarina *versus* apixaban).[5-7] No estudo RE-LY, pacientes em uso de varfarina, que fizeram a terapia ponte, apresentaram mais fenômenos tromboembólicos (1,8% *versus* 0,3%) e também se encontravam com maior risco de sangramento com esta terapia (varfarina 6,8% com ponte e 1,6% sem; dabigatran 6,5% com ponte e 1,8% sem).[5] Dados adicionais, semelhantes ao mundo real, foram obtidos nos estudos ORBIT-AF e Dresden. No estudo ORBIT-AF 30% dos 7.372 pacientes interromperam a anticoagulação para FA por causa dos procedimentos cirúrgicos. A terapia ponte foi utilizada em 24% das vezes, e a ocorrência de eventos hemorrágicos foi maior neste grupo (5% *versus* 1,3%).[8] O possível benefício da terapia ponte em reduzir **hipercoagulabilidade rebote** não foi apoiado pelos dados do estudo BRIDGE.[9]

É importante ressaltar que estes estudos citados anteriormente não foram desenhados para avaliar o desempenho e a segurança dessas drogas em cirurgias, e apenas parte do grupo de participantes eventualmente requereram intervenções cirúrgicas e observações puderam ser então realizadas, com suas respectivas limitações de análise.

Já o estudo PAUSE, estudo multicêntrico incluiu 3.007 pacientes, acima de 18 anos, que estavam em uso prolongado de ACOD (apixaban, dabigatran ou rivaroxaban) que foram escalados para uma cirurgia ou procedimento eletivo e que poderiam aderir ao protocolo de interrupção do DOAC.[10] O tratamento com DOAC foi omitido por 1 dia antes de procedimentos de baixo risco de sangramento, e 2 dias antes de procedimentos de maior risco. Os medicamentos foram reiniciados 1 dia após procedimentos de menor risco e 2 dias após procedimentos de maior risco de sangramento. O acompanhamento continuou até 30 dias do pós-operatório.

Foi testada a hipótese de que um manejo simples seria seguro no cuidado dos pacientes. A segurança foi definida como exclusão de taxas de sangramento maior em 30 dias de 2% e tromboembolismo arterial de 1,5%, de acordo com as taxas esperadas de 1% de sangramento maior e de 0,5% de tromboembolismo arterial. Análises revelaram que o risco pós-operatório de sangramento maior foi de 1,35% (95% CI: 0-2%) no grupo de apixaban, 0,90% (95% CI: 0-1,73%) no grupo de dabigatran, e 1,85 (95% CI: 0-2,65%) no grupo de rivaroxaban.

Quanto às taxas de tromboembolismo arterial, taxas de 0,16% (95% CI: 0-0,48%) foram observadas no grupo de apixaban, 0,60% (95% CI: 0-1,33%) no grupo de dabigatran, e 0,37% (95% CI: 0-0,82%) no grupo de rivaroxaban.

Uma análise secundária dos pacientes que aderiram ao protocolo de interrupção e retomada da terapia com DOAC encontrou uma taxa de sangramento maior em 30 dias de pós-operatório de 1,2% (95% CI: 0-1,89%) no grupo apixaban, 1% (95% CI: 0-1,93%) no grupo dabigatran, e 1,69% (95% CI: 0-2,53%) no grupo rivaroxaban. Taxas de tromboembolismo arterial foram 0,19% (95% CI, 0%-0,56%) no grupo apixaban, 0,50% (95% CI, 0%-1,25%) no grupo dabigatran, e 0,42% (95% CI: 0-0,94%) no grupo rivaroxaban.

Com base nos resultados deste estudo, investigadores concluíram que um manejo perioperatório padrão de DOAC não requereu uso de ponte de heparina, ou testes de coagulação no pré-operatório foram associados a baixas taxas de sangramento e tromboembolismo.

Válvula Cardíaca Protética

Pacientes com válvulas cardíacas mecânicas, a recomendação é que a terapia ponte com Heparina seja instituída até que estejam com INR estáveis com varfarina.

Tromboembolismo Recente

O risco tromboembólico é maior no período próximo ao evento (primeiros três meses) e vai declinando com o tempo. Além disso, é maior nos pacientes com história de trombose associada à trombofilia hereditária de alto risco. Neste grupo, é prudente minimizar ao máximo o período sem anticoagulação, retardando a cirurgia, sempre que possível e, em cirurgias emergenciais, utilizando a terapia ponte com heparina. A recorrência de TVP é elevada nas primeiras 3-4 semanas do evento e diminui após 2 meses. Sem a anticoagulação, a recorrência de TVP chega a quase 50%, e o tratamento com varfarina durante 1 mês reduziu o risco para 8%-10%, e após três meses da terapia varfarínica, o risco declinou para 4%-5%. O risco de embolia arterial de fonte cardíaca é de cerca de 0,5% por dia no primeiro mês seguinte ao evento, sendo importante retardar uma cirurgia eletiva, sempre que possível. Indivíduos com câncer ativo apresentam risco moderado, e aqueles com TVP, há mais de 1 ano, são de baixo risco.

ESTIMATIVA DO RISCO DE SANGRAMENTO

Maior risco de sangramento gera maior demanda por hemostasia perioperatória, ocasionando período mais longo de interrupção do anticoagulante. Tipo e urgência da cirurgia, assim como comorbidades, determinam o risco de sangramento. Idade avançada, insuficiência renal e medicações, que afetam a hemostasia, como a aspirina, devem ser consideradas.

Como regra geral, os procedimentos cirúrgicos são divididos entre alto risco de sangramento (maior de 2%-4%) e baixo risco (0%-2%). Exemplos de alto risco incluem: cirurgia de revascularização miocárdica (CRVM), biópsia renal e qualquer procedimento superior a 45 minutos de duração. Exemplos de baixo risco incluem: colecistectomia, síndrome do túnel do carpo, histerectomia abdominal, cirurgia de pele e extração dentária (Quadro 12-2). Extração dentária múltipla é considerada procedimento de alto risco de sangramento.

Quadro 12-2. Risco de Sangramento

Alto risco	Baixo risco
Duração > 45 minutos	Extração dentária
Cirurgia cardíaca	Implante de marca-passo ou CDI
Cirurgia ortopédica (Com exceções)	Túnel do carpo ou artroscopia < 45 minutos
Neurocirurgia	Facectomia
Biópsia renal	Biópsia de pele, bexiga, próstata, tireoide, mama ou linfonodo
RTU de próstata	Histerectomia transabdominal
Cirurgia oncológica	Hernioplastia abdominal
Cirurgia vascular	Colecistectomia
Polipectomia, ligadura de varizes de esôfago, dilatação pneumática	Endoscopia digestiva, broncoscopia com ou sem biópsia

Quadro 12-3. HASBLED

	Descrição	Pontos
H	Hipertensão	1
A	Anormalidade de função renal ou hepática	1 ou 2 (1 ponto para cada variável)
S	AVE	1
B	Sangramento	1
L	Labilidade de INR	1
E	Idade > 65 anos	1
D	Drogas ou álcool	1 ou 2 (1 ponto para cada variável)

Adaptado de: Lip G Y H. 2011.[9]

Sangramentos maiores são definidos como: os que traduzem risco à vida, envolvimento de local crítico (intracraniano, pericárdico), requerem nova abordagem cirúrgica, reduzem em 2 g/dL os níveis de hemoglobina ou necessitem de transfusão de dois ou mais concentrados de hemácias. Os procedimentos de baixo risco de sangramento podem ser realizados sem interrupção do anticoagulante. Para averiguar o risco do paciente, pode-se utilizar escore, como o HAS-BLED (Quadro 12-3).[11] O escore traz 9 fatores de risco para sangramento em pacientes usando varfarina. Cada fator soma 1 ponto na conta final. Quanto maior o número de fatores de risco, maior o risco de sangramento. De forma geral, escore maior ou igual a 3 é considerado de alto risco para sangramento. Outro dado relevante é que este escore não foi validado para os DOAC. Cabe ressaltar que são considerados os seguintes dados para as variáveis: Anormalidade renal se doença renal crônica dialítica, transplante renal ou cr ≥ 2,6 mg/dL; anormalidade hepática em caso de cirrose, bilirrubinas em valor maior ou igual que 2 vezes o valor de referência ou transaminases em valor maior ou igual que 3 vezes o valor de referência; e drogas que interfiram com varfarina, como antiplaquetários e anti-inflamatórios.

Além disso, mais dois parâmetros devem ser considerados: tempo de interrupção dos anticoagulantes (maior para varfarina em comparação aos DOAC) e presença de disfunção renal ou hepática que possa interferir na duração de ação e metabolização dos anticoagulantes.

Anestesia espinhal ou epidural não devem ser utilizadas nos indivíduos anticoagulados pelo risco de sangramento catastrófico no espaço epidural, tanto na colocação quanto na retirada do cateter. Se o paciente estiver em uso de dose profilática de enoxaparina (40 mg/1 vez/dia): devem-se aguardar 12 horas após última dose para que o cateter seja implantado de forma segura. No pós-operatório, assegurando que não se encontrem sinais locais de sangramento, a recomendação é aguardar de 6-8 horas após implante do cateter para restituir o uso da HBPM profilática e, pelo menos, 24 horas para uso da HBPM terapêutica (1 mg/kg a cada 12 horas). No pós-operatório, assegurando não haver sinais locais de sangramento, a HBPM pode ser reintroduzida com segurança após 24 horas da retirada do cateter.

DECIDINDO SE A ANTICOAGULAÇÃO DEVE SER INTERROMPIDA

Medicamentos que interferem na função plaquetária, como Ácido Acetilsalicílico (AAS) e anti-inflamatório não esteroide (AINE), devem ser medicamentos evitados no pós-operatório, a menos que sejam indispensáveis, como nas síndromes coronárias agudas, pós-operatório de CRVM, implante de *stent* ou AVE recente. Os indivíduos em procedimentos de alto risco de sangramento requerem interrupção do anticoagulante no pré-operatório, deixando-os, contudo, com elevado risco de complicações tromboembólicas. Na interrupção da varfarina, seu efeito pode ser monitorizado pelo INR, diferentemente dos DOAC, cujo manejo baseia-se em opinião de especialistas. Quando o risco de tromboembolismo é considerado grande e transitório, como um AVE recente, o ideal é postergar a cirurgia. Além disso, fibrilação atrial, cuja anticoagulação com varfarina não esteja no alto terapêutico, deve-se aguardar 1 mês de adequada anticoagulação, uma vez que 85% dos trombos se resolvem neste período. Quando a cirurgia não pode ser remarcada, a duração da interrupção deve ser a menor possível e a terapia ponte considerada. Um filtro de veia cava inferior pode ser utilizado, e seu uso está indicado nos pacientes com episódio recente de TVP (entre 3-4 semanas) cuja interrupção da anticoagulação por um procedimento maior venha a ser superior a 12 horas no pós-operatório. Em contraste, nos que serão submetidos a procedimentos menores que podem retornar a anticoagulação em pouco tempo, como omissão de uma dose, não requerem o implante do filtro.

Procedimentos considerados de baixo risco de sangramento não requerem interrupção da anticoagulação. Em cirurgias dentárias, medidas hemostáticas locais, como bochecho com ácido tranexâmico, costumam ser suficientes para conter os sangramentos. Para implante de dispositivos cardíacos (marca-passo, desfibriladores) a anticoagulação deve ser mantida, conforme estudo BRUISE CONTROL em que pacientes que permaneceram com varfarina apresentaram menor incidência de sangramentos que os que utilizaram a terapia ponte. Pacientes de baixo risco tromboembólico podem interromper os anticoagulantes no período perioperatório.[12] Após procedimentos endovasculares, como angioplastia, ablação e aterectomia, recomenda-se que sejam mantidos os anticoagulantes já que o estudo COMPARE revelou que a manutenção da varfarina ocasionou taxas de sangramentos equivalentes ou inferiores em relação ao grupo que interrompeu o tratamento.[13]

Definindo-se a necessidade da cirurgia com suspensão da anticoagulação, sua realização deve ser programada conforme a medicação utilizada pelo paciente, demonstrado no Quadro 12-4.

Em relação aos procedimentos cirúrgicos urgentes, a reversão da anticoagulação pode ser necessária para realização da cirurgia ou decorrente de sangramento perioperatório.[14] A utilização de substâncias com potencial efeito trombótico, como complexo protrombínico (PCC), plasma e derivados e agentes de reversão diretas, deve ser reservada para situações emergenciais, como: sangramentos intensos ou intracranianos, cirurgias emergenciais com grande potencial hemorrágico em pacientes com INR e PTT alargados.[15]

Esses agentes apresentam potencial de ocasionar trombose ameaçadora à vida e apenas devem ser usados sob a supervisão direta de um especialista com *expertise* na sua utilização e/ou em um paciente com risco iminente de morte por sangramento. Apesar de haver dados pré-clínicos sugerindo que PCCs podem parcialmente reverter os efeitos de um DOAC, não há estudos de alta qualidade de evidências que estabeleça o benefício de PCCs em pacientes tratados com DOAC que estejam sangrando.

Quadro 12-4. Manejo de Anticoagulantes Periprocedimento

Medicamento	Suspensão	Retorno
Varfarina	5 dias antes Obs.: Checar INR na véspera da cirurgia (alvo < 1,5)	12-24 h após a cirurgia
Dabigatran	2-3 dias antes (se Clcr ≥ 50 mL/min) 3-5 dias antes (se Clcr < 50 mL/min)	48-72 h em cirurgias com alto risco de sangramento 24 h em cirurgias com baixo risco de sangramento
Rivaroxaban	2-3 dias antes	48-72 h em cirurgias com alto risco de sangramento 24 h em cirurgias com baixo risco de sangramento
Apixaban	2-3 dias antes	48-72 h em cirurgias com alto risco de sangramento 24 h em cirurgias com baixo risco de sangramento
Enoxaparina	24 horas antes	48-72 h em cirurgias com alto risco de sangramento 24 h em cirurgias com baixo risco de sangramento
Heparina não fracionada (Infusão IV)	4-6 horas antes Obs.: Checar PTT antes do procedimento	48-72 h em cirurgias com alto risco de sangramento 24 h em cirurgias com baixo risco de sangramento

Deve ser lembrado também que existem agentes que causam a reversão de alguns anticoagulantes orais diretos, que podem ser usados em casos de risco causado por sangramento.

O Dabigatran pode ser revertido com uso do Idarucizumab (Praxbind), com dose inicial: 5 gramas. O apixaban, por outro lado, pode ser revertido com uso de duas medicações: Andexanet alfa (AndexXa), com dose inicial que depende da dose do inibidor do fator Xa e do intervalo da última dose ou PCC fator 4 (Kcentra, Octaplex) com dose inicial de 50 unidades por kg.[16,17]

Conforme discutido, o manejo dos anticoagulantes no período perioperatório não deve se basear apenas nas evidências encontradas na literatura.

MENSAGENS IMPORTANTES

Interrupção da anticoagulação aumenta o risco de trombose, assim como a sua manutenção eleva o risco de sangramentos, de forma transitória, durante procedimentos invasivos, situações que podem aumentar a mortalidade.

Deve ser levado em conta o tipo de anticoagulante utilizado.

Indivíduos de alto risco tromboembólico devem ficar o menor tempo possível sem anticoagulação. Em casos de AVE, TVP e TEP recente, se possível a cirurgia deve ser adiada.

O risco de sangramento também deve ser considerado na decisão do intervalo de tempo da suspensão dos anticoagulantes. Tipo, duração e emergência da cirurgia, assim como fatores individuais (HAS-BLED), devem ser avaliados.

Tempo de interrupção dos anticoagulantes dependem do tipo de anticoagulante utilizado, assim como do tipo de cirurgia.

Terapia ponte deve ser selecionada para pacientes de alto risco trombótico, em uso de varfarina, como FA CHADS-VASC > 6, trombofilias, Válvulas cardíacas mecânicas e trombose recente (< 3 meses), história de TVP quando da suspensão de anticoagulantes e *stent* cardíaco recente.

Reversão da anticoagulação pode ser necessária em casos de cirurgias emergenciais, mas devem ser avaliadas com muita cautela e, de preferência, com a supervisão de especialista.

A equipe assistente – cirurgião, clínico e anestesista – deve, em conjunto, individualizar as condutas e elaborar o melhor plano operatório para aquele paciente específico, ainda que a decisão seja a de postergar a cirurgia ou modificar a proposta anestésica, sempre tentando balancear o risco de um novo evento tromboembólico por causa da suspensão da anticoagulação *versus* o risco de um sangramento associado ao procedimento.

REFERÊNCIAS BIBLIOGRÁFICAS

1. Douketis JD, Spyropoulos AC, Spencer FA, et al. Perioperative management of antithrombotic therapy: Antithrombotic Therapy and Prevention of Thrombosis, 9th ed: American College of Chest Physicians Evidence-Based Clinical Practice Guidelines. Chest. 2012;141:e326S.
2. Douketis JD, Spyropoulos AC, Kaatz S, et al. BRIDGE investigators, perioperative bridging anticoagulation in patients with atrial fibrillation. N Engl J Med. 2015;73:823-33.
3. PERIOP 2 – A Safety and Effectiveness of LMWH vs Placebo Bridging Therapy for Patients on Long Term Warfarin Requiring Temporary Interruption of Warfarin. ClinicalTrials.gov Identifier: NCT00432796. 2017.
4. Siegal D, Yudin J, Kaatz S, et al. Periprocedural heparin bridging in patients receiving vitamin K antagonists: systematic review and meta-analysis of bleeding and thromboembolic rates. Circulation. 2012;126:1630.
5. Healey JS, Eikelboom J, Douketis J, et al. Periprocedural bleeding and thromboembolic events with dabigatran compared with warfarin: results from the Randomized Evaluation of Long-Term Anticoagulation Therapy (RE-LY) randomized trial. Circulation. 2012;126:343.
6. Sherwood MW, Douketis JD, Patel MR, et al. Outcomes of temporary interruption of rivaroxaban compared with warfarin in patients with nonvalvular atrial fibrillation: results from the rivaroxaban once daily, oral, direct factor Xa inhibition compared with vitamin K antagonism for prevention of stroke and embolism trial in atrial fibrillation (ROCKET AF). Circulation. 2014;129:1850.
7. Granger CB, Alexander JH, McMurray JJ, et al. ARISTOTLE Committees and Investigators. Apixaban versus warfarin in patients with atrial fibrillation. N Engl J Med. 2011;365:981-92.
8. Steinberg BA, Peterson ED, Kim S, et al. Use and outcomes associated with bridging during anticoagulation interruptions in patients with atrial fibrillation: findings from the Outcomes Registry for Better Informed Treatment of Atrial Fibrillation (ORBIT-AF). Circulation. 2015;131:488.
9. Douketis JD, Spyropoulos AC, Kaatz S, et al. BRIDGE Investigators Perioperative Bridging Anticoagulation in Patients with Atrial Fibrillation. N Engl J Med. 2015;373(9):823.
10. Douketis JD, et al. Perioperative Management of Patients With Atrial Fibrillation Receiving a Direct Oral Anticoagulant. The PAUSE Study. JAMA Intern Med. 2019;179:1469-78.
11. Lip GYH. Implications of the CHA(2)DS(2)-VASc and HAS-BLED Scores for thromboprophylaxis in atrial fibrillation. Am J Med. 2011;124(2):111-4.
12. Birnie DH, Healey JS, Wells GA, et al. Pacemaker or defibrillator surgery without interruption of anticoagulation. BRUISE CONTROL Investigators. N Engl J Med. 2013;368(22):2084.
13. Di Biase L, Burkhardt JD, Santangeli P, et al. Periprocedural stroke and bleeding complications in patients undergoing catheter ablation of atrial fibrillation with different anticoagulation management: results from the Role of Coumadin in Preventing Thromboembolism in Atrial Fibrillation (AF) Patients Undergoing Catheter Ablation (COMPARE) randomized trial. Circulation. 2014;129:2638.

14. Mehran R, Rao SV, Bhatt DL, et al. Standardized bleeding definitions for cardiovascular clinical trials: a consensus report from the Bleeding Academic Research Consortium. Circulation. 2011;123(23):2736.
15. Douketis JD. Perioperative management of patients who are receiving warfarin therapy: an evidence-based and practical approach. Blood. 2011;117(19):5044.
16. Spyropoulos AC, Douketis JD. How I. Treat Anticoagulated Patients Undergoing an Elective Procedure or Surgery. Blood. 2012 Oct;120(15):2954-62.
17. Garcia D, Alexander JH, Wallentin L, et al. Management and clinical outcomes in patients treated with apixaban vs warfarin undergoing procedures. Blood. 2014; 124:3692.

MANEJO DE ANTIPLAQUETÁRIOS NO PERIOPERATÓRIO E ANGIOPLASTIA RECENTE

CAPÍTULO 13

Daniel Assis Derossi ▪ Laura Bernardo Madeira

INTRODUÇÃO

O perfil epidemiológico das enfermidades que acometem a população adulta brasileira tem sido modificado de maneira significativa nas últimas décadas. Dois fatores possuem destaque por esta mudança de perfil: o crescimento da população idosa e o aumento da prevalência de doenças crônicas, comparado às doenças infecciosas. Dessa forma, as moléstias cardiovasculares mostram impacto cada vez mais expressivo, sobretudo, a doença coronariana, nos dados epidemiológicos desta população, uma vez que estarão diretamente ligadas ao aumento de taxas de morbimortalidade.

Nos pacientes portadores de doença arterial coronariana, o foco do tratamento engloba tanto a intervenção medicamentosa, quanto cirúrgica para o restabelecimento do fluxo sanguíneo ao miocárdio. A utilização da abordagem de intervenção percutânea é um método amplamente utilizado para este fim. Inicialmente, este procedimento era realizado utilizando apenas o cateter-balão, que levavam a altas taxas de reestenoses, que variavam entre 30%-50%.[1]

Na tentativa de reduzir tais taxas de reestenose, Dotter e Judkins[2] propuseram a colocação das primeiras endopróteses intravasculares para dar apoio à parede do vaso, denominados de *stents*. No entanto, em razão das dificuldades técnicas da época, não houve prosseguimento nas pesquisas.

Apenas depois, quando os dispositivos percutâneos passaram a ser mais amplamente empregados na prática clínica, realizaram-se pesquisas comparando ambos os métodos. Estudos multicêntricos (Benestent I e II, Stress) mostraram que a utilização de dispositivos percutâneos reduzia as taxas de reestenose para cerca de 30%, quando comparadas à angioplastia por balão.[1] Por essa razão, a utilização de dispositivos percutâneos passou a ser a técnica de escolha.

Além do dispositivo metálico convencional, estabeleceu-se também o uso de dispositivos farmacológicos, que estão disponíveis comercialmente desde 1999, quando foram utilizados pela primeira vez.[3] A partir de então, surgiu uma série de estudos objetivando avaliar a eficácia dos diferentes tipos de *stents* intracoronários utilizados. Em um estudo de metanálise envolvendo ensaios clínicos randomizados comparou-se a primeira geração de *stents* farmacológicos eluidores de sirolimus e de paclitaxel a *stents* metálicos convencionais. Os resultados mostraram que houve redução da necessidade de revascularização da lesão-alvo de cerca de 60% a 70% em todos os tipos de lesão, quando utilizado o *stent* farmacológico.[4] Entretanto, o risco de trombose tardia do *stent* (> 1 ano) foi maior com os dispositivos farmacológicos de primeira geração.[5]

Considerando que os *stents* tornaram-se o padrão de dispositivo utilizado para a realização da intervenção coronariana percutânea, foram estabelecidas algumas orientações para a obtenção de um resultado imediato e tardio considerado ótimo na prevenção de trombose de *stent*. Assim, utiliza-se a terapêutica adjunta com dupla antiagregação plaquetária, que incluem o ácido acetilsalicílico (AAS) e tioperidínicos, como o clopidogrel.

Pacientes submetidos à angioplastia recente e em uso de antiplaquetários, muitas vezes, possuem a indicação de outras intervenções cirúrgicas não relacionadas com a coronariopatia. Dados mostram que cerca de 5%-25% destes pacientes serão levados à cirurgia não cardíaca em um intervalo de 5 anos.[6] Assim, se faz necessário um manejo particular das medicações antiplaquetárias, uma vez que estes pacientes possuirão um maior risco de sangramento intraoperatório, caso o procedimento seja realizado na vigência de antiagregação. Além disso, deve ser considerado também o risco de trombose de *stent*, caso haja suspensão da droga.

A melhor estratégia para manejo de drogas antiplaquetárias em pacientes com histórico de angioplastia recente deve ser decidida a partir da estratificação de risco de estes pacientes desenvolverem um evento trombótico cardiovascular (trombose de *stent*) e do risco inerente de sangramento pelo tipo de procedimento cirúrgico que será realizado.

O risco de trombose pós-angioplastia pode ser dividido em baixo, moderado e alto riscos, conforme descrito no Quadro 13-1.[6]

Da mesma forma, o risco de sangramento intraoperatório inerente ao procedimento cirúrgico é dividido em baixo, moderado e alto riscos, como mostrado no Quadro 13-2.[6]

Quadro 13-1. Determinação de Risco Trombótico pelo Tipo de Angioplastia e *Stent* Empregado

Baixo risco (< 1% em 30 dias)	Risco moderado (1%-5% em 30 dias)	Alto risco (> 5% em 30 dias)
> 4 semanas após angioplastia por balão	> 2 semanas e ≤ 4 semanas após angioplastia com balão	≤ 2 semanas após angioplastia com balão
> 6 meses após angioplastia com *stent* não farmacológico	> 1 mês e ≤ 6 meses após angioplastia com *stent* não farmacológico	≤ 1 mês após angioplastia com *stent* não farmacológico
> 12 meses após angioplastia com *stent* farmacológico	> 6 meses e ≤ 12 meses após angioplastia com *stent* farmacológico	≤ 6 meses após angioplastia com *stent* farmacológico
-	≥ 12 meses após angioplastia complexa com *stent* farmacológico (*stent* longo, múltiplos *stents*, vasos finos, bifurcações, lesão de tronco, vaso derradeiro)	≤ 12 meses após angioplastia complexa com *stent* farmacológico (*stent* longo, múltiplos *stents*, vasos finos, bifurcações, lesão de tronco, vaso derradeiro)
-	-	≤ 6 meses após angioplastia decorrente da trombose de *stent*

Quadro 13-2. Determinação do Risco de Sangramento Durante a Cirurgia

Tipo de cirurgia	Baixo risco	Moderado risco	Alto risco
Cirurgias em geral	Hernioplastia, colecistectomia, apendicectomia, colectomia, gastrectomia parcial, ressecção intestinal, cirurgia de mama, cirurgia de mão, artroscopia, cistoscopia, ureteroscopia	Hemorroidectomia, esplenectomia, gastrectomia, cirurgia bariátrica, ressecção retal, tireoidectomia, prótese de ombro/joelho/pé/coluna, biópsia prostática, orquiectomia	Hepatectomia, duodenopancreatectomia, fratura de quadril, fratura de fêmur proximal, nefrectomia, cistectomia, ressecção transuretral de neoplasia de bexiga, ressecção transuretral de próstata, prostatectomia
Cirurgias vasculares	Endarterectomia de carótida, *bypass* de membros inferiores, reparo endovascular de aneurisma de aorta, amputação de membros	Cirurgia aberta de aorta abdominal	Cirurgia aberta torácica ou toracoabdominal
Cirurgias cardíacas	-	Minitoracotomia, TAVI transapical, cirurgia de revascularização miocárdica, troca valvar	Reoperação, endocardite, cirurgia de revascularização miocárdica em paciente que já fez angioplastia a qual não resolveu o problema, dissecção de aorta

Portanto, após levar em consideração o risco de eventos trombóticos e o risco de sangramento cirúrgico, orienta-se a conduta mais segura a ser tomada no manejo da utilização de antiagregantes no perioperatório de acordo com o Quadro 13-3.[6]

Vale ressaltar que algumas cirurgias possuem risco proibitivo de sangramento, portanto possuem recomendação de suspensão de AAS. São elas: neurocirurgias, cirurgias oftalmológicas de câmara posterior, cirurgias intramedulares e ressecção transuretral de próstata.[7]

Em relação à conduta de pacientes em uso de antiplaquetários não submetidos à angioplastia, recomenda-se a suspensão do AAS e do Prasugrel sete dias antes do procedimento, e a suspensão do Clopidogrel e Ticagrelor cinco dias antes.[7]

Dessa maneira, o manejo dos pacientes submetidos à angioplastia recente e candidatos a cirurgias não cardíacas é complexo e deve levar em consideração uma série de fatores, entre os quais se destacam: o tipo de técnica empregada (angioplastia por balão × angioplastia com colocação de *stent*), o tipo dispositivo empregado (metálico × farmacológico), tempo decorrido entre a angioplastia e a o procedimento cirúrgico e o risco de sangramento de acordo com o tipo de cirurgia a ser realizada.

Além disso, é importante avaliar o risco *versus* o benefício de se realizar a cirurgia, considerando até o seu adiamento, caso se trate de uma cirurgia eletiva.

Portanto, além de levar em conta as diretrizes preconizadas no manejo destes pacientes, a individualização de cada caso também deve ser considerada para a tomada de decisão.

Quadro 13-3. Manejo de Antiagregantes no Perioperatório

		Risco de trombose pela angioplastia		
		Baixo risco	Moderado risco	Alto risco
Risco de sangramento pelo tipo de cirurgia	Baixo risco	Continuar AAS; suspender inibidor do P2Y12*. Retornar a medicação com dose de ataque após 24-72 h da cirurgia	Postergar cirurgia eletiva. Se a cirurgia não puder ser postergada – continuar AAS; suspender inibidor do P2Y12*. Retornar a medicação com dose de ataque após 24-72 h da cirurgia	Postergar cirurgia. Se a cirurgia não puder ser postergada – continuar o AAS e o inibidor do P2Y12* durante o perioperatório
	Moderado risco	Continuar AAS; suspender inibidor do P2Y12*. Retornar a medicação com dose de ataque após 24-72 h da cirurgia	Postergar cirurgia eletiva. Se a cirurgia não puder ser postergada – continuar AAS; suspender inibidor do P2Y12*. Retornar a medicação com dose de ataque após 24-72 h da cirurgia	Postergar cirurgia eletiva. Se a cirurgia não puder ser adiada – continuar o AAS; suspender o inibidor de P2Y12*. Retornar a medicação com dose de ataque após 24-72 h da cirurgia. Considerar ponte com medicação IV de curta duração**
	Alto risco	Continuar AAS; suspender inibidor do P2Y12*. Retornar a medicação com dose de ataque após 24-72 h da cirurgia	Postergar cirurgia eletiva. Se a cirurgia não puder ser postergada – continuar AAS; suspender inibidor do P2Y12*. Retornar a medicação com dose de ataque após 24-72 h da cirurgia	Postergar cirurgia eletiva. Se a cirurgia não puder ser adiada – continuar o AAS; suspender o inibidor de P2Y12*. Retornar a medicação com dose de ataque após 24-72 h da cirurgia. Considerar ponte com medicação IV de curta duração**

* P2Y12 são receptores presentes nas plaquetas que desempenham papel na amplificação da agregação plaquetária induzida por agonistas, como o ADP. São alvo de agentes inibidores orais que atuam como drogas antiagregantes plaquetárias, como o clopidogrel, prasugrel e ticagrelor.

** Ponte com Tirofiban deve ser iniciada após 3 dias da suspensão do antiplaquetário, na dose de 0,1 mcg/kg/min. Em caso de taxa de filtração glomerular de creatinina < 50 mL/min ajustar para dose de 0,05 mcg/kg/min. Suspender a infusão de 4-6 h antes do procedimento e retornar 4-6 h após, se indisponibilidade de via oral. No caso de Eptifibatide, a dose recomendada é 2 mcg/kg/min. Se taxa de filtração glomerular (*clearance* de creatinina) < 50 mL/min ajustar para 1 mcg/kg/min.

MENSAGENS IMPORTANTES

Como consequência do aumento da incidência de doenças cardiovasculares e do número de intervenções percutâneas em doença arterial coronariana, tornou-se frequente o uso de dupla terapia antiagregante antiplaquetária.

Pacientes neste contexto, não raro, podem ser submetidos a cirurgias não cardíacas, o que torna necessário um manejo adequado desta terapia, levando à consideração o risco trombótico *intrastent* e o risco de sangramento do procedimento cirúrgico. A estratégia do manejo das drogas antiplaquetárias deve ser, portanto, individualizada de acordo com o perfil em que o paciente se enquadra.

Em cirurgias de baixo risco de sangramento, em regiões anatômicas que possam ser manejadas localmente, se surgimento de sangramento, em uso de dupla antiagregação porque ainda não atingiram a duração mínima desta terapia, sugerimos a manutenção do tratamento antiplaquetário em vez de interrompê-lo no pré-operatório (Grau II-C).

Pacientes que requeiram cirurgias não cardíacas e não emergenciais e que o cirurgião acredita que a terapia antiplaquetária deve ser descontinuada devido ao risco de sangramento:

- Recomendamos adiamento da cirurgia não emergencial ou tempo sensível (neoplasias) por pelo menos seis meses (Grau I-B), tanto para stents de metal como farmacológicos.
- Para pacientes que requeiram cirurgias não emergenciais ou tempo sensível maiores antes de seis meses , sugerimos tentar adiar a cirurgia por, pelo menos um mês, preferencialmente três meses após implante de stents de metal ou farmacológico (Grau 2-C)
- Para pacientes que requeiram cirurgia não cardíaca antes da duração minima do tratamento antiplaquetário e no qual o cirurgião recomende a interrupção desta terapia, recomendamos a interrupção do tioperidínicos, pelo tempo mínimo de cada agente P2Y12 específico, e continuar a aspirina, em vez de interromper ambos os agentes (Grau II-C).
- Em pacientes nos quais uma complicação hemorrágica pode ser catastrófica, tais como neurocirurgias, procedimentos prostáticos ou de câmara ocular posterior, a interrupção da dupla antiagregação plaquetária deve ser necessária.
- Para pacientes em uso de dupla antiagregação após angioplastia por balão (sem *stent*) encaminhados para cirurgia não emergencial, sugerimos aguardar 14 dias após a angioplastia (Grau II-C) se possível. Se a cirurgia for mais urgente, sugerimos então aguardar 48 horas para confirmar a estabilidade da angioplastia, antes da cirurgia.

REFERÊNCIAS BIBLIOGRÁFICAS

1. Moura ÁV. et al. Diretriz de Indicações e Utilizações das Intervenções Percutâneas e Stent Intracoronariano na Prática Clínica. Arquivo Brasileiro de Cardiolologia. 2003;80(1):1-14.
2. Dotter CT, Judkins MP. Transluminal Treatment of Arteriosclerotic Obstruction Description of a New Technic and a Preliminary Report of Its Application. Circulation. 1964;30:654-70.
3. Sousa EJ, et al. 10-Year Follow-Up of the First Cypher Stent Implanted In Human an Invasive Evaluation With Angiography, Intravascular Ultrasound, and Optical Coherence Tomography. Jacc: Cardiovascular Interventions, 2010;3(5):556-8.
4. Stettler C, et al. Outcomes Associated With Drug-Eluting And Baremetal Stents: A Collaborative Network Meta-Analysis. The Lancet. 2007;370(9591):937-48.
5. Stone GW, et al. Safety and Efficacy of Sirolimus-And Paclitaxel-Eluting Coronary Stents A Bs T R Ac T. N Eng J Med. 2007;10022:998-1008.
6. Banerjee S, et al. Use of Antiplatelet Therapy/Dapt for Post-Pci Patients Undergoing Noncardiac Surgery. J A Coll Cardiol. 2017;69(14):1861-70.
7. Favarato MHS, Saad R. Manejo de Medicamentos no Perioperatório. In: Manual do Residente de Clínica Médica. Martins, Mílton De Arruda. Segunda Edição. Manole; 2017;2:109-114.

NÁUSEAS E VÔMITOS NO PERIOPERATÓRIO (PONV)

CAPÍTULO 14

Jéssica Matos Gonçalves

INTRODUÇÃO

Náuseas e vômitos são complicações frequentemente encontradas no pós-operatório, sendo, portanto, imperioso nos anteciparmos a elas. Apesar da baixa morbimortalidade associada, costumam aumentar o tempo de internação[1] com possíveis desfechos mais graves, como deiscência de sutura, broncoaspiração, desidratação, aumento de pressão intracraniana e, mais raramente, laceração ou ruptura esofágica ou pneumotórax.[2]

Essas complicações apresentam relevância significativa dentre as principais ocorrências desfavoráveis do pós-operatório, cuja incidência oscila de acordo com a sobreposição de fatores de risco. A incidência média na população em geral, sem especificar os discriminantes, fica em torno de 30% de ocorrência de vômito e 50% de náusea quando não se utiliza a devida profilaxia, podendo atingir até 80% em determinadas subpopulações.[3,4]

O termo PONV (*postoperative nausea and vomiting*) é frequentemente utilizado para descrever a ocorrência de náusea e vômito na unidade de recuperação anestésica, bem como nas primeiras 24 horas do pós-operatório.

FISIOPATOLOGIA

A náusea e o vômito podem ser precipitados por uma enorme variedade de fatores. Neste capítulo, vamos nos ater aos fatores relacionados com os procedimentos cirúrgicos por efeitos diretos ou indiretos.

Existem cinco tipos de receptores de neurotransmissores envolvidos no estímulo nauseoso, denominados em muscarínicos M1, dopaminérgicos D2, histaminérgicos H1, serotoninérgicos 5HT-3 e de neurokinina 1 – substância P. Todos eles são possíveis alvos de terapias farmacológicas para o tratamento e prevenção da náusea.[5-7]

Quando relacionados com a cirurgia, podem ser divididos em três vias principais:

- Central: em que o estímulo é gerado em centros corticais por sensações, como medo, ansiedade, dor, e é transmitido ao centro de vômito no bulbo.[7]
- Mecanismos periféricos: em que o estímulo direto ao trato gastrointestinal por meio do trauma cirúrgico, sangue ou toxinas induzem liberação de substância P e serotonina pelas células enterocromafins, que ativam os receptores 5HT-3 do nervo vago, levando o sinal ao núcleo do trato solitário no tronco encefálico, na área postrema. Os mecanismos pelos quais a serotonina causa náusea e vômito ainda não estão completamente elucidados.[5,6]

- Drogas e toxinas: que seguem por mecanismos ainda não completamente entendidos. Sabe-se que opioides e anestésicos inalatórios, por exemplo, estimulam a área postrema na base do quarto ventrículo e esta transmite o estímulo via dopamina e serotonina para desencadear o reflexo de vômito.[5]

FATORES DE RISCO

O risco de um paciente evoluir com PONV pode ser estimado por meio de escores de risco que levam em consideração fatores relacionados com o paciente, com a anestesia e com o tipo de cirurgia. Gênero feminino é o mais importante fator relacionado com o paciente, seguido por histórico de PONV (um episódio em três cirurgias), não tabagismo, cinetose e idade menor que 50 anos. Já em relação à anestesia, o uso de anestésico inalatório é o principal fator de risco, seguido por duração da anestesia, uso de opioide no pós-operatório e uso de óxido nítrico. As cirurgias mais relacionadas com o PONV são colecistectomia, cirurgia ginecológica e por videolaparoscopia (Quadro 14-1).[1,8,9]

O efeito dos anestésicos inalatórios, bem como dos opioides no pós-operatório em provocar PONV, é dose-dependente, sendo o do primeiro mais relevante nas primeiras 2 a 6 h, e o segundo é uma constante, enquanto a medicação for usada.[3,4] O uso de opioide no intraoperatório não parece estar relacionado com o PONV.[10]

Embora se acredite que determinados tipos de cirurgia possam ser fator de risco independente de PONV, não se pode afirmar com segurança que não se dê em decorrência da exposição mais prolongada à anestesia geral ou ao maior uso de opioide.

Existem alguns escores de riscos validados, dentre os quais o escore de risco simplificado Apfel (Fig. 14-1 e Quadro 14-2), que se baseia em quatro preditores de riscos, contando um ponto cada, de modo a estimar a porcentagem de risco, podendo predizer situações de baixo, médio e alto riscos para PONV.[1] Embora o uso de escores permita uma avaliação mais objetiva do risco, eles não devem ser usados de forma isolada na tomada de decisão por não serem capazes de estimar o risco com segurança, tendo sensibilidade e especificidade de 65% e 70%, respectivamente.[8] Na definição de profilaxia, não se pode deixar de lado as complicações possíveis advindas de um episódio emético, como, por exemplo, em pacientes com hipertensão intracraniana, em cirurgias de esôfago/estômago.

Algumas medidas gerais devem ser priorizadas na redução do risco para PONV, como: priorizar anestesias regionais, sempre que possível, e quando não for possível, preferir uso de propofol, evitar óxido nítrico e anestésicos inalatórios, reduzir o uso de opioide no pós--operatório, além de hidratação adequada (sem diferença entre cristaloide e coloide).[2,8]

Quadro 14-1. Fatores de Risco para PONV[8]

- Gênero feminino
- História de PONV ou cinetose
- Não tabagismo
- Idade < 50 anos
- Anestesia geral × regional
- Anestésico inalatório ou óxido nítrico
- Opioide no pós-operatório
- Duração da anestesia
- Tipo de cirurgia (colecistectomia, ginecológica, videolaparoscópica)

PONV: náusea e vômito no pós-operatório.

Quadro 14-2. Fatores de Risco para PONV[9]

Fatores de Risco	Pontos
Sexo feminino	1
Não tabagista	1
História de PONV/cinetose	1
Opioide no pós-operatório	1

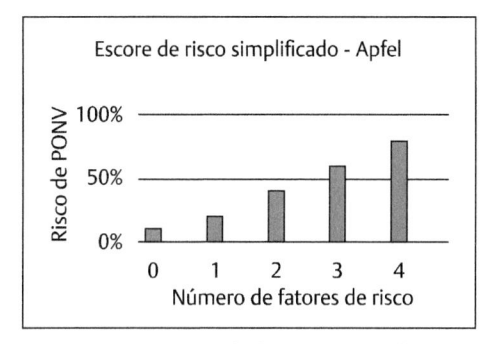

Fig. 14-1. Risco estimado de PONV segundo fatores de risco.[4]

Algumas opções para poupar uso de opioide são o uso de anti-inflamatórios não esteroides (AINEs)/inibidores de ciclo-oxigenase perioperatória ou ketamina no intraoperatório.[2,11,12]

PROFILAXIA

Primeiramente algumas recomendações gerais:

- Se houver falha na profilaxia, tratar com classe de medicamento diferente da já usada;[8]
- Reutilizar apenas após 6 h da última dose;[8]
- Não reutilizar dexametasona ou escopolamina;[8]

Ondansetrona 4 mg, droperidol 1,25 mg, e dexametasona 4 mg são igualmente eficazes e, cada um, de forma independente, reduz risco de PONV em 25%.[2]

A indicação de profilaxia deve levar em consideração os fatores de risco e escores de risco mencionados. As medidas gerais de redução de risco devem ser consideradas em todos os procedimentos cirúrgicos, independente do risco basal de PONV. Se o risco do paciente de desenvolver PONV for baixo, não utilizar profilaxia é uma opção, mas se o risco for moderado ou elevado, o medicamento profilático deve ser utilizado, podendo ser em combinação. A associação de fármacos a diferentes mecanismos de ação tem efeito aditivo sobre inibição de náusea e vômito, sendo mais eficaz que as drogas em monoterapia.[8]

Os principais medicamentos usados como profilaxia são:

Antagonista de Receptor 5HT3

Esta classe tem maior efeito antinauseoso que antiemético.[13] O principal representante deste grupo é a ondansetrona, outras opções são palonsentron ou granisetron.

A dose recomendada de ondansetrona é de 4 mg IV, sendo a formulação de desintegração oral de 8 mg equivalente em eficácia.[13] Palonosetron é um antagonista 5HT-3 de segunda geração, tendo meia-vida de 40 horas. A dose mais efetiva recomendada é de 0,075 mg IV, sendo mais eficaz que granisetron e ondansetrona na prevenção de PONV.[8]

Ondansetrona e granisetron são mais eficazes na profilaxia de PONV quando administrados ao fim do ato cirúrgico, enquanto palonosetron é tipicamente administrado ao início do procedimento.[8]

O efeito adverso mais grave relacionado com o uso de antagonista de receptor 5HT-3 é o prolongamento de intervalo QT, não devendo exceder 16 mg por dose.[14] Outros efeitos menos graves, porém mais frequentes, são, em ordem decrescente, constipação, elevação de enzimas hepáticas e cefaleia.

Antagonista de Receptor NK-1

Aprepitanto é o único liberado para uso e tem uma meia-vida de 40 horas, porém, a experiência limitada de seu uso ainda não o permite ser incorporado como profilaxia padrão. É similar à ondansetrona quando se compara em relação a 24 h de resposta completa, mas é significativamente mais eficaz entre 24 e 48 h após cirurgia. A dose recomendada até o momento é de 80 mg.[15]

Corticoides

Dexametasona é o medicamento mais utilizado desta classe com essa finalidade, sendo recomendada uma dose de 4 a 5 mg após a indução anestésica. Além dos benefícios na redução de náusea e vômito, doses de 0,1 mg/kg ou 8 mg em adultos têm benefícios adicionais como redução da dor e uso de opioides no pós-operatório, melhor recuperação e controle de insônia.[16]

Há estudos contraditórios no que diz respeito ao aumento do risco de infecção de ferida operatória com uso de dexametasona. A maioria dos estudos considera segura a dose única para profilaxia de PONV. No entanto, em diabéticos ou com intolerância à glicose, sua utilização requer maior atenção, uma vez que a medicação aumenta a glicemia nas 6 a 12 primeiras horas no pós-operatório.[8]

Outra opção menos utilizada é a metilprednisolona 40 mg, que tem característica semelhante à dexametasona.

Butirofenona

Os dois representantes desse grupo são o droperidol e haloperidol. O primeiro na dose de 0,625 a 1,25 mg IV, e o segundo em doses mais baixas, que as usadas para efeito antipsicótico (0,5 a 2 mg IV ou IM), têm eficácia similar à ondansetrona, embora não sejam primeira linha.[8] O uso em combinação é mais eficaz e não demonstrou ter efeito significativo sobre alargamento do intervalo QT.[17] É preconizada administração ao fim da cirurgia.

Anti-Histamínicos

Dimenidrinato na dose de 1 mg/kg IV tem efeito antiemético similar às classes citadas anteriormente. No entanto, há poucos estudos sobre momento ideal de administração e efeitos colaterais.[18] Outra opção é a meclizina na dose de 50 mg.[8]

Fenotiazina

O principal representante dessa classe é a metoclorpramida que não demonstrou redução de náusea e vômito em doses abaixo de 20 mg. Em doses de 25 a 50 mg, apresenta efeito similar à ondansetrona apenas sobre PONV precoce. No entanto, o efeito extrapiramidal é maior em doses crescentes.[8,19]

Anticolinérgicos

A escopolamina transdérmica pode ser útil se usada em conjunto com outras terapias, podendo ser aplicada até cerca de 2 a 4 horas antes da anestesia.[8]

Outros

Propofol é um anestésico que possui efeito antiemético em subdoses, e seu uso em substituição a outros anestésicos pode ser benéfico.[2,20]

Mirtazapina, gabapentina e midazolam são drogas que podem ter efeito significativo de redução de náusea e vômito no pós-operatório, podendo ser opções de profilaxia em casos selecionados.[8]

TRATAMENTO

Na ocorrência de náusea ou vômito no pós-operatório, primeiramente, deve-se excluir causa mecânica ou medicamentosa deste problema, como deglutição de sangue na cirurgia, obstrução intestinal ou uso de opioide.

Excluindo causas reversíveis, deve-se optar pelo uso de medicamento de classe diferente da profilaxia. Se não tiver sido implementado na profilaxia, recomenda-se uso de antagonista de receptor 5HT-3 em baixa dose. Essa classe foi a única adequadamente estudada no controle de PONV estabelecida.[21] Tratamentos alternativos incluem dexametasona 2 a 4 mg IV, droperidol 0,625 mg IV ou prometazina 6,25 a 12,5 mg IV.[22] Propofol pode ser considerado como terapia de resgate em pacientes ainda no repouso pós-anestésico, no entanto, seu efeito antiemético é breve.[20]

O uso de antagonista de 5HT-3 nas primeiras 6 horas de pós-operatório após ter sido usado na profilaxia de PONV não confere efeito antiemético adicional.[8] Não é também recomendada a administração de segunda dose de drogas de longa ação, como dexametasona, aprepitanto.[8]

Além disso, é relevante atentar quanto à ocorrência de náusea e vômito após alta hospitalar (17% e 8% respectivamente).[23] Estudos demonstraram existir melhor controle com uso de medicação por via oral combinada às medicações parenterais (Quadro 14-3),[8] sendo, portanto, recomendada nos casos de maior incidência e/ou gravidade.

Na Figura 14-2, fica resumida a tomada de decisão em relação à profilaxia e tratamento da náusea e vômito no pós-operatório.

Quadro 14-3. Drogas para Profilaxia e Tratamento de PONV[8]

Droga	Dose	Momento de administração
Dexametasona	4 mg	Após indução anestésica
Ondansetrona	4 mg	Ao fim da cirurgia
Droperidol	1 mg	Pós-operatório
Dimenidrinato	1 mg/kg	Pós-operatório

```
                          ┌─────────────────┐
                          │ Risco estimado  │
                          └─────────────────┘
           ┌─────────────────────┼─────────────────────┐
      ┌─────────┐           ┌─────────┐           ┌──────────┐
      │  Baixo  │           │  Médio  │           │   Alto   │
      │   0-1   │           │    2    │           │3 ou mais │
      └─────────┘           └─────────┘           └──────────┘
      ┌────┴────┐                │                     │
```

Sem profilaxia	Dexametasona/ ondansetron	Dexametasona +/- ondansetron/ anestesia IV total	Dexametasona +/- ondansetron/ anestesia IV total
↓ PONV	↓ PONV	↓ PONV	↓ PONV
Ondansetron	Ondansetron/ droperidol	Ondansetron/ droperidol	Droperidol
↓ Refratário	↓ Refratário		↓ Refratário
Droperidol	Dimenidrato	Dimenidrato	Dimenidrato

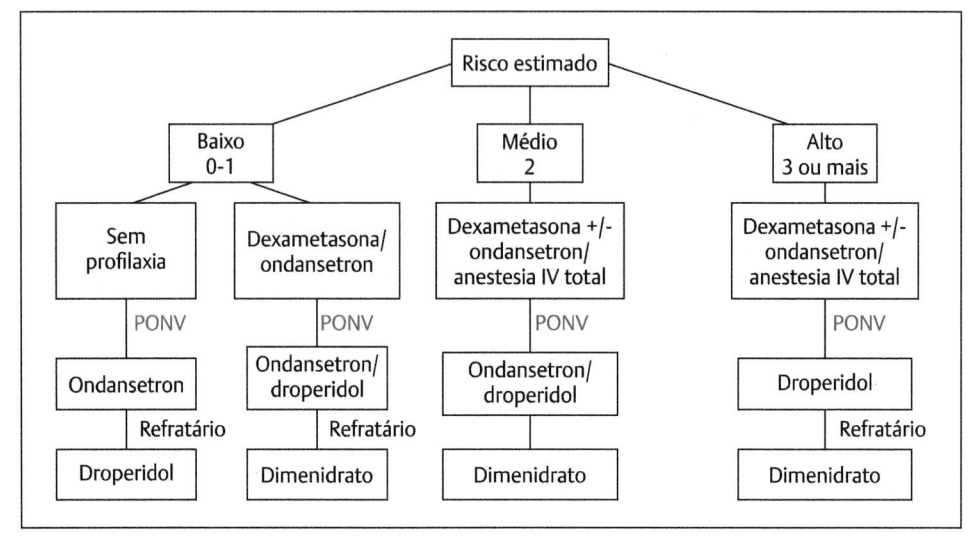

Fig. 14-2. Fluxograma da profilaxia e tratamento de PONV.[3]

MENSAGENS IMPORTANTES

PONV ocorre em cerca de 30% dos pacientes após uma anestesia geral e em até 80% dos pacientes de alto risco.

A terapia preventiva deve ser aplicada nos pacientes de maior risco, cuja estratificação se baseia em dados do paciente, da anestesia e do tipo de procedimento.

O escore de Apfel auxilia na estratificação de risco.

A profilaxia para **todos** os pacientes deve incluir um controle multimodal de dor sem utilização de opioides. Intervenções profiláticas adicionais incluem:

- Modificação do agente anestésico (por exemplo: evitar anestesia geral, uso de anestesia com propofol)
- Antieméticos
- Acupuntura
- **Adultos com ≥ 3 fatores de risco:** recomendamos três intervenções: três antieméticos de classes diferentes (ondansetrona, dexametasona escopolamina transdérmica), modificações do planejamento anestésico (se possível) para técnicas regionais, ou anestesia geral com propofol e evitar opioides.
- **Adultos com um ou dois fatores de risco:** recomendamos ≥2 intervenções: duas classes de antieméticos (ondansetrona e dexametasona), podendo-se optar em modificar a técnica anestésica.
- **Adultos sem fatores de risco:** em anestesia inalatória ou anestesia geral venosa com opioides, prescrevemos dois antieméticos (ondansetrona e dexametasona).

Pacientes sem fatores de risco que receberam anestesia regional ou anestesia venosa com propofol sem opioides, não recomendamos a profilaxia.

REFERÊNCIAS BIBLIOGRÁFICAS

1. Fortier J, Chung F, Su J. Unanticipated admission after ambulatory surgery–a prospective study. Can J Anaesth. 1998;45:612-9.
2. Apfel CC, Korttila K, Abdalla M, et al. IMPACT Investigators. A factorial trial of six interventions for the prevention of postoperative nausea and vomiting. N Engl J Med. 2004;350:2441-51.
3. Apfel CC, Läärä E, Koivuranta M, et al. A simplified risk escore for predicting postoperative nausea and vomiting: conclusions from cross-validations between two centers. Anesthesiology. 1999;91:693-700.
4. Koivuranta M, Läärä E, Snåre L, Alahuhta S. A survey of postoperative nausea and vomiting. Anaesthesia. 1997;52:443-9.
5. Horn CC, Wallisch WJ, Homanics GE, Williams JP. Pathophysiological and neurochemical mechanisms of postoperative nausea and vomiting. Eur J Pharmacol. 2014;722:55.
6. Spiller R. Recent advances in understanding the role of serotonin in gastrointestinal motility in functional bowel disorders: alterations in 5-HT signalling and metabolism in human disease. Neurogastroenterol Motil. 2007;19(2):25.
7. Becker DE. Nausea, vomiting, and hiccups: a review of mechanisms and treatment. Anesth Prog. 2010;57:150.
8. Gan TJ, Diemunsch P, Habib AS. et al. Consensus guidelines for the management of postoperative nausea and vomiting. Anesth Analg. 2014;118:85.
9. Apfel CC, Philip BK, Cakmakkaya OS, et al. Who is at risk for postdischarge nausea and vomiting after ambulatory surgery? Anesthesiology. 2012b;117:475-86.
10. Roberts GW, Bekker TB, Carlsen HH, et al. Postoperative nausea and vomiting are strongly influenced by postoperative opioid use in a dose-related manner. Anesth Analg. 2005;101:1343-8.
11. Elia N, Lysakowski C, Tramèr MR. Does multimodal analgesia with acetaminophen, nonsteroidal anti-inflammatory drugs, or selective cyclooxygenase-2 inhibitors and patient controlled analgesia morphine offer advantages over morphine alone? Meta-analyses of randomized trials. Anesthesiology. 2005;103:1296-304.
12. Elia N, Tramèr MR. Ketamine and postoperative pain–a quantitative systematic review of randomised trials. Pain. 2005;113:61-70.
13. Tramèr MR, Reynolds DJ, Moore RA, McQuay HJ. Efficacy, dose-response, and safety of ondansetron in prevention of postoperative nausea and vomiting: a quantitative systematic review of randomized placebo-controlled trials. Anesthesiology. 1997;87:1277-89.
14. U.S. Food and Drug Administration. Ondansetron (Zofran) 32 mg, Single Intravenous (IV) Dose: Updated Safety Communication–Product Removal due to Potential For Serious Cardiac Risks. 2012.
15. Gan TJ, Apfel CC, Kovac A, et al. Aprepitant-PONV Study Group. A randomized, double-blind comparison of the NK1 antagonist, aprepitant, versus ondansetron for the prevention of postoperative nausea and vomiting. Anesth Analg. 2007;104:1082-9.
16. Waldron NH, Jones CA, Gan TJ, et al. Impact of perioperative dexamethasone on postoperative analgesia and side-effects: systematic review and meta-analysis. Br J Anaesth. 2013;110:191-200.
17. White PF, Song D, Abrao J, et al. Effect of low-dose droperidol on the QT interval during and after general anesthesia: a placebo-controlled study. Anesthesiology. 2005;102:1101-5.
18. Kranke P, Morin AM, Roewer N, Eberhart L H. Dimenhydrinate for prophylaxis of postoperative nausea and vomiting: a metaanalysis of randomized controlled trials. Acta Anaesthesiol Scand. 2002;46:238-44.
19. Henzi I, Walder B, Tramèr MR. Metoclopramide in the prevention of postoperative nausea and vomiting: a quantitative systematic review of randomized, placebo-controlled studies. Br J Anaesth. 1999;83:761-71.
20. Soppitt AJ, Glass PS, Howell S, et al. The use of propofol for its antiemetic effect: a survey of clinical practice in the United States. J Clin Anesth. 2000;12:265-9.

21. Kazemi-Kjellberg F, Henzi I, Tramèr M R. Treatment of established postoperative nausea and vomiting: a quantitative systemic review. BMC Anesthesiol. 2001;1:2.
22. Habib AS, Gan TJ. The effectiveness of rescue antiemetics after failure of prophylaxis with ondansetron or droperidol: a preliminary report. J Clin Anesth. 2005;17:62-5.
23. Wu CL, Berenholtz SM, Pronovost PJ, Fleisher LA. Systematic review and analysis of postdischarge symptoms after outpatient surgery. Anesthesiology. 2002;96:994-1003.

UTILIZAÇÃO DA ULTRASSONOGRAFIA NO PERIOPERATÓRIO

CAPÍTULO 15

Daniel Pereira de Melo Câmara

INTRODUÇÃO

A utilização da ultrassonografia como instrumento médico deriva dos princípios do sonar, usado pela primeira vez como tecnologia de guerra na Primeira Guerra Mundial (1914-1918), e as primeiras imagens ultrassonográficas de um crânio humano foram publicadas, em 1947, cujo uso inicial foi creditado a Karl Dussik, em 1942, para diagnosticar tumores cerebrais. As primeiras imagens ultrassonográficas de uma doença abdominal foram publicadas, em 1958. Nas décadas seguintes, a ultrassonografia como instrumento de diagnóstico médico foi largamente implantada na radiologia, cardiologia e obstetrícia. O uso em outras especialidades clínicas só começou realmente a progredir, na década de 1990, quando máquinas menores e com um custo-benefício maior começaram a ser utilizadas no mercado, no entanto a imagem ultrassonográfica dessas máquinas menores apresentava qualidade pior. Foi, em 2010, que a qualidade das imagens melhorou, mesmo nas máquinas menores, e a ultrassonografia teve seu uso consolidado entre outras especialidades médicas.

Ultrassom é definido como som em uma frequência acima da faixa audível por seres humanos, ou mais de 20.000 Hz. Há o uso do ultrassom terapêutico, criado para gerar calor, usando-se ondas sonoras, cuja frequência é tipicamente mais baixa que o ultrassom diagnóstico. A faixa do ultrassom usado para diagnóstico está na casa dos milhões de Hertz (MHz). Frequências menores apresentam uma imagem com baixa resolução, porém uma alta penetração. Frequências maiores definem uma imagem em alta resolução, porém com baixa penetração em tecidos orgânicos. Como exemplo, podemos usar o transdutor cardíaco ou abdominal que emite frequências de 2 a 5 MHz, enquanto a ultrassonografia dermatológica emite frequências de 100 MHz.

O uso perioperatório da ultrassonografia possui duas indicações clássicas de emprego. Uma delas é para a realização de acessos percutâneos invasivos de punção venosa profunda, (a punção arterial, cateter de PICC) ou a avaliação diagnóstica. O uso para a realização de acessos percutâneos já vem sendo praticado há mais de uma década, mesmo em aparelhos com capacidade técnica limitada. No entanto, sua maior promessa é a realização para diagnóstico de doenças à beira leito, em múltiplos órgãos (coração, pulmão e doenças abdominais), bem como tem sido usado em pacientes críticos para determinação de fluxo cerebral no perioperatório e a detecção de trombose venosa.[1]

ULTRASSONOGRAFIA CARDÍACA[2]

Grande parte dos pacientes críticos torna-se hemodinamicamente instável durante o curso da doença ou durante o período perioperatório. Nesse contexto, a ecocardiografia à beira leito pode ajudar em obter-se, rapidamente, uma avaliação do estado hemodinâmico em um paciente instável. As indicações mais usadas são a instabilidade hemodinâmica, endocardite infecciosa, dissecção aórtica, hipoxemia inexplicável, insuficiência ventricular, hipovolemia, embolia pulmonar, disfunção valvar aguda, complicações após cirurgia cardíaca e tamponamento cardíaco. A inserção de balão intra-aórtico também pode ser feita com o auxílio de ecocardiografia. Em pacientes portadores de marca-passo transvenoso, a ecocardiografia auxilia na confirmação da posição dos eletrodos. A ecocardiografia também é útil no auxílio à realização da pericardiocentese.

A utilização para determinação do *status* volêmico e cardiovascular também tem sido largamente implementada, principalmente em pacientes com indicação cirúrgica de urgência ou emergência. Auxilia na determinação da fração de ejeção sistólica, grau de disfunção valvar, função ventricular, bem como descartar disfunção cardíaca grave no contexto de limitação funcional.

As duas modalidades utilizadas são a transtorácica e a transesofágica. Ambas podem ser usadas tanto na terapia intensiva, quanto no período perioperatório. O tempo usado para avaliação cardíaca com o uso de ultrassonografia é em torno de 20 minutos. Diferentes protocolos vêm sendo usados para a realização de um rápido exame à beira leito (FATE, RACE, FADE, BEAT, RUSH). A avaliação transtorácica pode ser dividida em quatro partes, cada uma delas focada em determinar certas doenças no contexto do paciente crítico. A janela subcostal é usada para acessar fração de ejeção, tamanho e funcionamento dos ventrículos direito e esquerdo, tamanho atrial, movimentação do septo interventricular e efusão pericárdica. As janelas apical e subcostal são as mais usadas para acessar o ventrículo direito. Esse procedimento faz parte do protocolo FEEL (*Focused Echocardiography in Emergency Life support*). Essa janela talvez seja uma das melhores a serem usadas no paciente crítico. A janela paraesternal é focada no acesso a líquidos pericárdicos, tamanho e função de câmaras direitas, movimento de septo. Essa janela é usada para cálculo da fração de ejeção e para obtenção do fluxo de saída no ventrículo esquerdo. Janela apical é usada para determinação de dilação ventricular direita, movimentação do septo, ventrículo esquerdo e cálculo da fração de ejeção pelo método de Simpson.

A visualização da veia cava inferior ajuda a determinar a pré-carga do paciente, bem como sua responsividade à reposição volêmica. Em pacientes saudáveis, respirando espontaneamente, há redução no diâmetro da veia cava inferior durante a inspiração em cerca de 50% por causa das mudanças na pressão intratorácica. Uma veia cava com menos de 2 cm de diâmetro está associada a uma pressão venosa central inferior a 10 cm de água. Esses índices auxiliam na determinação da distensibilidade da veia cava inferior, designando com grande acurácia responsividade a volume ou não. Esses resultados são fidedignos mesmo nos pacientes em ventilação mecânica, superior mesmo aos parâmetros obtidos com o monitor Vigíleo que apresentou falha em determinar a responsividade volêmica nos pacientes com sepse.

Efusão pericárdica, comprometimento hemodinâmico secundário à embolia pulmonar, também pode ser detectada com o auxílio da ecocardiografia. Na presença de dilatação ventricular direita, diminuição da movimentação da parede livre do ventrículo direito com padrão de *strain* apical e acinesia da parede anterior, porém com movimentação normal do Apex (Sinal de McConnell), além de dilatação da artéria pulmonar direita, o tratamento com trombólise deve ser prontamente considerado. Os estudos mostram que a avaliação ecocardiográfica do paciente tem um importante impacto no cuidado do paciente.

ULTRASSONOGRAFIA PULMONAR[3-6]

O ar é um mau condutor de ondas sonoras decorrente da dispersão que as mesmas sofrem, desse modo a ultrassonografia pulmonar restringia-se à identificação de derrames pleurais e guia para realização de toracocenteses. No entanto, esse atributo passou a ser usado para o estudo de afecções pulmonares, uma vez que a interface ar-tecido gera vários artefatos ultrassonográficos que podem ser interpretados de forma conjunta para determinação de doenças. Em comparação à radiografia, apresenta diversas vantagens, como a ausência de exposição à radiação, portabilidade e, principalmente, a formação de imagens em tempo real. Para a boa avaliação, devem-se padronizar as zonas de cada hemitórax a serem avaliadas. Inicia-se o exame pela região anterior (entre o esterno e a linha axilar anterior), prossegue-se para a lateral (entre as linhas axilar anterior e posterior) e, finalmente, a posterior (entre a linha axilar posterior e a coluna vertebral).

A linha pleural deve ser a primeira estrutura a ser identificada. Trata-se da interface entre as pleuras visceral e parietal, que no pulmão normal se localiza a aproximadamente 0,5 cm abaixo da superfície superior das costelas. A visualização dinâmica desta estrutura recebe o nome de sinal do deslizamento ou *lung sliding*. Isto indica que a linha pleural contém ambos os folhetos, parietal e visceral. Apresenta-se como uma fina linha hiperecogênica, com aspecto de onda, superiormente, e granular, inferiormente, que apresenta movimentação durante as incursões respiratórias. Ao conjunto da linha pleural disposta entre duas costelas dá-se o nome de sinal do morcego (*bat-wing signal*). Aderências inflamatórias, atelectasias, fibrose, intubação esofágica, paralisia diafragmática, apneia e choque são condições que podem se apresentar com ausência de deslizamento pleural. Fisiologicamente esse sinal é reduzido nos ápices pulmonares.

A interação do ar com as ondas sonoras produz artefatos de reverberação. Tais artefatos são semicírculos hiperecogênicos imóveis que apresentam o mesmo sentido da linha pleural e se repetem em intervalos iguais. Esses artefatos são conhecidos como linhas A (Fig. 15-1).

Quando ocorre o preenchimento intersticial por fluidos, seja no contexto de hipervolemia, seja por processos inflamatórios, a onda sonora deixa de ser completamente dissipada e passa a ser adequadamente conduzida pelo tecido. Essa mudança cria artefatos chamados de linhas B (Fig. 15-2), feixes hiperecogênicos que partem da pleura, estendem-se

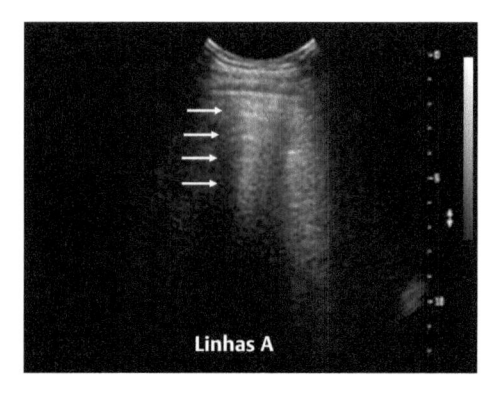

Fig. 15-1. Linhas A.

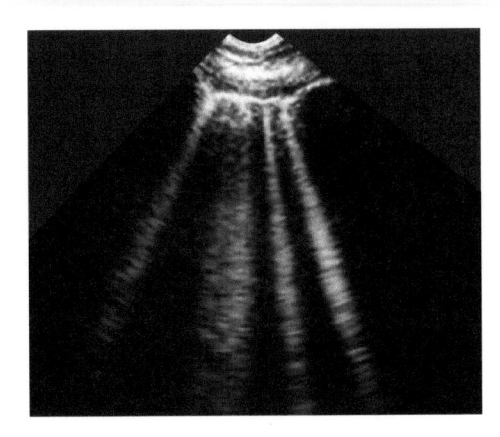

Fig. 15-2. Linhas B.

verticalmente ao longo de toda a tela, movem-se com incursões respiratórias no caso de haver deslizamento pulmonar e apagam as linhas A. Indicam espessamento do septo interlobular. É importante ressaltar que uma parte dos indivíduos normais possui até duas linhas B no mesmo espaço intercostal, separadas por pelo menos 7 mm.

O rastreamento considerado positivo para síndrome intersticial consiste na presença de pelo menos três linhas B em um espaço intercostal em mais de uma zona pulmonar. Quando bilateral é compatível com edema ou síndrome do desconforto respiratório agudo e, se unilateral, compatível com pneumonia intersticial ou contusão pulmonar.

Também é possível avaliar o preenchimento alveolar com boa sensibilidade e especificidade.[6] A hepatização pulmonar é um processo que pode ser visualizado à ultrassonografia. Neste processo, os alvéolos passam a ser ocupados por líquido, adquirindo a aparência ultrassonográfica do fígado, também é possível visualizar a presença de broncogramas aéreos (estruturas hiperecogênicas no interior da consolidação).

Recentemente, a ultrassonografia pulmonar mostrou-se capaz de acessar quantitativamente a reaeração pulmonar depois de terapia antimicrobiana por 24 horas em pacientes críticos com o diagnóstico de pneumonia associada à ventilação mecânica. Outro estudo mostrou que a ultrassonografia pulmonar pode ser usada para estimar a reaeração pulmonar em pacientes com pneumonia associada à ventilação mecânica e para estimar o PEEP induzindo recrutamento alveolar. Porém mais estudos são necessários para a aferição de resultados.

A ultrassonografia pulmonar encontra seu uso também no auxílio à decisão clínica e mudança de condutas no paciente crítico.

A ultrassonografia também tem sido utilizada para realização de toracocentese de forma mais segura, necessitando de uma quantidade bem menor de líquido inicial para sua detecção (a partir de 20 mL já é possível sua detecção à ultrassonografia em comparação aos 150 a 200 mL de líquidos necessários para sua detecção à radiografia de tórax). O que se visualiza é um espaço anecoico ou hipoecoico (transudatos são inexoravelmente anecoicos) entre as pleuras parietal e visceral. Os sinais que confirmam a presença de derrame pleural é a mudança no formato deste espaço durante a respiração, a presença de pulmão comprimido ou com atelectasia e movimento de turbilhão do líquido no interior deste espaço. De forma que durante a inspiração, em razão do aumento do volume pulmonar, o líquido é rechaçado, e há aproximação das pleuras. Vale lembrar que o líquido pleural não pode ser deformado ao se pressionar o transdutor contra a pele, por causa da rigidez da caixa torácica. Incursões do pulmão ou do diafragma para dentro da janela acústica durante o ciclo inspiratório são contraindicações absolutas à realização da toracocentese.

Em se tratando de pneumotórax, o ar se acumula nas regiões apical, anterior e medial dos pulmões, áreas de difícil avaliação pela radiografia de tórax. Em uma revisão publicada, em 2013, por Raja *et al.* a ultrassonografia apresentou sensibilidade bem superior à radiografia (90,9% vs. 50,2%).[7] O transdutor linear deve ser posicionado no segundo ou terceiro espaço intercostal, na linha hemiclavicular, e entre o terceiro e quinto espaços na linha axilar anterior. A presença de *lung sliding*, no entanto, exclui pneumotórax na área avaliada. Outro achado com capacidade de exclusão é a presença de pelo menos uma linha B.

O equivalente à ausência de deslizamento no modo M foi batizado de sinal da estratosfera ou sinal do código de barras. Importante ressaltar que avaliação de pneumotórax ao ultrassom fica prejudicada quando há presença de enfisema subcutâneo, extensos derrames pleurais ou hemotórax, bolhas pulmonares e grandes áreas pulmonares com atelectasias.

ULTRASSONOGRAFIA VASCULAR[7]

A ultrassonografia vascular apresenta dois propósitos primários: a avaliação do sistema vascular periférico e como guia para a realização de acessos vasculares. A avaliação do sistema vascular possui seu foco na avaliação do sistema venoso e no diagnóstico de trombose venosa profunda (Fig. 15-3). Máquinas portáteis com Doppler auxiliam na avaliação da trombose venosa profunda sem a necessidade de transportar o paciente para o setor de radiologia. É importante se ter em mente a anatomia do sistema venoso dos membros superiores e inferiores. O paciente é colocado em uma inclinação de 45° na posição de Trendelenburg reverso. O membro inferior é colocado em rotação externa, e o joelho ligeiramente dobrado. Na extremidade superior, o paciente é colocado nas posições supina e de Trendelenburg a fim de escanear as veias axilares e subclávias.

O método mais eficaz para diferenciar fluxos arterial e venoso é o modo Doppler e comparar as formas de onda geradas pelo pulso. As veias tendem a ter formas de onda contínuas variando apenas com a respiração, enquanto ondas arteriais apresentam um pico e fluxo trifásicos.

O acesso vascular via ultrassonografia pode ser realizado nas veias jugular, femoral, tendo também sua aplicabilidade nas veias axilar e subclávia. O acesso da veia subclávia pode ser realizado de duas formas, supraclavicular e infraclavicular.

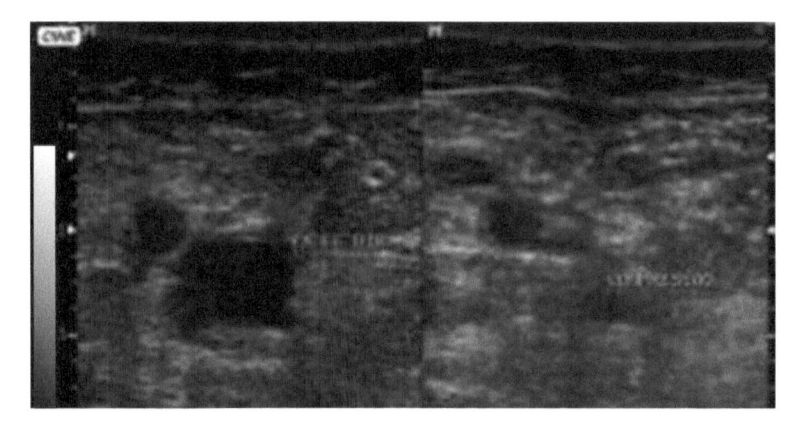

Fig. 15-3.
Trombose venosa profunda.

ULTRASSONOGRAFIA DE VIAS AÉREAS SUPERIORES[2,8]

A ultrassonografia tem sido utilizada também para prever aspectos que podem caracterizar uma intubação difícil, bem como predição de estridor pós-extubação e falha de extubação.

A presença de edema de partes moles pré-traqueal foi identificada como fator de risco para uma laringoscopia difícil e pode ser avaliada com o auxílio do ultrassom. A ultrassonografia pode ser utilizada como método complementar para confirmar a posição endotraqueal do tubo e confirmação de ventilação. Este aspecto é importante quando em uma situação de parada cardíaca, a capnografia pode mostrar-se falha (aumento de CO_2 por causa do estômago cheio, obstrução aérea, erro técnico e falso-negativo decorrente do uso da epinefrina). O ultrassom pode ser utilizado para visualização direta do movimento pleural. Eslami sugere que a movimentação diafragmática na janela subcostal direita é uma medida efetiva no diagnóstico da posição endotraqueal do tubo. A insuflação do balão do tubo com solução salina auxilia na melhor visualização ao ultrassom.

O protocolo T.R.U.E., idealizado por Chou *et al.*, foi produto de um estudo prospectivo, observacional, que realizou visualização em tempo real para confirmar a posição endotraqueal do tubo durante um ambiente de parada cardiorrespiratória.[9] A sensibilidade do método foi de 100%. O ultrassom também pode ser utilizado para determinar o tamanho ideal do tubo orotraqueal.

Pacientes intubados em uso de ventilação mecânica podem ter sua força respiratória avaliada pela ultrassonografia. O transdutor pode ser posicionado ao longo da linha axilar anterior à direita e linha axilar posterior à esquerda para avaliação do deslocamento craniocaudal do fígado e do baço, respectivamente.

ULTRASSONOGRAFIA GÁSTRICA[8]

A determinação do enchimento gástrico de um paciente é frequentemente realizada com base no momento da última refeição. Entretanto, como bem já se sabe, o esvaziamento gástrico pode ser retardado quando há dor, uso concomitante de opioides ou patologia intra-abdominal. Nesses pacientes, o uso do ultrassom desempenha um papel importante na identificação do risco de aspiração.

Uma revisão sistemática completada, em 2014, identificou nove artigos que correlacionaram o uso da ultrassonografia gástrica com o padrão ouro para avaliação de resíduo gástrico (aspiração nasogástrica, em alguns casos a ressonância magnética). O ultrassom foi mais sensível para determinação do líquido e para diferenciação de conteúdo líquido de sólido, auxiliando na quantificação do risco de aspiração. Aparentemente, a relação entre a área do antro e o volume é geralmente aceita na literatura como avaliação dos períodos de esvaziamento gástrico. No entanto, apesar de sua aceitabilidade ainda carece de trabalhos que validem o risco de aspiração com base no volume gástrico. Um estômago cheio com risco de aspiração é considerado como aquele que possui um resíduo de pelo menos 1,5 mL/kg do peso corporal do paciente.

Para finalizar, foi observado como a ultrassonografia à beira leito é uma técnica amplamente disponível no meio médico, com baixo custo e baixa incidência de radiação, contudo, por ser um procedimento examinador dependente, ainda carece de treinamento médico especializado na área.[10-12]

REFERÊNCIAS BIBLIOGRÁFICAS

1. Shillcutt SK, Markin NW, Montzingo CR, Brakke TR. Use of rapid "rescue"perioperative echocardiography to improve outcomes after hemodynamic instability in noncardiac surgical patients. J. Cardiothorac Vasc Anesth. 2012;26:362-70.
2. Deshpande R, Akhtar S. Utility of ultrasound in the ICU. Curr Opin Anesthesiol. 2014;27:123-32.
3. Martins HS, Brandão Neto RA, Velasco IT. Medicina de emergências: abordagem prática – 12ª ed. rev. E atual – Baurueri, SP: Manole; 2017.
4. Viveta LV, Weingrow D, Perera P, et al. Thoracic ultrasonography. Crit Care Clin. 2014;30:93-117.
5. Lichtenstein D, Meziere G, Biderman P, et al. The lung point: an ultrasound sign specific to pneumothorax. Intensive Care Med. 2000;26 (10):1434-40.
6. Lichtenstein D, Hulot JS, Rabiller A, et al. Feasibility and safety of ultrasound aided thoracocentesis in mechanically ventilated patients. Intensive Care Med. 1999;25 (9):955-8.
7. Raja AS, Jacobus HC. How accurate is ultrasography for excluding pneumothorax? Ann Emerg Med. 2013. Feb;61(2):207-8.
8. Bambrige D, McConnel B, Royse C. A review of diagnostic accuracy and clinical impact from the focused use of perioperative ultrasound. Can J Anesth. 2017.
9. Chou HC, Tseng WP, Wang CH, et al. Tracheal Rapid Ultrasound Exam (T.R.U.E.) for confirming endotracheal tube placement during emergency intubation. Resuscitation. 2011;82:1279-84.
10. Moore CL, Copel JA. Point-of-care ultrasonography. N Engl J Med. 2011;364:749-57.
11. Lichtenstein DA. Lung ultrasound in the critically ill. Annal of intensive Care. 2014; 4: 1.
12. Zieleskiewicz L, Muller L, Lakhal K, et al. Point-of-care ultrasound in intensive care units: assessment of 1073 procedures in a multicentric, prospective, observational study. Intensive Care Med. 2015;41:1638.

CONSIDERAÇÕES PERIOPERATÓRIAS DURANTE A PANDEMIA DE COVID-19

Bruno Morais

INTRODUÇÃO

O surgimento do novo coronavírus foi identificado, em dezembro de 2019, em Wuhan, uma cidade na província de Hubei, na China, como causa de pneumonia em um grupo de pacientes. Desde então, disseminou-se rapidamente, e na data de 11 de março de 2020, foi declarado como situação de Pandemia pela Organização Mundial da Saúde (OMS).

Desde a declaração do estado pandêmico, houve substancial impacto no sistema de saúde de diversos países, com a necessidade do cancelamento de cirurgias eletivas. Estima-se que 28 milhões de cirurgias foram canceladas nos primeiros 3 meses de pandemia.[1]

Um dos principais motivos para o cancelamento foi evitar a presença de pacientes no ambiente hospitalar, a fim de diminuir a transmissão, conforme exemplificado por um estudo em que a infecção hospitalar chegou a 41% do grupo de pacientes internados e dos profissionais da área de saúde estudados.[2] Outro fator seria fornecer leitos de enfermaria e principalmente de CTI para receber os pacientes em estágios moderados a graves e preservar os equipamentos de proteção individual (EPI) para as equipes de saúde, por causa de sua escassez no mundo.

Por outro lado, o atraso no diagnóstico, o adiamento de cirurgias não emergenciais, por conta das medidas restritivas, pode ter impacto direto na sobrevida do paciente, assim como sua morbidade, dependendo da enfermidade em curso e a postergação do ato cirúrgico.

Estudos recentes mostram um declínio significativo no diagnóstico de câncer em diversos países. Por exemplo, após o início das restrições, o Reino Unido teve um declínio de 75% dos encaminhamentos por suspeita de câncer, na Holanda o declínio do registro foi de 40%.[3,4]

O atraso no diagnóstico e abordagem cirúrgica determina apresentações clínicas em estágios cada vez mais avançados, com piores desfechos. Um estudo sugere o aumento potencial de 33.890 mortes por câncer nos Estados Unidos da América.[2]

O mesmo ocorre no Brasil, onde a Sociedade Brasileira de Patologia estima que, ao menos, 70 mil brasileiros deixaram de receber o diagnóstico de Câncer nos primeiros 4 meses de pandemia. A Sociedade Brasileira de Cirurgia Oncológica aponta que houve uma redução de 70% no número de cirurgias de câncer no mesmo período.

Contudo, segundo dados da literatura, a realização de cirurgias em pacientes em vigência de COVID-19 eleva, substancialmente, a morbidade e mortalidade perioperatórias.[5,6] Por isso, há necessidade de ponderar, adequadamente, a indicação cirúrgica, assim como o risco da exposição do paciente ao ambiente hospitalar.

Em um estudo de 468 pacientes submetidos à cirurgia de urgência e emergência 36 (7,7%) testaram positivo para COVID-19. A mortalidade perioperatória foi de 16,7% naqueles com COVID-19 em comparação a 1,4% em indivíduos sem a referida infecção. Foram demonstradas taxas maiores de complicações graves, como: parada cardiorrespiratória, lesão renal aguda, síndrome do desconforto respiratório, sepse e admissão em UTI nos indivíduos com COVID-19.[5]

Nesse mesmo estudo levantou-se a hipótese que a cirurgia parece exacerbar o curso da doença. Formas graves ou críticas foram identificadas em 56% dos pacientes, taxas mais de duas vezes e meia maior do que as estimadas nos pacientes com COVID-19 que não foram submetidos a nenhum procedimento cirúrgico. Foram imputados, como fatores que poderiam contribuir para exacerbar o curso da doença, o estresse fisiológico da cirurgia, a necessidade de ventilação mecânica e o aumento do risco de outras infecções.[5]

Não houve diferenças, estatisticamente significativas, nas taxas de complicações graves ou mortalidade entre os pacientes com diagnóstico de COVID-19 no pré-operatório em comparação àqueles diagnosticados no pós-operatório.[5]

Outro estudo que avaliou 1.128 pacientes submetidos a cirurgias de emergência, urgência e eletivas evidenciou que complicações pulmonares pós-operatórias ocorreram em metade dos pacientes com infecção perioperatória por SARS-CoV-2 e estão associadas à elevada mortalidade, principalmente em indivíduos acima de 70 anos e American Society of Anesthesiologists (ASA) maior ou igual 3.

Esses dados demonstram que complicações pulmonares ocorrem com maior frequência em pacientes submetidos à cirurgia com COVID-19, do que em pacientes submetidos à cirurgia em estudos realizados antes da pandemia.[6,7]

Outro fator que pode contribuir para complicações cirúrgicas e mortalidade é o estado de hipercoagulabilidade associado ao COVID-19. Uma série de alterações nos fatores pró-trombóticos foram relatados, como elevações do fator-VIII, fibrinogênio, D-dímero e o fator de Von Willebrand, além da hiperviscosidade. Piorando o quadro, há diminuição da antitrombina.[8]

O tempo para um paciente com COVID-19 se recuperar é variável e depende de múltiplos fatores, como idade e comorbidades preexistentes, assim como a gravidade do quadro. Pacientes com doença leve costumam evoluir com uma melhora clínica dentro de duas semanas, enquanto indivíduos com doenças graves apresentam um tempo prolongado, alguns dados na literatura relatam até 2 meses.[9]

O tempo necessário para recuperação da COVID-19 impacta diretamente no momento ideal para a realização da cirurgia, e ainda, por quanto tempo adiar a abordagem. Essa questão continua sendo uma dúvida por causa dos poucos dados disponíveis. Estudos pré-pandêmicos sugerem o adiamento da cirurgia em pacientes que apresentaram infecção respiratória nas 4 semanas anteriores à cirurgia.[10]

Um estudo de coorte prospectivo, incluindo 122 pacientes submetidos à cirurgia para câncer, descobriu que a cirurgia ≥ 4 semanas após um resultado positivo do *swab* de SARS-CoV-2 foi associada a um risco menor de mortalidade pós-operatória do que a cirurgia com tempo inferior.[11]

Outro estudo de coorte prospectivo, multicêntrico internacional que incluiu pacientes submetidos à cirurgia eletiva ou de emergência com infecção pré-operatória por SARS-CoV-2 foram comparados àqueles sem infecção prévia pelo referido agente. Ficou demonstrado que cirurgia realizada ≥ 7 semanas após o diagnóstico foi associada a um risco de mortalidade semelhante aos sem Covid-19, porém os pacientes que ainda apresentavam sintomas mesmo após 7 semanas tiveram uma mortalidade maior que os que já tiveram os seus sintomas resolvidos.[12] Dessa forma, talvez seja prudente adiar uma cirurgia não emergencial por este período desde que seja considerado o risco/benefício desta estratégia em relação à condição mórbida de base que motivou a indicação cirúrgica.

Atualmente, vem sendo discutido priorizar indivíduos que vão ser submetidos a cirurgias eletivas no processo de vacinação. Estudo publicado recentemente informou que o número necessário de vacinados para prevenir uma morte relacionada com a COVID-19 foi menor que na população em geral, podendo ser discutido à medida que surgem novos dados e ampliação da vacinação priorizar esse grupo.[13]

Percebemos que diante da atual situação e pelos dados da literatura o ideal seria, quando possível, evitar cirurgias em pacientes com diagnóstico de COVID-19.

MENSAGENS IMPORTANTES

Uma cirurgia não emergencial deve ser adiada, enquanto o paciente esteja infectado pelo Sars-CoV-2, pelo risco do aumento de morbidade e mortalidade, além da contaminação da equipe e do ambiente.

Cirurgias eletivas devem, se possível, ser adiadas por um período de 7 semanas, uma vez que, neste período, está associada a um aumento de complicações e morte.

Tentar avaliar antes do procedimento cirúrgico as comorbidades e o estado funcional do paciente após o quadro de COVID-19, bem como buscar sua reabilitação funcional quando necessário no prazo que se aguarda a cirurgia.

Nos pacientes com sintomas persistentes de COVID-19, pode-se considerar atrasar a cirurgia por mais de 7 semanas, por causa de os dados mostrarem um pior prognóstico nesses casos.

Testar todos os pacientes que internam para abordagem cirúrgica, visando diminuir a transmissão intra-hospitalar, ou operar o paciente no período de incubação.

Avaliar, com a evolução da vacinação, estender aos pacientes cirúrgicos como grupo prioritário, discutindo a real necessidade da cirurgia entre equipe multidisciplinar e quais cirurgias seriam enquadradas como prioridades.

Pacientes que desenvolveram COVID-19 no período perioperatório apresentam maior risco de morbimortalidade, sobretudo, por complicações respiratórias.

REFERÊNCIAS BIBLIOGRÁFICAS

1. Nepogodiev D, Omar OM, Glasbey JC, et al. Cancelamentos de cirurgias eletivas devido à pandemia COVID-19: modelagem preditiva global para informar os planos de recuperação cirúrgica. Br J Surg. 2020;107:1440-9.
2. Lai A, Pasea L, Banerjee A, et al. Estimativa de excesso de mortalidade em pessoas com câncer e multimorbidade na emergência COVID-19. medRxiv. Pré-impressão postada online em 1º de junho de. 2020.
3. Jzerman M, Emery J. É um diagnóstico tardio de câncer uma consequência do COVID-19? 2020.
4. Kaufman HW, Chen Z, Niles J, Fesko Y. Changes in the Number of US Patients With Newly Identified Cancer Before and During the Coronavirus Disease 2019 (COVID-19) Pandemic. JAMA Netw Open. 2020;3(8):e2017267.
5. Knisely A, et al. Perioperative Morbidity and Mortality of Patients With COVID-19 Who Undergo Urgentand Emergent Surgical Procedures. Ann surg. 2021;273:34-40.
6. Nepogodiev D, et al. Mortality and pulmonary complications in patients undergoing surgery with perioperative SARS-CoV-2 infection: an international co-hort study. Lanceta. 2020;396.27-28.

7. Kirmeier E, et al. Post-anaesthesy pulmonary complications after use of muscle relaxants (POPULAR) a multicentre, prospective observational study. Lancet Respir Med. 2019;7(2):129-40.
8. Panigada M, Bottino N, Tagliabue P, et al. Hypercoagulability of COVID-19 patients in intensive care unit: A report of thromboelastography findings and other parameters of hemostasis. J Thromb Haemost. 2020;18:1738.
9. Carfì A, Bernabei R, Landi F. Persistent Symptoms in Patients After Acute COVID-19. Gemelli Against COVID-19 Post-Acute Care Study Group. JAMA. 2020;324(6):603.
10. Canet J, Gallart L, Gomar C, et al. Prediction of postoperative pulmonary complications in a population-based surgical co-hort. Anesthesiology. 2010;1:38-50.
11. COVID Surg Collaborative. Delaying surgery for patients with a previous SARS-CoV-2 infection. Br J Surg. 2020;107:e601-2.
12. Timing of surgery following SARS-CoV-2 infection: an international prospective co-hort study. COVID Surg Collaborative, Global Surg Collaborative Anaesthesia. 2021.
13. SARS-CoV-2 vaccination modelling for safe surgery to save lives: data from an international prospective co-hort study. 2021.

MANEJO DA HIPERTENSÃO ARTERIAL NO PERIOPERATÓRIO

Marcos Benchimol • Gabriel Pesce de Castro da Silva

INTRODUÇÃO

A hipertensão arterial sistêmica (HAS) é uma condição comum, frequentemente assintomática, cuja prevalência se eleva com aumento da faixa etária. Embora de fácil diagnóstico, com múltiplas drogas disponíveis e amplas campanhas de detecção, o paradoxo é que apesar de haver um número crescente de drogas disponíveis e campanhas de detecção da condição, existe apenas um baixo percentual de indivíduos que estejam com tratamento otimizado, ou com sua pressão no alvo.[1]

Dessa forma, muitos indivíduos portadores deste problema já apresentam lesão de órgãos-alvo, como coração, rins, cérebro e vasos arteriais.

Em geral, HAS constitui um fator de risco em cirurgias não cardíacas, porém sem representar um fator de risco independente de complicações cardiovasculares.

Em um estudo de revisão sistemática e metanálise de 30 estudos observacionais, HAS pré-operatória se associou a uma elevação de 35% de complicações cardiovasculares, e a pressão arterial não controlada é uma das principais causas de atraso na cirurgia.[2]

Cancelamento e remarcações de procedimentos cirúrgicos, por conta de HAS, têm sido um grande problema para os profissionais de saúde mundo afora. Isso também tem implicações econômicas e psicológicas nos pacientes e familiares. Apesar de haver diretrizes para o tratamento da HAS em geral, há uma escassez na literatura relativa a diretrizes sobre avaliação e tratamento da HAS dos pacientes submetidos a cirurgias não cardíacas.[2]

Na abordagem do paciente com HAS convém verificar, além dos níveis tensionais e possíveis repercussões em órgãos-alvo, eventuais alterações hidreletrolíticas, como reduções nos níveis de potássio e magnésio que podem ser provocadas pelo tratamento, complicações clínicas ou até mesmo pela etiologia da HAS (p. ex.: hiperaldosteronismo primário).

A associação entre HAS e morbidade perioperatória foi reportada, em 1950.[3] Pressão arterial sistólica (PAS) acima de 170 mmHg e PAD acima de 110 mmHg estavam associadas à isquemia miocárdica.[4]

HAS foi o segundo fator mais comumente associado à morbidade pós-operatória.[5]

Contudo, a maior parte das evidências sobre o impacto da HAS pré-operatória provém de estudos mais antigos onde o manejo mais eficaz não estava até então disponível. Além disso, não está claro se adiar a cirurgia até que se obtenha um controle mais efetivo da pressão arterial reduzirá o risco cardiovascular.[6] As diretrizes atuais do American College of Cardiology/American Heart Association (ACC/AHA) listam HAS fora de controle como fator de risco "menor" para o desenvolvimento de eventos cardiovasculares perioperatórios.[7]

Neste período, pode haver oscilações importantes da pressão arterial (PA). Por exemplo, durante a intubação orotraqueal, ocorre uma elevação de 20 a 30 mmHg da PA.

HAS no período perioperatório costuma ocorrer por estímulo simpático em função de dor, hipotermia, hipóxia e sobrecarga de volume, sobretudo 24-48 horas depois do pós-operatório, quando ocorre mobilização de fluidos a partir do compartimento extravascular.[2]

Por outro lado, a PA pode cair durante todos os tipos de anestesias, seja a anestesia raquidiana (bloqueio simpático), anestésicos venosos (redução do retorno venoso) ou por anestésicos voláteis (redução do débito cardíaco).

Possíveis perdas volêmicas e/ou sangramentos durante a cirurgia devem ser consideradas como situações potencialmente causadoras de hipotensão arterial.

Agentes, como óxido nítrico, diminuem o débito cardíaco em 15%. Anestésicos voláteis, associados a relaxantes musculares, podem ser deletérios ao coração por sensibilizarem o miocárdio às catecolaminas circulantes, já elevadas, predispondo a arritmias.

Dessa forma, o comportamento do paciente com HAS no período perioperatório costuma ter três fases:

1. Antes da cirurgia onde o paciente costuma estar ansioso e/ou com dor com tendência à elevação da PA e elevação inicial na intubação;
2. Queda da PA durante a cirurgia decorrente dos agentes anestésicos e das perdas volêmicas em 20% a 30%;
3. Possível elevação da PA no pós-operatório por dor e/ou ansiedade.

Idealmente, a PA deve estar abaixo de 140/90 mmHg antes de uma cirurgia eletiva, mas não há evidências que PA de até 170/110 mmHg possa ocasionar piores desfechos.[8]

Dessa forma, não é necessário retardar uma cirurgia urgente para controle de PA, desde que não esteja com níveis acima desses valores.

Porém na HAS intensa, acima do estágio 3, em um estudo antigo ficou demonstrado que PAS e PAD de 211 e 105 mmHg, respectivamente, apresentaram respostas hipotensivas durante a indução anestésica e marcadas respostas hipertensivas aos estímulos nocivos.[9] Pacientes com HAS bem controlada responderam de forma semelhante aos normotensos. Outros estudos identificaram que PAD de 110 mmHg imediatamente antes da cirurgia estava associada a várias complicações, como arritmias, isquemia e infarto miocárdico, complicações neurológicas e insuficiência renal.[2]

A investigação de HAS secundária antecedendo a cirurgia é importante quando se considera a possibilidade de feocromocitoma, tendo em vista que nesta situação grandes labilidades da PA podem ocorrer durante atos cirúrgicos, ocasionando mortalidade de até 80% em casos insuspeitos.[11]

A maioria dos hipotensores pode ser mantida até o dia da cirurgia, ingerida com pequenos goles de água na manhã da intervenção, exceção para os IECAS e BRAS por um período de 24 horas que antecede a cirurgias de grande porte, por causa do risco de hipotensão prolongada, exceto se a HAS estiver fora de controle.

Em relação à classe dos medicamentos, algumas ponderações devem ser levantadas. Os diuréticos devem ser interrompidos no dia das cirurgias maiores pelo risco de hipovolemia. Betabloqueadores e Clonidina, se estiverem em uso contínuo, não devem ser interrompidos pelo risco de efeito rebote.

Drogas intravenosas, como Esmolol, Labetalol e Nitroglicerina, podem ser usadas em episódios de HAS aguda, enquanto bloqueadores de canais de cálcio e IECA em situações menos intensas (Quadro 17-1).[12,13]

Quadro 17-1. Recomendações[12]

Recomendações sobre betabloqueador	Classe	Nível
Recomendado continuação perioperatória do uso de betabloqueadores, em pacientes com uso prévio	I	B
Início de betabloqueadores deve ser considerado em pacientes aguardando cirurgia de alto risco e portadores de ≥ 2 fatores de risco clínico ou ASA ≥ 3	IIB	B
Início de betabloqueadores deve ser considerado em pacientes com isquemia miocárdica conhecida	IIB	B
Quando iniciado betabloqueador em paciente que será submetido à cirurgia não cardíaca, deve ser avaliado o uso de atenolol ou bisoprolol como primeira escolha	IIB	B
Início de betabloqueador em alta dose no perioperatório sem titular dose não é recomendado	III	B
Início de betabloqueador para paciente que será submetido à cirurgia de baixo risco cardiovascular não é recomendado	III	B
Recomendações sobre uso de IECA e BRA[12]	**Classe**	**Nível**
Continuação de IECA e BRA, com monitorização próxima, deve ser considerada para cirurgias não cardíacas em pacientes estáveis portadores de insuficiência cardíaca e disfunção sistólica de Ventrículo esquerdo	IIa	C
Início de IECA ou BRA deve ser considerado, pelo menos 1 semana antes de cirurgia, em pacientes estáveis portadores de insuficiência cardíaca e disfunção sistólica de ventrículo esquerdo	IIa	C
Deve ser avaliada a descontinuação transitória de IECA e BRA antes de cirurgia não cardíaca em pacientes com uso da medicação para controle de hipertensão arterial	IIa	C

Recomendações para o acompanhamento: prazos máximos para reavaliação[13]

Pressão arterial inicial (mmHg)		Acompanhamento
Sistólica	Diastólica	
< 130	< 85	Reavaliar em 1 ano Estimular mudanças de estilo de vida
130-139	85-89	Reavaliar em 6 meses Insistir em mudanças de estilo de vida*
140-159	90-99	Confirmar em 2 meses Considerar MAPA/MRPA*
160-179	100-109	Confirmar em 1 mês Considerar MAPA/MRPA*
> 180	> 110	Intervenção medicamentosa imediata ou reavaliar em 1 semana *

*Considerar intervenção de acordo com a situação clínica do paciente (Fatores de risco maiores, doenças associadas e lesões em órgão-alvo).

MENSAGENS IMPORTANTES
- HAS é uma condição frequente no período perioperatório podendo estar relacionada com múltiplas causas, como ansiedade, dor, hipervolemia, hipóxia e hipotermia;
- Apesar de, idealmente, a PA deva estar abaixo de 140/90 mmHg no pré-operatório, não é necessário retardar cirurgias apenas para o controle da PA, desde que o paciente esteja assintomático ou que a HAS não esteja em estágio 3 (>180/110 mmHg);
- As medicações podem ser ingeridas no pré-operatório com pequenos goles de água;
- Betabloqueadores e clonidina não devem ser descontinuadas no período perioperatório pelo risco de rebote;
- IECA e BRA devem ser descontinuados no dia da cirurgia de grande porte, pelo risco de maior dificuldade de manejo da PA no intraoperatório. Diuréticos também, se possível, devem ser descontinuados no dia da cirurgia, pelo risco de hipovolemia;
- Em emergências hipertensivas podem ser utilizadas drogas endovenosas, como nitroglicerina, labetalol e esmolol;
- Em situações menos intensas, IECA, BRA e bloqueadores de canal de cálcio podem ser utilizados.

REFERÊNCIAS BIBLIOGRÁFICAS
1. Chobanian A. The hypertension paradox – more uncontrolled disease despite improved therapy. N Eng J Med. 2009;361:878-87.
2. Sellevold OF, Raeder J, Stenseth R. Undiagnosed phaeochromocytoma in the perioperative period. Case reports. Acta Anaesthesiol Scand. 1985;29(5):474.
3. Howell SJ, Sear JW, Foex P. Hypertension, hypertensive heart disease and perioperative cardiac risk. Br J Anesth. 2004;92:57-83.
4. Thompson JE, Smithwick RH. Surgical measures in hypertension. Geriatrics. 1953;8:611-9.
5. Goldman L, Caldera DL, Nussbaum SR, et al. Multifactorial index of cardiac risk in noncardiac surgical procedures. N Engl J Med. 1977;297:845-50.
6. Khuri SF, Daley J, Henderson W, et al. The National Veterans Administration surgical risk study: risk adjustment for the comparative assessment of the quality of surgical care. Journal of the Am Coll Surg. 1995;180:519-31.
7. Casadei B, Abuzeid HJ. Is there a strong rationale for deferring elective surgery in patients with poorly controlled hypertension? Hypertens. 2005;23(1):19.
8. Eagle KA, Berger PB, Calkins H, et al. ACC/AHA guideline update for perioperative cardiovascular evaluation for noncardiac surgery-executive summary a report of the American College of Cardiology/American Heart Association Task Force on Practice Guidelines (Committee to Update the 1996 Guidelines on Perioperative Cardiovascular Evaluation for Noncardiac Surgery). American College of Cardiology/American Heart Association Task Force on Practice Guidelines (Committee to Update the 1996 Guidelines on Perioperative Cardiovascular Evaluation for Noncardiac Surgery). Circulation. 2002;105(10):1257.
9. Goldman L, Caldera DL. Risks of general anesthesia and elective operation in the hypertensive patient. Anesthesiology. 1979;50(4):285.
10. Foëx P, Meloche R, Prys-Roberts C. Studies of anaesthesia in relation to hypertension. 3. Pulmonary gas exchange during spontaneous ventilation. Br J Anaesth. 1971;43(7):644.
11. Wolfsthal SD. Is blood pressure control necessary before surgery? Med Clin North Am. 1993;77(2):349.
12. Kristensen SD, Knuuti J, Saraste A, et al. ESC/ESA Guidelines on noncardiac surgery: cardiovascular assessment and management: The Joint Task Force on noncardiac surgery: cardiovascular assessment and management of the European Society of Cardiology (ESC) and the European Society of Anaesthesiology (ESA). Eur Heart J. 2014;35:2383-431.
13. 7ª Diretriz Brasileira de Hipertensão Arterial. Arq Bras Cardiol. 2016;107(3):1-83.

CAPÍTULO 18
ARRITMIAS NO PERIOPERATÓRIO

Juliana da Silva Rodrigues

INTRODUÇÃO

As arritmias cardíacas são causas importantes de elevada morbimortalidade no período perioperatório, e sua incidência está aumentando, de modo concomitante, com a elevação da idade da população. Pacientes com história de arritmia e que serão submetidos a algum procedimento cirúrgico devem ser referenciados a um cardiologista para uma avaliação mais detalhada. Arritmias, como fibrilação atrial (FA) e taquicardias ventriculares (TV), geralmente traduzem uma cardiopatia estrutural associada, requerendo, frequentemente, complementação da estratificação do risco através do ecocardiograma antecedendo a cirurgia. Outras condições, como isquemia miocárdica, toxicidade por drogas e distúrbios metabólicos, podem gerar distúrbios de condução e do ritmo, devendo ser excluídas.

Nos pacientes com arritmias cursando com instabilidade hemodinâmica, o procedimento cirúrgico deve ser imediatamente postergado, e o paciente deve ser manejado de forma emergencial, podendo ser através da cardioversão elétrica no caso de taquiarritmias, ou mesmo pela instalação de dispositivos implantáveis, como marca-passos no caso de bradiarritmias, ou cardiodesfibrilador implantável.

FIBRILAÇÃO ATRIAL (FA)/*FLUTTER* ATRIAL

A FA é a taquicardia sustentada mais comum no contexto do pré-operatório, sobretudo na população idosa. Pacientes com FA conhecida que estejam clinicamente estáveis no pré-operatório e com frequência cardíaca (FC) controlada (FC abaixo de 100 bpm) não necessitam de avaliação mais detalhada ou de manejo medicamentoso para controle arrítmico. Nesse caso, deve ser observado se o paciente se encontra em terapia anticoagulante, a fim de fazer o devido manejo deste tipo de medicamento, considerando-se o risco de sangramento cirúrgico e seu risco embólico, de acordo com o escore CHADsVASC Escore (ver capítulo sobre manejo da anticoagulação).

Nos pacientes com FA de alta reposta (FC > 120 bpm), o manejo pré-operatório mais adequado seria o controle da FC com drogas cronotrópicas negativas, como betabloqueadores ou bloqueadores do canal de cálcio (verapamil e diltiazem). A cardioversão elétrica não é recomendada no pré-operatório imediato (salvo indicação de urgência), uma vez que exige que o paciente fique anticoagulado por pelo menos quatro semanas após o retorno ao ritmo sinusal. Uma frequência cardíaca de até 110 bpm seria segura durante um procedimento cirúrgico. Acima disso, ocorre aumento do risco de infarto miocárdico por aumento da demanda metabólica.

A anticoagulação deve ser iniciada, de acordo com a pontuação obtida no escore CHADsVASC. Em cirurgias torácicas, deve-se considerar o elevado risco de embolização sistêmica de trombos intracardíacos, por conta da manipulação cirúrgica contígua ao coração.

O uso de drogas antiarrítmicas, como amiodarona ou digoxina, deve estar reservado para os casos de FA aguda (com instalação há menos de 48 h) e nos pacientes em anticoagulação crônica, nos alvos terapêuticos, ou nos que tenham sido submetidos à realização de ecocardiograma transesofágico para exclusão de trombos intracardíacos.

Particularmente no pós-operatório de cirurgias torácicas, a incidência de FA é elevada, costumando a ocorrer nos primeiros 2 a 4 dias (podendo surgir nos 30 primeiros dias), mas acima de 90% dessas resolvem em até 6 semanas de pós-operatório. Sua ocorrência pode ocasionar instabilidade hemodinâmica e gerar insuficiência cardíaca por taquicardiomiopatia. Além disso, fenômenos tromboembólicos neurológicos podem elevar de forma significativa morbimortalidade desses pacientes.

Sua incidência se eleva de acordo com os fatores de risco do paciente e intensidade do estresse cirúrgico. Procedimentos de elevado risco incluem: cirurgia cardíaca, cirurgias mediastinais, pleurais e torácicas. Os fatores de risco modificáveis relacionados com o paciente incluem: hipertensão arterial, infarto miocárdico, doença valvar, insuficiência cardíaca, obesidade, síndrome da apneia do sono, uso de álcool, tabagismo, hipertireoidismo e hipertrofia ventricular esquerda. Os fatores não modificáveis incluem: idade avançada, variações genéticas, história familiar, história de arritmia e sexo masculino.

Nos pacientes de maior risco para a ocorrência de FA no pós-operatório, é recomendada monitorização por, pelo menos 48-72 horas (Classe I de indicação) e eletrocardiograma de 12 derivações em pós-operatório imediato, especialmente se o paciente apresentar sinais clínicos ou monitorização evidenciar sinais de FA. Drogas cronotrópicas negativas ou antiarrítmicas – como amiodarona - devem ser prontamente utilizadas, salvo contraindicações em caso de FA no pós-operatório. Em alguns casos selecionados de elevado risco e, especialmente em pós-operatório de cirurgia cardíaca, os betabloqueadores podem ser utilizados de forma profilática para prevenção de eventos no pós-operatório imediato.

TAQUICARDIA
Taquicardia Supraventricular (TSV)

As arritmias supraventriculares são mais frequentes do que as arritmias ventriculares e se dividem em FA e *Flutter* atrial (já discutidos anteriormente), taquicardia atrial focal ou multifocal, taquicardia por reentrada nodal e taquicardia por via acessória, sendo a Síndrome de Wolff-Parkinson-White a mais conhecida. Cardiopatias estruturais, como doenças valvares, insuficiência cardíaca, hipertensão arterial, cardiomiopatia hipertrófica, doenças congênitas cardíacas, neoplasias, doenças tireoidianas, hipertensão pulmonar e cirurgia cardíaca prévia, são alguns fatores de risco pré-operatórios para ocorrência de tais arritmias. Durante a cirurgia, o próprio trauma cirúrgico, anemia aguda, dor, manipulação mediastinal, hipoxemia, hipervolemia e distúrbios hidreletrolíticos também podem contribuir.

Na avaliação pré-operatória, queixas, como instalação abrupta de palpitações, com sensação de mal-estar, dispneia, cefaleia, ansiedade ou alterações neurológicas, devem levantar a suspeição clínica. Nos casos paroxísticos, raramente um eletrocardiograma flagrará o momento exato do evento, porém padrões sugestivos de pré-excitação devem ser pesquisados ativamente.

Sempre que possível, tais arritmias devem ser controladas antes de procedimentos cirúrgicos eletivos, com manobra vagal, betabloqueadores, adenosina ou bloqueadores dos canais de cálcio (verapamil e diltiazem). Sempre que possível, tais drogas devem ser mantidas no manejo perioperatório de modo a reduzir a incidência de eventos. As arritmias que cursam com instabilidade hemodinâmica constituem emergência médica e devem ser manejadas com cardioversão elétrica. Alterações hidreletrolíticas, como hipomagnesemia e hipocalemia, devem ser pesquisadas e devidamente corrigidas, assim como distúrbios glicêmicos e tireoidianos.

Nos casos de taquicardia supraventricular de QRS estreito e ritmo regular, a adenosina venosa constitui droga de primeira linha de tratamento. Ela deve ser infundida em *bolus* e sempre com suporte de parada cardiorrespiratória a postos, para tratamento de eventuais broncospasmos ou, mais raramente, assistolia. Outras opções de drogas são os betabloqueadores e bloqueadores do canal de cálcio.

Em pacientes com TSV associada à via acessória deve-se ter maior atenção nos casos de FA associada à condução anterógrada da arritmia. Nesses pacientes, a condução do átrio ao ventrículo ocorre tanto pelo Nódulo Atrioventricular (NAV), quanto pela via acessória. Portanto, quando deflagrada uma FA, se forem usadas drogas que inibam o NAV, como betabloqueadores e bloqueadores do canal de cálcio (diltiazem e verapamil), pode deflagrar uma fibrilação ventricular. Nesse caso, portanto, a preferência é pelo uso da Amiodarona.

Taquicardias atriais multifocais geralmente são causadas por doenças pulmonares e uso de teofilina, sendo seu tratamento diretamente associado ao manejo da doença de base ou suspensão da droga.

Taquicardia Ventricular (TV)

As taquicardias ventriculares incluem batimentos prematuros ventriculares, taquicardia ventricular não sustentada, taquicardia ventricular sustentada polimórfica e monomórfica. A TV monomórfica está associada a possíveis alterações fibróticas focais no miocárdio, enquanto a TV polimórfica está mais associada aos casos de isquemia miocárdica. A detecção de tais arritmias no pré-operatório ou no perioperatório, portanto, deve levantar a hipótese de Doença arterial coronariana ou cardiopatias estruturais, devendo ser o paciente referenciado ao cardiologista para realização de ecocardiograma transtorácico, coronariografia ou, eventualmente, estudo eletrofisiológico em casos selecionados.

Os batimentos prematuros ventriculares e as taquicardias ventriculares não sustentadas são fatores de risco para ocorrência de arritmias no período do perioperatório. No entanto, geralmente não requerem tratamento específico se não cursarem com alterações hemodinâmicas do paciente ou não estiver relacionado com cardiopatias estruturais ou distúrbios de condução. Não houve associação de sua ocorrência a elevado risco de infarto do miocárdio não fatal ou aumento do risco de morte súbita cardíaca no pós-operatório. No entanto, possíveis causas para a ocorrência destes eventos, como: hipóxia, hipocalemia ou hipomagnesemia, devem ser excluídas e devidamente corrigidas.

A taquicardia ventricular monomórfica com instabilidade hemodinâmica configura emergência médica, devendo ser tratada prontamente com cardioversão elétrica. Nos casos em que houver estabilidade hemodinâmica, o paciente pode ser manejado com amiodarona venosa, com o objetivo de correção da arritmia e manutenção em ritmo sinusal após a reversão da arritmia.

Nos casos de TV polimórfica sustentada ou fibrilação ventricular (FV), o paciente deve ser desfibrilado imediatamente. Nos pacientes com recorrência de TV polimórfica, os betabloqueadores podem ser utilizados como prevenção de novos casos, especialmente nos pacientes isquêmicos. Outra opção é o uso de amiodarona como profilaxia de novos eventos, podendo ser utilizada nos pacientes que não apresentem QT longo. Pacientes que evoluem com *Torsade de Pointes* ou Síndrome do QT longo devem ser manejados com sulfato de magnésio.

BRADIARRITMIAS

Distúrbios de condução de alto grau, como bloqueios atrioventriculares totais ou bloqueio avançado, traduzem maior risco pré-operatório e, frequentemente, necessitarão de marca-passo temporário ou definitivo. No entanto, pacientes com atraso de condução intraventricular, como bloqueio de ramo direito ou esquerdo sem histórico de bloqueios avançados ou sintomas associados, raramente evoluem com progressão do bloqueio no perioperatório. Além disso, tais condições não contraindicam o uso de betabloqueadores, ao contrário dos bloqueios de alto grau.

Pacientes com bradiarritmias que serão submetidos a procedimento cirúrgico podem ter sua FC reduzida pelo aumento do reflexo vagal, agentes anestésicos que intensifiquem o tônus vagal ou atrasem ainda mais a condução do estímulo elétrico pelo nódulo atrioventricular (NAV). Portanto, tais agentes e técnicas devem ser evitados, e agentes cronotrópicos positivos devem estar disponíveis para possível correção da FC no perioperatório. As bradiarritmias que se instalam no período perioperatório geralmente respondem bem ao uso de drogas cronotrópicas positivas e raramente demandam o uso de marca-passo provisório.

Na avaliação pré-operatória, é fundamental a detecção da bradiarritmia e seu correto diagnóstico, já que as arritmias ditas "benignas" ou supra-hissianas geralmente não demandarão condutas específicas neste período. São elas: a bradicardia sinusal, o bloqueio atrioventricular (BAV) de primeiro grau e o BAV de segundo grau Mobitz I. Nesses casos selecionados, o manejo pré-operatório envolveria a suspensão de possíveis drogas cronotrópicas negativas, como betabloqueadoras e bloqueadores de canal de cálcio (diltiazem e verapamil).

Pacientes que se apresentam com bradiarritmias "malignas" no pré-operatório, sendo elas: BAV de segundo grau Mobitz II, o BAV avançado, BAV 2:1 e o BAV total, devem ter suas cirurgias postergadas, se possível, e devem ser referenciados a um cardiologista. Se a cirurgia de urgência for necessária, tais arritmias apresentam resposta muito ruim ao uso da atropina, já que tais bloqueios são infranodais. Nesse caso, podem ser utilizados agentes cronotrópicos positivos, como dopamina, efedrina, dobutamina ou, eventualmente, pode ser necessária a instalação de marca-passo transvenoso provisório.

MANEJO PRÉ E PERIOPERATÓRIO DE PACIENTES COM DISPOSITIVOS CARDÍACOS IMPLANTÁVEIS (DCI)

O uso de eletrocautério unipolar pode representar um risco aos pacientes com DCI, especialmente os pacientes com marca-passo, já que o estímulo elétrico pode inibir o dispositivo "sob demanda" ou até mesmo reprogramá-lo. Esse problema pode ser minimizado pelo uso do eletrocautério bipolar, pelo cuidado de mantê-lo o mais longe possível do dispositivo durante a maior parte do tempo cirúrgico, pelo uso de menores amperagens possíveis e pelo posicionamento adequado do circuito elétrico. Por conta disso, durante o procedimento, para minimizar o risco de não funcionamento do dispositivo, os marca-passos devem ser ajustados de modo que fiquem assincrônicos ou no modo *no sense* nos pacientes totalmente dependentes. Isso é facilmente realizado colocando um ímã magnético sobre a loja do marca-passo durante o procedimento.

Pelo mesmo motivo, os cardiodesfibriladores implantáveis devem ser desligados durante o ato cirúrgico e religados durante a recuperação anestésica, para que não sofram influências. Isto somente pode ser realizado se cardiodesfibriladores externos estiverem disponíveis para eventuais intercorrências neste período.

Todos os pacientes com dispositivos, no pós-operatório, devem ter seus dispositivos checados e interrogados para certificar-se que estão ajustados e funcionando adequadamente.

No pré-operatório, os riscos podem ser minimizados identificando adequadamente o paciente com uso de dispositivo implantável (através da avaliação clínica, do cartão do dispositivo e da radiografia de tórax); identificar qual dispositivo se trata e qual grau de dependência do paciente e qual o risco de interferência eletromagnética dependendo do tipo de cirurgia e do eletrocautério disponível. São fatores de maior risco de interferência eletromagnética: o eletrocautério monopolar, seu uso contínuo por mais de 5 segundos, cirurgias realizadas a menos de 15 cm da loja do dispositivo, dispositivos unipolares ou programados no modo unipolar.

Além disso, nos pré-operatórios de cirurgias eletivas, deve ser avaliada a possibilidade de desligar a função de modulação de ritmo cardíaco. Tal função está presente em boa parte dos marca-passos instalados, a partir de década de 1970, e consiste no aumento da frequência cardíaca de acordo com o aumento da demanda metabólica do indivíduo. Para situações de atividade física, por exemplo, e em quadros clínicos graves, como quadros de choque circulatório, tal funcionalidade é útil. No entanto, durante a cirurgia, interferência com ventilador mecânico, aparelhos anestésicos e situações, como mioclonia ou tremores, pode desencadear taquicardias desnecessárias, sendo interessante a suspensão temporária (Quadro 18-1).

Quadro 18-1. Demonstração da Função de Modulação de Ritmo Cardíaco

Marca-passo (MP)	Cirurgia sem uso mínimo de eletrocautério	Não alterar programação do MP	
	Cirurgia com uso do eletrocautério	Paciente dependente do MP	Se MP acessível e responder de forma contínua à inibição com ímã → Inibir MP e deixar assincrônico (inibir *sense*)
			Se MP não for acessível e não responder de forma contínua à inibição com ímã → reprogramar antes do início da cirurgia
		Paciente não depende do MP	Se MP acessível e responder de forma contínua à inibição com ímã deixar ímã disponível para possível intervenção
			Se MP não for acessível cirurgia exige FC mais fisiológica → reprogramar FC antes do início da cirurgia
	Avaliar a possibilidade de desligar a função de modulação de ritmo cardíaco para procedimentos eletivos		

(Continua.)

Quadro 18-1. *(Cont.)* Demonstração da Função de Modulação de Ritmo Cardíaco

	Cirurgia sem uso do eletrocautério	Não alterar programação do dispositivo	
Função de bradicardia do disposivo cardíaco implantável	Cirurgia com uso do eletrocautério	Dispositivo acessível	Manter ímã sobre a loja durante procedimento cirúrgico
		Dispositivo não acessível ou ímã não pode ser fixado de forma segura	Considerar reprogramação pré-operatória para FC fisiológica aceitável
	Cirurgia sem uso do eletrocautério	Não alterar programação do dispositivo	
Função de taquicardia do disposivo cardíaco implantável	Cirurgia com uso do eletrocautério	Dispositivo acessível	Manter ímã sobre a loja durante procedimento cirúrgico
		Dispositivo não acessível	Reprogramar no pré-operatório para tratamento de taquiarritmias e manter cardiodesfibrilador externo até que se tenha segurança do funcionamento adequado do dispositivo.

MENSAGENS IMPORTANTES
Fibrilação Atrial
- Taquiarritmia mais comum no pré-operatório, sobretudo em idosos;
- Se FC estiver controlada (até 100 bpm): não há necessidade de medicamentos para a arritmia. O anticoagulante deve ser avaliado conforme escore CHADsVASC do paciente e risco embólico *versus* risco de sangramento no pós-operatório;
- A Cardioversão elétrica deve ser realizada apenas em caso de instabilidade hemodinâmica;
- Nos pacientes com FA de alta reposta (FC > 120 bpm), o manejo pré-operatório mais adequado seria o controle da FC com drogas cronotrópicas negativas (betabloqueadores, diltiazem ou verapamil);
- As drogas antiarrítmicas (amiodarona, digoxina) devem ser usadas nos casos de FA aguda (com instalação há menos de 48 h) e nos pacientes em anticoagulação crônica, nos alvos terapêuticos, ou naqueles em trombos intracardíacos em que tenham sido excluídos por ecocardiograma transesofágico.

Taquicardia Supraventricular
- As arritmias que cursam com instabilidade hemodinâmica devem ser manejadas com cardioversão elétrica;
- Alterações hidreletrolíticas, como hipomagnesemia e hipocalemia, devem ser pesquisadas e devidamente corrigidas, assim como distúrbios glicêmicos e tireoidianos;
- Tais arritmias devem ser controladas antes de procedimentos cirúrgicos eletivos, com manobra vagal, betabloqueadores ou bloqueadores dos canais de cálcio (verapamil e diltiazem) e, sempre que possível, tais drogas devem ser mantidas no manejo perioperatório de modo a reduzir a incidência de eventos. Nos casos de taquicardia supraventricular

de QRS estreito e ritmo regular, a adenosina venosa constitui droga de primeira linha de tratamento;
- Pacientes com TSV associada à via acessória a droga preferencial para manejo é a amiodarona, para minimizar o bloqueio do NAV.

Taquicardia Ventricular
- A detecção de TV no pré-operatório ou no perioperatório deve levantar a hipótese de Doença arterial coronariana ou cardiopatias estruturais, devendo ser o paciente referenciado ao cardiologista para realização de investigação;
- Os batimentos prematuros ventriculares e as taquicardias ventriculares não sustentadas geralmente não requerem tratamento específico, se não cursarem com alterações hemodinâmicas do paciente, ou não estiverem relacionados com cardiopatias estruturais ou distúrbios de condução. Possíveis causas para a ocorrência destes eventos, como: hipóxia, hipocalemia ou hipomagnesemia, devem ser excluídas e devidamente corrigidas;
- Nos casos de TV monomórfica sustentada, caso o doente esteja estável, pode ser manejado com amiodarona. Em caso de instabilidade, com cardioversão elétrica;
- Nos casos de TV polimórfica sustentada ou fibrilação ventricular, o paciente deve ser manejado com desfibrilação. Os betabloqueadores e a amiodarona podem ser utilizados como prevenção de novos casos;
- *Torsade de Pointes* ou síndrome do QT longo devem ser manejadas com sulfato de magnésio.

Bradiarritmias
- Pacientes com bradiarritmias infra-hissianas (BAV de segundo grau Mobitz II, o BAV avançado, BAV 2:1 e o BAV total) devem ter suas cirurgias postergadas, se possível, e devem ser referenciados a um cardiologista. Se a cirurgia de urgência for necessária, podem ser usados agentes cronotrópicos positivos (dopamina, efedrina, dobutamina) ou marca-passo transvenoso provisório;
- As arritmias supra-hissianas (a bradicardia sinusal, o Bloqueio atrioventricular (BAV) de primeiro grau e o BAV de segundo grau Mobitz I) não demandarão condutas específicas no pré-operatório em geral, apenas a suspensão de possíveis drogas cronotrópicas negativas, como betabloqueadoras e bloqueadores de canal de cálcio (diltiazem e verapamil);
- Pacientes com bloqueio de ramo direito ou esquerdo, raramente, evoluem com piora da progressão do bloqueio no perioperatório e não têm contraindicação ao uso de betabloqueadores.

Manejo Pré e Perioperatório de Pacientes com Dispositivos Cardíacos Implantáveis (DCI)
- Todos os pacientes com dispositivos, no pós-operatório, devem ter seus dispositivos checados e interrogados para certificar-se que estão ajustados e funcionando adequadamente;
- No pré-operatório, os riscos podem ser minimizados identificando adequadamente qual dispositivo se trata e qual grau de dependência do paciente e qual o risco de interferência eletromagnética, dependendo do tipo de cirurgia e do eletrocautério disponível.

BIBLIOGRAFIA

ACC/AHA Guideline on Perioperative Cardiovascular Evaluation and Management of Patients Undergoing Noncardiac Surgery A Report of the American College of Cardiology/American Heart Association. Task Force on Practice Guidelines. 2014;64(22).

Society Position Statement – Canadian Cardiovascular Society/Canadian Anesthesiologists' Society/Canadian Heart Rhythm Society Joint Position Statement on the Perioperative Management of Patients With Implanted Pacemakers, Defibrillators, and Neurostimulating Devices. Can J Cardiol. 2012;28:141-51.

Supraventricular tachyarrhythmias and their management in the perioperative period. Alexander Michael Stewart BSc (Hons) MPhil MRCP Kim Greaves BSc MD FACC FRCP; James Bromilow BM MRCP FRCA FFICM. Continuing Education in Anaesthesia, Critical Care & Pain. 2015;15(2).

The Joint Task Force on noncardiac surgery: cardiovascular assessment and management of the European Society of Cardiology (ESC) and the European Society of Anaesthesiology (ESA). European Heart Journal. ESC/ESA Guidelines on noncardiac surgery: cardiovascular assessment and management. J Thorac Cardiovasc. 2014;35:2383-2431.

RISCO CIRÚRGICO EM PACIENTES COM INSUFICIÊNCIA CARDÍACA

Marcos Benchimol ▪ Gabriel Pesce de Castro da Silva
Juliana Silva Rodrigues

INTRODUÇÃO

A população idosa apresenta elevada prevalência de problemas de saúde, sobretudo cardiovascular, e está aumentando globalmente. Estima-se que 15% da população do mundo em 2020 tenha mais de 80 anos de idade. No mundo desenvolvido pode atingir 25%, em 2050.

Com o amadurecimento, condições mórbidas requerendo abordagem cirúrgica são esperadas de modo que uma avaliação pré-operatória é frequente nesta população de alto risco.

A anestesia geral e cirurgias não cardíacas ocasionam uma série de situações de estresse no sistema cardiovascular com possíveis complicações. Um paciente previamente estável pode descompensar no pós-operatório, aumentando o risco de morbimortalidade.[1]

A prevalência da insuficiência cardíaca (IC) está aumentando continuamente, possivelmente relacionada com o envelhecimento da população e com o aumento da sobrevida através das novas terapias cardiovasculares.[2]

EFEITOS CARDIOVASCULARES DA ANESTESIA GERAL

Os efeitos cardiovasculares da anestesia geral incluem alterações na pressão arterial e venosa central, débito cardíaco e arritmias determinados por: redução da resistência vascular sistêmica, redução do inotropismo e aumento da irritabilidade miocárdica.

INSUFICIÊNCIA CARDÍACA (IC)

Pacientes com IC clínica, caracterizada pela presença de sintomas característicos ou alterações no exame físico ou complementar, principalmente com história prévia de IC, apresentam elevado risco de apresentar complicações perioperatórias.[1] De igual forma, o índice de risco cardíaco revisado inclui a IC como uma variável independente.[3]

No papel da IC nos escores de risco perioperatório no Índice Cardíaco de Risco Original,[4] dois dos nove preditores independentes (presença de terceira bulha, e turgência jugular patológica) estiveram associados à IC e eventos adversos cardiovasculares maiores (EACM).[5]

A ênfase atual encontra-se na história prévia de IC,[3] e IC definida por uma combinação de sinais e sintomas, como história de IC, edema pulmonar, dispneia paroxística noturna, exame físico com estertores bilaterais, galope de B3 e RX de tórax, revelando redistribuição vascular pulmonar.

Apesar das diferenças na definição da IC como uma variável de risco, estudos populacionais demonstraram que a IC continua como um fator significativo de morbimortalidade perioperatória.[6]

Em um estudo de metanálise de quatro coortes de 38.047 pacientes consecutivos, a mortalidade pós-operatória em 30 dias foi significativamente maior na IC não isquêmica (9,3%), isquêmica (9,2%) e fibrilação atrial (FA) (6,4%) do que aqueles com doença arterial coronariana (DAC).[7] Esses achados sugerem que, embora os modelos de previsão de risco enfatizem mais a DAC que a IC, pacientes com IC descompensada apresentam um maior risco de morte pós-operatória que os pacientes com DAC.

A estabilidade do paciente com IC desempenha um importante papel prognóstico. Pacientes, com IC compensada, submetidos a cirurgias não cardíacas eletivas não apresentaram aumento de mortalidade, porém demandaram maior tempo de internação e reinternações.[8]

Esses resultados sugerem melhor evolução perioperatória para pacientes com IC estáveis tratados de acordo com as diretrizes.

CLASSIFICAÇÃO DE RISCO DE ACORDO COM SÍNDROME DE IC

As síndromes clínicas listadas a seguir são ranqueadas de acordo com o risco de EACM em 30 dias e mortalidade cardiovascular em longo prazo:[9]

- Disfunção diastólica do VE assintomática;
- Disfunção sistólica do VE assintomática;
- IC compensada com FEVE preservada (FEVE > 50%);
- IC compensada com FEVE reduzida (FEVE ≤ 40%);
- IC descompensada com FEVE preservada;
- IC descompensada com FEVE reduzida;
- IC avançada/estágio final IC FEVE reduzida.

IMPACTO DAS COMORBIDADES

Indivíduos idosos ou com cardiopatia avançada frequentemente apresentam comorbidades que podem impactar a evolução, requerendo avaliação suplementar, sobretudo quando se planeja uma cirurgia de alto risco. Dessa forma, doenças renal e respiratória crônicas, além de doença vascular periférica são fatores de risco independentes que necessitam de um enfoque à parte.

RISCO DE IC COM BASE NA FRAÇÃO DE EJEÇÃO DO VENTRÍCULO ESQUERDO (FEVE) PRESERVADA *VERSUS* REDUZIDA

Apesar de a clínica de IC descompensada conferir o maior risco, FEVE < 30% é um fator de risco independente de mortalidade perioperatória em cirurgias não cardíacas de alto risco.[10] Estudo de metanálise reportou que indivíduos com IC e FEVE preservadas apresentaram menor mortalidade que aqueles com FEVE reduzida, até a FEVE atingir 40%.[11] Apesar disso, a mortalidade absoluta era maior nos pacientes com IC com FEVE preservada do que nos indivíduos sem IC.

Existem poucos dados sobre disfunção diastólica e estratificação de risco perioperatório. Disfunção diastólica com ou sem disfunção sistólica associa-se a maior risco de EACM, internação prolongada e maiores taxas de IC pós-operatória.[12]

BIOMARCADORES

A utilização rotineira dos peptídeos natriuréticos (BNP e NT-Pro-BNP) ainda se encontra em investigação, mas a sua utilização é útil em pacientes com suspeita de IC, mas com diagnóstico incerto, e também naqueles indivíduos cuja estabilidade e gravidade não estejam claras.

Nesse cenário, esses peptídeos podem auxiliar na identificação de pacientes com maior risco de complicações.

Durante o tratamento com sacubutril-valsartan, somente o NT-Pro-BNP deve ser utilizado para avaliar a IC.

A tomada de decisão não é uniforme, levando em consideração possíveis evoluções, incertezas de resultados e alternativas de tratamentos não cirúrgicos. Entretanto, deve-se levar em conta a necessidade de realização da cirurgia de forma emergencial ou eletiva, além de possíveis formas de tratamento antes da realização do procedimento.

Desse modo, pode-se escolher entre as alternativas:

- Prosseguir com a cirurgia sem testes adicionais ou intervenções médicas antes da cirurgia;
- Adiar a cirurgia até que a IC tenha sido estabilizada;
- Reconsiderar a necessidade de cirurgia ou avaliar procedimentos alternativos.

CIRURGIA EMERGENCIAL

Quando houver indicação para uma cirurgia de emergência, a abordagem é limitada. Pode-se ponderar se vai prosseguir com a cirurgia ou adotar medidas paliativas. Aqueles que apresentam *status* hemodinâmico alterado podem beneficiar-se de monitorização hemodinâmica invasiva.[13]

É aconselhável o acompanhamento por médicos com proficiência no manejo de pacientes com IC avançada, caso eles sejam submetidos a cirurgias. Segundo a última diretriz de avaliação cardiovascular perioperatória da SBC, a seguinte avaliação pode ser feita com base na Figura 19-1.[14]

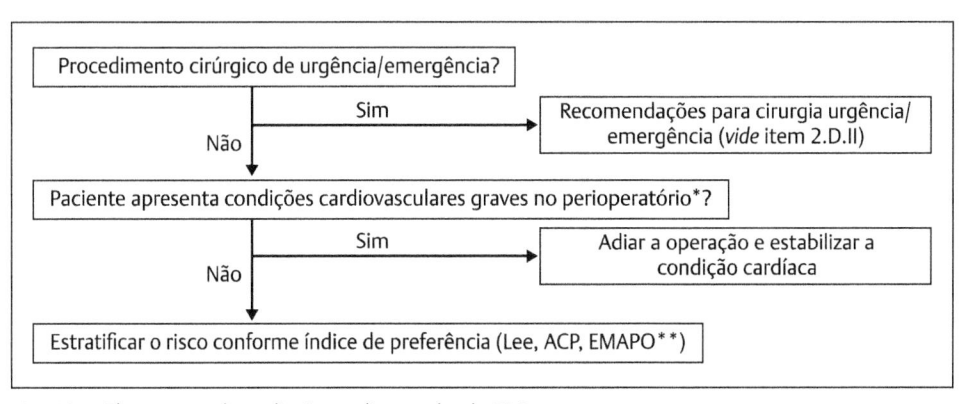

Fig. 19-1. Fluxograma de avaliação cardiovascular da SBC.

CIRURGIA ELETIVA

Quando houver indicação de uma cirurgia de forma eletiva, o primeiro passo será avaliar as condições clínicas do paciente e, principalmente, se existem condições cardiovasculares graves, que aumentam o risco de complicações, independente do procedimento cirúrgico a ser realizado. Tais condições (Quadro 19-1) devem ser diagnosticadas, a cirurgia inicialmente adiada e, após estabilização clínica, pode ser reconsiderado o procedimento previamente proposto.[14]

Caso o paciente não apresente condições graves, deve ser estratificado o risco conforme índice de preferência (Lee, ACP, EMAPO). Em pacientes com risco intermediário a alto, deve ser avaliada solicitação de prova funcional. Esta avaliação será abordada em capítulo à parte.

MANEJO PRÉ-OPERATÓRIO

De modo geral, pacientes com IC compensadas devem manter sua medicação habitual. Para os que estão sintomáticos, a terapia deve ser ajustada para aperfeiçoar seu *status* clínico antes da cirurgia. Existem poucos dados acerca de como manejar a IC no período perioperatório. Assim, instituímos medidas protocolares do tratamento da IC em situações gerais.[15]

As metas de otimização em pacientes com IC pré-operatório são similares aos pacientes com IC descompensada, e incluem:

- Melhorar sintomas, sobretudo congestão e sintomas de baixo débito cardíaco;
- Restaurar oxigenação;
- Otimizar a volemia e incrementar a perfusão tecidual;
- Identificar a etiologia;
- Identificar e corrigir os fatores precipitantes.

Em relação ao papel dos peptídeos natriuréticos no risco perioperatório de IC, a mensuração pré-operatória destes biomarcadores são preditores independentes dos primeiros 30 dias após cirurgia vascular[16] e aumentam, de forma significativa, o desempenho do índice cardíaco revisado.[17] Dessa forma, a sua determinação pode ser útil no acompanhamento de pacientes com IC, assim como a detecção de IC no pós-operatório em indivíduos de risco para o seu desenvolvimento. Porém, são necessários estudos prospectivos para verificar a utilidade desta estratégia.

Quadro 19-1. Condições Cardiovasculares Graves no Perioperatório[18]

- Síndrome coronariana aguda
- Doenças instáveis de aorta torácica
- Edema agudo de pulmão
- Choque cardiogênico
- Insuficiência cardíaca Classe funcional III/IV de NYHA
- Angina classe funcional CCS III/IV
- Bradiarritmias ou taquiarritmias graves (BAVT, TV)
- Hipertensão arterial sistêmica não controlada (PA > 180 × 110 mmHg)
- Fibrilação atrial de alta resposta ventricular (FC > 120 bpm)
- Hipertensão arterial pulmonar sintomática

Apesar de não estar claro de quanto tempo deve-se adiar a cirurgia, tendo IC já compensada, parece razoável que deve ser direcionada pela resposta clínica ao tratamento efetuado. Embora possa haver questionamento, pacientes com IC descompensada requerendo cirurgia emergencial e que não consigam ser rapidamente controlados são candidatos à monitorização hemodinâmica invasiva.

MANEJO MEDICAMENTOSO NO PERIOPERATÓRIO

Inibidores da ECA e Bloqueadores dos Receptores da Angiotensina (BRA)

Os IECA ou BRA podem ser utilizados com segurança no período perioperatório. Porém, os benefícios somente estão estabelecidos para o uso crônico, e uma breve interrupção pode ser justificada em cirurgias que ocasionem fluxos volêmicos com potencial hipotensão arterial. Retirada do IECA ou BRA na manhã da cirurgia pode ser aceitável.

Um estudo observacional de pacientes que usavam IECA ou BRA (sem indicação especificada) encontrou uma associação entre a suspensão do uso dessas drogas 24 horas antes da cirurgia e redução do risco composto de morte por qualquer causa em 30 dias, AVE, lesão miocárdica, bem como risco reduzido de hipotensão intraoperatória, mas o efeito na IC perioperatória não foi relatado.[18] A aplicação clínica deste estudo retrospectivo é incerta.

Betabloqueadores (B-B)

A evolução, em longo prazo, é melhorada em pacientes com IC com betabloqueadores. Pacientes (incluindo com IC) que já estejam em uso e tolerando B-B devem continuar tal terapia no perioperatório.

Em pacientes com disfunção ventricular, B-B não deve ser iniciado no pré-operatório a menos que a cirurgia possa ser adiada substancialmente. Uma titulação rápida do B-B não é esperada como benéfica em pacientes com disfunção ventricular esquerda.

Entretanto, deve ser considerado o início dessa medicação em paciente em pré-operatório de cirurgias de alto risco cirúrgico e que possuem pelo menos 2 fatores do índice cardíaco de risco revisado ou ASA maior ou igual a 3. Deve-se lembrar de que idealmente o início da medicação deve ser feito entre, pelo menos, 30 dias ou 48 horas antes da cirurgia, com doses baixas e continuadas no pós-operatório. O início de B-B deve ser geralmente adiado em pacientes com IC aguda descompensada.[19]

Antagonistas dos Receptores Mineralocorticoides

Sugere-se o adiamento do uso dessas medicações até após o período perioperatório imediato. Uso em longo prazo dessas medicações (espirinolactona ou eplenerone) é benéfico em pacientes com IC sintomática com FEVE reduzida ≤ 35%.[15] Contudo, não há evidências que essas medicações possam ser úteis no período perioperatório.

Digoxina

O papel da digoxina não está bem estabelecido no período perioperatório, mas pode ser considerado como tratamento adjunto em pacientes com IC e FEVE reduzida sintomática e para controle de resposta ventricular em portadores de fibrilação atrial. Não há recomendação específica sobre descontinuar tal medicamento no pré-operatório.

Diuréticos

Esse tipo de medicação é recomendado para pacientes com IC descompensada (principalmente por sintomas de congestão) e/ou manutenção de *status* hemodinâmico. A furosemida, um diurético de alça, apresenta-se como um dos principais medicamentos da classe para controle de pacientes com insuficiência cardíaca. Em caso de uso crônico, um estudo com pacientes em pré-operatório para cirurgias eletivas não cardíacas, a administração de furosemida no dia do procedimento não aumentou de forma significativa o risco intraoperatório de hipotensão.[20] Entretanto, ainda não há consenso sobre a necessidade de descontinuar a medicação no período pré-operatório.

MENSAGENS IMPORTANTES

Pacientes com insuficiência cardíaca apresentam maior risco de complicações perioperatórias, incluindo aumento do tempo de internação, EACM e morte.

Classes mais avançadas de IC e FEVE baixa são fatores prognósticos importantes.

Levar em conta a possibilidade de reconsiderar a cirurgia, ou adiá-la se IC não estiver controlada.

Em IC descompensada a cirurgia não emergencial deve ser adiada até que o paciente esteja compensado, preferencialmente durante 1 semana antecedendo a cirurgia.

Corrigir congestão, perfusão tecidual, oxigenação e identificar fatores precipitantes e etiologia.

Os medicamentos para o tratamento de IC devem estar otimizados e mantidos durante perioperatório, à exceção de IECA, BRA e diuréticos que devem ser suspensos na manhã de cirurgias com maior risco de sangramentos e hipovolemia.

Em cirurgias emergenciais, o acompanhamento médico especializado é muito importante para o tratamento apropriado desta condição.

A utilização de peptídeos natriuréticos, embora ainda não recomendada como rotina, pode auxiliar no diagnóstico de IC em casos suspeitos, e melhor avaliar a gravidade deste problema e identificar pacientes com maior risco de complicações.

Apenas o NT-Pro-BNP-deve ser utilizado como biomarcador, quando se estiver utilizando sacubutril-valsartan.

REFERÊNCIAS BIBLIOGRÁFICAS

1. Goldman L, Caldera DL, Nussbaum SR, et al. Multifactorial index of cardiac risk in noncardiac surgical procedures. N Engl J Med. 1977;297:845-50.
2. Lloyd-Jones D, Adams R, Carnethon M, et al. Heart disease and stroke statistics—2009 update: a report from the American Heart Association Statistics Committee and Stroke Statistics Subcommittee. Circulation. 2009;119:e21-e181.
3. Lee TH, Marcantonio ER, Mangione CM, et al. Derivation and prospective validation of a simple index for prediction of cardiac risk of major noncardiac surgery. Circulation. 1999;100:1043-9.
4. Goldman L, Caldera DL, Nussbaum SR, et al. Multifactorial index of cardiac risk in noncardiac surgical procedures. N Engl J Med. 1977;297:845-50.
5. Detsky AS, Abrams HB, McLaughlin JR, et al. Predicting cardiac complications in patients undergoing non-cardiac surgery. J Gen Intern Med. 1986;1:211-9.
6. Hammill BG, Curtis LH, Bennett-Guerrero E, et al. Impact of heart failure on patients undergoing major noncardiac surgery. Anesthesiology. 2008;108:559-67.
7. Van Diepen S, Bakal JA, McAlister FA, et al. Mortality and readmission of patients with heart failure, atrial fibrillation, or coronary artery disease undergoing noncardiac surgery: an analysis of 38 047 patients. Circulation. 2011;124:289-96.

8. Xu-Cai YO, Brotman DJ, Phillips CO, et al. Outcomes of patients with stable heart failure undergoing elective noncardiac surgery. Mayo Clin Proc. 2008;83:280-8.
9. Fleisher LA, Fleischmann KE, Auerbach AD, et al. ACC/AHA guideline on perioperative cardiovascular evaluation and management of patients undergoing noncardiac surgery: a report of the American College of Cardiology/American Heart Association Task Force on practice guidelines. J Am Coll Cardiol. 2014;64(22):e77.
10. Kazmers A, Cerqueira MD, Zierler RE. Perioperative and late outcome in patients with left ventricular ejection fraction of 35% or less who require major vascular surgery. J Vasc Surg. 1988;8:307-15.
11. Meta-analysis Global Group in Chronic Heart Failure (MAGGIC). The survival of patients with heart failure with preserved or reduced left ventricular ejection fraction: an individual patient data meta-analysis. Eur Heart J. 2012;33:1750-7.
12. Flu WJ, van Kuijk JP, Hoeks SE, et al. Prognostic implications of asymptomatic left ventricular dysfunction in patients undergoing vascular surgery. Anesthesiology. 2010;112:1316-24.
13. Flu WJ, van Kuijk JP, Hoeks SE, et al. Prognostic implications of asymptomatic left ventricular dysfunction in patients undergoing vascular surgery. Anesthesiology. 2010;112(6):1316-24.
14. III Diretriz de avaliação cardiovascular perioperatória da sociedade brasileira de cardiologia. 2017;109(3-1):1-104.
15. Yancy CW, Jessup M, Bozkurt B, et al. Writing Committee Members. ACCF/AHA guideline for the management of heart failure: a report of the American College of Cardiology Foundation/American Heart Association Task Force on practice guidelines. Circulation. 2013;128(16):e240.
16. Ryding ADS, Kumar S, Worthington AM, et al. Prognostic value of brain natriuretic peptide in noncardiac surgery: a meta-analysis. Anesthesiology. 2009;111:311-9.
17. Rodseth RN, Lurati Buse GA, Bolliger D, et al. The predictive ability of pre-operative B-type natriuretic peptide in vascular patients for major adverse cardiac events: an individual patient data meta-analysis. J Am Coll Cardiol. 2011;58:522-9.
18. Roshanov PS, Rochwerg B, Patel A, et al. Withholding versus Continuing Angiotensin-converting Enzyme Inhibitors or Angiotensin II Receptor Blockers before Noncardiac Surgery: An Analysis of the Vascular events In noncardiac Surgery patients cohort evaluation Prospective Cohort. Anesthesiology. 2017;126(1):16.
19. Kristensen SD, Knuuti J, Saraste A, et al. ESC/ESA Guidelines on non-cardiac surgery: cardiovascular assessment and management: The Joint Task Force on non-cardiac surgery: cardiovascular assessment and management of the European Society of Cardiology (ESC) and the European Society of Anaesthesiology (ESA). 2014.
20. Khan NA, Campbell NR, Frost SD, et al. Risk of intraoperative hypotension with loop diuretics: a randomized controlled trial. Ghali Am J Med. 2010;123(11):1059.e1-1059.e8.

RISCO CIRÚRGICO EM PACIENTES COM ESTENOSE AÓRTICA

CAPÍTULO 20

Marcos Benchimol • Henrique Madeira Miranda
Nathália Carraro Eduardo de Castro

INTRODUÇÃO

A estenose aórtica (EA) é um problema, muitas vezes silencioso, que pode aumentar a morbimortalidade perioperatória.

Na população idosa, há um incremento na prevalência desta condição, chegando a atingir 1% a 2% entre 65-75 anos, e aumentando para 3% a 8% naqueles acima de 75 anos.[1] Ela está associada a condições aterogênicas. Febre reumática, valva aórtica bicúspide e calcificação senil compreendem a vasta maioria etiológica dessa enfermidade. Como há uma falha na abertura dos folhetos valvares aórticos durante a sístole ventricular, cria-se um gradiente de pressão entre o ventrículo esquerdo e a aorta. Quanto mais grave for a obstrução, maior será o gradiente de pressão.

Como mecanismo adaptativo, ocorre o desenvolvimento de hipertrofia ventricular esquerda, de forma concêntrica. Dessa forma, o débito cardíaco fica preservado. Durante muito tempo, o paciente se encontra assintomático. Porém, falhando os mecanismos de adaptação e com a progressão da estenose, podem surgir sintomas, tornando o prognóstico reservado. Com o surgimento dos sintomas, a troca valvar pode estar indicada, quando possível.

Os sintomas típicos da estenose aórtica são: angina de peito, síncope e manifestações de insuficiência cardíaca. Um sopro sistólico em diamante (crescendo-decrescendo) em topografia de foco aórtico, irradiando para as carótidas de 3+/4+, irradiando, ocasionalmente, para o ápice (efeito Gallavardin), A2 abafada, presença de B4 e pulso de baixa amplitude e atrasados (*parvus tardus*) são achados semióticos típicos da estenose aórtica.

O ECG costuma demonstrar hipertrofia ventricular esquerda, mas não é útil para o diagnóstico. O ecocardiograma identifica o grau da hipertrofia, o espessamento e a morfologia valvar. O Doppler calcula o gradiente entre o ventrículo esquerdo e a aorta, área valvar e velocidade de fluxo, estimando a gravidade da estenose. Este exame deve ser realizado quando houver suspeita clínica de EA moderada à intensa em pacientes que não tenham realizado no último ano ou que sua condição cardiológica tenha evoluído desde a última verificação.[2]

Gravidade da EA deve ser estimada com parâmetros ecocardiográficos de acordo com o Quadro 20-1.[3]

Quadro 20-1. Parâmetros Ecocardiográficos

Critérios ecocardiográficos de gravidade da EA
▪ Área valvar < 1,0 cm²
▪ Área valvar indexada < 0,6 cm²
▪ Gradiente médio > 40 mmHg
▪ Velocidade máxima do jato > 4,0 m/s
▪ Razão das velocidades de fluxo entre a via de saída do ventrículo esquerdo e a valva aórtica < 0,25

Recomenda-se a investigação de **doença coronariana** nos pacientes com EA que serão submetidos à cirurgia não cardíaca nas seguintes situações:

A) Dor torácica ou equivalente anginoso;
B) Evidência de insuficiência cardíaca que não foi investigada;
C) Síndrome coronária aguda ou recente.

A prevalência de doença coronariana é alta na EA, atingindo 40% a 50% dos que apresentam angina, 20% daqueles sem angina[4] e 5% dos indivíduos abaixo de 40 anos.[5]

Obs.: considerar que a investigação de doença coronariana não deve retardar uma cirurgia urgente/emergencial indispensável.

Na avaliação do risco cirúrgico, é importante verificar o estado geral através do Índice de Risco Cardíaco Revisado (IRCR), descrito no Quadro 20-2.[6]

Em um estudo retrospectivo,[7] indivíduos com EA moderada à grave e IRCR 0 não desenvolveram eventos perioperatórios, enquanto que aqueles com IRCR de 1 a > 3 apresentaram eventos adversos oscilando entre 10% a 29%.

O risco de mortalidade em pacientes com EA grave, submetendo-se a cirurgias de risco intermediário a alto, foi estimado entre 6% a 10%. O incremento da mortalidade parece estar relacionada com a presença de *sintomas*.

Assim, indivíduos com EA sintomática obtiveram mortalidade perioperatória de 3% a 9%, comparados a 1% e 3% dos assintomáticos.[8,9]

Em análise multivariada, os preditores de morte foram:

A) Cirurgia emergencial (o mais robusto preditor);
B) Fibrilação atrial;
C) Creatinina > 2 mg/dL.

No Índice Cardíaco Original,[10] a EA associou-se a uma marcada elevação da mortalidade: 13% quando comparada a 1,6% de quem não apresentava EA. Com os avanços das técnicas anestésicas e cirúrgicas, a mortalidade perioperatória em pacientes com EA declinou. Em um estudo, pacientes com EA moderada, área valvar entre 1 a 1,5 cm² e grave área valvar < 1 cm², submetidos a cirurgias não cardíacas não emergenciais, apresentaram mortalidade de 2,1% em 30 dias, comparados a 1% sem EA.[11]

O infarto do miocárdio também foi mais frequente nos pacientes com EA: 3% *versus* 1,1%. Fatores que aumentaram a morbimortalidade perioperatória foram cirurgias de alto risco, EA grave e sintomática, regurgitação mitral moderada à grave e doença coronariana preexistente.

Quadro 20-2. Índice de Risco Cardíaco Revisado (IRCR)

Seis fatores de risco independentes de complicações cardíacas maiores
1. Cirurgia de alto risco cirurgia vascular, cirurgias intraperitoneais ou intratorácicas)
2. História de doença cardíaca isquêmica, infarto agudo do miocárdio ou teste de esforço positivo, *angina pectoris* recorrente, uso de nitratos ou ECG com onda Q patológica; não leve em conta revascularização de miocárdio prévia, a não ser que algum critério de isquemia cardíaca esteja presente)
3. História de insuficiência cardíaca
4. História de doença cerebrovascular
5. Diabetes melito insulinodependente
6. Creatinina sérica pré-operatória > 2 mg/dL
Risco de morte de etiologia cardíaca, infarto agudo do miocárdio não fatal e parada cardíaca não fatal
▪ Sem fatores de risco – 0,4% (95% IC: 0,1-0,8) ▪ Um fator de risco – 1,0% (95% IC: 0,5-1,4) ▪ Dois fatores de risco – 2,4% (95% IC: 1,3-3,5) ▪ Três ou mais fatores de risco – 5,4% (95% IC: 2,8-7,9)
Risco de infarto agudo do miocárdio, edema agudo de pulmão, fibrilação ventricular, parada cardíaca primária e bloqueio atrioventricular total
▪ Sem fatores de risco – 0,5% (95% IC: 0,2-1,1) ▪ Um fator de risco – 1,3% (95% IC: 0,7-2,1) ▪ Dois fatores de risco – 3,6% (95% IC: 2,1-5,6) ▪ Três ou mais fatores de risco – 9,1% (95% IC: 5,5-13,8)

MANEJO PERIOPERATÓRIO

Segundo as diretrizes de doenças valvulares de 2014 do ACC/AHA, indivíduos com EA grave, **assintomática**, podem ser submetidos a cirurgias não cardíacas eletivas, com monitorização intraoperatória com cateter de Swan-Ganz ou ecocardiograma transesofágico.[12]

A equipe anestésica deve estar ciente da presença e gravidade da EA.

Nos pacientes com **indicação de troca valvar aórtica (TVA)**, que são aqueles com **EA grave e sintomática ou EA grave assintomática com disfunção ventricular esquerda**, é recomendável adiar a cirurgia não cardíaca, tendo em vista o aumento do risco da morbimortalidade.[12]

As indicações da TVA, seja por cirurgia convencional, seja percutânea (TVAP), são as mesmas independentemente da cirurgia não cardíaca planejada. Ver indicações de acordo com Quadro 20-3.[13]

TVA cirúrgica antecedendo uma cirurgia não cardíaca nem sempre é factível, por conta de cirurgias urgentes, elevado risco da TVA e recusa do paciente. Dessa forma, pode-se ter como opções prosseguir com a cirurgia com manejo cardiológico perioperatório judicioso ou proceder à TVA percutânea.

O papel da valvuloplastia percutânea por balão (VPB) é incerto. Este procedimento é de uso restrito em idosos em função de as complicações, como AVE, regurgitação aórtica e IAM, ocorrerem em cerca de 10% a 20% dos pacientes. Piora clínica e reestenose são muito frequentes dentro dos primeiros 6 a 12 meses.

Quadro 20-3. Indicações da TVA

Recomendações	Classe das recomendações	Nível de evidência
TVA é recomendada para pacientes sintomáticos com EA grave de alto gradiente que tem sintomas na história clínica ou em teste de esforço (estágio D1)	I	B
TVA é recomendada para pacientes assintomáticos com EA grave (estágio C2) e fração de ejeção menor que 50%	I	B
TVA é indicada para pacientes com EA grave (estágio C ou D) quando forem se submeter à outra cirurgia cardíaca	I	B
Razoável considerar TVA em pacientes assintomáticos com EA muito grave (estágio C1), velocidade de fluxo aórtico ≥ 5 m/s) e baixo risco cirúrgico	IIa	B
Razoável considerar TVA em pacientes assintomáticos (estágio C1) com EA grave e tolerância reduzida a exercício físico ou hipotensão aos exercícios	IIa	B
TVA é razoável em pacientes sintomáticos com EA grave de baixo fluxo/baixo gradiente e fração de ejeção reduzida (estágio D2) com ECOTT de estresse com baixa dose de dobutamina que mostre uma velocidade de fluxo aórtico ≥ 4 m/s (ou gradiente médio de pressão ≥ 40 mmHg) com área valvar ≤ 1 cm² em qualquer dose de dobutamina	IIa	B
TVA é razoável em pacientes sintomáticos com EA grave de baixo fluxo/baixo gradiente (estágio D3) que são normotensos e têm fração de ejeção ≥ 50%, se os dados clínicos, hemodinâmicos e anatômicos indicarem obstrução valvar como a mais provável causa dos sintomas	IIa	C
TVA é razoável para pacientes com EA moderada (estágio B) velocidade de fluxo aórtico (3 a 3,9 m/s) que serão submetidos a outra cirurgia cardíaca	IIa	C
TVA pode ser considerada para pacientes assintomáticos com EA grave (estágio C1) e doença rapidamente progressiva e baixo risco cirúrgico	IIb	C

Existem dois estudos, com pequeno número de casos, que realizaram a VPB com resultados conflitantes.

As diretrizes de doenças valvares da AHA/ACC 2014 não recomendam VPB no contexto pré-operatório, com possível exceção de jovens sem calcificação valvar.[12]

As diretrizes da Sociedade Europeia de Cardiologia observam que a VPB ou TVAP podem ser consideradas em pacientes selecionados com EA sintomática de alto risco para TVA cirúrgica.[14]

Para pacientes com indicação de troca valvar aórtica (TVA) antes de uma cirurgia não cardíaca, mas que sejam considerados de alto risco ou inaptos para TVA cirúrgica, as opções são:

- Prosseguir com a cirurgia não cardíaca realizando monitorização hemodinâmica invasiva com otimização das condições de volume;
- Valvuloplastia aórtica percutânea, através de balão, como estratégia ponte;

- Troca valvar aórtica por cateter percutânea;
- TVAP pode ser realizada com certa segurança, com mortalidade de 2% a 3% e AVE em 1% a 2%.[15] No entanto, recorrência e mortalidade são aproximadamente 50% em 6 meses após o procedimento.

O estudo PARTNER demonstrou que TVAP tinha evolução superior em relação a tratamento padrão para os pacientes não elegíveis para TVA cirúrgica (mortalidade em 1 ano de 30,7% comparada a 50,7%), e eficácia semelhante para pacientes com elevado risco de TVA (mortalidade em 1 ano de 24,2% na TVAP e 26,8% na TVA cirúrgica).[16,17] Contudo, **não há estudos de eficácia e segurança na TVAP em pacientes com EA que irão submeter-se a cirurgias não cardíacas**.

A equipe anestésica deve estar ciente da presença e intensidade da EA e outros fatores de risco, estimados pelo IRCR.

Em pacientes com EA grave que irão submeter-se a cirurgias maiores, sugere-se a monitorização hemodinâmica invasiva ou através de ecocardiograma transesofágico. A monitorização deve iniciar cerca de 10 horas antes e prosseguir por 24-48 horas após a intervenção.

Em pacientes com EA leve à moderada, ou naqueles que se submeterão a procedimentos menores, uma monitorização não invasiva do ECG, pressão arterial e SPO_2 costuma ser suficiente.

Importante lembrar em manter um **ritmo sinusal**, tendo em vista que a perda do *chute* atrial pode reduzir significativamente o enchimento ventricular esquerdo, cuja complacência encontra-se reduzida pela hipertrofia. Dessa forma, o surgimento de uma fibrilação atrial pode rapidamente ocasionar uma falência ventricular, e ser rapidamente revertida.

A **volemia** e a **pré-carga** devem estar **preservadas**. Reduções na pré-carga que costumam ser induzidas pelos anestésicos costumam ser mal toleradas, também pela baixa complacência ventricular. Assim, é melhor que estes pacientes estejam mais para hiper do que hipovolêmicos, no ato anestésico.

MENSAGENS IMPORTANTES
- A estenose aórtica é uma condição prevalente na população idosa, desse modo, a realização de ausculta cardíaca cuidadosa pode identificar esta comorbidade;
- É pertinente a avaliação da gravidade do acometimento em pacientes suspeitos de portar esta condição através do ecocardiograma transtorácico, visto que a possível adaptação ao progressivo aumento de pressão pelo ventrículo esquerdo pode entrar em desequilíbrio durante o procedimento anestésico-cirúrgico, podendo ocasionar um desfecho cardíaco ruim;
- Em pacientes com EA, é recomendada a estratificação para doença coronariana em algumas condições apresentadas anteriormente, que devem ser apreciadas;
- É muito relevante a avaliação geral do paciente, podendo-se utilizar o Risco Cardíaco Revisado, em que quanto maior a pontuação, maior o risco de mortalidade e de desfechos cardíacos negativos em pacientes com EA. A gravidade dos sintomas atribuídos à EA parece estar também relacionada com piores desfechos;
- Pacientes com EA grave assintomáticos podem ser submetidos à cirurgia não cardíaca sem realização de troca valvar aórtica desde que haja a monitorização perioperatória adequada. A manutenção do ritmo sinusal e da adequada volemia são muito importantes durante o ato anestésico-cirúrgico;

- Pacientes com EA grave sintomáticos ou com disfunção de VE têm indicação de adiamento da cirurgia não cardíaca, e procedimentos para correção de EA devem ser cogitados e discutidos entre paciente, equipe clínica, anestésica e cirúrgica, visto o risco relacionado com o procedimento de troca e a incerteza em relação ao uso da valvuloplastia percutânea por balão.

REFERÊNCIAS BIBLIOGRÁFICAS

1. Lindroos M, Kupari M, HeikkiläJ, Tilvis R. Prevalence of aortic valve abnormalities in the elderly: an echocardiographic study of a random population sample. J Am Coll Cardiol. 1993;21(5):1220.
2. Fleisher LA, Fleischmann KE, Auerbach AD, et al. ACC/AHA guideline on perioperative cardiovascular evaluation and management of patients undergoing noncardiac surgery: a report of the American College of Cardiology/American Heart Association Task Force on practice guidelines. J Am Coll Cardiol. 2014;64(22):e77.2014.
3. Baumgartner H, et al. Echocardiographic assessment of valve stenosis: EAEASE recommendations for clinical pratice: Eur J Echocardiogr. 2009;10:1-25
4. Green SJ, Pizzarello RA, Padmanabhan VT, et al. Relation of angina pectoris to coronary artery disease in aortic valve stenosis. Am J Cardiol. 1985;55(8):1063.
5. Chobadi R, Wurzel M, Teplitsky I, et al. Coronary artery disease in patients 35 years of age or older with valvular aortic stenosis. Am J Cardiol. 1989;64(12):811-2.
6. Lee TH, Marcantonio ER, Mangione CM, et al. Derivation and prospective validation of a simple index for prediction of cardiac risk of major noncardiac surgery. Circulation. 1999;100:1043.
7. Kertai MD, Bountioukos M, Boersma E, et al. Aortic stenosis: an underestimated risk factor for perioperative complications in patients undergoing noncardiac surgery. Am J Med. 2004;116(1):8.
8. Tashiro T, Pislaru SV, Blustin JM, et al. Perioperative risk of major non-cardiac surgery in patients with severe aortic stenosis: a reappraisal in contemporary practice. Eur Heart J. 2014;35(35):2372.
9. Torsher LC, Shub C, Rettke SR, Brown DL. Risk of patients with severe aortic stenosis undergoing noncardiac surgery. Am J Cardiol. 1998;81(4):448.
10. Goldman L, Caldera DL, Nussbaum SR, et al. Multifactorial index of cardiac risk in noncardiac surgical procedures. N Engl J Med. 1977;297:845-50.
11. Agarwal S, Rajamanickam A, Bajaj NS, et al. Impact of aortic stenosis on postoperative outcomes after noncardiac surgeries. Circ Cardiovasc Qual Outcomes. 2013;6:193-200.
12. Nishimura RA, Otto CM, Bonow RO, et al. AHA/ACC guideline for the management of patients with valvular heart disease: a report of the American College of Cardiology/American Heart Association Task Force on Practice Guidelines. American College of Cardiology/American Heart Association Task Force on Practice Guidelines. J Am Coll Cardiol. 2014;63(22):e57.
13. Nishimura RA, Otto CM, Bonow RO, et al. AHA/ACC Guideline for the Management of Patients with Valvular Heart Disease: A Report of the American College of Cardiology/American Heart Association Task Force on Practice Guidelines. J Am Coll Cardiol. 2014;63:e57.
14. Vahanian A, Alfieri O, Andreotti F, et al. Guidelines on the management of valvular heart disease version 2012). Joint Task Force on the Management of Valvular Heart Disease of the European Society of Cardiology (ESC), European Association for Cardiothoracic Surgery EACTS). Eur Heart J. 2012;33(19):2451.
15. Ben-Dor I, Pichard AD, Satler LF, et al. Complications and outcome of balloon aortic valvuloplasty in high-risk or inoperable patients. J Am Coll Cardiol Intv. 2010;3:1150-6.
16. Leon M B, Smith C R, Mack M, et al. Transcatheter aortic-valve implantation for aortic stenosis in patients who cannot undergo surgery. N Engl J Med. 2010;363:1597-607.
17. Smith CR, Leon MB, Mack MJ, et al. Transcatheter versus surgical aortic-valve replacement in high-risk patients. N Engl J Med. 2011;364:2187-98.

RISCO CIRÚRGICO E MANEJO PERIOPERATÓRIO DE PACIENTES COM ESTENOSE MITRAL

Caroline Silveira ▪ Roberto Muniz Ferreira

Este capítulo tem como objetivo simplificar e objetivar a abordagem de pacientes com estenose mitral no pré-operatório, no que cerne o risco cirúrgico em si, como também no ato operatório, principalmente no cenário de cirurgias não cardíacas.

INTRODUÇÃO

Pacientes com estenose mitral envolvem cuidados especiais tanto na avaliação pré-operatória de cirurgias não cardíacas, como no manejo individualizado no ato operatório. Esses pacientes necessitam de pressões atriais elevadas para manter o enchimento ventricular esquerdo, com predisposição à congestão pulmonar e taquiarritmias secundárias ao crescimento e remodelamento do átrio, principalmente a fibrilação atrial. Por sua vez, o aumento da frequência cardíaca aumenta a incidência de edema agudo de pulmão. Por isso, no âmbito de uma cirurgia não cardíaca, a frequência cardíaca deve ser controlada, e o manejo volêmico com terapia diurética pode ser realizado, visando ao ajuste clínico pré-operatório. No ato operatório, o uso de inotrópicos para o tratamento da disfunção ventricular direita pode ser necessário, assim como a monitorização e tratamento com prontidão da hipotensão arterial também é essencial para manter a pressão de enchimento ventricular esquerda e garantir débito cardíaco adequado. Em casos de cirurgias de emergência ou urgentes, deve-se proceder ao ato operatório. Porém, caso a cirurgia seja eletiva, na presença de estenose mitral grave e indicação de troca valvar e/ou valvoplastia por balão, esta deve ser realizada antes da cirurgia, desde que não existam contraindicações para esses procedimentos. No curso de estenose mitral leve, cirurgias de baixo ou alto risco podem ser realizadas, e no caso de estenose mitral moderada, teste ergométrico com a análise do gradiente transvalvar, sintomas com esforço e pressão arterial pulmonar pode auxiliar na decisão clínica quanto à liberação do risco cirúrgico.

A prevalência de valvulopatias moderadas ou graves na população adulta é estimada em 2,5%,[1] chegando a mais de 13% na faixa etária acima de 75 anos. Além disso, em adultos acima de 65 anos a prevalência de doença assintomática pode chegar a 6.4%,[1] tornando a avaliação pré-operatória fundamental para a detecção desses casos. Apesar da escassez de evidências consistentes relativas à melhor forma de manejar esses pacientes antes de cirurgias não cardíacas, os casos com repercussão hemodinâmica significativa podem necessitar de cuidados específicos antes, durante e após o procedimento.

A principal etiologia associada à estenose mitral em países em desenvolvimento como o Brasil é a febre reumática, responsável por mais de 90% dos casos.[2] A área normal da válvula mitral geralmente é de 4 a 6 cm², enquanto a estenose é considerada hemodinamicamente significativa quando a área atinge valores ≤ 1,5 cm². Nesta situação, o gradiente de pressão transvalvar necessário para o enchimento adequado do ventrículo esquerdo aumenta, requerendo pressões atriais elevadas para vencer a resistência gerada pela estenose. O aumento do volume atrial pode agravar ainda mais o processo de enchimento ventricular, devido à perda da contração atrial.

Embora alguns casos sejam assintomáticos, mesmo com áreas valvares abaixo de 1,5 cm², uma série de alterações clínicas, radiográficas e ecocardiográficas pode ser identificada, corroborando a gravidade da estenose.[2]

Uma vez definido o grau da lesão, a presença de sintomas e/ou de alterações que denotem um pior prognóstico (fibrilação atrial e/ou hipertensão pulmonar) são indicadores de que uma intervenção na válvula pode ser necessária.

Existem poucos trabalhos sobre a repercussão clínica da estenose mitral significativa sobre o risco operatório de cirurgias não cardíacas. Em procedimentos de emergência, deve-se proceder ao ato operatório independentemente do perfil clínico da valvulopatia.[3,4] Nestes casos, são fundamentais que sejam adotadas medidas intraoperatórias que possam minimizar a repercussão hemodinâmica da lesão. Estes cuidados envolvem a monitorização cuidadosa de variações na pressão arterial, frequência e ritmo cardíaco. Algumas metas gerais, porém importantes, incluem o tratamento adequado da hipotensão, correção de distúrbios hidroeletrolíticos e manutenção da pressão de enchimento do ventrículo esquerdo (Quadro 21-1).

Algumas particularidades associadas à estenose mitral podem dificultar o manejo operatório, tais como: a hipertensão arterial pulmonar, disfunção do ventrículo direito e a ocorrência de taquiarritmias supraventriculares. Na presença de hipertensão pulmonar significativa (pressão sistólica da artéria pulmonar ≥ 50 mm Hg em repouso), medidas devem ser direcionadas para evitar a hipoxemia, hipercapnia, acidose respiratória e a hipotermia, que apresentam efeitos clínicos deletérios bem conhecidos durante o ato operatório. Além disso, em pacientes com disfunção do ventrículo direito, o controle rigoroso do tônus vascular e da volemia são fundamentais para evitar quedas no débito sistólico e assim hipotensão arterial. O uso de inotrópicos, eventualmente, pode ser necessário, principalmente utilizando agentes que apresentam um efeito adicional de vasodilatação pulmonar (p. ex.: dobutamina e milrinona). Embora a otimização hemodinâmica possa ser alcançada, a ocorrência de taquiarritmias deve ser lembrada, pois pode levar a uma deterioração clínica.

A prevenção de taquiarritmias supraventriculares perioperatórias é essencial na estratégia de estabilização hemodinâmica. O aumento da frequência cardíaca reduz o tempo de diástole ventricular e prejudica ainda mais o esvaziamento atrial, principalmente quando há perda da contração do mesmo, como na fibrilação atrial. As consequências clínicas mais graves são a hipotensão arterial e edema pulmonar. Na vigência de instabilidade hemodinâmica, o tratamento de escolha é a cardioversão elétrica da arritmia. Nos outros casos, diuréticos e medidas que levam à redução da frequência cardíaca devem ser utilizados, como betabloqueadores venosos (p. ex.: esmolol e metoprolol) e medicações sedativas que reduzam o tônus adrenérgico. Valores entre 50 e 60 bpm são alvos adequados neste cenário.

Quando a cirurgia não cardíaca é eletiva, a avaliação por um especialista pode ser necessária. O manejo dependerá do tipo de cirurgia proposta, grau de estenose mitral, função biventricular, capacidade funcional e comorbidades associadas. Ainda assim, a otimização clínica da frequência cardíaca e volemia no pré-operatório são fundamentais. Nos procedimentos de baixo risco,[2] o paciente pode ser liberado independentemente da gravidade da estenose (Quadro 21-2). De forma semelhante, estenoses leves não elevam o risco pe-

Quadro 21-1. Tipo de Intervenção – Estenose Mitral Importante[3]

Tipo	Estenose

Valvuloplastia mitral por cateter-balão	▪ Tratamento de escolha na etiologia reumática
	▪ Indicações:
	  • Sintomas classe funcional II-IV e/ou fatores complicadores
	  • Escore ecocardiográfico ≤ 8
	  • (aparelho subvalvar e calcificação ≤ 2)
	▪ Em gestantes ou pacientes com alto risco cirúrgico, considerar se:
	  • Escore ecocardiográfico = 9-10
	  • (aparelho subvalvar e calcificação ≤ 2)
	▪ Contraindicações:
	  • Trombo em átrio esquerdo
	  • Insuficiência mitral moderada ou importante
	  • Fenômeno embólico recente

Tratamento cirúrgico (comissurotomia/troca valvar)	▪ Estenose mitral reumática classe funcional III-IV com contraindicações à valvuloplastia mitral por cateter-balão ▪ Estenose mitral reumática com fatores complicadores, não elegíveis para valvuloplastia mitral por cateter-balão ▪ Estenose mitral degenerativa refratária ao tratamento clínico
Implante valvar mitral transcateter	▪ Estenose mitral degenerativa refratária ao tratamento clínico, com contraindicação ou alto risco ao tratamento cirúrgico (em estudo)

Atualização das diretrizes brasileiras de valvopatias: abordagem das lesões anatomicamente importantes, Diretriz SBC, 2017, pág 3.

Quadro 21-2. Risco de Cirurgias Não Cardíacas[1]

Baixo risco (< 1%)
▪ Oftalmológica
▪ Odontológica
▪ Ginecológica (menor)
▪ Carótida (assintomático)
▪ Cirurgias superficiais
▪ Prostatectomia transuretral
▪ Ortopédica (meniscectomia, substituição joelho)

Risco intermediário (1-5%)
▪ Ginecológica (maior)
▪ Abdominal (colecistectomia, esplenectomia, reparo de hérnia)
▪ Cabeça e pescoço
▪ Transplante renal
▪ Carótida (sintomático)
▪ Ortopédica (quadril e coluna vertebral)
▪ Angioplastia arterial periférica
▪ Urológica (diferente de RTU e cistectomia)

Alto risco (> 5%)
▪ Aorta e grandes vasos
▪ Transplante fígado e pulmão
▪ Ressecção pulmonar
▪ Urológica (cistectomia total)
▪ Abdominal (duodeno-pancreatectomia, esofagectomia, ressecção hepática, perfuração intestinal)

rioperatório, mesmo em procedimentos mais complexos. De acordo com Chambers,[1] nas estenoses moderadas ou graves, o ecocardiograma com estresse físico pode auxiliar na estratificação do risco cirúrgico. Uma capacidade funcional acima de 7 METS sem sintomas é um indicador de baixo risco operatório. Por outro lado, um gradiente médio > 15 mmHg e/ou uma pressão sistólica na artéria pulmonar > 60 mmHg no esforço são indicadores de mau prognóstico. Desta forma, a decisão de intervir na estenose mitral grave por via percutânea ou cirúrgica antes de cirurgias não cardíacas deve considerar a presença destes indicadores de pior prognóstico, a morfologia valvar, a urgência do procedimento e a presença de comorbidades (Fig. 21-1).

CONCLUSÃO

Existem poucos estudos sobre a repercussão clínica da estenose mitral em cirurgias não cardíacas e o manejo desta condição pode requisitar profissional capacitado e dotado de conhecimento específico sobre o tema. Estenose mitral é considerada hemodinamicamente significativa quando a área valvar é abaixo de 1,5 cm^2. A presença de sintomas e/ou alterações que ocasionem piores prognósticos (fibrilação atrial e hipertensão pulmonar) são indicadores de que uma intervenção de troca valvar ou valvoplastia por balão pode ser necessária.

Caso a cirurgia seja de emergência, procede-se ao ato operatório com cuidados específicos, listados acima quanto ao manejo particular destes doentes. Dentre eles, destacam-se a prevenção de taquiarritmias perioperatórias e o tratamento agressivo da hipotensão arterial, podendo dispor do uso de inotrópicos em caso de disfunção ventricular direita.

Caso a cirurgia seja eletiva, o manejo dependerá do tipo de cirurgia proposta, grau de estenose mitral, função biventricular, capacidade funcional e comorbidades associadas. Em procedimentos de baixo risco, o paciente deve ser liberado para realização da cirurgia (independente da graduação da estenose), assim como, a estenose leve está automaticamente liberada para realização de cirurgias com riscos cirúrgicos variados, não elevando o risco perioperatório. Em cirurgias eletivas de risco moderado a alto, e estenose mitral moderada a grave, deve-se proceder a troca valvar caso esta esteja indicada e a cirurgia possa ser postergada. Neste cenário, também pode ser útil o uso do ecocardiograma com estresse físico, que pode ajudar na estratificação de risco cirúrgico. Achados de mau prognóstico no ato operatório são: gradiente médio > 15 mmHg e/ou pressão sistólica na artéria pulmonar > 60 mmHg e/ou sintomas durante o esforço.

RISCO CIRÚRGICO E MANEJO PERIOPERATÓRIO DE PACIENTES COM ESTENOSE MITRAL

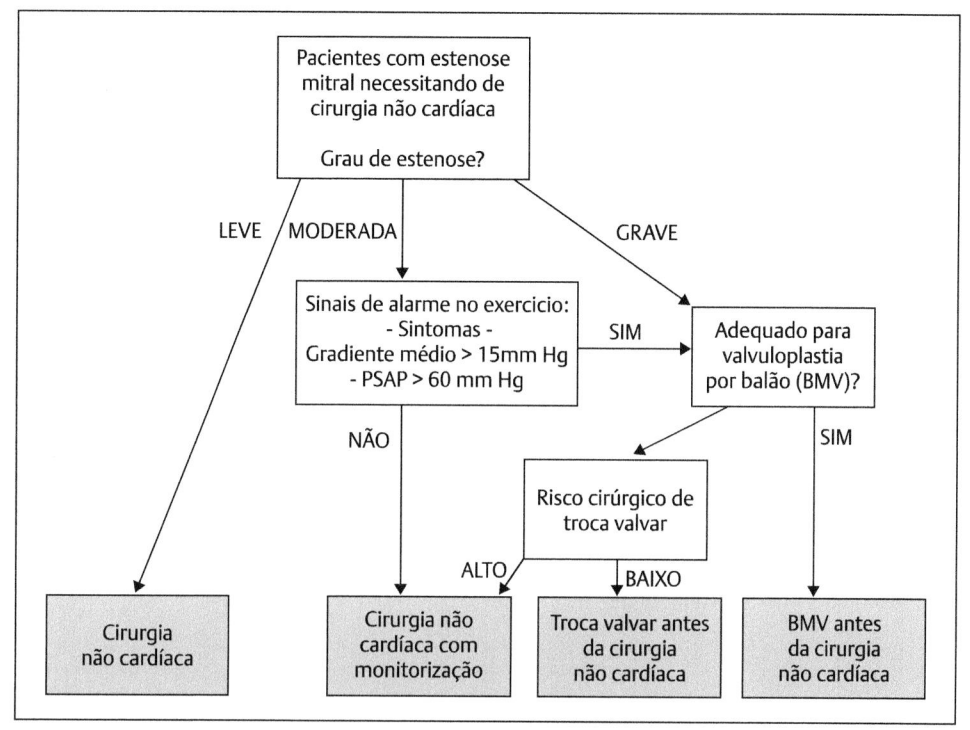

Fig. 21-1. Abordagem do paciente de acordo com a severidade da lesão orovalvar. (Fonte: Chambers JB. Heart, 2018.)[1]

MENSAGENS IMPORTANTES

- Estenose mitral é uma condição relativamente comum em idoso. A principal etiologia no Brasil é a febre reumática;
- É considerada hemodinamicamente significativa quando a área valvar é ≤ 1,5 cm;
- com necessidade de aumento de gradiente transvalvar para manter o enchimento ventricular adequado, resultando em elevação da pressão e volume atrial;
- Isso gera complicações hemodinâmicas e elétricas como: hipertensão arterial pulmonar (HAP), disfunção de ventrículo direito, congestão pulmonar e sistêmica e arritmias supraventriculares, com destaque para a fibrilação atrial (FA);
- No pré-operatório de cirurgias não cardíacas eletivas, deve-se otimizar o controle da frequência cardíaca, a fim de aumentar o tempo de enchimento ventricular; e evitar hipervolemia e congestão, com diureticoterapia;
- A decisão de abordagem da valva antes da cirurgia não cardíaca deve levar em consideração diversos fatores: gravidade da lesão valvar, sintomatologia, associação com HAP, FA ou disfunção cardíaca, outras comorbidades do paciente e benefício da cirurgia não cardíaca. Porém, é possível guiar-se pela seguinte orientação:
  - Estenose leve não eleva o risco perioperatório mesmo de procedimentos mais complexos;
  - Estenose moderada a grave – realizar ECOTT com estresse:
    - \> 7 METS sem sintomatologia – baixo risco operatório;

- ♦ Sintomas, gradiente médio >15 mmHg e/ou uma pressão sistólica na artéria pulmonar > 60 mmHg no esforço – mau prognóstico. Deve considerar intervenção (percutânea ou cirúrgica) da valva antes da cirurgia não cardíaca.
- Procedimentos de baixo risco cardiovascular podem ser realizados independente do grau de estenose mitral;
- Em situações de emergência, deve-se proceder ao ato cirúrgico independente do perfil clínico da valvulopatia, com monitorização intraoperatória para evitar hipotensão e manter a pressão de enchimento do ventrículo esquerdo.
- Eventualmente pode ser necessário o uso de inotrópicos no ato operatório. Nesse caso, opta-se por aqueles com efeito de vasodilatação pulmonar (Dobutamina e Milrinona).

REFERÊNCIAS BIBLIOGRÁFICAS

1. Chambers JB. Valve disease and non cardiac surgery. Cardiology department, guy's and st Thomas' NHS Foundation Trust, London, UK. 2018:1-10.
2. Tarasoutchi F, Montera MW, Ramos AIO. Atualização das diretrizes brasileiras de valvopatia: Abordagem das lesões anatomicamente importantes. 2017:1-34.
3. Frogel J, Galusca D. Anesthetic considerations for patients with advanced valvular heart disease undergoing noncardiac surgery. Departament of anesthesiology, Henry Ford Hospital, 2799 West Grand Boulevard, Detroit, MI 48202, USA. 2010:67-85.
4. Anesthesia for noncardiac surgery in patients with aortic or mitral valve disease. Disponível em:< https://www.uptodate.com/home>.

CUIDADOS PERIOPERATÓRIOS EM PACIENTES COM DISPOSITIVOS CARDÍACOS IMPLANTADOS

CAPÍTULO 22

Fernanda Oliveira Baptista da Silva

INTRODUÇÃO

O número de indivíduos que utilizam dispositivos cardíacos eletrônicos implantáveis (marca-passos – MP, cardiodesfibriladores implantáveis – CDI, ressincronizadores e monitores cardíacos implantáveis) está aumentando em todo o mundo, devido, não somente ao envelhecimento da população, como também pela expansão das indicações de seu uso.[1,2] Assim, mais indivíduos portadores destes dispositivos serão submetidos a cirurgias eletivas e de urgência.

Um dos maiores desafios para esse grupo de indivíduos é que as funções dos dispositivos cardíacos podem ser prejudicadas por interferência eletromagnética (IEM). Em uma sala cirúrgica, existem diversas fontes e radiação, a saber: radiofrequência, litotripsia extracorpórea por ondas de choque, eletroconvulsoterapia, eletrocautério, monitores de potenciais evocados, estimuladores de nervo, ablação.[2]

Essa interferência pode levar a danos ao gerador de impulsos, dano tecidual ou alterar a operação do dispositivo para um modo inadequado. No caso dos marca-passos, esta interferência pode levar à interpretação alterada de sinais, levando a uma inibição inadequada e, consequentemente, a uma bradicardia ou assistolia. No caso dos desfibriladores implantáveis, pode ocorrer a interpretação inadequada dos sinais, como ritmo de parada e levar à administração de um choque.

A gestão perioperatória desses dispositivos não é fácil e não se limita a colocação de ímãs sobre os dispositivos. Existem muitas exceções e é fundamental a análise do grau de dependência/indicação do indivíduo que o possui.[3] Sendo assim, torna-se um desafio tentar criar um gerenciamento global para o manejo perioperatório desses indivíduos.

O presente capítulo tratará do manejo pré-operatório destes doentes, tendo em vista uma avaliação clínica do generalista. Não sendo, portanto, o objetivo esgotar o assunto ou dar um enfoque de especialista. Assim, o texto tenta fornecer uma visão geral dos principais problemas e desafios para os cuidados pré, intra e pós-operatórios dessa população frente a cirurgias eletivas não cardiológicas.

AVALIAÇÃO PRÉ-OPERATÓRIA

O fundamental da consulta pré-operatória é determinar o tipo de dispositivo eletrônico que o paciente possui, além de qual fabricante, modelo, configurações atuais e funcionamento do dispositivo, sendo muitas vezes necessária uma consulta a equipe de atendimento cardiológico ou institucional do dispositivo.[4] Muitas dessas informações podem ser obtidas no cartão de identificação do fabricante.

A Heart Rhythm Society (HRS) recomenda o interrogatório ao dispositivo antes da cirurgia, de acordo com o modelo:[3]

- CDI – dentro de seis meses;
- MP convencional – dentro de 12 meses;
- Ressincronizador – três a seis meses.

Os principais pontos que devem ser investigados na consulta pré-operatória dizem respeito à dependência que o indivíduo tem do dispositivo e o tipo de dispositivo. Se o motivo do paciente ter um MP for uma bradicardia sintomática, ritmo de escape inadequado ou história de ablação do nó AV, recomenda-se a reprogramação para um modo de estimulação assíncrona, pois a interferência eletromagnética pode levar à inibição da estimulação por uma interpretação equivocada de estímulo.

Porém, se o paciente apresenta um CDI e, durante o ato operatório, for utilizado dispositivos que levem à interferência eletromagnética próxima ao CDI, deve-se suspender a terapia antitaquicardia do dispositivo.

Nesses casos, onde há indicação de reprogramação, a colocação de um ímã pode ser feita, porém este nunca será capaz de mudar o modo de estimulação[4] e, quando for necessário, o recomendado é que este seja realizado por um eletrofisiologista/cardiologista especializado. A desativação com ímã só deve ser feita em situações de emergência (Quadro 22-1).[5]

O marca-passo deve ser ajustado em modo assíncrono ou não sensível em pacientes que são dependentes de marca-passo. Pacientes com ritmo subjacente não confiável devem ter interrogação do marca-passo antes da cirurgia para garantir a programação apropriada e os limiares de estimulação de detecção.[6] De acordo com a mesma referência, em caso de CDI, esse deve ser desligado durante a cirurgia e ligado na fase de recuperação, devendo, um desfibrilador externo estar disponível para intercorrências. Nesse último caso, uma atenção especial deve ser tomada, pois são pacientes mais suscetíveis a arritmias ventriculares perioperatórias e devem ter monitoramento cardíaco contínuo durante todo o período de inativação do CDI e, que ocorra a reprogramação para a terapia ativa antes da descontinuação da monitorização cardíaca.[7]

Quadro 22-1. Reprogramação de Acordo com a Interferência Eletromagnética

Interferência eletromagnética provável	Independente da interferência eletromagnética
- Função antitaquicardia dos CDIs deve ser desativada para evitar choques inapropriados - Em pacientes dependentes de estimulação, o CDI ou a MP devem ser programados para um modo de estimulação assincrônica	- Quando o movimento de um choque for o indesejado e este representar risco ao paciente (p. ex: oftalmia)

INTRAOPERATÓRIO

Recomenda-se que na sala de cirurgia estejam disponíveis: eletrocardiograma e oximetria de pulso ou de pressão arterial; preparação para a necessidade de cardioversão, desfibrilação ou estimulação transcutânea; precauções quanto ao uso de eletrocautério ou outros dispositivos que gerem interferência eletromagnética.[4]

A literatura também orienta em relação a medidas específicas, dependendo das funções do dispositivo que o paciente possua. Como, por exemplo, orienta-se a colocação de eletrodos de estimulação/desfibrilação transcutâneos após a desativação de funções anti-taquicardia de um CDI.

Mas, uma das principais preocupações durante o ato cirúrgico diz respeito à interferência eletromagnética.

Interferência Eletromagnética (IEM)

A principal preocupação refere-se ao potencial rompimento da operação de um dispositivo quando próximo a uma fonte externa. No caso de atos cirúrgicos, o principal dispositivo que suscita preocupação é o uso do eletrocautério.

O uso de eletrocautério unipolar[6,7] representa um risco maior quanto à interferência nos dispositivos cardíacos, podendo inibir marca-passos de "demanda" ou reprogramá-lo. Para evitar essas complicações, a ESC recomenda a utilização de eletrocautérios bipolares, posicionamento correto da placa para aterramento do circuito, mantê-lo longe da placa, dar apenas breves "estouros" e usar a menor amplitude possível.

A principal preocupação desses casos é que a IEM possa causar a inibição transitória da estimulação em pacientes dependentes do marca-passo (como, no caso de BAVT) e/ou choques inadequados em paciente com CDIs. O risco de reprogramação, reinicialização elétrica ou dano ao *hardware* ou a interface foi reduzido com o avanço tecnológico dos aparelhos.[7]

Para pacientes que são dependentes de marca-passo com alta chance de interferência eletromagnética, a reprogramação temporária para o modo assíncrono (sem sensor) normalmente será necessária. Da mesma forma, para aqueles com desfibriladores cardioversores implantáveis, o dispositivo deve ser reprogramado para suspender a função antitaquicardia e evitar a aplicação de um choque indesejado. Dispositivos com funções avançadas devem ter essas funções desativadas.[2]

PÓS-OPERATÓRIO

O manejo pós-operatório de pacientes com CDI consiste em interrogar e restaurar a função CDI. Se a interrogação determinar que as configurações do CDI são inadequadas, o dispositivo deve ser reprogramado para as configurações apropriadas. Para um CDI, todas as terapias antitaquiarritmias devem ser restauradas.[8]

PROCEDIMENTOS ESPECÍFICOS

No Quadro 22-2 há orientações, baseadas no consenso do BHRS, em relação a procedimentos específicos, porém, são recomendações baseadas principalmente em opiniões de especialistas, já que os estudos são escassos (Quadro 22-2).

Quadro 22-2. Recomendação Quanto a Procedimentos Específicos

	MP	CDI
Cirurgia Geral – abdome inferior, membros inferiores ou antebraço	■ Monitorizar durante a cirurgia para que não haja inibição do marca-passo ■ A reprogramação não costuma ser necessária e, testes pós-operatórios só serão necessários se ocorrer reprogramação ou tenha ocorrido algum evento adverso	■ Desativação durante a cirurgia e reativação no pós-operatório
Cirurgia Geral – cabeça, pescoço ou braços	■ Monitorizar durante a cirurgia para que não haja inibição do marca-passo ■ Considerar a possibilidade de reprogramação do marca-passo somente se o paciente for dependente do ritmo e a diatermia for prolongada e estiver próxima do aparelho ■ Realizar verificação do MP no pós-operatório caso tenha ocorrido algum evento adverso	■ Desativação durante a cirurgia e reativação no pós-operatório
Cirurgia cardíaca	■ Provavelmente necessitará de programação, sendo necessária a verificação completa após a operação	■ Desativação durante a cirurgia e reativação no pós-operatório
Cirurgia Oftalmológica	■ Monitorizar durante a cirurgia para que não haja inibição do marca-passo ■ Realizar verificação do MP no pós-operatório caso tenha ocorrido algum evento adverso ou se antes da cirurgia tiver havido a reprogramação do MP	■ Desativação durante a cirurgia e reativação no pós-operatório
Litotripsia	■ Evite focalizar o feixe perto do gerador de pulsos. Se, os disparos da litotripsia na onda R forem interpretadas como estimulação auricular ■ Interrogar o dispositivo dentro de um mês de pós-operatório	■ Desativação durante a cirurgia e reativação no pós-operatório
Eletroconvulsoterapia	■ Interrogar o dispositivo dentro de um mês de pós-operatório	■ Desativação durante a cirurgia e reativação no pós-operatório

CONCLUSÃO

O presente capítulo teve como objetivo fornecer informações gerais sobre o manejo perioperatório de indivíduos que possuam dispositivos cardíacos em cirurgias não cardíacas eletivas. Em geral, são indivíduos com maior risco cardiovascular e, portanto, uma avaliação em conjunto com especialista pode ser importante. A principal preocupação deve repousar sobre a dependência do indivíduo em relação ao dispositivo e a possibilidade de interferência eletromagnética durante o ato cirúrgico.

REFERÊNCIAS BIBLIOGRÁFICAS

1. Healey JS, et al. Canadian Cardiovascular Society/Canadian Anesthesiologists' Society/Canadian Heart Rhythm Society joint position statement on the perioperative management of patients with implanted pacemakers, defibrillators, and neurostimulating devices. Canadian J Anaesth. 2012;59(4):394-407.
2. Lee LKK, et al. Pre-operative cardiac optimisation: a directed review. Anaesthesia. 2019;74:67-79.
3. Rooke GA, Bowdle TA. Perioperative management of pacemakers and implantable cardioverter defibrillators: It's not just about the magnet. Anesthesia and Analgesia. 2013;117(2):292-294.
4. Schulman PM. Perioperative management of patients with a pacemaker or implantable cardioverter-defibrillator. In: Mark, J e Link, M (Ed.), UpToDate. 2019.
5. Thomas H, Turley A, Plummer C. British Heart Rhythm Society Guidelines for the Management of Patients with Cardiac Implantable Eletronic Devices (CIEDs) around the time of sugery. n. January. 2016:1-9.
6. Kristensen SD, et al. ESC/ESA Guidelines on non-cardiac surgery: Cardiovascular assessment and management: The Joint Task Force on non-cardiac surgery: Cardiovascular assessment and management of the European Society of Cardiology (ESC) and the European Society of Anaesthesiology (ESA). Eur Heart J. 2014;35(35):2383-2431.
7. Fleisher LA, et al ACC/AHA Guideline on Perioperative Cardiovascular Evaluation and Management of Patients Undergoing Noncardiac Surgery: Executive Summary [Internete]. 2014.
8. ASA; Practice Advisory for the Perioperative Management of Patients with Cardiac Implantable Electronic Devices: Pacemakers and Implantable Cardioverter-Defibrillators. Anesthesiology. 2011;114(2):247-261.

AVALIAÇÃO PRÉ-OPERATÓRIA DO PACIENTE CANDIDATO À CIRURGIA CARDÍACA

Pedro Fernandes Ribeiro ▪ Alexandre Siciliano Colafranceschi

INTRODUÇÃO

É sabido que as cirurgias cardíacas se encontram no grupo de procedimentos que mais utilizam recursos na medicina. Além disso, a revascularização cirúrgica, os reparos e trocas valvares figuram entre as cirurgias mais realizadas no mundo. Em que pese o grande volume de recursos alocados na cirurgia cardíaca e o grande número de cirurgias realizadas em todo o mundo, parece lógico que a otimização clínica das comorbidades e o bom planejamento cirúrgico são estratégicos para o bom desempenho das intervenções, bem como para a melhor distribuição e emprego de recursos.[1] Os princípios bioéticos da não maleficência e da beneficência para o cuidado médico de qualquer indivíduo devem fazer parte do cuidado com o paciente a ser submetido à cirurgia cardíaca. Acrescente-se aos aspectos técnicos no cuidado do paciente, a preocupação com desfechos, que são importantes para ele, a exemplo do rápido retorno ao trabalho, bem como a experiência vivida pelo indivíduo durante o período de cuidado. Tanto os desfechos do procedimento cirúrgico, quanto à experiência, são da responsabilidade da equipe de saúde e da instituição que pretende prover um cuidado confiável e de elevado valor. A utilização racional de recursos para obtenção de atendimento adequado, no momento e locais apropriados, também faz parte da agenda de valor contemporânea. Os princípios bioéticos de justiça e equidade são perseguidos quando o comprometimento do atendimento se estende além das capacidades técnicas dos profissionais de saúde.

ESTRATIFICAÇÃO DE MORTALIDADE

Antes de buscar a otimização de condições clínicas mais favoráveis possíveis para a cirurgia, é necessária a determinação precisa do grau de benefício resultante da intervenção proposta, em contraposição ao risco do procedimento. Considerar o impacto da intervenção sobre a qualidade de vida, bem como sobre a perspectiva de sobrevida do indivíduo alvo é primordial para a boa prática clínica e cirúrgica. Por outro lado, por se tratar de procedimentos complexos, é necessário estimar a morbidade e mortalidade perioperatória do paciente candidato à cirurgia cardíaca, antes mesmo de optar pela indicação desse procedimento.

VARIÁVEIS CLÍNICAS

Diversas variáveis clínicas são passíveis de otimização, de modo que merecem atenção clínica durante o pré-operatório. As variáveis para revascularização cirúrgica do miocárdio foram divididas entre **centrais**, **nível 1** e **nível 2** por Jones *et al.*[2] Essas variáveis foram, inequivocamente, correlacionadas à mortalidade pós-operatória, enquanto que as nível 1 possuíam correlação provável com esse desfecho; já aquelas nível 2 não possuem correlação com mortalidade, porém podem ser de interesse em aspectos que tangem gestão hospitalar e saúde. Esses grupos podem ser resumidamente vistos no Quadro 23-1.

Quadro 23-1. Identificação de Váriaveis Pré-Operatória

	Principais	Nível 1	Nível 2
Demográficas	▪ Idade ▪ Gênero	▪ Altura ▪ Peso	▪ Local de residência ▪ Etnia ▪ Nível socioeconômico
Administrativas			▪ Fonte pagadora ▪ *Expertise* institucional ▪ Cirurgião
História	▪ Cirurgia cardíaca prévia	▪ Data do último infarto ▪ Angioplastia nesta admissão ▪ História de angina	▪ Data da última cirurgia cardíaca ▪ Número de infartos prévios ▪ Data da última angioplastia ▪ Número de angioplastias prévias ▪ Número de revascularizações cirúrgicas prévias ▪ Angina à admissão
Função ventricular esquerda	▪ Fração de ejeção ventricular esquerda		▪ Pressão final diastólica
Doença de tronco coronariano	▪ Estenose de tronco coronariano		
Outra obstrução coronariana	▪ Número de coronárias com obstrução superiores a 70%		
Outras condições cardíacas		▪ Arritmias ventriculares ▪ Insuficiência cardíaca ▪ Regurgitação mitral	
Fatores de risco cardiovascular		▪ Diabetes ▪ Doença cerebrovascular ▪ Doença arterial periférica	▪ Tabagismo ▪ Sequelas diabéticas ▪ Hipertensão
Comorbidades		▪ DPOC ▪ Doença renal crônica	▪ Imunossupressão ▪ Hepatopatia ▪ Marca-passo ▪ Malignidade ativa
Tipo de cirurgia	▪ Eletiva ▪ Urgente ▪ Emergência com isquemia ativa ▪ Emergência com instabilidade hemodinâmica ▪ Emergência com morte eminente		▪ Localização do hospital prévio à cirurgia

Traduzido de: Jones R H, et al..[4]

Idade
Com a mudança evolutiva da pirâmide populacional e o envelhecimento da população, é crescente o número de pacientes mais idosos sendo submetidos a procedimentos mais invasivos. A mortalidade perioperatória de pacientes acima de 75 anos submetidos à revascularização cirúrgica do miocárdio foi estudada e, ao contrário do que o senso comum sugere, a mortalidade desse grupo neste período foi, estatisticamente, semelhante à de pacientes mais jovens, apesar de um período de recuperação mais prolongado. No entanto, a mortalidade dos mais idosos ao longo do seguimento de um ano foi maior. Além disso, estudos retrospectivos de mortalidade e de complicações pós-operatórias em pacientes de 80 anos ou mais revelaram ser o dobro o número de mortes nesse grupo, embora a incidência média de óbitos encontrada (4,2%) seja considerada baixa pela literatura.

Apesar dessas considerações relacionadas à população de idade mais avançada, cumpre ressaltar que o benefício em termos de qualidade de vida, controle de sintomas e percepção de melhora são semelhantes, independentemente da faixa etária.[3,4]

Gênero
Alguns estudos sugerem que o sexo feminino é um preditor independente de maior mortalidade pós-operatória, porém esses resultados são atribuídos em sua maioria à complexidade clínica maior, à indicação mais tardia do procedimento e ao maior período assintomático observado em mulheres. Outras análises de aspectos intraoperatórios são correlacionados pelos piores resultados encontrados em mulheres, tais como: maior taxa de revascularização cirúrgica em síndromes coronarianas agudas e das maiores dificuldades técnicas decorrentes do fato de os vasos possuírem menor calibre.[5] Destaque-se que essas análises derivam de estudos retrospectivos que avaliavam, principalmente, desfechos referentes a cirurgias de revascularização do miocárdio.

Diabetes
A prevalência de diabetes e a sua capacidade de produzir repercussões significativas em termos de saúde populacional são bem reconhecidos, e essa característica aplica-se também de forma igualmente desfavorável nos resultados de cirurgias cardíacas.

Em um estudo populacional, retrospectivo e multicêntrico, foi observado que os resultados de pacientes diabéticos, que não exibiam complicações vasculares ou renais da doença, tinham desfechos semelhantes àqueles da população geral, sendo a mortalidade da população geral de 3,3 a cada 100 pessoas/ano e do grupo de diabéticos sem complicações de 4,4 a cada 100 pessoas/ano, ao fim de 10 anos. Ao mesmo tempo, pacientes com complicações vasculares e/ou renais atribuíveis ao diabetes tinham seus desfechos consideravelmente prejudicados, com mortalidade de 8,4 a cada 100 pessoas/ano em pacientes portadores de doença arterial periférica, 16,3 a cada 100 pessoas/ano em indivíduos que apresentavam doença renal crônica e 29,3 a cada 100 pessoas/ano em pacientes que exibiam ambas as complicações, também ao fim de 10 anos.[6]

Outra observação na avaliação pré-operatória é a diferenciação do paciente em uso de insulina daquele com glicemia controlada com medicações orais. Pacientes requerendo insulina apresentaram, além de maiores taxas de mortalidade, maiores índices de mediastinite, insuficiência renal e tempo de ventilação mecânica no pós-operatório.[7]

Além disso, o controle glicêmico intensivo no pós-operatório diminui a incidência de complicações infecciosas e de mortalidade pós-operatória, de forma que o controle glicêmico deve ser perseguido tanto no pré-operatório como no pós-operatório, com especial destaque para o papel da insulina em infusão venosa contínua, se comparada àquela administrada de forma intermitente, cujas análises evidenciam benefícios em termos de mortalidade.[8,9]

Doença Renal Crônica
É sabido que a presença de doença renal crônica, ainda que em estágios mais iniciais e em tratamento conservador, é capaz de piorar o desfecho de pacientes submetidos a cirurgias cardíacas. Esse impacto se estende em curto prazo, com complicações imediatas, como necessidade de terapia de substituição renal no pós-operatório e mortalidade precoce, e em longo prazo em termos de sobrevida.[10]

Embora intervenções em proteção renal tenham falhado em demonstrar benefício, o reconhecimento desta comorbidade no pré-operatório é fundamental no sentido de prever necessidades de cuidados, tanto no pré-, quanto no pós-operatório.

Doença Pulmonar
A adequação do tratamento de doenças pulmonares pré-existentes é fundamental para a minoração de intercorrências respiratórias após uma cirurgia cardíaca. No entanto, não há evidência que sustente a necessidade de realização de espirometria, gasometria arterial ou difusão de monóxido de carbono no pré-operatório em termos de desfecho, de modo que esses exames parecem apenas estar indicados conforme a necessidade da doença de base.

Para redução do risco pulmonar/ventilatório, recomenda-se a cessação do tabagismo – idealmente oito semanas antes do procedimento pelo menos, a otimização medicamentosa de distúrbios obstrutivos, como doença pulmonar obstrutiva crônica (DPOC) e asma, bem como a erradicação de infecções ativas. Outro dado interessante no pré-operatório é que o treinamento da musculatura respiratória no período que antecede a cirurgia é capaz de minimizar de forma significativa as complicações respiratórias após o procedimento.[11,12]

Assim, a necessidade de suporte ventilatório por mais de 24 horas é uma das medidas avaliadas na metrificação de desempenho de uma instituição em cuidados pós-operatórios de cirurgias cardíacas, razão pela qual se expande o interesse na otimização pré-operatória do paciente para o nível institucional com critério ainda mais relevante.

VARIÁVEIS CIRÚRGICAS
Ainda que determinadas variáveis anatômicas ou de técnica cirúrgica tenham a atenção predominante do cirurgião, alguns aspectos interferem de forma significativa no risco pré-operatório de cirurgia cardíaca. Dessa forma, é também interessante que o clínico pesquise e reconheça determinadas condições inerentes à anatomia e à cirurgia propriamente dita, uma vez que elas participam de sistemas de predição de risco pré-operatório.

REOPERAÇÃO
Tendo-se em conta que o prognóstico de pacientes candidatos à reoperação, em geral, varia entre discreta a moderadamente pior em relação àqueles que serão submetidos à sua primeira cirurgia, pode-se afirmar que essas diferenças vêm sendo minoradas com técnicas mais modernas e com o aperfeiçoamento do cuidado, sem, no entanto, poderem ser desprezadas.

A correlação entre um novo procedimento com o pior prognóstico se deve basicamente a aderências estruturais decorrentes do processo de cicatrização, as quais podem dificultar a individualização de estruturas, a escassez de enxertos para revascularização e o perfil mais mórbido do paciente na maioria das vezes.

EXPOSIÇÃO TORÁCICA À RADIAÇÃO

O desfecho de pacientes submetidos à radioterapia torácica prévia é pior do que naqueles que não o foram. Esses dados são válidos tanto para cirurgias valvares quanto para as de revascularização. Atribui-se à evolução desfavorável a interação de fatores como aderências actínicas, dificuldade intraoperatória e aceleramento da evolução da doença coronariana por lesão endotelial direta da radiação.[13,14] Parece que a relevância deste dado da anamnese seja subestimado por sistemas de predição de desfecho consagrados como o EuroScore.[15]

OUTROS FATORES

Outros fatores relevantes associados a desfechos: complexidade da cirurgia, expertise da equipe cirúrgica no procedimento proposto e a confiabilidade da instituição responsável pelo atendimento.

Quanto à fragilidade, ainda que definida de forma heterogênea pela literatura, pode ser destacada aqui como fator de risco também. Diretrizes de grandes sociedades de cardiologia preconizam a avaliação da fragilidade por meio de sistemas de pontuação e graduação do nível de fragilidade para que sejam sopesados em conjunto a comorbidades, à técnica cirúrgica e aos sistemas de predição de risco operatório para avaliação global do risco, tal qual demonstra o Quadro 23-2.[16]

Quadro 23-2. Avaliação Global do Risco

	Baixo risco – Deve apresentar todas as características desta coluna	Risco intermediário – Deve apresentar uma das características desta coluna	Alto risco – Deve apresentar uma das características desta coluna	Risco proibitivo – Deve apresentar uma das características desta coluna
STS	< 4%	4-8%	> 8%	Risco cirúrgico predito de morte ou morbidade superior a 50% em um ano
Fragilidade	Nenhum	Detectada em um índice como leve	Dois ou mais índices demonstrando fragilidade moderada a grave	–
Disfunção orgânica maior sem proposta de correção pela intervenção cirúrgica	Nenhuma	Um sistema	Até dois sistemas	Três ou mais sistemas
Desafios próprios do procedimento	Nenhum	Desafio possível	Desafio possível	Desafio grande

Traduzida de Nishimura RA, et al.[16]

Convém ressaltar que, de acordo com os próprios escores de predição de risco, a morbimortalidade após os procedimentos combinados – revascularização e troca valvar – são significativamente maiores, comparadas àquelas encontradas nos procedimentos isolados.

OS SISTEMAS DE PREDIÇÃO DE RISCO

Na década de 80, as cirurgias cardíacas deixaram de ser a única abordagem possível para revascularização do miocárdio, uma vez que procedimentos endovasculares começaram a ser utilizados, impondo, assim, a necessidade de adoção de sistemas de que se dispusessem a prever o risco de mortalidade a fim de amparar a decisão clínica de como abordar determinadas patologias.

Com o aumento da densidade e da complexidade dos procedimentos cardiológicos, se tornou necessária também a predição de risco de morbidade, importando destacar que esse risco seja calculado no pré-operatório a fim de metrificar os resultados obtidos nas mais diferentes instituições no intuito de aperfeiçoar a confiabilidade e os planos de cuidados das mais diversas instituições de saúde.[17]

Atualmente, temos mais de 20 sistemas de predição de risco pré-operatório, todos eles validados em populações extremamente semelhantes entre si no sentido de serem, na maioria dos casos, europeus ou norte-americanos. Assim, não há um sistema de predição de risco amplamente validado para a população brasileira.

Os dois sistemas de predição mais utilizados são o Euroscore e o *Society for Thoracic Surgeons* (STS).

Euroscore

É o sistema de predição de risco mais estudado na literatura. Sua primeira versão foi lançada em 1999 e, desde então, sofreu diversas mudanças. A última delas visava mitigar erros sabidamente avaliados, como superestimar o risco de pacientes de baixo risco e subestimar o risco de pacientes de alto risco. A calculadora está disponível em <www.euroscore.org>.

Society for Thoracic Surgeons (STS)

O STS é um sistema de escore que parece envolver uma análise mais pormenorizada das características pré-operatórias quando comparada ao EuroScore. No entanto, deve ser considerado que nenhum desses sistemas envolve particularidades que somente o clínico é capaz de identificar por meio de uma anamnese extensa. Para o cálculo, essa base de dados também é disponível online em <www.sts.org>.

MANEJO FARMACOLÓGICO PRÉ-OPERATÓRIO
Betabloqueadores
O uso de betabloqueadores já foi associado a um aumento consistente de sobrevivência pós-operatória, bem como uma menor incidência de fibrilação atrial pós-operatória, principalmente em contexto de cirurgias de urgência. Já no caso de cirurgias eletivas, o substrato de evidência disponível não é tão robusto no sentido de corroborar o mesmo impacto em mortalidade, mas ainda assim a incidência de arritmias no pós-operatório parece ser menor.

A eficácia de se iniciar betabloqueadores no pré-operatório pode ser questionada, uma vez que essa conduta não foi corroborada por estudos de grande porte. Porém, diretrizes recomendam a individualização caso a caso da conduta. Além disso, parece ser adequado o uso de betabloqueadores de menor meia vida com avaliação seriada de suas doses e efeitos adversos de forma intensiva no pós-operatório imediato.[18]

INIBIDORES DA ENZIMA CONVERSORA DE ANGIOTENSINA (IECA) E BLOQUEADORES DOS RECEPTORES DE ANGIOTENSINA II (BRA)
Apesar do uso consagrado no tratamento de diversas condições cardiovasculares, sua utilização em pré-operatório, sobretudo cirurgias cardíacas, esteve associada a uma série de complicações, tais como maiores períodos de hipotensão perioperatória, maior necessidade de vasopressores, vasoplegias por períodos mais prolongados e mais graves, além de associados a maiores índices de mortalidade.[18]

Dessa forma, sua suspensão no pré-operatório é mandatória, muito embora não haja clareza quanto ao tempo ideal de sua suspensão. A recomendação da diretriz europeia de cirurgia cardiotorácica pode ser contemplada no Quadro 23-3.[18]

Quadro 23-3. Recomendação da Diretriz Europeia de Cirurgia Cardiotorácica

	Captopril	Enalapril	Lisinopril	Ramipril	Losartana	Valsartana
Mecanismo	iECA	iECA	iECA	iECA	BRA	BRA
Meia-vida	2 h	35-38 h	12 h	13-17 h	6-9 h	6-9 h
Posologia	12/12 h ou 8/8 h	12/12 h ou 24/24 h	24/24 h	12/12 h ou 24/24 h	12/12 h ou 24/24 h	12/12 h ou 24/24 h
Dose máxima	450 mg/dia	40 mg/dia	40 mg/dia	20 mg/dia	100 mg/dia	320 mg/dia
Excreção renal	95%	61%	100%	60%	4%	13%
Interrupção antes de cirurgia eletiva	12 h	24 h	24 h	24 h	24 h	24 h

Traduzida de Sousa-Uva M, et al..[18]

ANTIPLAQUETÁRIOS
Ácido Acetil Salicílico (AAS)
Apesar da eficácia na profilaxia secundária de eventos cardiovasculares maiores ser sustentada por grandes estudos, não está muito claro qual o momento mais oportuno da suspensão do AAS no pré-operatório.

Atualmente, sabemos que o uso de AAS no pré-operatório de cirurgias de revascularização, apesar de aumentar o número de eventos hemorrágicos e necessidades transfusionais, é associado a melhores desfechos em termos de eventos cardiovasculares maiores após a cirurgia.

Seu efeito pode ser seguramente revertido com transfusão plaquetária, o que, em tese, pode criar uma sensação de maior segurança em manter a medicação pré-revascularização miocárdica. As recomendações atuais enfatizam a existência de um time cardiológico que seja capaz de debater as variáveis clínicas e cirúrgicas, a fim de avaliar, de modo individualizado, os riscos e benefícios da execução do procedimento em vigência do efeito de drogas que, potencialmente, podem aumentar eventos hemorrágicos. De forma geral, pacientes com alto risco hemorrágico ou que se neguem a receber transfusões, são pacientes nos quais o uso de AAS no pré-operatório deve ser sopesado.

Inibidores de P2Y12
Além de o uso de inibidores de P2Y12 como antiagregantes plaquetários associados ao AAS ser consagrado em situações de síndromes coronarianas agudas e pós-angioplastias, eles também são usados em monoterapia em casos de pacientes que não podem usar o AAS.

No entanto, no pré-operatório de cirurgias cardíacas, o uso de dupla terapia antiagregante foi estabelecido como maléfico, uma vez que aumentam a frequência de eventos hemorrágicos de forma considerável sem trazer benefícios em termos de desfecho. Assim, o segundo antiplaquetário deve ser suspenso de acordo com sua meia-vida no pré-operatório de cirurgias eletivas, bem como deve se considerar a possibilidade de atraso do procedimento, de acordo com a meia-vida do segundo antiplaquetário no caso de procedimentos não programados (Quadro 23-4).[18]

Quadro 23-4. Diretrizes sobre Medicação Perioperatória em Cirurgia Cardíaca de Adultos

	Clopidogrel	Prasugrel	Ticagrelor	Cangrelor
Biodisponibilidade	50%	80%	36%	100%
Meia-vida	1-2 horas	2-15 horas	7-9 horas	3-6 minutos
Reversibilidade	Irreversível	Irreversível	Reversível	Reversível
Início de ação	2-6 horas	30 minutos	30 minutos	2 minutos
Posologia	24/24 h	24/24 h	12/12 h	Infusão contínua
Duração do efeito	3-10 dias	7-10 dias	3-5 dias	1-2 horas
Antídoto	Não	Não	Não	Não
Interrupção antes de cirurgia eletiva	Pelo menos cinco dias	Pelo menos sete dias	Pelo menos três dias	1 hora

Traduzido de Sousa-Uva M, et al.[18]

Anticoagulantes

O uso de anticoagulantes tornou-se consideravelmente mais frequente após estudos com uso de antagonistas da vitamina K, bem como outros que avaliaram o emprego de anticoagulantes diretos, como o ROCKET, RELY e o ARISTOTLE, na fibrilação atrial para prevenção de eventos embólicos. Seu emprego também é consagrado em pacientes com próteses valvares e em trombofilias, de tal maneira que o seu manejo em contexto pré-operatório é de utilidade crescente.[19,20]

Pacientes em terapia anticoagulante com antagonistas da vitamina K devem suspender seu uso cinco dias antes do procedimento, objetivando um INR de 1,5 ou menor no dia da cirurgia. No tocante ao uso de anticoagulantes diretos, sua suspensão é baseada no tipo de medicação utilizada e na função renal do paciente, conforme verificado no Quadro 23-5.[18,19]

Quadro 23-5. Uso de Anticoagulantes Diretos

	Dabigatrana	Apixabana	Edoxabana	Rivaroxabana
Alvo	Fator Xa	Trombina	Fator Xa	Fator Xa
Biodisponibilidade	6-8%	51-85%	60%	80%
Meia-vida	14-17 h	9-14 h	5-11 h	9-13 h
Posologia	12/12 ou 24/24 h	12/12 h	24/24 h	12/12 ou 24/24 h
Excreção renal	80%	25%	36-45%	66%
Antídoto	Idaracizumab	Adexanet alfa	Adexanet alfa	Adexanet alfa
Interrupção antes de cirurgia eletiva	48-96 h	48 h	48 h	48 h

Traduzida de Sousa-Uva M, *et al.*[17]

Outra consideração é a necessidade pré-operatória de terapia de 'ponte'. Essa abordagem envolve o uso de outro anticoagulante, em geral parenteral como as heparinas, para garantir o maior período possível coberto com anticoagulação. Nem todos os pacientes ambulatoriais em uso de anticoagulante beneficiar-se-ão de ponte. Desse modo, essa abordagem está indicada em: portadores de próteses valvares metálicas com anticoagulação ambulatorial, fibrilação atrial valvar e fibrilação atrial não valvar com CHADSVASc superior a 4 pontos ou com evento embólico nas últimas 4 semanas.[18]

Vale destacar que o único método de ponte testado em estudos mais robustos até o momento envolve o uso de heparina não fracionada (HNF). Justificada a praticidade de seu uso, a anticoagulação com heparina de baixo peso molecular (HBPM) restou consagrada pelo uso, porém preferencialmente corrigida para a função renal do paciente e titulada conforme a atividade de fator anti-Xa, a qual deve estar entre 0,5 e 1,0. A suspensão da terapia de ponte não é corroborada por nenhum estudo randomizado e é realizada baseada única e simplesmente na farmacocinética dos anticoagulantes envolvidos. No caso da HNF, sua infusão deve ser interrompida 6 horas antes do procedimento e, da HBPM, 12 horas. Assim, o uso de anticoagulante no pré-operatório antecedendo cirurgias cardíacas pode ser realizado conforme contempla a Figura 23-1.[18]

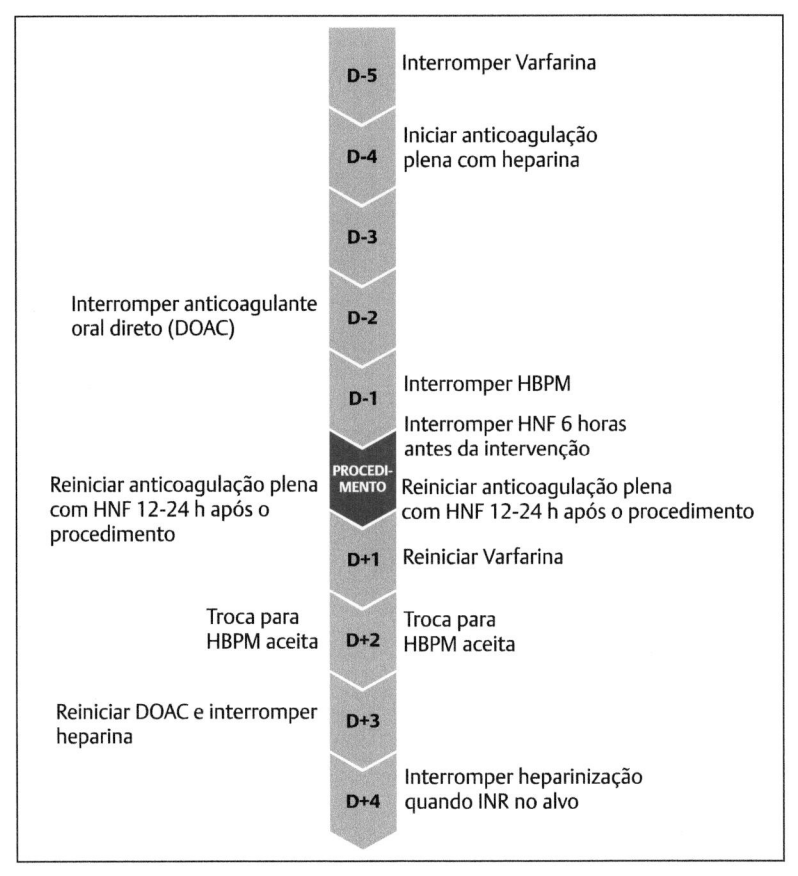

```
                                    D-5   Interromper Varfarina

                                    D-4   Iniciar anticoagulação
                                          plena com heparina

                                    D-3

   Interromper anticoagulante       D-2
   oral direto (DOAC)

                                    D-1   Interromper HBPM
                                          Interromper HNF 6 horas
                                          antes da intervenção
                                  PROCEDI-
   Reiniciar anticoagulação plena  MENTO   Reiniciar anticoagulação plena
   com HNF 12-24 h após o                  com HNF 12-24 h após o procedimento
   procedimento
                                    D+1   Reiniciar Varfarina

                  Troca para              Troca para
                  HBPM aceita     D+2     HBPM aceita

   Reiniciar DOAC e interromper   D+3
   heparina

                                          Interromper heparinização
                                    D+4   quando INR no alvo
```

Fig. 23-1. Uso de anticoagulante no pré-operatório, antecedendo cirurgias cardíacas. (Adaptada de Sousa-Uva M, et al.)[17]

CONCLUSÃO

A avaliação pré-operatória é dependente de um esforço multidisciplinar, assim como o sucesso da intervenção proposta. Diversas variáveis devem ser consideradas e, atualmente, o conceito de Time Cardiológico vem ganhando progressivamente mais força, uma vez que a análise multidisciplinar parece permitir a consideração e a troca de informações necessárias, a fim de aperfeiçoar o índice de sucesso nas intervenções propostas.

MENSAGENS IMPORTANTES

- A avaliação pré-operatória do paciente que será submetido à cirurgia cardíaca deve visar sempre a adequada determinação entre riscos e benefícios.
- Decisões de conduta podem ser mais bem avaliadas com a presença de um Time Cardiológico.
- É pertinente tornar o conceito de risco objetivo com o auxílio de sistemas de pontuação como EuroSCORE II e o STS.
- O manejo antitrombótico transoperatório é fundamental para desfechos de curto e longo prazo.

REFERÊNCIAS BIBLIOGRÁFICAS
1. Kash BA, Zhang Y, Cline KM, et al. The perioperative surgical home (PSH): a comprehensive review of US and non-US studies shows predominantly positive quality and cost outcomes. Milbank Q. 2014;92(4):796-821.
2. Jones RH, Hannan EL, Hammermeister KE, et al. Identification of preoperative variables needed for risk adjustment of short-term mortality after coronary artery bypass graft surgery. The Working Group Panel on the Cooperative CABG Database Project. J Am Coll Cardiol. 1996;28(6):1478-87.
3. Conaway DG, House J, Bandt K, et al. The elderly: health status benefits and recovery of function one year after coronary artery bypass surgery. J Am Coll Cardiol. 2003;42(8):1421-6.
4. Barnett SD, Halpin LS, Speir AM, et al. Postoperative complications among octogenarians after cardiovascular surgery. Ann Thorac Surg. 2003;76(3):726-31.
5. Guru V, Fremes SE, Austin PC, et al. Gender differences in outcomes after hospital discharge from coronary artery bypass grafting. Circulation. 2006;113(4):507-16.
6. Leavitt BJ, Sheppard L, Maloney C, et al. Northern New England Cardiovascular Disease Study Group. Effect of diabetes and associated conditions on long-term survival after coronary artery bypass graft surgery. Circulation. 2004;110(1):II41-4.
7. Luciani N, Nasso G, Gaudino M, et al. Coronary artery bypass grafting in type II diabetic patients: a comparison between insulin-dependent and non-insulin-dependent patients at short- and mid-term follow-up. Ann Thorac Surg. 2003;76(4):1149-54.
8. 8Furnary AP, Gao G, Grunkemeier GL, Wu Y, Zerr KJ, Bookin SO, Floten HS, Starr A. Continuous insulin infusion reduces mortality in patients with diabetes undergoing coronary artery bypass grafting. J Thorac Cardiovasc Surg. 2003 May;125(5):1007-21. PubMed PMID: 12771873.
9. Furnary AP, Zerr KJ, Grunkemeier GL, Starr A. Continuous intravenous insulin infusion reduces the incidence of deep sternal wound infection in diabetic patients after cardiac surgical procedures. Ann Thorac Surg. 1999;67(2):352-62.
10. Lok CE, Austin PC, Wang H, Tu JV. Impact of renal insufficiency on short- and long-term outcomes after cardiac surgery. Am Heart J. 2004;148(3):430-8.
11. Lakshminarasimhachar A, Smetana GW. Preoperative Evaluation: Estimation of Pulmonary Risk. Anesthesiol Clin. 2016;34(1):71-88.
12. Shakouri SK, Salekzamani Y, Taghizadieh A, et al. Effect of respiratory rehabilitation before open cardiac surgery on respiratory function: a randomized clinical trial. J Cardiovasc Thorac Res. 2015;7(1):13-7.
13. Ejiofor JI, Ramirez-Del Val F, Nohria A, et al. The risk of reoperative cardiac surgery in radiation-induced valvular disease. J Thorac Cardiovasc Surg. 2017;154(6):1883-1895.
14. Martinou M, Gaya A. Cardiac complications after radical radiotherapy. Semin Oncol. 2013;40(2):178-85.
15. Chalmers J, Pullan M, Fabri B, et al. Validation of EuroSCORE II in a modern co-hort of patients undergoing cardiac surgery. Eur J Cardiothorac Surg. 2013;43(4):688-94.
16. Nishimura RA, Otto CM, Bonow RO, et al. ACC/AHA Task Force Members. 2014 AHA/ACC Guideline for the Management of Patients With Valvular Heart Disease: executive summary: a report of the American College of Cardiology/American Heart Association Task Force on Practice Guidelines. Circulation. 2014;129(23):2440-92.
17. Hote M. Cardiac surgery risk scoring systems: In quest for the best. Heart Asia. 2018;10(1):e011017.
18. Sousa-Uva M, Head SJ, Milojevic M, et al. 2017 EACTS Guidelines on perioperative medication in adult cardiac surgery. Eur J Cardiothorac Surg. 2018;53(1):5-33.
19. Hart RG, Pearce LA, Aguilar MI. Meta-analysis: antithrombotic therapy toprevent stroke in patients who have nonvalvular atrial fibrillation. Ann Intern Med. 2007;146(12):857-67.
20. Granger CB, Alexander JH, McMurray JJ, et al. Aristotle Committees and Investigators. Apixaban versus warfarin in patients with atrial fibrillation. N Engl J Med. 2011;365(11):981-92.

MANEJO DE DOENÇAS RESPIRATÓRIAS NO PERIOPERATÓRIO: DPOC E ASMA

Carlos Eduardo Duek Souza ▪ Márcia Beiral Hammerle

INTRODUÇÃO

DPOC e asma são enfermidades que merecem atenção especial durante uma avaliação pré-operatória. O aumento da responsividade de vias aéreas é uma grande preocupação no manejo desses pacientes.[1] Essas desordens estão relacionadas, com muitas similaridades no manejo. Entretanto, é importante um entendimento das especificidades de cada condição, uma vez que um bom controle pré-operatório pode reduzir a incidência de complicações perioperatórias.

Asma é um distúrbio inflamatório crônico das vias aéreas ocasionado por uma interação complexa de células, mediadores e citocinas. A inflamação está associada à hiper-responsividade das vias aéreas e à obstrução reversível ao fluxo aéreo.

Assim como a asma, a DPOC é uma doença inflamatória dos pulmões. O dano pulmonar é ocasionado por mediadores pró-inflamatórios, estresse oxidativo e digestão proteolítica do tecido pulmonar.[2] Diferentemente da asma, a DPOC é um fator de risco independente bem conhecido para o desenvolvimento de complicações pulmonares após cirurgia torácica ou não torácica, associado a aumento do risco de pneumonia no pós-operatório, falência respiratória, infarto agudo do miocárdio, parada cardiorrespiratória, sepse, retorno à sala de cirurgia, insuficiência renal e deiscência da ferida.[3]

O médico ou pneumologista do paciente deve ser consultado para tratamento adicional se o paciente relatar quadro novo de dispneia ao repouso ou aos mínimos esforços, sibilância, produção abundante de escarro ou sinais de infecção respiratória aguda. A presença de taquipneia, sibilo ou estertoração ao exame, também deve chamar atenção. Sugere-se adiar a cirurgia eletiva em pacientes com sinais e sintomas de exacerbação de doença ou infecção respiratória ativa. A duração do adiamento é avaliada individualmente de acordo com a melhora clínica do paciente. Durante esse período, pode-se fazer uso de broncodilatadores inalatórios, glicocorticoides sistêmicos por um curto período de tempo, e antibioticoterapia quando indicada.

O manejo adequado dessas comorbidades durante o perioperatório é essencial para um desfecho cirúrgico satisfatório.

MANEJO PRÉ-OPERATÓRIO
Asma
Avaliação Pré-Operatória
Pacientes com asma devem ser avaliados, pelo menos uma semana antes da cirurgia eletiva, para dar tempo para modificação do tratamento, se necessário, especialmente aqueles pacientes que serão submetidos a procedimentos com alto risco de complicações pulmonares pós-operatórias (cirurgia torácica, cirurgia abdominal alta, reparo de aneurisma de aorta aberta, neurocirurgia e cirurgia de cabeça e pescoço).

A história colhida no momento da avaliação pré-operatória ajuda a determinar a gravidade e o nível de controle da asma, podendo contribuir para prever a probabilidade de broncoespasmo no perioperatório. Deve-se atentar a:

- Gravidade da asma avaliada pelo paciente;
- Alergias e atopia;
- Uso de medicação para asma;
- Fatores desencadeantes;
- Frequência de uso da terapia beta-2-agonista de curta duração;
- Histórico de hospitalizações e/ou idas à emergência;
- História de intubação com broncoespasmo severo;
- Frequência e uso recente de glicocorticoides orais;
- Infecção respiratória alta, sinusite, tosse ou febre recente;
- Pico de fluxo expiratório ou volume expiratório forçado no primeiro segundo (VEF1) basal e atual.

Manejo de Medicamentos
Casos de asma mal controlada devem ter o tratamento otimizado antes da cirurgia. Estudos recentes sugerem que pacientes com asma controlada não apresentam risco aumentado de complicações pulmonares no pós-operatório.[4]

Os pacientes asmáticos devem continuar sua medicação habitual até o dia da cirurgia, inclusive, com exceção da **teofilina**, que deve ser suspensa na noite anterior à cirurgia. A continuação dos medicamentos inalatórios, incluindo os glicocorticoides inalatórios, demonstrou reduzir a incidência de complicações pulmonares pós-operatórias.[5]

Para pacientes com asma mal controlada que necessitarão de intubação orotraqueal em cirurgia de alto risco para complicações pulmonares, sugere-se realizar um ciclo de glicocorticoides no pré-operatório (40 mg de **prednisona** uma vez ao dia por cinco dias).

Os pacientes que fazem uso regular de glicocorticoides orais ou inalatórios em alta dose podem estar em risco de supressão do eixo hipotalâmico-hipófise e insuficiência adrenal durante anestesia e cirurgia. Em caso de uso de altas doses de glicocorticoides inalatórios, o risco de supressão adrenal sintomática ou crise aguda parece ser muito pequeno. No entanto, os pacientes que usaram fluticasona inalatória em uma dose maior que 750 mcg ao dia ou outros glicocorticoides inalatórios em dose maior que 1.500 mcg/dia devem receber corticoide antes da indução da anestésica.[5]

Manejo Pré-Intubação
Episódios graves de asma podem ocorrer durante o ato cirúrgico,[1] Broncoespasmo pode ocorrer em pacientes com hiper-reatividade brônquica após intubação orotraqueal e no período pós-extubação imediato. A broncoconstricção pode ser controlada ao evitar antígenos específicos e ao usar beta-2-agonistas de curta duração 20 a 30 minutos antes da

manipulação das vias aéreas e/ou realizar pré-tratamento sistêmico com corticoide diário por cinco dias.[1] Além disso, o uso de drogas sedativas que tem ação broncodilatadora, como a ketamina e o propofol, devem ser encorajados durante a intubação desses pacientes.

Se o valor de VEF1.0 (volume expiratório forçado no primeiro segundo) na espirometria for inferior a 80% do valor pessoal do paciente, um breve curso de glicocorticoides será necessário para reduzir a limitação do fluxo aéreo.[6]

DPOC

Embora a DPOC aumente o risco de complicações respiratórias,[1] não há um nível proibitivo de função pulmonar que contraindique a cirurgia. O benefício de um procedimento cirúrgico proposto é avaliado individualmente com relação ao risco do mesmo.

Para prevenir complicações pulmonares pós-operatórias, pacientes estáveis clinicamente sintomáticos e/ou com capacidade de funcional limitada devem ser tratados intensamente, antes do ato cirúrgico.[1]

Medidas Pré-Operatórias

Deve-se enfatizar que a cessação do tabagismo é a maneira mais eficaz de prevenir a progressão da doença.[1] Os pacientes devem ser aconselhados sobre a cessação do tabagismo no pré-operatório, uma vez que essa reduz as secreções e melhora a hiper-responsividade das vias aéreas e o transporte mucociliar em 2 a 4 semanas. Além disso, diminui os níveis de carboxihemoglobina e melhora a utilização do oxigênio tecidual.[1] O tempo ideal de cessação é desconhecido, mas a interrupção por 4 a 8 semanas antes da cirurgia provavelmente diminui o risco de complicações no pós-operatório.[7]

A reabilitação pulmonar através da fisioterapia pode melhorar a função na insuficiência respiratória grave, tornando-se medida importante. Assim, a reabilitação pulmonar pré-operatória é importante, incluindo o treinamento muscular respiratório e a respiração abdominal.

Pacientes com DPOC que exibem dispneia crônica e baixa capacidade funcional podem apresentar desnutrição, caquexia e perda de massa muscular. Em pacientes com anorexia, a suplementação nutricional pré-operatória é importante para melhorar ganho de peso corporal e funcionalidade.

Abordagem Medicamentosa

A base da terapia para pacientes com DPOC é feita com beta-2 agonistas de curta ou longa ação, ou anticolinérgicos inalatórios, associados ou não a corticoides. Como o tônus colinérgico mediado pelo nervo vago é o único componente reversível na DPOC, os anticolinérgicos são a primeira escolha, mas o uso de múltiplos agentes pode melhorar a eficácia e reduzir os efeitos adversos.[8]

Broncodilatadores usados antes do procedimento cirúrgico devem ser mantidos, e associados a drogas adicionais em caso de sintomas mais graves. Agentes LABA (beta agonistas de ação longa) e LAMA (antimuscarínicos de ação longa), assim como glicocorticoides inalatórios, devem ser mantidos no período perioperatório, incluindo a dose usual na manhã da cirurgia, com retomada logo após o procedimento.[9] Alguns pacientes podem necessitar de doses adicionais de broncodilatadores de curta duração no perioperatório. A teofilina, conforme já citado, deve ser descontinuada na noite anterior à cirurgia.[10]

O acúmulo de secreções aumenta o risco de infecção e hiper-responsividade de via aérea, entretanto, ainda há dúvidas quanto à utilidade do uso de drogas mucolíticas.[1]

Intubação Orotraqueal
Em pacientes que apresentam história de broncoespasmo que serão submetidos à intubação orotraqueal, deve-se administrar um beta-agonista inalatório de ação rápida dentro de 30 minutos após a intubação.

Uso Crônico de Glicocorticoides
Em caso de uso crônico de glicocorticoides, deve-se considerar a possibilidade de insuficiência adrenal durante a anestesia e cirurgia. Considera-se risco de supressão do eixo hipotálamo-hipófise nos pacientes que receberam dose diária maior que 20 mg de prednisona, ou equivalente, por mais de três semanas durante os seis meses anteriores. Nesses casos, a cobertura perioperatória é determinada com base no tipo de procedimento proposto, da seguinte forma:[7]

- *Procedimentos menores ou cirurgia sob anestesia local*: ingerir a dose habitual de esteroides matinais. Nenhuma suplementação extra é necessária;
- *Procedimentos com estresse cirúrgico moderado (p. ex., revascularização da extremidade inferior, substituição total da articulação)*: ingerir a dose usual de esteroides matinais. Além disso, administrar 50 mg de hidrocortisona IV imediatamente antes do procedimento e 25 mg de hidrocortisona a cada oito horas por 24 horas. Em seguida à dose habitual;
- *Procedimentos com grande estresse cirúrgico (p. ex., esofagogastrectomia, proctocolectomia total, cirurgia cardíaca)*: ingerir a dose habitual de esteroides matinais. Além disso, administrar 100 mg de hidrocortisona IV antes da indução anestésica e 50 mg a cada oito horas por 24 horas. Reduzir a dose pela metade por dia até chegar à dose prévia habitual.

A dose usual de glicocorticoide pela manhã é sempre administrada, independentemente de ser administrado glicocorticoide adicional imediatamente antes do procedimento.

Pré-Medicação
A ansiedade e o estresse psicológico já foram comprovados que podem ser fatores desencadeantes de agudização do quadro de asma. No contexto pré-operatório, o uso de benzodiazepínicos como pré-medicação estão associados a um controle adequado do estresse, porém seu efeito é dose-dependente e não deve ser usado em altas doses na asma ou no DPOC pelo risco de depressão respiratória. Estudos *in vitro* demonstraram que esses medicamentos inibem a contração da musculatura brônquica, favorecendo seu uso nesse contexto.[1]

MANEJO PÓS-OPERATÓRIO
DPOC
No cenário de pós-operatório imediato, esses pacientes têm mais risco de broncoespasmo por motivos como: sedação residual de agentes inalatórios ou opioides e fraqueza muscular pela ação dos bloqueadores neuromusculares. Além disso, a dificuldade de mobilizar secreção, respirar profundamente e tossir por causa de sonolência, depressão respiratória e dor podem ser causa de pneumonia, atelectasia, hipoxemia e até ventilação mecânica prolongada.[11] Diante disso, o controle álgico adequado é de extrema importância para permitir uma boa expansibilidade do tórax.

Opioides e sedativos devem ser usados de forma individualizada para não aumentar o risco de complicações pulmonares e ao mesmo tempo ter um controle adequado da dor. Estudos mostraram que o uso de opioides pelo cateter epidural foi superior comparado ao uso sistêmico no pós-operatório, e hoje já é uma prática bem difundida nos principais centros.[12]

Outro aspecto importante é o uso da ventilação não invasiva (VNI) após a extubação. Essa deve sempre estar disponível para ser iniciada precocemente caso o paciente tenha algum sintoma respiratório. Seu uso está associado à redução de complicações como pneumonia, atelectasia, reintubação e uso prolongado de ventilação mecânica invasiva.[13] Vale a pena lembrar que a insuficiência respiratória hipercápnica, típica do DPOC descompensado, é uma indicação bem consolidada do uso da VNI no modo BPAP.

O uso de oxigênio suplementar deve ser feito de forma criteriosa e controlada. O alvo da saturação periférica de oxigênio deve ser entre 88-92% a o da PaO_2 entre 60-70 mmHg, pelo risco de piora da hipercapnia com o excesso de oxigênio, como no caso de exacerbação do DPOC. Hoje em dia existem diferentes interfaces e formas de fornecer oxigênio (cateter nasal, máscara de Venturi etc.) e não há uma que seja superior, a mais apropriada é a que o paciente se sinta confortável e a saturação periférica fique dentro do alvo mencionado. Ainda não existe evidência de que o uso do cateter nasal de alto fluxo é superior à VNI em pacientes com insuficiência respiratória hipercápnica ou no momento de pós-extubação.[14]

Asma

No caso da asma, o controle do broncoespasmo intraoperatório é de extrema importância, pois isso é um dos principais preditores de complicações pulmonares no pós-operatório. Se o paciente não tiver nenhum evento respiratório durante a cirurgia e tiver analgesia adequada após, a taxa de complicações é similar aos pacientes não asmáticos. Na presença de broncoespasmo intraoperatório, o controle precoce e adequado desse deve ser instituído, e deve ser avaliado se há necessidade de manter o paciente intubado por um tempo prolongado para que a constrição das vias aéreas seja resolvida, e aguardar a resolução completa do efeito dos bloqueadores neuromusculares,[5] assim reduzindo a chance de complicações após a extubação.

Aqui a analgesia também tem um papel importante para obter uma melhor expansibilidade torácica, mobilização de secreção, deambulação precoce, prevenção de atelectasia e de pneumonia. Existe evidência de que o controle do refluxo gastresofágico também tem benefício nesses pacientes para prevenção de broncoespasmo.[15] A VNI pode ser uma opção no caso de crise de broncoespasmo de difícil controle,[15] porém com menos evidência quando comparado ao uso no DPOC.

Encontram-se abaixo as principais recomendações para DPOC e asma:

- Analgesia adequada: facilitar a respiração profunda e mobilização de secreção – via epidural pode ser usada;
- Retorno precoce da terapia broncodilatadora;
- Deambulação precoce;
- Fisioterapia respiratória;
- Ventilação não invasiva se necessário.

A escolha de realizar o pós-operatório em unidade de terapia intensiva deve ser baseada não apenas na presença de asma ou DPOC e sim em um conjunto de fatores que, juntos, determinam o risco global de o paciente apresentar complicações respiratórias e/ou cardíacas. A presença de comorbidades como doença coronariana, doença vascular periférica, obesidade, insuficiência cardíaca, doença renal crônica ou doença hepática devem ser levadas em consideração. Além disso, o grau de controle e a gravidade da asma e/ou DPOC no pré-operatório, e o risco inerente ao procedimento cirúrgico são fatores que influenciam nessa decisão. Em cirurgias maiores (torácicas e abdominais), que demandam mais analgesia no pós-operatório, o uso de drogas específicas, que precisam de infusão contínua e/ou maior vigilância dos sinais vitais deve ser feito em unidades de terapia intensiva.

MENSAGENS IMPORTANTES
Pacientes com asma e DPOC devem ser cuidadosamente avaliados durante o perioperatório, e a realização de intervenções específicas devem visar à redução das complicações nesse período.

O manejo perioperatório desses pacientes deve incluir (Fig. 24-1):[2]

- Controlar adequadamente a hiper-responsividade das vias aéreas e detectar a infecção antes da cirurgia;
- Avaliar mudanças na quantidade e qualidade do escarro e a presença de alergias e fatores desencadeantes de exacerbação;
- Tratar infecções quando identificadas. O uso de antibiótico profilático não é recomendado;
- Tratar intensamente, antes da cirurgia, pacientes estáveis com DPOC clinicamente sintomáticos e/ou com capacidade funcional limitada;
- Avaliar as comorbidades associadas à DPOC e a necessidade de reabilitação pulmonar e uso de medicamentos;
- No pré-operatório, administrar corticoides a pacientes que receberam corticoide sistêmico nos seis meses anteriores;
- Assegurar hidratação adequada para diminuir a viscosidade das secreções. A utilidade dos mucolíticos para diminuir as secreções não foi confirmada;
- Considerar reabilitação pulmonar pré-operatória, incluindo treinamento muscular respiratório e respiração abdominal para pacientes com DPOC grave submetidos à cirurgia eletiva;
- Fornecer suplementação nutricional a pacientes com anorexia ou caquexia pulmonar para promover o ganho de peso e melhorar a função corporal antes da cirurgia eletiva;
- Obtenção de eletrocardiograma para a maioria dos pacientes com DPOC. Evidências de sobrecarga cardíaca direita podem levar à necessidade de testes adicionais. Doença coronariana coexistente ou hipertensão pulmonar é comum nesses pacientes;
- Escolher um agente anestésico apropriado. Alguns anestésicos (isoflurano e ketamina) têm propriedades broncodilatadoras, e outros anestésicos protegem contra o aumento da resistência das vias aéreas durante a intubação traqueal (propofol);
- Considerar cuidadosamente o tipo de anestesia. O bloqueio epidural é eficaz para a analgesia pós-operatória, mas existem preocupações quanto à diminuição da função respiratória devido à paralisia muscular diafragmática ou respiratória;
- Usar broncodilatadores, corticoide e lidocaína, conforme necessário, para pacientes com risco de desenvolver resistência aumentada nas vias aéreas ou complicações respiratórias pós-operatórias devido à intubação traqueal;
- Monitorar cuidadosamente o O_2 suplementar no pós-operatório para pacientes com DPOC grave. Um objetivo SpO_2 de 88 a 91% é aceitável. O início da ventilação não invasiva é recomendado nos casos de exacerbação da DPOC;
- Transferência de pacientes com DPOC grave para a UTI ou um ambiente monitorado durante o período pós-operatório imediato, especialmente aqueles com alto risco de complicações cardíacas;
- Usar cuidadosamente analgésicos e sedativos, uma vez que eles podem precipitar broncoespasmo ou insuficiência respiratória hipercápnica.

MANEJO DE DOENÇAS RESPIRATÓRIAS NO PERIOPERATÓRIO: DPOC E ASMA

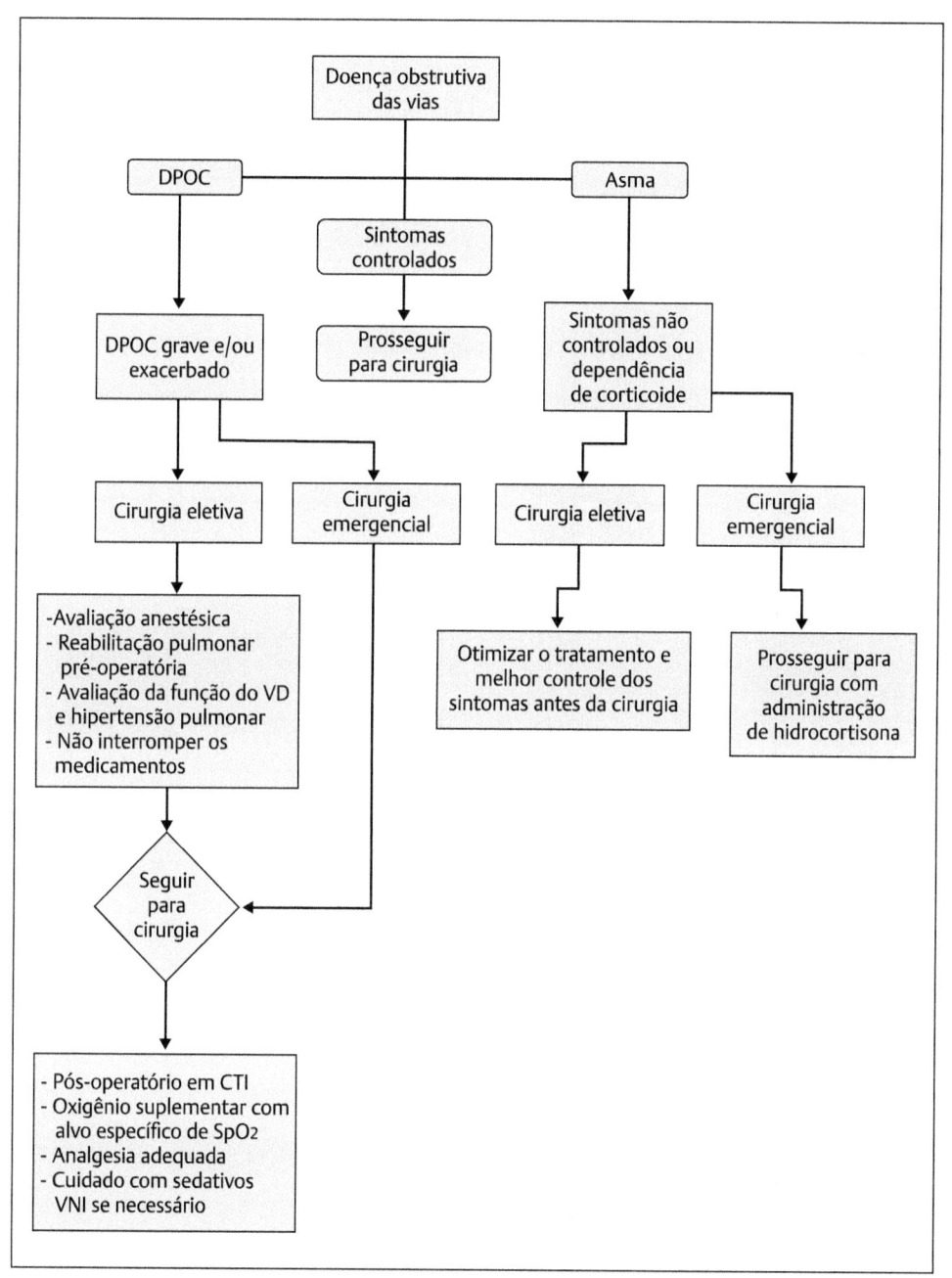

```
                    Doença obstrutiva
                         das vias
                            │
            ┌───────────────┴───────────────┐
          DPOC                             Asma
            │                               │
            ├──── Sintomas controlados ─────┤
            │           │                   │
            │       Prosseguir        Sintomas não
     DPOC grave e/ou  para cirurgia   controlados ou
      exacerbado                      dependência
            │                         de corticoide
            │                               │
      ┌─────┴─────┐                   ┌─────┴─────┐
   Cirurgia    Cirurgia            Cirurgia    Cirurgia
   eletiva     emergencial         eletiva     emergencial
      │           │                   │           │
      │           │            Otimizar o        Prosseguir
      │           │            tratamento e      para cirurgia
      │           │            melhor controle   com administração
      │           │            dos sintomas      de hidrocortisona
      │           │            antes da cirurgia
      │           │
  - Avaliação anestésica
  - Reabilitação pulmonar
    pré-operatória
  - Avaliação da função do VD
    e hipertensão pulmonar
  - Não interromper os
    medicamentos
      │
   Seguir
   para
   cirurgia
      │
  - Pós-operatório em CTI
  - Oxigênio suplementar com
    alvo específico de SpO2
  - Analgesia adequada
  - Cuidado com sedativos
    VNI se necessário
```

Fig. 24-1. Manejo de doenças respiratórias no perioperatório DPOC e ASMA (Adaptada de Perioperative Evaluation of Patients with Pulmonary Conditions Undergoing Non-Cardiothoracic Surgery - Gilda Diaz-Fuentes, Hafiz Rizwan Talib Hashmi e Sindhaghatta Venkatram.)

REFERÊNCIAS BIBLIOGRÁFICAS

1. Yamakage M, Iwasaki S, Namiki A. Guideline-oriented perioperative management of patients with bronchial asthma and chronic obstructive pulmonary disease. J Anesth. 2008;22(4):412-28.
2. Diaz-Fuentes G, Hashmi HR, Venkatram S. Perioperative Evaluation of Patients with Pulmonary Conditions Undergoing Non-Cardiothoracic Surgery. Health Serv Insights. 2016;9(1):9-23.
3. van Ramshorst GH, Nieuwenhuizen J, Hop WC, et al. Abdominal wound dehiscence in adults: development and validation of a risk model. World J Surg. 2010;34(1):20-27.
4. Fisher BW, Majumdar SR, McAlister FA. Predicting pulmonary complications after nonthoracic surgery: a systematic review of blinded studies. Am J Med. 2002;112(3):219-225.
5. Mercado DL, Petty BG. Perioperative medication management. Med Clin North Am. 2003;87:41.
6. Bousquet J, Clark TJH, Hurd S, et al. GINA guidelines on asthma and beyond. Allergy. 2007;62:102-12.
7. Celli BR, MacNee W. ATS/ERS Task Force. Standards for the diagnosis and treatment of patients with COPD: a summary of the ATS/ERS position paper. Eur Respir J. 2004;23:932.
8. Enright A. Bronchospastic disease and emergency surgery. Middle East J Anesthesiol. 2004;17:927-38.
9. Licker M, Schweizer A, Ellenberger C, et al. Perioperative medical management of patients with COPD. Int J Chron Obstruct Pulmon Dis. 2007;2(4):493.
10. Vestbo J, Hurd SS, Agustí AG, et al. Am. Global strategy for the diagnosis, management, and prevention of chronic obstructive pulmonary disease: GOLD executive summary. J Respir Crit Care Med. 2013;187(4):347-65.
11. Licker M, Schweizer A, Ellenberger C et al. Perioperative medical management of patients with COPD. Int J Chron Obstruct Pulmon Dis. 2007;2:493.
12. Liu SS, Wu CL. Effect of postoperative analgesia on major postoperative complications: a systematic update of the evidence. Anesth Analg. 2007;104:689.
13. Glossop AJ, Shephard N, Bryden DC, Mills GH. Non-invasive ventilation for weaning, avoiding reintubation after extubation and in the postoperative period: a meta-analysis. Br J Anaesth. 2012;109:305.
14. Nicholas SH. High Flow Nasal Cannula, Is There a Role in COPD? Tanaffos. 2017;16(1):S12.
15. Woods BD, Sladen RN. Perioperative considerations for the patient with asthma and bronchospasm. Br J Anaesth. 2009;103(BJA/PGA):i57-i65.

AVALIAÇÃO PRÉ-OPERATÓRIA DO PACIENTE COM HIPERTENSÃO PULMONAR

CAPÍTULO 25

Luís Augusto Knecht Silva ▪ Pedro Cunha Tzirulnik

INTRODUÇÃO

Para a realização de uma cirurgia é fundamental que o paciente esteja com as melhores condições possíveis, observadas por adequada avaliação pré-operatória. Nesta, avaliam-se as comorbidades, tratamentos prévios e medicações em uso, tipo de cirurgia e capacidade funcional do paciente. Entre as comorbidades, destaca-se a hipertensão pulmonar, enfermidade que confere elevado risco de complicações perioperatórias. Seu adequado manejo assume grande importância para evitar complicações no intra e pós-operatório.

DEFINIÇÃO

Hipertensão pulmonar (HP) é definida, segundo a American College of Cardiology Foundation e European Society of cardiology, pela medida da pressão média na artéria pulmonar maior ou igual a 25 mmHg.[1,2] É classificada em 5 grupos conforme Quadro 25-1.[3]

Quadro 25-1. Classificação da Hipertensão Pulmonar

Grupo 1. Hipertensão arterial pulmonar
    1.1. Idiopática, hereditária, drogas, doenças do tecido conjuntivo

Grupo 2. Hipertensão Pulmonar devido à doença do lado esquerdo do coração

Grupo 3. Hipertensão pulmonar devido à doença pulmonar ou hipóxia

Grupo 4. Tromboembolismo pulmonar crônico

Grupo 5. Mecanismos multifatoriais não bem estabelecidos (miscelânea)

Adaptado de William Hopkins MJ.[3]

AVALIAÇÃO PRÉ-OPERATÓRIA DE CIRURGIA NÃO CARDÍACA

É importante destacar que a presença de hipertensão pulmonar confere uma elevada taxa de complicações perioperatórias.[4] Além disso, ressaltamos que todos os grupos de hipertensão pulmonar, não apenas o paciente com hipertensão arterial pulmonar (grupo 1) encontra-se sob alto risco de complicações cirúrgicas.[2] Estimativas da mortalidade oscilam entre 1 a 18% e a morbidade podendo atingir até 40%.[2] Complicações potenciais incluem instabilidade hemodinâmica, hipoxemia, falência ventricular direita aguda, arritmias e morte.[4]

Durante a avaliação pré-operatória, são enfocados os seguintes aspectos: o tipo da cirurgia, a severidade da hipertensão pulmonar, comorbidades do paciente, o grau de disfunção do ventrículo direito e a capacidade funcional do paciente.[5]

Exames pré-operatórios incluem: hemograma, bioquímica básica, eletrocardiograma, ecocardiograma recente, radiografia de tórax e cateterismo direito cardíaco.[5,6]

FATORES DE RISCO

Fatores de risco de complicações pós-operatórias incluem: pressão do átrio direito elevada, o teste da caminhada por 6 minutos < 399 m, o uso perioperatório de vasopressor e cirurgia de emergência. O índice de desempenho miocárdico do ventrículo direito > 0,83, pressão sistólica do ventrículo direito/pressão sistólica arterial sistêmica > 0,65 e derrame pericárdico são associados a pior prognostico e excursão sistólica do plano anular tricúspide < 18 mmHg é associado à maior mortalidade.[5] BNP e Pró-BNP são marcadores de prognóstico e de resposta terapêutica que podem auxiliar no risco cirúrgico.[2,7]

No Quadro 25-2, são colocados fatores de risco associados a pior prognóstico relacionados ao paciente e à cirurgia (aumento de morbidade e mortalidade).[6-8]

Quadro 25-2. Fatores de Risco

Fatores relacionados ao paciente	Fatores relacionados à cirurgia
1. NYHA/WHO classe funcional > 2	1. Cirurgia de emergência
2. Teste da caminhada por 6 minutos < 300 M	2. ASA > 2
3. Doença arterial coronária	3. Duração da anestesia > 3 h
4. Tromboembolismo pulmonar	4. Uso intraoperatório de vasopressor
5. Doença renal crônica	
6. Hipertrofia ventricular direita com disfunção severa sistólica	
7. Pressão média na artéria pulmonar elevada	
8. Débito cardíaco < 2,2 L/min/m²	
9. Derrame pericárdico	
10. BNP > 330	
11. Átrio direito severamente alargado	
12. Desvio do eixo direito no ECG	

Adaptado de McGlothlin, D, &arco TD, 2007; Omar A, Minai MF, Jean-Pierre Yared M, Roop Kaw M, 2013.[7,8]

MEDICAÇÃO

As medicações para hipertensão arterial pulmonar (grupo 1) devem ser mantidas.[1,5,6] Pacientes com hipertensão arterial pulmonar que estão em terapia oral podem requerer conversão para terapia intravenosa ou nebulização até estarem aptos a deglutir novamente.[1]

Em pacientes em uso de anticoagulantes, não é necessário fazer ponte de anticoagulação, podendo ser suspenso antes da cirurgia, exceto nos pacientes do grupo 4, ou aqueles que utilizam os anticoagulantes indicação específica. Após a cirurgia, deve-se fazer a profilaxia contra trombose venosa profunda.[5,6]

CONSIDERAÇÕES

O perioperatório deve ser realizado, preferencialmente, por equipe multidisciplinar incluindo um anestesiologista cardíaco e um médico com expertise em hipertensão pulmonar. O paciente deve ter monitorização cardíaca, pressórica, de fluidos e de oxigênio.

No pós-operatório é importante o controle apropriado da analgesia, uma vez que a dor está associada a aumento da resistência vascular pulmonar. Também devem ser adotadas medidas para evitar hipotensão, uma vez que pode desencadear isquemia de ventrículo direito.[8]

Vale ressaltar que na literatura existem poucos estudos para avaliação do risco cardiovascular pré-operatório em pacientes com hipertensão arterial pulmonar, em cirurgias não cardíacas. Além disso, a análise desses resultados torna-se prejudicada por apresentarem uma casuística pequena, resultados conflitantes e métodos questionáveis.[9]

Em cirurgias eletivas, não está claro qual forma de anestesia é preferível, a anestesia do eixo neuraxial parece estar associada a maior risco de hipotensão, porém parece haver discordância de opiniões entre os especialistas.[4,5] A anestesia geral pode causar hipotensão e diminuição do débito cardíaco, precipitando falência do ventrículo direito, dependendo do agente usado. Parece que isoflurano, desflurano e sevoflurano são os agentes anestésicos preferíveis, sendo o último, aparentemente, melhor que os outros.[5,7] Etomidato parece ser, também, uma boa escolha.[5] Devem-se evitar quetamina e óxido nítrico por aumento da resistência vascular pulmonar. Porém, não há uniformidade de opiniões dentre as várias sociedades.

MENSAGENS IMPORTANTES

Em vista desse cenário, recomenda-se uma criteriosa avaliação de risco × benefício das cirurgias eletivas de médio e alto risco, considerando-se a elevada morbimortalidade perioperatória. Além disso, os pacientes precisam ser adequadamente informados sobre os riscos iminentes. A etiologia da hipertensão pulmonar deve ser investigada, se possível, antes da cirurgia e suas medicações devem ser otimizadas.

REFERÊNCIAS BIBLIOGRÁFICAS

1. Vallerie V, McLaughlin SL. ACCF/AHA 2009 Expert Consensus Document on Pulmonary Hypertension. J Am Coll Cardiol. 2009:1573-1619.
2. Klepetko NGL. ESC/ERS Guidelines for the diagnosis and treatment of pulmonary hypertension. Eur Heart J. 2016:67-119.
3. William Hopkins MJ. Treatment of pulmonary hypertension in adults [Internet]. 2018. Disponível em: https://www.uptodate.com/contents/treatment-of-pulmonary-hypertension-in-adults?sectionName=Surgical%20risk&topicRef=6917&anchor=H2328396332&source=see_link#H167513279
4. Gerald W, Smetana M. Evaluation of preoperative pulmonary risk [Internet]. 2018. Disponível em: Uptodate: https://www.uptodate.com/contents/evaluation-of-preoperative-pulmonary-risk?search=hipertensao%20pulmonar%20cirurgia&source=search_result&selectedTitle=1~150&usage_type=default&display_rank=1#H11

5. Gouvêa G, Spiller CS, Diaz R, et al. Pre-operative Evaluation of Patients with Pulmonary Hypertension. Current Anesthesiology Reports. 2018:44-51.
6. Pilkington SA. Pulmonary hypertension and its management in patients undergoing non cardiac surgery. Anaesthesia. 2015:56-70.
7. McGlothlin D, Marco T D. Preoperative Risk Assessment of Pulmonary Arterial Hypertension Patients Undergoing General Surgery [Internet]. 2007. Acesso em 02 out 2018. Disponível em: https://www.phaonlineuniv.org/Journal/Article.cfm?ItemNumber=687
8. Omar A, Minai MF, Jean-Pierre YM, Roop Kaw M. Perioperative Risk and Management in Patients With Pulmonary Hypertension. CHEST. 2013:329-340.
9. Stephanie Meyer VVJ. Outcomes of noncardiac, nonobstetric surgery in patients with PAH: an international prospective survey. Pulmonary Vascular Disease. 2013:1302-1307.

CUIDADOS PERIOPERATÓRIOS EM PACIENTES COM APNEIA OBSTRUTIVA DO SONO

CAPÍTULO 26

Claudio Verti Mendonça

INTRODUÇÃO

A apneia obstrutiva do sono (AOS) é apontada como o distúrbio do sono mais prevalente e principal causa de sonolência diurna, com impactos negativos na qualidade de vida. A apneia do sono é classificada como obstrutiva e central. Esta ocorre por alterações na regulação central do ritmo respiratório e não será abordada neste capítulo; e a obstrutiva por impedimento ou dificuldades para manter as vias aéreas superiores patentes.

Esse distúrbio do sono é compreendido através dos conceitos de hipopneia e apneia. A hipopneia é definida como redução do fluxo de ar por meio das vias aéreas, enquanto que apneia é a ausência desse fluxo (por período igual ou acima de 10 segundos). A definição quantitativa de hipopneia é variável entre os estudos. O Chicago Criteria fornece três critérios para a definição de hipopneia: redução do fluxo respiratório acima de 50%; redução moderada ou menor que 50% associada à dessaturação maior que 3%; e por fim, redução moderada (< 50%) mais evidências eletroencefalográficas.[1] A coorte Sleep Heart Health Study, que relacionou achados à polissonografia com doenças cardiovasculares, definiu como critério para hipopneia a redução do fluxo respiratório em 30% ou redução dos movimentos da parede torácica por no mínimo 10 segundos associada à dessaturação maior ou igual a 4%.[2]

EPIDEMIOLOGIA

Conforme abordado anteriormente, a AOS é o distúrbio respiratório relacionado ao sono mais comum e a prevalência estimada em países como Estados Unidos e Canadá é de 20-30% em homens e 10-15% em mulheres.[3] O critério usado para o diagnóstico foi o índice de apneia/hipopneia maior ou igual a 5 eventos por hora definidos por polissonografia. Tufik realizou estudo epidemiológico dos Distúrbios do Sono na cidade de São Paulo, em 2007, apontando elevada prevalência, com 32,8% dos indivíduos preenchendo critérios de SAOS, sendo essa prevalência de 40,6% nos homens e 26,15% nas mulheres.[4]

Na América do Norte e Brasil, a prevalência aumenta com o recrudescimento da obesidade. A prevalência também se altera em determinados grupos étnicos a exemplo do aumento entre afro-americanos com idade inferior a 35 anos em comparação com caucasianos da mesma faixa etária, independente do peso. Entre asiáticos, a prevalência é semelhante a dos países norte americanos, apesar das baixas taxas de obesidade; nesse caso a AOS relaciona-se com alterações da anatomia craniofacial.

FISIOPATOLOGIA E CLASSIFICAÇÃO

O fluxo respiratório no decurso do sono é mantido por superação de fatores que impedem sobre aqueles que contribuem para o colapso das vias aéreas superiores. A apneia/

hipopneia está relacionada com o relaxamento da musculatura responsável pela dilatação das vias aéreas superiores. Nos pacientes com AOS esses músculos não conseguem vencer a pressão negativa durante a inspiração. Além dessa pressão negativa, a pressão positiva extraluminal também contribui para o colapso das vias aéreas, o que abrange a adiposidade dos tecidos moles, edema, lesões obstrutivas como tumores e hipertrofia tonsilar e menor tamanho da mandíbula. Outro fator é a posição reclinada que diminui a área luminal das vias aéreas superiores.

Conforme a American Academy of Sleep Medicine (AASM), a apneia obstrutiva do sono pode ser classificada como leve, moderada e importante, ou grave (Quadro 26-1).[4]

Quadro 26-1. Classificação AASM

	Eventos obstrutivos por hora de sono
Leve	5 – 14,9
Moderada	15 – 29,9
Importante (grave)	Maior ou igual a 30

Adaptado de Martinho Haddad, F L et al.[4]

MANIFESTAÇÕES CLÍNICAS E DIAGNÓSTICO

A AOS deve ser considerada em indivíduos com os fatores de risco mencionados no Quadro 26-2 e que apresentam obesidade, hipertensão arterial, sonolência diurna persistente (até mesmo dirigindo) e roncos frequentes (Quadro 26-3). Outras variáveis como a circunferência do pescoço e o índice de massa corporal também entram em escores que auxiliam o diagnóstico.

Quadro 26-2. Fatores de Risco (AOS)

- Idade (> 50 anos)
- Sexo masculino
- Obesidade (Índice de massa corpórea – IMC)
- Anatomia craniofacial (hipoplasia maxilar e/ou mandibular)
- Circunferência do pescoço (> 40 cm em homens)

Adaptado de Martinho Haddad, FL et al.[4]

Quadro 26-3. Sintomas da AOS

Diurnos	Noturnos
■ Sono excessivo ■ Esquecimento ■ Alteração de personalidade ■ Redução da libido ■ Impotência sexual ■ Boca seca ao despertar ■ Cefaleia matinal ■ Comportamentos automáticos ■ Hiperatividade ■ Hipoacusia	■ Ronco habitual ■ Apneia presenciada ■ Despertares com sensação de sufocamento ■ Sono fragmentado ■ Insônia de manutenção ■ Refluxo gastroesofágico ■ Noctúria/Enurese noturna ■ Sudorese noturna excessiva

Adaptado de Drager LF et al, SBC.[6]

A fim de facilitar a identificação dos casos de AOS, surgiram algoritmos como o STOP (*Snoring, Tiredness, Observed apnea, high blood Pressure*), o STOP-BANG (*Body mass index, Age, Neck circumference, Gender*), o mais estudado, Questionário de Berlim e o NoSAS (Quadros 26-4 e 26-5).[5] Mesmo com limitações, esses algoritmos ainda são utilizados na prática clínica. O Questionário de Berlim foi pensado para a atenção primaria em saúde e não há estudos suficientes que comprovem sua eficácia em pacientes com doenças cardiovasculares. Sabe-se que para pacientes portadores de hipertensão resistente e história pregressa de infarto agudo do miocárdio (IAM), o Questionário de Berlim não foi útil na triagem da AOS.[6] O NoSAS apresenta conteúdo mais simples que o anterior e foi validado na população brasileira. O questionário STOP-Bang é o mais recomendado nas últimas diretrizes de rastreamento de AOS durante a avaliação pré-operatória. Malgrado a apresentação clínica e fatores de risco serem importantes para a suspeita de AOS, o diagnóstico é firmado objetivamente através de exames como a polissonografia ou monitor portátil. A polissonografia é o resultado da análise de eletroencefalograma, eletro-oculograma, eletromiograma, fluxo aéreo nasal e bucal, esforço respiratório, eletrocardiograma, oximetria, sensor de roncos e sensor de movimentos de membros inferiores.

Quadro 26-4. Questionário de Berlim

Categoria 1

1 – Você ronca?

( ) Sim
( ) Não
( ) Não sei

2 – Intensidade do ronco

( ) Tão alto quanto à respiração
( ) Tão alto quanto falar
( ) Mais alto que falar
( ) Muito alto, pode ser ouvido nos quartos próximos

3 – Frequência do ronco

( ) Quase todos os dias
( ) 3-4 vezes por semana
( ) 1-2 vezes por semana
( ) 1-2 vezes por mês
( ) Nunca ou quase nunca

4 – O seu ronco incomoda outras pessoas?

( ) Sim
( ) Não
( ) Não sei

5 – Com que frequência suas paradas respiratórias são percebidas?

( ) Quase todos os dias
( ) 3-4 vezes por semana
( ) 1-2 vezes por semana
( ) 1-2 vezes por mês
( ) Nunca ou quase nunca
( ) Não aplicável – paciente dorme sozinho

(Continua.)

Quadro 26-4. *(Cont.)* Questionário de Berlim

Categoria 2	**6 – Com que frequência você se sente cansado ou fadigado depois de uma noite de sono?** ( ) Quase todos os dias ( ) 3-4 vezes semana por ( ) 1-2 vezes por semana ( ) 1-2 vezes por mês ( ) Nunca ou quase nunca
	7 – Você se sente cansado ou fadigado durante o dia? ( ) Quase todos os dias ( ) 3-4 vezes semana por ( ) 1-2 vezes por semana ( ) 1-2 vezes por mês ( ) Nunca ou quase nunca
	8 – Você alguma vez dormiu enquanto dirigia? ( ) Sim ( ) Não ( ) Não aplicável
Categoria 3	**9 – Você tem pressão alta?** ( ) Sim ( ) Não ( ) Não sei
	IMC
Interpretação dos resultados	
Categoria 1: Positiva com duas ou mais respostas positivas	
Categoria 2: Positiva com duas ou mais respostas positivas	
Categoria 3: Positiva com uma resposta positiva e/ou IMC > 30 kg/m²	
Resultado final: Duas ou mais categorias positivas indicam alto risco para AOS	

Quadro 26-5. Questionário STOP-Bang

Você ronca alto (alto o suficiente que pode ser ouvido através de portas fechadas ou seu companheiro cutuca você à noite para parar de roncar)?	( ) Sim ( ) Não
Você frequentemente se sente cansado, exausto ou sonolento durante o dia (como, por exemplo, adormecer enquanto dirige)?	( ) Sim ( ) Não
Alguém observou que você para de respirar ou engasga/fica ofegante durante o seu sono?	( ) Sim ( ) Não
Você tem ou está sendo tratado para pressão sanguínea alta?	( ) Sim ( ) Não
Índice de massa corporal maior que 35 kg/m²?	( ) Sim ( ) Não

(Continua.)

Quadro 26-5. *(Cont.)* Questionário STOP-Bang

Idade acima de 50 anos?	( ) Sim ( ) Não
O pescoço é grosso? (Medida em volta do pomo de Adão)	( ) Sim ( ) Não
Sexo masculino?	( ) Sim ( ) Não

COMPLICAÇÕES E RISCO CIRÚRGICO

As complicações relacionadas com a AOS estão ligadas à atividade do sistema nervoso autonômico durante as fases do sono. O sono não REM (*Non Rapid Eye Movement*) corresponde a 75-85% do período de sono; nessa fase há predomínio do tônus parassimpático e, portanto, redução da frequência cardíaca, da pressão arterial, da resistência vascular e do débito cardíaco. O oposto ocorre durante o sono REM através da ação do tônus simpático. Nos indivíduos portadores de AOS, há maior exposição ao tônus simpático em razão da hipoxemia, esforço respiratório contra a oclusão de vias aéreas e redução do tempo de sono. Dessa forma, há menor atividade do tônus parassimpático. Por conseguinte, a AOS contribui para desfechos cardiovasculares negativos como AVE, infarto agudo do miocárdio, hipertensão arterial, hipertensão pulmonar, arritmias (p. ex.: fibrilação atrial) e insuficiência cardíaca.[7]

A hipoxemia, além de aumentar o tônus simpático, ativa vias pró-inflamatórias vasculares e induz vasoconstrição nos pulmões, acarretando hipertensão pulmonar crônica em alguns indivíduos. A frequente exposição à acidose, hipóxia, alterações de pressão intratorácica e aumento do tônus adrenérgico proporcionam um estado pró-arrítmico, acarretando arritmias por automatismo e reentrada.

Alguns estudos apontam a relação entre o encurtamento do sono/severidade da apneia e o risco aumentado de desenvolver resistência à insulina, intolerância à glicose e também diabetes tipo 2.[7]

Os desfechos negativos da AOS e suas complicações em pacientes cirúrgicos são temas de diversas pesquisas recentes. Esses estudos objetivam o reconhecimento, diagnóstico e manejo da AOS e suas complicações para reduzir a morbidade e mortalidade perioperatória. Fernandez-Bustamante A *et al.* estudaram a aplicação do questionário STOP-Bang como ponto de partida para identificar potenciais portadores de AOS e comparou as complicações pós-operatórias nesse grupo e nos indivíduos com diagnóstico prévio de AOS também submetidos a cirurgias. Ambos os grupos apresentaram desfechos semelhantes como hipoxemia e maior duração da oferta de oxigênio; o grupo do questionário apresentou piores taxas de reintubação e ventilação mecânica, admissão em unidade de terapia intensiva e mortalidade após 30 dias de pós-operatório.[8] A revisão de Opperer M. mostrou aumento de complicações pós-operatórias de pacientes previamente diagnosticados com AOS.[4] As complicações evidenciadas nesse estudo estão agrupadas no Quadro 26-6.

Quanto ao perioperatório de grandes cirurgias, necessidade de anestesia geral e cirurgias de vias aéreas, ocorre exacerbação da obstrução das vias aéreas, piora da hipoxemia e aumento do risco de complicações durante o ato cirúrgico. Outras comorbidades como obesidade, hipertensão pulmonar, hipertensão arterial, doença coronariana somam-se à AOS, acarretando desfechos negativos. Destaca-se que pacientes obesos portadores de síndrome de hipoventilação por obesidade ($PaCO_2 > 45$ mmHg) e sobreposição de DPOC/AOS estão sob maior risco de complicações pulmonares e cardíacas, além de tempo de internação prolongada e admissão em unidade de terapia intensiva.

Quadro 26-6. Complicações[4]
- Intubação orotraqueal difícil
- Intubação de emergência e ventilação mecânica nas primeiras 24 h de pós-operatório
- Insuficiência respiratória
- Readmissão hospitalar em 30 dias de pós-operatório
- Admissão em unidade de terapia intensiva
- *Delirium*

TRATAMENTO
CPAP
O CPAP, associado às modificações do estilo de vida, é o principal tratamento para a apneia obstrutiva do sono; além de melhora dos sintomas, esse método terapêutico é importante para a redução do risco de desenvolvimento de complicações cardiovasculares.

O mecanismo de ação do CPAP é a geração de pressão positiva para manter pérvias as vias aéreas superiores, o que ocorre pela instalação de uma máscara nasal.

Essa modalidade de tratamento está indicada para pacientes classificados como portadores de AOS moderada/severa (grave) e também para aqueles com AOS leve, porém sintomáticos e/ou com doenças cardiovasculares subjacentes.

Cirurgia
Os recursos cirúrgicos para o tratamento da apneia do sono abrangem cirurgias como uvulopalatofaringoplastia, uvulopalatoplastia a laser, tonsilectomia, ressecção parcial ou ablação de língua, reconstrução de mandíbula ou maxilar, por exemplo. Alguns estudos avaliaram a eficácia da uvulopalatofaringoplastia a partir do Índice de Apneia/Hipopneia no pós-operatório; em longo prazo, a eficácia desse procedimento foi menor que 50%. A cirurgia foi associada com complicações como dor, hemorragia, estenose nasofaríngea, alterações do timbre de voz e morte.

Perda de Peso
As medidas comportamentais associadas a outras formas de tratamento como o CPAP são importantes na redução do índice de apneia/hipopneia e das complicações cardiovasculares. Dentre as estratégias utilizadas (dormir em decúbito lateral, uso de álcool e medicações com efeito sedativo), a perda de peso representa o papel mais significativo. A perda de 10% de peso reduz o índice de apneia/hipopneia em 26%. Não há estudos comparativos entre a eficácia da perda de peso por medidas dietéticas e por cirurgia bariátrica quanto à AOS. Foi observado que após a perda de peso por cirurgia bariátrica houve recorrência da apneia do sono mesmo sem ganho de peso. O emagrecimento pode ser o tratamento de escolha para indivíduos portadores de AOS leve/moderada e para aqueles que não desejam outras modalidades de tratamento.

Abordagem Pré-Operatória
A abordagem pré-operatória parte da divisão entre indivíduos previamente diagnosticados com AOS e aqueles que apresentam exame físico, fatores de risco e rastreio por questionário positivo para AOS. A liberação do risco cirúrgico deve considerar as comorbidades, a adesão ao tratamento da apneia obstrutiva e a suspeita de AOS moderada/grave. Essas

condições não se aplicam às cirurgias de emergência. As diretrizes são mais permissivas quanto à liberação para procedimentos como artroscopia, endoscopia e facectomia, por exemplo. Os procedimentos eletivos estão condicionados à extensão da cirurgia e outras comorbidades para os pacientes com adesão adequada ao tratamento e controle da AOS.

Deparando-se com pacientes já diagnosticados com AOS, é necessário identificar se o controle da doença é adequado, se o indivíduo se mantém sintomático e se há controle de outras enfermidades sobrepostas (DPOC, asma, hipoventilação relacionada à obesidade, hipertensão pulmonar). Aqueles que controlam a AOS estão assintomáticos e sem comorbidades associadas devem manter o tratamento no pré-operatório, o CPAP pode ser usado na internação hospitalar. Pacientes em tratamento, porém sem controle adequado, devem ter o tratamento otimizado e as comorbidades devidamente compensadas antes de operar. Quanto aos indivíduos com alta suspeição de AOS, a ASA não recomenda o tratamento empírico com CPAP.

Intraoperatório
O manejo intraoperatório adequado objetiva dirimir complicações, especialmente respiratórias, que possam piorar a AOS e os efeitos residuais dos agentes anestésicos. Durante o ato anestésico, são observados os seguintes itens:

Escolha do Anestésico
As técnicas de anestesio regional são preferência à anestesia geral sempre que for possível; isso leva em consideração que pacientes com AOS geralmente possuem via aérea difícil e risco aumentado de desenvolver complicações na extubação. Além disso, os anestésicos de curta duração também são indicados, visando reduzir os efeitos residuais indesejados no pós-operatório.

Pré-Medicação
Caso necessário, os sedativos de curta duração – p. ex.: midazolam – são os mais indicados; todos os pacientes em uso de sedativos devem ser monitorizados com oximetria de pulso e capnografia.

Uso de Opioides
São capazes de deprimir o *drive* respiratório e, por conseguinte, gerar apneia central e agravar a AOS; desse modo, seu uso deve ser cauteloso.

Manejo de Fluidos
Na posição supina, o acúmulo de líquido nas partes moles das vias aéreas pode piorar a obstrução; assim, recomenda-se hidratação com soluções com menor teor de sal.[9]

Pós-Operatório
As condutas pós-operatórias dos pacientes já diagnosticados com AOS e aqueles de alta suspeição são continuidade dos cuidados descritos no intraoperatório – posicionamento ao leito, controle álgico com atenção especial ao uso de opioides e hidratação. A posição supina piora a AOS, dessa forma, recomenda-se que os pacientes assumam posição "ereta",[10] a não ser que haja limitação relacionada ao procedimento realizado. Essas medidas ajudam a melhorar a saturação e o índice de hipopneia/apneia, conforme estudos em pacientes não submetidos a cirurgias.[11,12] As posições citadas também possuem efeito positivo quanto à

distribuição de fluidos e, portanto, evita a piora da obstrução de vias aéreas superiores. Quanto à hidratação, há evidências de que a infusão de soluções com menor concentração de sal, como Ringer lactato e Plasmalyte, seja melhor que soro fisiológico 0,9%. Quanto ao uso do CPAP, deve ser usado assim que possível no pós-operatório.

MENSAGENS IMPORTANTES
- A AOS é o distúrbio do sono mais prevalente e principal causa de sonolência diurna;
- Na maioria dos países, incluindo o Brasil, há crescimento na prevalência da obesidade e, portanto, aumento da AOS;
- Os fatores de risco identificados durante a anamnese e exame físico além de algoritmos como STOP-Bang, questionário de Berlim e NoSAS auxiliam no diagnóstico durante o pré-operatório;
- O diagnóstico é confirmado por polissonografia e monitor portátil;
- A avaliação pré-operatória objetiva identificar se AOS encontra-se presente ou controlada;
- O manejo intraoperatório visa evitar ou reduzir as complicações respiratórias no pós--operatório;
- Durante o pós-operatório, o tratamento (p. ex.: CPAP) deve ser retomado, assim que possível.

REFERÊNCIAS BIBLIOGRÁFICAS
1. Yaggi HK, Strohl KP. Adult Obstructive Sleep Apnea/Hypopnea Syndrome: Definitions, Risk Factors, and Pathogenesis. Clin Chest Med. 2010;31:179-186.
2. Meoli AL, Casey KR, Clark RW, et al. Hypopnea in sleep-disordered breathing in adults. Sleep. 2001;24(4):469-70.
3. Faber J, Faber C, Faber AP. Overview of obstructive sleep apnea in adults [Internet]. 2019.
4. Martinho Haddad FL, Azeredo Bittencourt LR, et al. Recomendações para o Diagnóstico e Tratamento da Síndrome da Apneia Obstrutiva do Sono no Adulto. Estação Brasil, São Paulo. 2013.
5. Opperer M, Cozowicz C, Bugada D. Does Obstructive Sleep Apnea Influence Perioperative Outcome? A Qualitative Systematic Review for the Society of Anesthesia and Sleep Medicine Task Force on Preoperative Preparation of Patients with Sleep-Disordered Breathing. Anesth Analg. 2016;122:1321.
6. Drager LF, Lorenzi-Filho G, Cintra FD, et al. 1º Posicionamento Brasileiro sobre o Impacto dos Distúrbios de Sono nas Doenças Cardiovasculares da Sociedade Brasileira de Cardiologia. Arq Bras Cardiol. 2018;111(2), 290-341, 2018.
7. Selim B, Won C, Yaggi HK. Cardiovascular Consequences of Sleep Apnea. Clin Chest Med. 2010;31:203-220.
8. Fernandez-Bustamante A, Bartels K, Clavijo C, et al. Preoperatively Screened Obstructive Sleep Apnea is Associated with Worse Postoperative Outcomes than Previously Diagnosed Obstructive Sleep Apnea. Anesth Analg, 2017; 125:593.
9. Lam T, Singh M, Yadollahi A, Chung F. Is Perioperative Fluid and Salt Balance a Contributing Factor in Postoperative Worsening of Obstructive Sleep Apnea? Anesth Analg. 2016;122;1335.
10. American Society of Anesthesiologists Task Force on Perioperative Management of patients with obstructive sleep apnea. Practice guidelines for the perioperative management of patients with obstructive sleep apnea: an update report by the American Society of Anesthesiologists Task Force on Perioperative Management of patients with obstructive sleep apnea. Anesthesiology. 2014;120:268.
11. Basner RC. Cardiovascular Morbidity and Obstructive Sleep Apnea. New England 8Jokic R, Klimaszewski A, Crossley M et al. Positional treatment vs continous positive airway pressure in patients with positional obstructive sleep apnea syndrome. Chest. 1999;115:771.
12. Ong JS, Touyz G, et al. Variability of human upper airway collapsibility during sleep and the influence of body posture and sleep stage. J Sleep Res. 2011;20:533.

MANEJO DO TROMBOEMBOLISMO NO PERIOPERATÓRIO

CAPÍTULO 27

Pedro Cunha Tzirulnik • Orientador: Cláudia de Abreu Costa

INTRODUÇÃO

O período perioperatório é uma situação peculiar quanto ao surgimento de tromboses venosas profundas (TVP) e sua respectiva complicação tromboembolismo pulmonar (TEP).

Isso decorre porque todas as etapas da tríade descritas por Virchow podem estar alteradas nesta circunstância. Assim, estase pode elevar-se por conta da imobilidade imposta pela doença e/ou cirurgia, aumento da coagulabilidade devido à inflamação e/ou infecção imposta pela doença e cirurgia e alterações vasculares devido ao trauma cirúrgico (garroteamento em cirurgia ortopédicas, inserção de cateter venoso profundo, por exemplo) e compressões vasculares por neoplasias.

Assim, neste período podemos encontrar a presença de TVP/TEP tanto antecedendo a cirurgia como no pós-operatório imediato ou tardio.

Esta complicação deve ser rapidamente reconhecida para se instituir prontamente as medidas diagnósticas e terapêuticas apropriadas. Deve ser considerada a individualização do manejo, tais como riscos inerentes à terapia anticoagulante no período perioperatório, sobretudo em cirurgias com maior potencial de sangramento ou de, mesmo que de pequena monta, possa ter graves repercussões (neurocirurgia). Ademais, a presença de TVP/TEP antecedendo a cirurgia poderá implicar em adiar cirurgias não emergenciais e possível terapia ponte em TVP de início recente.

Diversos fatores podem precipitar a trombose venosa. Virchow descreveu a famosa tríade no início do século XX[1] representada por: estase, hipercoagulabilidade e lesão do endotélio vascular. Em seus trabalhos sobre embolia, teoriza que o trombo seria formado na periferia e se fragmentaria, percorrendo os vasos até atingir a circulação pulmonar, criando, à época, os termos **trombose** e **embolismo**.[2] O **tromboembolismo** torna-se, assim, um evento de grande importância diagnóstica e prognóstica no contexto cirúrgico, em todo o período perioperatório, visto que são observadas perturbações nos três elementos da tríade, como a estase da imobilidade, o trauma cirúrgico, e resposta inflamatória natural, com aumento da produção hepática de fatores pró-coagulantes.[3] Nas artroplastias de quadril relacionadas à fratura pélvica, por exemplo, a incidência de tromboembolismo fatal pode chegar até 12,9% na ausência de tromboprofilaxia.[4] O Quadro 27-1 evidencia a clara elevação da incidência de trombose venosa profunda no paciente cirúrgico.

Com frequência, a embolia pulmonar (EP) se apresenta com quadro clínico discreto, como leve taquicardia, e é considerada a terceira doença cardiovascular aguda mais comum, superada apenas por infarto do miocárdio e acidente vascular encefálico. Um estudo japonês de necropsia em pacientes que faleceram até o 30º dia de pós-operatório demonstrou que 29% das mortes ocorreram por embolia pulmonar,[5] número superior deste diagnóstico relatado em diversas séries. Apesar do subdiagnóstico, a incidência é estimada em torno de 1 a cada 1000 pessoas por ano.[6,7] A mortalidade, no entanto, vem decrescendo no Brasil e no mundo,[8,9] possivelmente em função de melhorias nos protocolos de tratamento, métodos de detecção e acesso a serviços de saúde, registrando-se aproximadamente 31% de redução no período de 1989 a 2010 em nosso país.[8]

Quadro 27-1. Risco Aproximado de Trombose Venosa Profunda (TVP) em Pacientes Hospitalizados[4]

Grupo de pacientes	Prevalência de TVP* (%)
Pacientes clínicos	10-20
Cirurgia geral	15-40
Cirurgia ginecológica maior	15-40
Cirurgia urológica maior	15-40
Neurocirurgia	15-40
Acidente vascular encefálico	20-50
Artroplastia de joelho e quadril, artroplastia por fratura de quadril	40-60
Trauma maior	40-80
Trauma requimedular	60-80
Pacientes críticos	10-80

TVP: trombose venosa profunda.
* Taxas baseadas em avaliação diagnóstica objetiva de TVP em pacientes assintomáticos.
Adaptado de Geerts WH et al,, 2008.[4]

CLASSIFICAÇÃO

De acordo com a classificação da American Heart Association em 2011, as embolias pulmonares podem ser divididas em maciça (alto risco), submaciça (risco intermediário) e de baixo risco.[10] A primeira se define quando o evento é acompanhado por instabilidade hemodinâmica caracterizada por pressão arterial sistólica menor que 90 mmHg por mais de 15 minutos ou com necessidade de inotrópicos, ausência de pulso ou bradicardia importante. Na falta desses sinais de colapso circulatório, a embolia é considerada submaciça na presença de disfunção ventricular direita (que pode ser caracterizada pela relação VD/VE maior que 0,9 à tomografia computadorizada ou ecocardiograma, aumento do BNP/pró-BNP ou alterações sugestivas ao eletrocardiograma) ou necrose miocárdica sem hipotensão. As demais apresentações são consideradas de baixo risco, ou seja, não são acompanhadas de hipotensão, disfunção ventricular ou necrose miocárdica.

QUADRO CLÍNICO E DIAGNÓSTICO

A apresentação clínica é bastante inespecífica e a embolia deve ser sempre suspeitada em contexto clínico favorável. Sintomas como dispneia, dor torácica pleurítica ou retroesternal, tosse e febre,[11] normalmente associados à taquipneia, taquicardia sinusal, hipoxemia e hipocapnia com alcalose respiratória sugerem o diagnóstico, mas são frequentemente confundidos com sangramento e infecção, complicações comuns no pós-operatório. Considerando-se a associação com trombose venosa profunda, os fatores de risco se sobrepõem e costumam-se utilizar os mesmos escores de predição clínica (Escore de Wells), sempre observando a importância do julgamento médico subjetivo. Além disso, alguns fatores podem se relacionar à maior mortalidade por tromboembolismo pulmonar no perioperatório, devendo ser considerados ao se analisar um caso suspeito, como a presença de insuficiência cardíaca, idade maior ou igual a 80 anos, previsão de restrição ao leito por mais de 4 dias e sexo masculino (este último demonstrado em alguns estudos, porém pouco entendido).[12]

Diante do quadro descrito, deve-se iniciar uma investigação diagnóstica direcionada, visando confirmar a suspeita e classificar os grupos de risco. A radiografia de tórax raramente apresenta sinais específicos, mas auxilia na consideração de diagnósticos diferenciais. O eletrocardiograma, por sua vez, apresenta grande valor prognóstico na análise, podendo apresentar taquicardia sinusal, arritmias atriais novas, bloqueio de ramo direito novo, padrão S1Q3T3, inversão de T de V1-V4, elevação de ST nas derivações inferiores e padrão Qr em V1. Apesar de todos apresentarem relação com disfunção ventricular direita, apenas o último parece ter relação direta com mortalidade.[13]

Instabilidade hemodinâmica caracteriza um evento de alto risco com elevada mortalidade, requerendo abordagem e tratamento agressivos. Nesse contexto, apenas o ecocardiograma transtorácico demonstrando disfunção ventricular direita é suficiente para o diagnóstico e orientação de conduta.

No caso do paciente estável, alguns exames podem ser considerados para se confirmar a suspeita. O D-dímero, produto de degradação da fibrina, quando em títulos baixos, apresenta alto valor preditivo negativo e pode ser usado para excluir a hipótese em caso de suspeita baixa ou intermediária. O resultado positivo, por sua vez, apresenta diversas limitações no perioperatório. Nos casos de cirurgia oncológica, a presença de câncer isoladamente já é capaz de aumentar o valor basal do D-dímero, com padrões diferentes a depender da localização, subtipo e até mesmo da extensão.[14] Da mesma forma, o pós-operatório (PO) também constitui um momento de importante atividade do sistema de coagulação, produzindo flutuações no valor do teste que variam de acordo com o tipo de cirurgia realizada,[15] assumindo padrões de difícil predição, o que torna questionável a indicação do teste. No entanto, caso se solicite, a positividade do D-dímero deve ser analisada de forma criteriosa e, na suspeita real de tromboembolismo, prossegue-se a investigação.

O exame de escolha para diagnóstico é a angiotomografia computadorizada do tórax, sendo, em geral, a primeira linha de avaliação para casos suspeitos, principalmente se a probabilidade for alta. É considerado diagnóstico quando apresenta trombo a nível segmentar ou mais proximal da árvore brônquica (a avaliação a nível subsegmentar possui baixa acurácia e alto índice de discordância entre os profissionais).[16] Apesar de serem relatados raros casos de falso-negativo em pacientes de suspeição clínica elevada, o risco de recorrência do evento embólico em três meses, nesses casos, parece ser muito baixo, evidenciando o alto valor também prognóstico do teste.[17]

A principal limitação do método é o contraste iodado, cuja utilização é restrita em grávidas, alérgicos e na doença renal crônica. Nas contraindicações deste método, a cintilografia pulmonar de ventilação/perfusão é uma opção de segunda linha, método de menor precisão. Outro problema da cintilografia é a baixa acurácia em pacientes com alterações na estrutura pulmonar, de forma que a especificidade do exame é maior diante de uma radiografia de tórax normal. Ainda assim, a capacidade de diagnosticar um episódio de tromboembolismo é estimada em torno de 30-50%.[18] Sua maior utilidade é de excluir a possibilidade de embolia pulmonar em casos de perfusão normal dos pulmões. A exposição à radiação ionizante também é menor na cintilografia em relação à angiotomografia, podendo-se assumir o método como primeira escolha em pacientes jovens (principalmente mulheres em que a radiação pode aumentar o risco de câncer de mama) e grávidas.[19]

Outro método de grande utilidade à beira-leito é a ultrassonografia com Doppler de membros inferiores. Apesar de não ter capacidade de diagnosticar o tromboembolismo propriamente dito, a presença de trombose venosa profunda não só aumenta significativamente a especificidade dos outros métodos (principalmente da cintilografia), como também é capaz de orientar a necessidade de anticoagulação em contexto de suspeita clínica e impossibilidade de realização dos outros métodos.[18]

AVALIAÇÃO PROGNÓSTICA INICIAL

O perioperatório é uma situação particular na definição de conduta diante da ocorrência de tromboembolismo. Apesar do risco aumentado de trombose, existe também uma maior chance de sangramento no pós-operatório de muitas cirurgias, com influência significativa sobre a mortalidade ou morbidade. A anticoagulação plena no pré-operatório, por sua vez, pode constituir um empecilho a certas cirurgias que precisam ser realizadas com urgência. Há poucas evidências que orientem a tomada de decisão nesse contexto específico, importando-se o conhecimento acumulado e consensos publicados sobre tromboembolismo pulmonar em geral, individualizando o manejo em cada situação.

Ao se confirmar o diagnóstico, é fundamental uma avaliação prognóstica com a finalidade de orientar a decisão sobre o tratamento. Instabilidade hemodinâmica já define alta mortalidade e a necessidade de terapia de reperfusão. Na presença de estabilidade hemodinâmica, contudo, nenhum exame laboratorial parece ser capaz de determinar a necessidade de tratamento de reperfusão. A avaliação da idade maior que 80 anos, história de câncer, insuficiência cardíaca congestiva, DPOC, frequência cardíaca maior que 110, pressão arterial sistólica menor que 100 e saturação menor que 90% constituem um escore de predição de mortalidade, o Spesi.[20] A identificação de qualquer um desses sinais indica uma mortalidade de 10% em 30 dias, orientando a solicitação de ecocardiograma e de marcadores de necrose miocárdica (troponina) e disfunção ventricular (BNP). A Sociedade Europeia de Cardiologia propõe que, caso ambos estejam alterados, o paciente deva ser classificado como risco intermediário alto e a terapia de reperfusão considerada conforme o contexto clínico.[18] Nas demais situações, costuma-se optar por início de anticoagulação imediata.

TRATAMENTO

Podemos organizar as opções de tratamento do tromboembolismo agudo em reperfusão (objetivando a melhora rápida da função ventricular), anticoagulação e filtros de veia cava. Dentre as terapias de reperfusão necessárias nos casos de alto risco, a administração de trombolítico, método mais rápido e disponível, precisa ser ponderada com cautela, principalmente no período pós-operatório. Embora apenas sangramento ativo, AVC isquêmico nos últimos 2 meses, histórico de AVC hemorrágico e neurocirurgia (podendo ser considerada relativa[21]) serem considerada contraindicações absolutas, cirurgias abdominais, oftálmicas ou obstétricas (há menos de 3 meses) são consideradas contraindicações, no mínimo, relativas[22] e o risco de sangramento grave durante a trombólise é potencialmente deletério, mesmo que guiada por cateter (com baixas doses da medicação administrada localmente). Nessas situações (Quadro 27-2), ou na falha da terapia trombolítica, reserva-se apenas a possibilidade de trombectomia local, guiada ou cirúrgica.[21] Em relação ao pós-operatório recente, um trabalho conduzido por Condliffe et al. sugere que o maior risco de sangramento relacionado à terapia trombolítica parece se dar nas primeiras 2 semanas após a cirurgia (mais de 50% na primeira semana e em torno de 20% na segunda) e seu uso pode ser considerado com maior segurança após esse período.[24]

Em pacientes com diagnóstico ou forte suspeita de embolia pulmonar sem instabilidade, por sua vez, a anticoagulação deve ser iniciada imediatamente, representando um risco adicional de hemorragia no período pós-operatório. A relação risco/benefício do tratamento deve ser devidamente ponderada com a equipe assistente, observando-se a presença de possíveis contraindicações absolutas à anticoagulação.

Um cenário comum é o pós-operatório de neurocirurgias, sobretudo, em tumores cerebrais, muitos com alto potencial de sangramento. Há poucos estudos retrospectivos que orientem a decisão quanto ao melhor momento de início da anticoagulação. Contudo, parecem demonstrar uma incidência baixa de sangramento intracraniano nos pacientes em que se optou pela anticoagulação, mesmo em pós-operatório recente. Muitos foram tratados entre o 2º e 30º dias após a cirurgia com heparina não fracionada ou enoxaparina plena.[25,26]

É consenso o risco em manter tais casos sem anticoagulação, porém não há trabalhos prospectivos com evidências suficientes para se determinar uma conduta correta, sendo os estudos apenas sugestivos de que superestimamos o risco o sangramento.[26] Não anticoagular pode ser prudente e, nesses casos, uma terapia possível é a introdução de filtro de veia cava, com o objetivo de evitar a recorrência do evento tromboembólico. No entanto, as evidências de benefício são inconsistentes.[27,28] e costuma-se optar, quando possível, por filtros temporários, retirando-se assim que não haja mais contraindicação à anticoagulação e esta possa ser iniciada. Apesar de frequentes (trombose do filtro costuma ocorrer em 10% dos pacientes), as complicações da inserção raramente são fatais.[29]

Quando optado pela anticoagulação, sugere-se que a medicação seja mantida por pelo menos 3 meses (quando o fator de risco for bem estabelecido e eliminado), sem evidência de benefício na manutenção por tempo maior. A ocorrência de trombose em razão de um procedimento cirúrgico, por exemplo, possui incidência de recorrência significativamente menor que em eventos não provocados.[23] Caso não seja clara a causa da trombose ou na presença de câncer, a orientação da Sociedade Europeia de Cardiologia é que a anticoagulação permaneça por tempo indeterminado, pelo menos os primeiros 6 meses com heparina de baixo peso molecular.[18]

Frequentemente, a decisão sobre o melhor momento de se realizar a cirurgia também representa um grande desafio no pré-operatório ao se diagnosticar embolia pulmonar. Procedimentos eletivos costumam ser passíveis de se adiar pelo período de 3 meses e operados sem anticoagulação, porém cirurgias oncológicas em geral precisam ser realizadas com certa urgência. Nesses casos, apenas a ocorrência recente de tromboembolismo já configura cenário onde a manutenção da anticoagulação é necessária, podendo-se lançar mão de colocação de filtro de veia cava temporário no pré-operatório quando se estimar um período maior que 12 horas de impossibilidade de anticoagulação após a cirurgia. Heparina de baixo peso deve ser suspensa 24 horas antes do procedimento enquanto a não fracionada pode ser suspensa 4 a 5 horas antes se intravenosa, ou na manhã da cirurgia, se subcutânea (megadose). O retorno a anticoagulação no pós-operatório normalmente é seguro 24 horas após a hemostasia em cirurgias de baixo risco de sangramento ou 24 a 48 horas em procedimentos de alto risco, neurocirurgias e cirurgias cardíacas.[30]

Na fase aguda, ou seja, os primeiros 7 dias, recomenda-se anticoagulação parenteral com heparina não fracionada, de baixo peso ou fondaparinux, visto o benefício na mortalidade e redução na recorrência nos primeiros 3 meses. Após esse período, o tratamento pode ser mantido com heparina de baixo peso, varfarina ou inibidores diretos da coagulação orais.[23]

Quadro 27-2. Contraindicação ao Uso de Trombolíticos

Contraindicações absolutas	Contraindicações relativas	
▪ Doença estrutural intracraniana ▪ Hemorragia intracraniana prévia ▪ AVE isquêmico nos últimos 3 meses ▪ Sangramento ativo ▪ Neurocirurgia recente (incluindo neuroeixo) ▪ TCE recente com fratura de crânio ou lesão cerebral ▪ Diátese hemorrágica	▪ PAs > 180 mmHg PAd > 110 mmHg ▪ Sangramento recente ▪ Cirurgia recente ▪ Procedimento invasivo recente ▪ AVE isquêmico > 3 meses ▪ Anticoagulação ▪ Ressuscitação cardiopulmonar traumática	▪ Pericardite ou derrame pericárdico ▪ Retinopatia diabética ▪ Gravidez ▪ Idade > 75 anos ▪ Baixo peso corporal ▪ Sexo feminino ▪ Etnia negra

AVE: acidente vascular encefálico; PAs: pressão arterial sistólica; PAd: pressão arterial diastólica; TCE: traumatismo crânio encefálico.
Adaptado de Kearon C, et al.[23]

CONCLUSÃO

O ato cirúrgico é um evento que naturalmente apresenta elevado risco de trombose, envolvendo todos os elementos da tríade de Virchow, tornando a embolia pulmonar um diagnóstico de grande relevância diante de uma dispneia aguda. Contudo, os riscos de sangramento relacionados a terapia, por vezes necessários para garantir a hemodinâmica, se impõem diante de um cenário em que se provoca lesão tissular direta. Dessa forma, a adequada profilaxia de trombose venosa é essencial, bem como sua detecção precoce oferece grande impacto prognóstico, ao mesmo tempo em que representa, por vezes, um grande dilema no perioperatório.

MENSAGENS IMPORTANTES

- Embolia pulmonar é uma doença comum e potencialmente fatal.
- EP pode ser classificada de acordo com a presença ou ausência de estabilidade hemodinâmica, o padrão temporal de apresentação (aguda, subaguda, ou crônica), e a localização anatômica (selar, lobar, segmentar, subsegmentar), e quanto à presença ou ausência de sintomas.
- O período perioperatório aumenta o risco de tromboembolismo, porque a resposta inflamatória à cirurgia altera os elementos da tríade de Virchow;
- Taquidispneia, dor torácica, tosse, febre, taquicardia, entre outros sinais e sintomas, podem ser confundidos com outras complicações comuns no pós-operatório, como infecções e sangramentos:
  - Vários métodos diagnósticos auxiliam o diagnóstico e a estratificação da gravidade: sendo a angiotomografia de tórax como de primeira linha;

- Doppler de MMI: se positivo, aumenta a probabilidade diagnóstica.
- O escore de predileção de mortalidade (sPESI) estima o risco de mortalidade após evento tromboembólico;
- No período perioperatório, avaliar o binômio: risco de trombose *versus* risco de sangramento. Há pouca evidência para auxiliar na tomada de decisão nesse contexto específico, demandando manejo individualizado.
- Assim, a gravidade do episódio embólico deve auxiliar na decisão:
- Pacientes com EP e instabilidade hemodinâmica, definidas como pressão arterial sistólica < 90 mmHg ou queda da pressão arterial sistólica ≥ 40 mmHg do valor basal por > 15 minutos, devem ser prontamente identificados pelo risco de morte nas primeiras 2 horas da apresentação e, portanto, podem se beneficiar de um tratamento mais agressivo e tratados preferencialmente com terapia de reperfusão:
  - O risco de hemorragia pela trombólise é maior nas primeiras 2 semanas de pós-operatório, e seu uso pode ser considerado com maior segurança após esse período;
  - Na presença de contraindicações à anticoagulação, costuma-se optar pelo filtro de veia cava, com preferência pelos temporários, retirando-o assim que não haja mais contraindicação.
- Quando EP é diagnosticada no pré-operatório, procedimentos eletivos devem ser adiados por um período de 3 meses e operados sem anticoagulação. Em cirurgias oncológicas, quando se há certa urgência, pode-se lançar mão de filtros de veia cava temporários, quando se estima período maior que 12 horas sem anticoagulação após a cirurgia;
- Devemos suspender HBPM 24 h e HNF intravenosa 4 a 5 horas antes da cirurgia. Anticoagulação normalmente é segura após 24 h após cirurgias de baixo risco de sangramento ou 24 h a 48 h após procedimentos de alto risco, neurocirurgias e cirurgias cardíacas.

REFERÊNCIAS BIBLIOGRÁFICAS

1. David R, Kumar BS, Erin Hanlin BS, et al. Clin Med Res. Virchow's Contribution to the Understanding of Thrombosis and Cellular Biology. 2010;8(3-4):168-172.
2. Virchow RC. Thrombosis and Emboli. [Tr. by Matzdorff AC, Bell WR.] Canton, MA: Science History Publications. 1998.
3. Davidson SJ. Inflammation and Acute Phase Proteins in Haemostasis Simon J. Davidson Additional information is available at the end of the chapter [Internet]. 2013
4. Geerts WH, Bergqvist D, Pineo GF, et al. American College of Chest Physicians. Prevention of venous thromboembolism: American College of Chest Physicians evidence-based clinical practice guidelines. Chest. 2008;133(6):381S-453S.
5. Lindblad B, Eriksson A, Bergqvist D. Autopsy-verified pulmonary embolism in a surgical department: analysis of the period from 1951 to 1988. Br J Surg. 1991;78:849-52.
6. Silverstein MD, Heit JA, Mohr D N, et al. 3rd. Tends in the incidence of deep vein thrombosis and pulmonary embolism: a 25-year population-based study. Arch Intern Med. 1998;158(6):585-93.
7. Go AS, Mozaffarian D, Roger VL, et al; American Heart Association Statistics Committee and Stroke Statistics Subcommittee. Heart disease and stroke statistics-2014 update: a report from the American Heart Association. Circulation. 2014;129(3):e28-292.
8. Arq. Bras. Cardiol. São Paulo Jan. Original Articles Mortalidade por Embolia Pulmonar no Brasil entre 1989 e 2010: Disparidades Regionais e por Gênero. 2016;106(1).
9. Kuroiwa M, Furuya H, Seo Net al. Society of Anesthesiologists Perioperative Pulmonary Thromboembolism (JSA-PTE) Study. J Anesth. 2015;29(3):433-441.
10. Jaff MR, McMurtry MS, Archer SL, et al. Management of massive and submassive pulmonary embolism, iliofemoral deep vein thrombosis, and chronic thromboembolic pulmonary hypertension. Circulation. 2011;123:1788-1830.

11. Pollack CV, Schreiber D, Goldhaber SZ, et al. Clinical characteristics, management, and outcomes of patients diagnosed with acute pulmonary embolism in the emergency department: initial report of EMPEROR (Multicenter Emergency Medicine Pulmonary Embolism in the RealWorld Registry). J Am Coll Cardiol. 2011;57:700-706.
12. Perioperative risk factors for death among patients with symptomatic pulmonary thromboembolism. J Anesth. 2017;31(3):478-482.
13. Casazzaa F, Pacchettib I, Rullib E, et al. Prognostic significance of electrocardiogram at presentation in patients with pulmonary embolism of different severity. Thrombosis Research. 2018;163:123-127.
14. Yu J, Li D, Lei D, et al. Tumor-Specific D-Dimer Concentration Ranges and Influencing Factors: A Cross-Sectional Study. PLoS One. 2016;11(11):e0165390.
15. Lippi G, Veraldi GF, Fraccaroli M, et al. Variation of plasma D-dimer following surgery: implications for prediction of postoperative venous thromboembolism. Clin Exp Med. 2001;1(3):161-4.
16. Stein PD, Goodman LR, Hull RD, et al. Diagnosis and management of isolated subsegmental pulmonary embolism: reviewand assessment of the options. Clin Appl Thromb Hemost. 2012;18(1):20-26.
17. van Belle A, Bu¨ller HR, Huisman MV, et al. Effectiveness of managing suspected pulmonary embolism using an algorithm combining clinical probability, D-dimer testing, and computed tomography. JAMA. 2006;295(2):172-179.
18. Zamorano JL, Achenbach S, Baumgartner H, et al. ESC Guidelines on the diagnosis and management of acute pulmonary embolism. The Task Force for the Diagnosis and Management of Acute Pulmonary Embolism of the European Society of Cardiology (ESC). Eur Heart J. 2014;35:3033-3073.
19. Reid JH, Coche EE, Inoue T, et al. Is the lung scan alive and well? Facts and controversies in defining the role of lung scintigraphy for the diagnosis of pulmonary embolism in the era of MDCT. Eur J Nucl Med Mol Imaging. 2009;36(3):505-521.
20. Jiménez D. Simplification of the pulmonary embolism severity index for prognostication in patients with acute symptomatic pulmonary embolism. Arch Intern Med. 2010;170(15):1383-9.
21. Yamamoto T. Management of patients with high-risk pulmonary embolism: a narrative review. J Intensive Care. 2018;6:16.
22. Aggarwal V, Nicolais CD, Lee A, Bashir R. Acute management of pulmonary embolism. JACC. 2017.
23. Kearon C, Akl EA, Comerota AJ, et al. Antithrombotic therapy for VTE disease: Antithrombotic Therapy and Prevention of Thrombosis, 9th ed: American College of Chest Physicians Evidence-Based Clinical Practice Guidelines. Chest. 2012;141(2):e419S-e496S.
24. Condliffe R, Elliot C A, Hughes R J, et al. Management dilemmas in acute pulmonary embolism Thorax. 2014;69:174-180.
25. Chaichana KL, Pendleton C, Jackson C, et al. Deep venous thrombosis and pulmonary embolisms in adult patients undergoing craniotomy for brain tumors. Neurol Res. 2012;35(2):206-11.
26. Scheller C, Rachinger J, Strauss C, et al. Therapeutic anticoagulation after craniotomies: is the risk for secondary hemorrhage overestimated? J Neurol Surg A Cent Eur Neurosurg. 2014;75(1):2-6.
27. Meyer G, Vieillard-Baron A, Planquette B. Recent advances in the management of pulmonary embolism: focus on the critically ill patients. Ann Intensive Care. 2016;6:19.
28. Mismetti P, Laporte S, Pellerin O, et al. PREPIC2 Study Group. Effect of a retrievable inferior vena cava filter plus anticoagulation vs anticoagulation alone on risk of recurrent pulmonary embolism: a randomized clinical trial. JAMA. 2015;313:1627-1635.
29. Hann CL, Streiff MB. The role of vena caval filters in the management of venous thromboembolism. Blood Rev. 2005;19:179-202.
30. Dunn AS, Spyropoulos AC, Turpie AG. Bridging therapy in patients on long-term oral anticoagulants who require surgery: the Prospective Peri-operative Enoxaparin Cohort Trial (PROSPECT). J Thromb Haemost. 2007;5(11):2211.

MANEJO PERIOPERATÓRIO DE PACIENTES DIABÉTICOS

CAPÍTULO 28

Marcos Maia Viana ▪ Melanie Rodacki

INTRODUÇÃO

Pacientes com diabetes melito (DM) têm maior chance de apresentar eventos cirúrgicos adversos. Essa elevação é resultado da elevada incidência de doenças cardiovasculares e complicações microvasculares subjacentes nestes pacientes. Assim, torna-se necessária avaliação criteriosa desses pacientes, pela possibilidade de doença coronariana silenciosa.

DM também está relacionado a maior risco de infecção perioperatória e maior mortalidade cardiovascular no pós-operatório.

A resposta neuroendócrina ao trauma é gerada por hormônios contrainsulínicos, como epinefrina, glucagon, cortisol e GH, além de outras citocinas inflamatórias como IL-6 e fator de necrose tumoral alfa, que ocasionam redução da utilização periférica de glicose, elevando a glicemia. Lipólise, assim como elevação do catabolismo proteico, elevam o risco de cetose. O aumento dessas respostas correlaciona-se ao tipo de anestesia (anestesia geral associada a maiores respostas que a anestesia epidural), à extensão da cirurgia (cirurgia cardíaca com aumento significativo da resistência à insulina) e fatores adicionais que podem ocorrer no pós-operatório como sepse, nutrição parenteral total (NPT) e uso de glicocorticoides.

O diagnóstico de DM2 é frequente no período perioperatório. Um estudo com pacientes submetidos a cirurgias não cardíacas demonstrou que até 10% apresentam diabetes não diagnosticado e 11%, embora sem critérios diagnósticos de diabetes, apresentam glicemia de jejum alterada. Outro estudo mostrou que 24% dos pacientes referidos para realização de cirurgias eletivas tiveram o diagnóstico de DM ou uma glicemia de jejum alterada detectados no dia da cirurgia. Curiosamente, os pacientes com DM não diagnosticado apresentam maiores taxas de ressuscitação cardiopulmonar, reintubação e períodos mais longos de ventilação mecânica no pós-operatório do que pacientes com DM previamente diagnosticado.

AVALIAÇÃO PRÉ-OPERATÓRIA

A avaliação pré-operatória dos pacientes com DM deve focalizar o risco cardiopulmonar, uma vez que a doença arterial coronariana é muito mais comum neste grupo, sobretudo em relação à isquemia silenciosa. Comorbidades como: hipertensão arterial sistêmica, obesidade, doença renal crônica, doença cerebrovascular e neuropatias autonômicas são frequentes, elevando o risco no perioperatório e no ato anestésico.

De modo geral, o risco cardiovascular é avaliado pela presença de sintomas típicos ou atípicos, eletrocardiograma (ECG) de repouso e pela capacidade funcional. Se a capacidade funcional for maior do que 4 METs e o ECG normal, nenhuma investigação adicional está indicada. Na presença de baixa capacidade funcional e ECG normal, está indicado um ecocardiograma para avaliação da função ventricular sistólica. Sendo normal, nenhuma investigação adicional é necessária. Se a capacidade funcional for baixa e o ECG alterado, mas sem isquemia, a investigação de doença coronariana assintomática não é consenso. Em geral, realizamos o ecocardiograma; se a função sistólica do ventrículo esquerdo estiver preservada e sem disfunção segmentar, recomenda-se vigilância hemodinâmica no pós-operatório, ECG diário e enzimas seriadas nas primeiras 48 h, em cirurgias de médio e grande porte. A presença de baixa capacidade funcional e ECG alterado, e ecocardiograma com disfunção sistólica, indica-se a cintilografia de perfusão de repouso e estresse (farmacológico ou exercício). De acordo com o território e a extensão da isquemia, o paciente pode ser submetido à investigação invasiva com cineangiocoronariografia (Fig. 28-1).

A indicação de exames de estratificação cardiovascular não invasivo devem ser individualizados, conforme detalhado no capítulo específico.

Pacientes com DM devem ter os fatores de risco cardiovasculares rastreados rotineiramente, os quais, se tratados adequadamente, reduzem o risco de complicações perioperatórias. Os pacientes com doença coronariana conhecida e aqueles com risco cardiovascular aumentado (pelo menos um fator de risco associado) devem receber ácido acetilsalicílico (AAS), estatina e inibidor da enzima conversora de angiotensina ou bloqueador do receptor de angiotensina II em caso de hipertensão arterial e/ou doença renal diabética e nenhuma contraindicação ao seu uso. O AAS, se possível, deve ser mantido no perioperatório, exceção nas cirurgias urológicas e neurocirurgias, quando a sua suspensão precede em uma semana do procedimento.

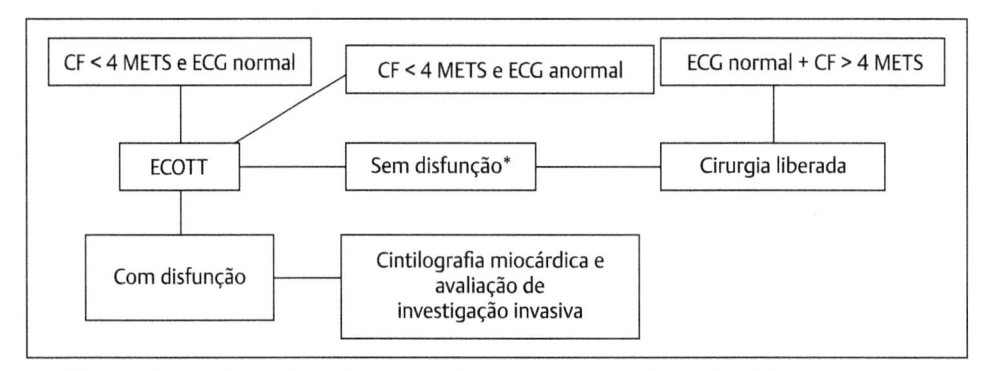

Fig. 28-1. Avaliação clínica + ECG + Capacidade funcional (*Se a cirurgia for de médio ou grande porte recomenda-se vigilância hemodinâmica no pós-operatório, ECG diário e enzimas seriadas nas primeiras 48h).

Anamnese e Exame Físico
Alguns elementos essenciais da avaliação inicial são:

- Determinação do tipo de DM, uma vez que os pacientes com o tipo 1 tem risco muito mais alto de cetoacidose diabética e devem obrigatoriamente manter reposição de insulina basal durante todo o tempo;
- Pesquisa de complicações microvasculares e macrovasculares como retinopatia, doença renal, neuropatia (neuropatia periférica e autonômica), doença arterial coronariana, doença vascular periférica e hipertensão arterial sistêmica. Estudos já demonstraram que a presença de retinopatia diabética é um preditor de disfunção cognitiva no pós-operatório, indicando a existência mudanças similares na vasculatura cerebral;
- Pesquisa de episódios de hipoglicemia, incluindo frequência, horário, dose e severidade;
- Avaliação detalhada da terapia medicamentosa (tipo de insulina utilizada, dose, horário de aplicação);
- Outros medicamentos utilizados, doses e horários de tomada;
- Características da cirurgia, incluindo tempo de jejum pré-operatório, tipo de cirurgia, tempo operatório e horário da realização do procedimento;
- Tipo de anestesia, incluindo epidural ou local *versus* geral, uma vez que a epidural e a local tem mínimos efeitos no metabolismo da glicose e resistência à insulina.

Avaliação Laboratorial
A investigação básica inclui: ECG, creatinina sérica com cálculo de taxa de filtração glomerular, hemoglobina glicada (HbA1c; quando não houver verificação nos últimos 3-6 meses) e glicemia. Anormalidades eletrocardiográficas e doença renal crônica são fatores de risco maiores para eventos cardíacos no pós-operatório.

Os níveis de hemoglobina glicada determinam o controle glicêmico crônico, sendo elemento importante na estratégia terapêutica para controle adequação do glicêmico, especialmente na dose da insulina (em pacientes insulinodependentes). Elevação de HbA1c representa maior risco de eventos adversos no pós-operatório, incluindo infecções, infarto agudo do miocárdio e mortalidade.

Uma glicemia de base também ajuda a estratificar o risco de infecção de ferida operatória, sendo que valores de glicemia > 200 mg/dL no pré-operatório foi associada a maior risco.

Alvos do Controle Glicêmico
Os objetivos do manejo pré-operatório no paciente diabético são:

- Evitar ocorrência de hipoglicemias;
- Prevenção de cetoacidose/estado hiperosmolar hiperglicêmico;
- Manutenção do equilíbrio hidroeletrolítico;
- Evitar hiperglicemia.

Hipoglicemia é uma complicação tratável potencialmente fatal que ocorre devido ao controle metabólico precário no perioperatório. Hipoglicemias graves (caracterizadas por glicemias < 40 mg/dl), mesmo por curtos períodos de tempo, podem induzir arritmias, outros eventos cardíacos, ou déficits cognitivos transitórios. Hipoglicemia e a neuroglicopenia subsequentes podem ser de difícil identificação em pacientes sedados ou anestesiados.

Pacientes com DM tipo 1 são insulinopênicos com maior risco de desenvolver cetose e acidose. Um erro comum é suspender a insulina nestes casos, o que pode desencadear a cetoacidose diabética. Os pacientes com diabetes tipo 2 estão mais suscetíveis a apresentar estado hiperglicêmico hiperosmolar, que pode cursar com importante depleção de volume e complicações neurológicas. Além disso, em estados de extremo estresse, podem desenvolver cetoacidose diabética.

Pacientes com DM são mais suscetíveis a infecções no período pós-operatório. Estudos observacionais mostram uma associação entre hiperglicemia perioperatória e risco aumentado de infecções no pós-operatório. Hiperglicemia pode causar distúrbios hidroeletroliticos mediados por diurese osmótica e pode também resultar em perda calórica e proteica em pacientes hipoinsulinizados.

Alvos Glicêmicos

Não há um consenso quanto ao alvo ótimo para o período perioperatório. A Society for Ambulatory Anesthesia (SAMBA) recomenda que a glicemia se mantenha < 180 mg/dL. A American Association of Clinical Endocrinologists (AACE) e a American Diabetes Association (ADA) recomendam que nos pacientes críticos a glicemia permaneça entre 140-180 mg/dL. A Society of Critical Care Medicine (SCCM) é mais rigorosa e sugere início de tratamento quando os valores glicêmicos ultrapassam 150 mg/dL. Já a American College of Physicians (ACP) coloca como alvo o valor sérico de glicose entre 140-200 mg/dL para pacientes com ou sem DM, se posicionando contra um tratamento intensivo com insulina nos pacientes cirúrgicos e internados em terapia intensiva.

Embora seja reconhecido que a hiperglicemia é fenômeno decorrente da resposta endócrino-metabólica ao trauma, vários estudos demostraram uma associação entre a hiperglicemia e mortalidade em várias condições críticas como infarto agudo do miocárdio, trauma, cirurgia cardíaca e sepse. Em 2001, Van Den Berghe realizou estudo prospectivo, randomizado e controlado, com objetivo de controle glicêmico intensivo, mantendo glicemias abaixo de 110 mg/dL. O controle intensivo reduziu mortalidade e morbidade nos pacientes cirúrgicos, com ou sem história de diabetes. Contudo, inúmeros estudos posteriores não conseguiram reproduzir seus resultados. Estudo de metanálise, comparando o tratamento intensivo (< 120 ou 150 mg/dL) com o tratamento convencional (alvo glicêmico variável) no período perioperatório, revelou, ao contrário do que se esperava, que o controle mais intensivo não se traduziu em menores taxas de complicações infecciosas, eventos cardiovasculares ou redução de mortalidade. Conforme esperado, a taxa de hipoglicemia foi maior no grupo de tratamento intensivo.

Quando Postergar uma Cirurgia?

Considera-se postergar uma cirurgia na presença de complicações significativas de hiperglicemia como: desidratação, cetoacidose ou estado hiperglicêmico hiperosmolar. Se a cirurgia for eletiva, é recomendável atingir HbA1c < 8%. Não sendo possível, deve-se buscar o controle glicêmico mais próximo do alvo terapêutico estabelecido. Nestes casos, mudanças no tratamento e automonitorização da glicose podem auxiliar a optimização do controle glicêmico.

MANEJO DAS DROGAS ANTIDIABÉTICAS E INSULINA DURANTE O PERIOPERATÓRIO

O manejo dos pacientes com DM submetidos a cirurgias deve ser individualizado, levando-se em conta a extensão da cirurgia, tempo em jejum, medicações em uso e comorbidades associadas. Idealmente, pacientes com DM devem ter suas cirurgias realizadas de manhã, no horário mais cedo possível, para minimizar a interrupção do tratamento habitual.

Diabetes Melito Tipo 2
- Pacientes tratados apenas com dieta:
  - Não necessitam de nenhuma terapia específica no perioperatório. Recomenda-se um esquema de insulina regular ou, preferencialmente, ultrarrápida, por via subcutânea, para a correção de possível hiperglicemia.
- Pacientes tratados com diabetostáticos orais ou drogas injetáveis não insulina:
  - Nestes casos, é recomendada a manutenção do tratamento previsto até a manhã do procedimento, quando se suspende o hipoglicemiante oral e/ou a droga injetável oral:
    - Sulfonilureias aumentam o risco de hipoglicemia e apresenta meia-vida longa (2-10 h), devendo ser suspensas no mesmo dia da cirurgia, independentemente do horário do procedimento;
    - As Glinidas apresentam um período de meia-vida curto (1 h) com pico precoce, favorecendo o controle da glicemia pós-prandial. Dessa forma, recomenda-se suspensão no dia da cirurgia, caso o procedimento seja realizado pela manhã. Nos casos de cirurgia à tarde ou no período da noite, pode ser utilizada antes da refeição da manhã para manutenção do bom controle glicêmico;
    - Metformina é contraindicada em condições que aumentam o risco de hipoperfusão renal, acúmulo de lactato e hipóxia tecidual. Algumas diretrizes recomendam sua interrupção nas 24-48 h prévias à cirurgia. Porém, há escassa evidência justificando esta prática e há estudos demonstrando segurança na continuidade da droga durante o período perioperatório em pacientes com função renal preservada, período de jejum curto e ausência do uso de contraste;
    - Tiazolidinedionas podem piorar a retenção hídrica e o edema periférico, com risco de agudizar um quadro de falência cardíaca. Não há evidências sugerindo sua descontinuação de forma global no período perioperatório, porém deve-se considerar a possibilidade de retenção hídrica e ponderar a sua suspensão nos pacientes de maior risco;
    - Os inibidores da alfa-glicosidase reduzem a absorção de glicose após as refeições e devem ser suspensos no dia da cirurgia em caso de procedimentos realizados pela manhã. No caso de procedimentos realizados à tarde onde o paciente realizou uma refeição pela manhã, a dose pré-prandial pode ser utilizada, uma vez que estas drogas não induzem hipoglicemia e possuem uma meia-vida curta;
    - Inibidores da SGLT2 aumentam o risco de hipovolemia, além de já terem sido demonstrados casos de cetoacidose em pacientes euglicêmicos durante sua utilização. Como há pouca experiência com estas drogas no manejo perioperatório, recomenda-se sua suspensão no dia da cirurgia independentemente do horário do procedimento;
    - Os análogos de GLP-1 e os inibidores de DPP4 não geram hipoglicemia. No entanto, podem ocasionar alterações de motilidade gastrointestinal, reduzindo o esvaziamento gástrico, de modo que alguns autores sugerem sua suspensão no dia do procedimento.

A maioria dos pacientes com bom controle glicêmico (HbA1c < 7%) utilizando drogas orais ou injetáveis não insulínicas não precisa de insulina para manutenção dos níveis glicêmicos no alvo terapêutico em procedimentos pequenos. Nestes casos, deve-se aferir a glicemia capilar a cada 2 h. Realizar a correção glicêmica com insulina rápida ou ultrarrápida por via subcutânea, se necessário. Devem-se manter as correções com insulina até que se reinicie dieta oral e possa retornar o uso de sua medicação habitual (atentar apenas para a Metformina, cuja reconciliação deve ser adiada em caso de risco aumentado de hipoperfusão renal).

Pacientes DM1 ou DM2 em Uso de Insulina
Procedimentos Pequenos ou Médios
Geralmente, os pacientes podem continuar com a insulina subcutânea durante o perioperatório.

Situação 1
Procedimentos realizados no começo da manhã, onde o desjejum é apenas adiado:
- Na utilização de insulina Glargina ou Detemir em esquema basal-*bolus* ou bomba de insulina, manter dose de insulina basal. A dose de insulina regular ou ultrarrápida deve ser feita de acordo com escala predeterminada até que se retome a alimentação. A partir daí, deve ser feita dose de *bolus* usual. Para pacientes com tendência à hipoglicemia ou média de glicemias no limite inferior do alvo glicêmico no período próximo à cirurgia, recomenda-se a redução da insulina basal em 10 a 20% para evitar hipoglicemia perioperatória;
- Na utilização de insulina NPH, em cirurgias rápidas, apenas atrasar a administração de insulina, na mesma dose habitual, após o procedimento cirúrgico e retorno da alimentação. Em pacientes com DM1, havendo atraso no procedimento ou duração mais prolongada do procedimento cirúrgico, a insulina NPH deve ser administrada, visando evitar o desenvolvimento de cetoacidose diabética.

Situação 2
Procedimentos realizados pela manhã com omissão do café da manhã:
- Na utilização de insulina Glargina ou Detemir em esquema basal-*bolus*, se as doses de insulina basal e em *bolus* estiverem equilibradas (aproximadamente 50% da dose de cada) sem tendência à hipoglicemia, manter a dose de insulina basal. Se houver tendência à hipoglicemia ou controle glicêmico próximo ao limite inferior do alvo preconizado, reduzir a dose de insulina basal em 10 a 20%. Caso a dose de basal seja significativamente mais elevada que a dose de insulina em *bolus* (> 60% do total), deve-se reduzir a dose de insulina basal em cerca de 20% no dia da cirurgia. A insulina utilizada em *bolus* deve ser omitida e insulina regular ou ultrarrápida deve ser aplicada apenas para correção da hiperglicemia, conforme esquema, até que a alimentação seja reiniciada;
- Na utilização de insulina NPH, reduzir a dose matinal em 30 a 35% (administrar 65 a 70% da dose matinal) e administrar insulina regular ou ultrarrápida, conforme esquema;
- Caso utilizem insulina pré-misturada, administrar pela manhã insulina NPH na dose de 65 a 70% da parcela correspondente à insulina de ação intermediária. Dessa forma, na utilização de insulina 70/30, deve-se diminuir 30 a 35% da dose de insulina de ação intermediária, que corresponde a 70% da dose matinal total de insulina pré-misturada. Para pacientes em uso de insulina pré-misturada 50/50, a parcela correspondente de insulina de ação intermediária é de 50% da dose matinal total de insulina pré-misturada. Além disso, deve-se administrar insulina regular ou ultrarrápida, conforme esquema, em caso de hiperglicemia.

Situação 3
Procedimentos realizados pela manhã com omissão de desjejum e almoço:

- Na utilização de insulina Gargina, Determir ou bomba de insulina, proceder como na situação 2;
- Caso utilizem insulina NPH, administrar a mesma pela manhã na dose de 30 a 35% do habitual (reduzir em 65 a 70% a dose habitual) e aplicar insulina de ação rápida ou ultrarrápida, conforme esquema. Pacientes com mau controle metabólico podem receber 50% da dose habitual de insulina NPH;
- Caso utilizem insulina pré-misturada, administrar pela manhã insulina NPH na dose de 30 a 35% da parcela correspondente à insulina de ação intermediária. Paciente com mau controle metabólico pode receber 50% da parcela correspondente à insulina de ação intermediária.

Situação 4
Procedimentos realizados à tarde ou à noite:

- Em uso de insulina Glargina, Determir ou bomba de insulina, proceder de forma semelhante às situações anteriores;
- Na utilização de insulina NPH e jejum desde o despertar, administrar a dose de 30 a 35% da dose habitual matinal de insulina NPH, com esquema de insulina regular ou ultrarrápida para correção de hiperglicemias. Se o desjejum for permitido, insulina em *bolus* deve ser administrada nesse horário;
- O esquema de insulina regular ou ultrarrápida para correção de hiperglicemia no período perioperatório deve ser feito com base no fator de sensibilidade, que é determinado pela fórmula a seguir: 1.700/dose total de insulina. O fator de sensibilidade indica o quanto uma unidade de insulina pode reduzir a glicemia. Desse modo, um paciente que utilize 42 U de insulina como dose total diária (insulina basal + *bolus*), terá como fator de sensibilidade 1.700/42 = 40,4. Assim, cada unidade de insulina é capaz de reduzir 40 mg/dL da glicemia. Levando isto em consideração, podemos criar um esquema que preconize 1 unidade de insulina a mais para cada faixa de glicemia acima do alvo estabelecido. Caso o alvo glicêmico estabelecido seja < 140 mg/dL, pode-se estabelecer o esquema do Quadro 28-1.

Quadro 28-1. Esquema de Insulina

Glicemia	Dose de insulina
< 140 mg/dL	0
140 a 179 mg/dL	1
180 a 219 mg/dL	2
220 a 259 mg/dL	3
260 a 299 mg/dL	4
≥ 300 mg/dL	5

Destaca-se que a administração de doses ímpares de insulina pressupõe o uso de canetas de insulina, bombas ou seringas de 30 ou 50 unidades, uma vez que nas seringas de 100 unidades só são permitidas doses pares (pois nestas seringas cada marcação corresponde a duas unidades de insulina, enquanto nas seringas de 30 ou 50 unidades, cada marcação corresponde a uma unidade de insulina). Em pacientes com doses altas de insulina, as escalas podem ser estabelecidas apenas com doses pares de insulina, para simplificação, levando-se em conta que o risco de hipoglicemia é geralmente baixo. Dessa forma, em um paciente com dose total de insulina de 85 unidades ao dia, cujo fator de sensibilidade será de 20 mg/dL, o esquema de insulina pode ser simplificado, administrando-se 2 doses para cada 40 mg/dL da glicemia acima do alvo preconizado, conforme o Quadro 28-2.

Quadro 28-2. Esquema de Insulina, Pacientes com Doses Altas

Glicemia	Dose de insulina
< 140 mg/dL	0
140 a 179 mg/dL	2
180 a 219 mg/dL	4
220 a 259 mg/dL	6
260 a 299 mg/dL	8
≥ 300 mg/dL	10

A glicemia capilar deve ser mensurada a cada 4-6 horas nos pacientes em uso de insulina regular e a cada 2-4 horas naqueles em uso de análogos ultrarrápidos de insulina, no período perioperatório. Caso haja hiperglicemia mantida (> 180 mg/dL), a glicemia deve ser verificada a cada hora, para avaliação de resposta terapêutica. Entretanto, uma nova administração de insulina regular ou ultrarrápida deve ser postergada em pelo menos 2 h para análogos ultrarrápidos de insulina e 4 h para insulina regular. Nos casos de hiperglicemia sem correção, deve-se reavaliar o esquema elaborado, aumentando-se a dose de insulina utilizada. Caso a glicemia persista muito elevada, sem correção adequada, mesmo após aumento da dose de insulina, considerar infusão venosa contínua de insulina. Caso a glicemia esteja < 80 mg/dL ou < 100 mg/dL e em declínio, iniciar 40 mL/h de soro glicosado a 5% (SG 5%) e repetir glicemia em 1 h, suspendendo a infusão quando a glicemia ultrapassar este valor.

Nos pacientes em uso apenas de insulina subcutânea no período perioperatório de cirurgias de pequeno ou médio porte, o aporte venoso de glicose na forma de SG 5% ou 10% geralmente não é necessário, exceto nos casos de desnutrição, catabolismo ou tendência à hipoglicemia, geralmente na forma de 40 mL/h de SG 5%. Caso seja necessário iniciar insulina endovenosa, o aporte endovenoso de glicose torna-se indispensável.

Procedimentos de Grande Porte

O paciente deve ser admitido na noite anterior à cirurgia, sobretudo se o controle glicêmico não for satisfatório (HbA1c > 8%).

Infusão de insulina venosa é a terapia padrão para o manejo perioperatório de indivíduos com DM, especialmente paciente com DM1 e DM 2 em uso de insulina, que passarão por cirurgias extensas. A infusão facilita o manejo devido à meia-vida curta da insulina intravenosa (5-10 min), permitindo controle mais preciso da glicemia. Além disso, estudos comparando o uso de insulina subcutânea com insulina venosa mostram que a última reduz a variabilidade glicêmica, considerando-se que a via subcutânea é influenciada pela vasoconstricção, hipoperfusão e hipotermia.

Duas formas de infusão de insulina têm sido utilizadas: combinação de insulina, glicose e potássio em uma mesma solução (solução GIK), ou insulina em uma bomba de infusão separadamente.

A solução combinada (GIK) é iniciada em uma taxa de infusão de 100 mL/h em uma solução de 500 mL de soro glicosado 10% + 10 mmol de potássio + 15 U de insulina de ação rápida. Ajustes na dose de insulina são feitos de 5 U em 5 U de acordo com a glicemia capilar monitorada pelo menos a cada 2 h. O potássio é adicionado para prevenir hipocalemia sendo monitorado a cada 6 h. Esse tipo de infusão é eficiente, seguro e eficaz, porém não permite um ajuste seletivo da insulina sem trocar toda a solução. Dessa forma, a infusão separada de insulina é a mais utilizada.

Geralmente, a infusão contínua de insulina separadamente é preparada de forma a ficar na proporção de 1 U para 1 mL de soro fisiológico a 0,9%. Uma forma de calcular a dose iniciar é dividindo-se o nível de glicemia (mg/dL) por 100 (p. ex.: se a glicemia inicial for 260 mg/dL, 260/100 = 2,6, então a infusão deve ser iniciada a 2,5 U/h). Uma infusão inicial em *bolus* é frequentemente usada quando o paciente apresenta hiperglicemia significativa (> 200 mg/dL). A glicemia capilar deve ser monitorada de forma horária para ajuste de infusão de insulina. Esse tipo de infusão é mais flexível e não requer a troca de toda a solução, como a GIK. A infusão deve ser mantida no pós-operatório até que a dieta oral seja retomada, restabelecendo-se o tratamento prévio.

É fundamental a reposição adequada de glicose para evitar o catabolismo, cetose e hipoglicemia induzida pela insulina. A taxa de glicose que um indivíduo adulto sem diabetes requer para prevenir o catabolismo é de 120 g/dia (ou 5 g/h). Com o jejum pré-operatório, estresse cirúrgico e terapia de infusão contínua de insulina, a demanda calórica na maioria dos pacientes com diabetes é de 5 a 10 g de glicose por hora. Isso pode ser fornecido pelo soro glicosado a 5% ou 10%. A infusão de SG 5% em uma taxa de 100 mL/h fornece 5 g/h de glicose. Se houver necessidade de restrição de fluidos, pode-se utilizar a solução glicosada a 10%. Os fluidos contendo lactato causam exacerbação da hiperglicemia.

Em casos de hipoglicemia, pode-se reduzir a infusão para 0,5 U/h e aumentar a infusão de glicose para atingir o alvo glicêmico estipulado.

MANEJO GLICÊMICO DURANTE O PERIOPERATÓRIO

Os níveis glicêmicos devem ser aferidos durante o período intraoperatório e logo após o seu término. Em cirurgias longas (com mais de 2 h de duração) ou procedimentos associados à maior expectativa de aumento da glicemia (transplante de órgãos), deve-se realizar glicemia capilar a cada 1 ou 2 h. Nos criticamente enfermos e/ou em uso de drogas vasopressoras, a glicemia capilar é menos fidedigna, sendo preferível a aferição dos níveis de glicose sérica nestes casos.

Profilaxia de Náuseas e Vômitos

A prevenção de náuseas e vômitos é parte essencial na estratégia perioperatória, sobretudo nos pacientes diabéticos onde o retorno da alimentação assume um papel ainda mais importante. Assim, convém utilizar estratégia anestésica que minimize o risco de efeitos gastrointestinais, bem como iniciar uma terapia antiemética. A dexametasona, com potente ação antiemética, possui risco aumentado de hiperglicemia. Dessa forma, é recomendado o uso de 4 mg de dexametasona associado a outro agente antiemético.

Controle da Dor
Um controle efetivo da dor é fundamental para reduzir risco de hiperglicemia. Os analgésicos utilizados não costumam afetar o controle glicêmico, e podem ser usados sem modificações adicionais na dose. Um estudo observacional prospectivo mostrou que pacientes diabéticos com controle glicêmico ruim (avaliado através da HbA1c) necessitam de doses maiores de analgésicos do que aqueles com HbA1c < 6,5%.

PÓS-OPERATÓRIO
Na maior parte dos casos, a reintrodução dos medicamentos antidiabéticos é possível tão logo o paciente restabeleça a alimentação por via oral. No entanto, cuidados específicos com alguns hipoglicemiantes devem ser observados:

- Metformina não deve ser reiniciada em paciente com insuficiência renal, disfunção hepática ou insuficiência cardíaca congestiva;
- As sulfonilureias, pelo alto risco de hipoglicemia, só devem ser iniciadas quando a alimentação do paciente estiver bem estabelecida;
- Tiazolidinedionas não devem ser reiniciadas, caso o paciente apresente sinais de retenção hídrica ou de falência cardíaca;
- Inibidores da SGLT2 devem ser reiniciados com cautela pela possibilidade de ocasionar desidratação. Além disso, cuidado quando utilizado com outras medicações que predispõem à doença renal aguda (anti-inflamatórios não esteroidais, IECA, BRA e diuréticos) ou com situações de risco, associadas ao perioperatório (hipovolemia, injúria hepática, insuficiência cardíaca). Há relatos de cetoacidose diabética sem hiperglicemia (glicemias < 250 mg/dL) com o uso dessas medicações, dificultando seu reconhecimento com possível atraso diagnóstico.

Quando a insulina endovenosa tiver sido utilizada, e a alimentação restabelecida, é possível iniciar insulina subcutânea e descontinuar a infusão venosa. Devido à meia vida curta da insulina venosa, a primeira dose de insulina subcutânea deve ser feita 1 ou 2 horas antes da descontinuação da venosa, para análogos ultrarrápidos de insulina ou insulina regular, respectivamente. Se for utilizada insulina basal, utilizá-la 2 a 3 horas antes da interrupção da infusão venosa de insulina. No caso da insulina rápida, a mesma pode ser administrada uma a 2 horas antes da descontinuação da infusão.

HIPOGLICEMIA
Hipoglicemia, definida como glicemia menor ou igual a 70 mg/dL, é um problema importante, principalmente nos pacientes DM1, que têm maior risco de formas graves. A sua prevenção requer o rápido reconhecimento dos primeiros sinais e sintomas pelo paciente e pelo seu acompanhante. Em caso de sedação, a hipoglicemia pode passar despercebida, cujos sinais e sintomas poderão ser mascarados pela sedação. Após o fim da anestesia/sedação, a hipoglicemia pode ser percebida através de tremores, palpitações, ansiedade, sudorese, parestesias e alterações cognitivas. Em casos mais graves, pode haver rebaixamento do nível de consciência, convulsões e coma.

A monitorização no período perioperatório deve ser realizada pela glicemia capilar ou por testes laboratoriais, os quais são feitos a cada 1-2 h durante o ato operatório.

A abordagem prática do paciente com hipoglicemia no perioperatório não difere do contexto habitual e inclui a administração de glicose, redução do aporte de insulina e aferição sérica de glicose repetidamente.

MEDICAÇÕES QUE INTERFEREM NO CONTROLE GLICÊMICO

Glicocorticoides: podem precipitar episódios de hiperglicemia. No entanto, a interferência e a magnitude da hiperglicemia são diretamente proporcionais à dose de glicocorticoide utilizada. Um dos glicocorticoides mais utilizados no perioperatório é a dexametasona, como profilaxia de náuseas e vômitos. Há evidências de que mesmo em doses baixas (4 a 8 mg), ela pode gerar um aumento significativo da glicemia comparada ao placebo. Porém, os pacientes não diabéticos apresentaram uma maior resposta hiperglicêmica do que os pacientes diabéticos na dose de 8 mg, com um aumento máximo de glicose na faixa de 40-43 mg/dL.

Aminas vasoativas: interferências tanto metabólicas aumentando glicemia, devido ao aumento do cortisol, como hemodinâmicas através da absorção errática de insulina subcutânea, ocasionado pelo déficit de perfusão tecidual. O controle glicêmico nestes casos é feito preferencialmente através da infusão de insulina venosa.

Nutrição parenteral: a nutrição parenteral pode ser extremamente deletéria nos diabéticos, pois as grandes quantidades de glicose nas soluções resultam em hiperglicemia grave. O descontrole glicêmico é responsável por uma grande incidência de complicações e mortalidade. Neste grupo de pacientes, a insulina venosa também é o tratamento preferido, porém, de preferência, deve ser incluída no frasco da dieta parenteral.

CONSIDERAÇÕES FINAIS

O manejo do paciente cirúrgico com diabetes é complexo e passa por diversos desafios desde o momento pré-operatório – com um controle glicêmico adequado e uma avaliação pré-operatória de risco cirúrgico diferenciado – até a resposta endócrino-metabólica perioperatória e o pós-operatório intra-hospitalar. É preciso entender os fatores que podem influenciar no controle glicêmico e as suas possíveis consequências, tanto no contexto de hiperglicemia quanto de hipoglicemia. Além disso, é importante manter um controle glicêmico adequado no período perioperatório, visando evitar complicações como infecções e cetoacidose diabética, além de reduzir o risco de mortalidade.

BIBLIOGRAFIAS

Abdelmalak B, Abdelmalak JB, Knittel J, et al. The prevalence of undiagnosed diabetes in non-cardiac surgery patients, an observational study Can J Anaesth. 2010;57:1058-1064.

Aldam P, Levy N, Hall GM. Perioperative management of diabetic patients: new controversies Br J Anaesth. 2014;113:906-909.

Arabi YM, Dabbagh OC, Tamim HM, et al. Intensive versus conventional insulin therapy: a randomized controlled trial in medical and surgical critically ill patients. Crit Care Med. 2008;36(12):3190-7.

Australian Diabetes Society: Peri-operative diabetes management guidelines [Internet]. 2012.

Barker P, Creasey PE, Dhatariya K, et al. Peri-operative management of the surgical patient with diabetes 2015: Association of Anaesthetists of Great Britain and Ireland Anaesthesia. 2015;70:1427-1440.

Brunkhorst FM, Engel C, Bloos F, et al. Intensive insulin therapy and pentastarch resuscitation in severe sepsis. N Engl J Med. 2008;358(2):125-39.

Buchleitner AM, Montserrat Martínez A, Hernández M, et al. Perioperative glycaemic control for diabetic patients undergoing surgery. Cochrane Database Syst Rev. 2012;(9):CD007315.

Cheisson G, Jacqueminet S, Cosson E, et al. Perioperative management of adult diabetic patients. Intraoperative period Anaesthesia Critical Care and Pain Medicine. 2018;37: S5-S8/S21-S25.

Christiansen C, Toft P, Jørgensen HS, et al. Hyperglycaemia and mortality in critically ill patients. A prospective study. Intensive Care Med. 2004;30(8):1685-8.

Clement S, Braithwaite SS, Magee MF, et al. Management of diabetes and hyperglycemia in hospitals. Diabetes Care. 2004;27:553.

De la Rosa GDC, Donado JH, Restrepo AH, et al. Strict glycaemic control in patients hospitalised in a mixed medical and surgical intensive care unit: a randomised clinical trial. Crit Care. 2008;12(5):R120.

Dhatariya K, Levy N, Kilvert A, et al. NHS diabetes guideline for the perioperative management of the adult patient with diabetes Diabet Med. 2012;29:420-433.

Donatelli F, Vavassori A, Bonfanti S. Epidural anaesthesia and analgesia decrease the postoperative incidence of insulin resistance in preoperative insulin-resistant subjects only Anesth Analg. 2007;104:1587-1593.

Duggan EW, Carlson K, Umpierrez GE. Perioperative Hyperglycemia Management: An Update. Anesthesiology. 2017;126(3):547-560.

Finfer S, Chittock DR, Su SY-S, et al. Intensive versus conventional glucose control in critically ill patients. N Engl J Med. 2009;360(13):1283-97.

Frisch A, Chandra P, Smiley D, et al. Prevalence and clinical outcome of hyperglycemia in the perioperative period in noncardiac surgery. Diabetes Care. 2010;33:1783.

Gabbanelli V, Pantanetti S, Donati A, et al. Correlation between hyperglycemia and mortality in a medical and surgical intensive care unit. Minerva Anestesiol. 2005;71(11):717-25.

Henzi I, Walder B, Tramer MR. Dexamethasone for the prevention of postoperative nausea and vomiting: a quantitative systematic review Anesth Analg. 2000;90:186-194.

Joshi GP, Chung F, Vann MA, et al. Society for ambulatory anaesthesia consensus statement on perioperative blood glucose management in diabetic patients undergoing ambulatory surgery Anesth Analg. 2010;111:1378-1387.

Kadoi Y. Anaesthetic considerations in diabetic patients. Part I: preoperative considerations of patients with diabetes melito J Anesth. 2010;24:739-747.

Kim SH, Hwang JH. Preoperative glycosylated haemoglobin as a predictor of postoperative analgesic requirements in diabetic patients: a prospective observational study Eur J Anaesthesiol. 2015;32:705-711.

King Jr. JT, Goulet JL, Perkal MF, Rosenthal RA. Glycemic control and infections in patients with diabetes undergoing noncardiac surgery. Ann Surg. 2011;253:158.

Krinsley JS. Association Between Hyperglycemia and Increased Hospital Mortality in a Heterogeneous Population of Critically Ill Patients. Mayo Clin Proc. 2003;78(12):1471-8.

Lazzeri C, Tarquini R, Giunta F, Gensini GF. Glucose dysmetabolism and prognosis in critical illness. Intern Emerg Med. 2009;4(2):147-56.

Malone DL, et al. Surgical Site Infections: Reanalysis of Risk Factors. J Surg Res. 2002;103(1):89-95.

McAnulty GR, Robertshaw H J, Hall GM. Anaesthetic management of patients with diabetes melito Br J Anaesth. 2000;85:80-90.

Preiser JC, Devos P, Ruiz-Santana S, et al. A prospective randomised multi-centre controlled trial on tight glucose control by intensive insulin therapy in adult intensive care units: the Glucontrol study. Int Care Med. 2009;35(10):1738-48.

Purushothaman AM, Pujari VS, Kadirehally NB, et al. A prospective randomized study on the impact of low-dose dexamethasone on perioperative blood glucose concentrations in diabetics and nondiabetics. Saudi J Anaesth. 2018;12:198-203.

Sheehy AM, Benca J, Glinberg SL, et al. Preoperative 'NPO' as an opportunity for diabetes screening J Hosp Med. 2012;7:611-666.

Soldevila B, Lucas AM, Zavala R, et al. Perioperative management of the diabetic patient K. Stuart-Smith (Ed.), Perioperative medicine – current controversies, Springer, Switzerland. 2016:165-192.

Tien M, Gan TJ, Dhakal I, et al. The effect of anti-emetic doses of dexamethasone on postoperative blood glucose levels in non-diabetic and diabetic patients: A prospective randomised controlled study. Anaesthesia 2016;71:1037-43.

Trick WE, Scheckler WE, Tokars JI, et al. Modifiable risk factors associated with deep sternal site infection after coronary artery bypass grafting. J Thorac Cardiovasc Surg. 2000;119:108.

Van den Berghe G, Wouters PJ, Bouillon R, et al. Outcome benefit of intensive insulin therapy in the critically ill: Insulin dose versus glycemic control. Crit Care Med. 2003;31(2):359-66.

Van den Berghe G, Wouters PJ, Weekers F, et al. Intensive insulin therapy in the critically ill patients. N Engl J Med. 2001;345:1359-1367.

CUIDADOS NA AVALIAÇÃO PRÉ-OPERATÓRIA DO PACIENTE COM OBESIDADE GRAVE

CAPÍTULO 29

Ana Claudia Borghi de Oliveira ▪ Pilar Barreto de Araújo Porto
Gustavo Gavina da Cruz ▪ João Regis Ivar Carneiro
José Carlos do Vale Quaresma

INTRODUÇÃO

A obesidade é uma doença crônica cuja prevalência vem aumentando em adultos, jovens e crianças em todo o mundo. No Brasil, estima-se que mais da metade da população tenha excesso de peso. Segundo a pesquisa de Vigilância de Fatores de Risco e Proteção para Doenças Crônicas por Inquérito Telefônico (VIGITEL), em 2016, 52,2% dos brasileiros estavam acima do peso, sendo 18,9% da população considerada obesa.[1] Além disso, estima-se que cerca de 30% dos pacientes cirúrgicos sejam obesos.[2]

Uma das ferramentas antropométricas mais utilizadas para classificar a obesidade é o índice de massa corporal (IMC), que, apesar de impreciso, como em atletas e idosos, é de baixo custo e, sobretudo, de fácil aplicação e reprodutibilidade. Consiste na divisão da massa do indivíduo (kg) pelo quadrado de sua altura (m²). De acordo com a Organização Mundial da Saúde (OMS), a obesidade pode ser classificada em graus: obesidade grau 1: IMC de 30 a 34,9 kg/m²; obesidade grau 2: IMC de 35 a 39,9 kg/m²; e obesidade grau 3, também descrita como obesidade grave, extrema ou mórbida: IMC ≥ 40 kg/m². Esse último grupo ainda pode ser classificado em mais dois graus, o grau 4 (super obesos) e o grau 5 (super super obesos), quando o IMC ultrapassa 50 e 60 kg/m², respectivamente.[3] Essa classificação tem sido muito utilizada em serviços de cirurgia bariátrica, indicando um potencial aumento no risco de eventos em todo o período perioperatório, quanto maior o grau da obesidade.

Pacientes com obesidade, sobretudo os grandes obesos (IMC ≥ 40 kg/m²), podem apresentar muitas comorbidades, tais como hipertensão arterial sistêmica (HAS), diabetes melito (DM), dislipidemia (DLP), insuficiência venosa crônica (IVC) e síndrome da apneia obstrutiva do sono (SAOS). Além disso, o excesso de peso também é associado a problemas do sistema respiratório, como a redução da capacidade residual funcional e atelectasias pulmonares, que resultam em hipoventilação alveolar e maior risco de dessaturação rápida diante da combinação de elevada taxa metabólica basal e demanda de oxigênio.[2] Decorrem disto, muitas complicações que podem estar associadas à obesidade, tais como: a doença arterial coronariana (DAC), insuficiência cardíaca (IC), doença pulmonar obstrutiva crônica (DPOC), trombose venosa profunda (TVP), hipertensão arterial pulmonar (HAP), entre outras. Neste cenário clínico, o risco de desfechos negativos aumenta significativamente, tanto no perioperatório quanto no pós-operatório imediato, com eventos tromboembólicos, isquemia miocárdica aguda, maior risco de insuficiência renal, de aspiração de conteúdo gástrico e de infecção na ferida cirúrgica.[2] Dessa forma, torna-se necessário dedicar atenção especial às peculiaridades clínicas dessa população, a fim de identificar precocemente, atenuar ou mesmo prevenir possíveis complicações perioperatórias imediatas.

AVALIAÇÃO INICIAL PRÉ-OPERATÓRIA NO GRANDE OBESO

Este capítulo não tem por objetivo descrever o tema relativo ao algoritmo de estratificação de risco cardiovascular, que pode ser encontrado em outro capítulo deste exemplar. Tanto a avaliação quanto a tomada de decisão, durante um preparo pré-operatório, incluindo a do grande obeso, começam, sobretudo, da observação de três parâmetros principais: **riscos relacionados ao paciente (riscos do paciente)**, riscos da **cirurgia** e da **capacidade funcional do indivíduo**, que é um marcador importante de prognóstico perioperatório.

Estimando a Capacidade Funcional

A avaliação inicial do grande obeso se inicia com anamnese e exame físico detalhados, em busca de informações relacionadas aos riscos do paciente e à sua capacidade funcional. No entanto, as informações obtidas, principalmente no que diz respeito à avaliação do sistema cardiopulmonar, podem ser bastante limitadas nesse grupo de pacientes.[4] Dentro desse cenário, estimar a capacidade funcional do grande obeso, mesmo através da checagem de escalas de atividades físicas cotidianas, largamente utilizadas na prática clínica,[5] pode se tornar um grande desafio. Nessa população, geralmente é muito difícil diferenciar a dispneia de origem cardiogênica ou pulmonar daquela oriunda do pouco preparo físico e do baixo condicionamento cardiovascular.

Nesse sentido, o teste de 6 minutos de caminhada (T6MC) foi originalmente desenvolvido para estimar a capacidade funcional submáxima, especialmente de doenças cardiopulmonares, monitorizar a eficácia de tratamentos e estabelecer o prognóstico de pacientes com doenças crônicas.

Estudos recentes têm demonstrado a reprodutibilidade do T6MC em pacientes obesos.[6-9] Por sua praticidade e baixo custo, pode ser uma ferramenta importante na avaliação funcional nesses pacientes, pois apresenta boa correlação com as atividades cotidianas, em sua maioria em nível submáximo, sendo um indicador prognóstico relevante.[10,11]

No Programa de Cirurgia Bariátrica (PROCIBA) do Hospital Universitário Clementino Fraga Filho HUCFF-UFRJ, o T6MC é realizado em conformidade com o *ATS Statement: Guidelines for the Six-minute Walk Test* e tem se mostrado bastante útil na avaliação do paciente candidato à cirurgia bariátrica.[10] Ele possibilita à equipe de profissionais envolvidos no cuidado do grande obeso identificar, com relativa acurácia, aqueles nos quais poderá ser necessária uma investigação cardiovascular mais detalhada. Além da distância percorrida, são avaliados, antes e após o teste, a percepção subjetiva do esforço através da utilização da escala de Borg, a pressão arterial, a frequência cardíaca e a saturação periférica de oxigênio (SpO_2), usando um oxímetro de pulso, o que pode trazer informações relevantes e adicionais à investigação clínica.

No PROCIBA, está sendo desenvolvida uma equação que leva em consideração o IMC, além de outras variáveis como a idade e o sexo, para distância prevista aos 6 minutos de caminhada, chamada de distância esperada (DE) (D6MC = 930,138 + (27,130 × sexo feminino = 0; masculino = 1) − (5,550 × IMC kg/m^2) − (4,442 × idade anos), além de um limite inferior da normalidade (LIN) da distância prevista, subtraindo 103 m do valor encontrado pela equação acima.

Se o paciente caminha uma distância inferior ao LIN, é classificado como de baixa capacidade funcional (excluindo aqueles com limitações ortopédicas ou da marcha, o que pode sinalizar um pior prognóstico, bem como a necessidade de exames adicionais ou a adoção de estratégias terapêuticas alternativas). Entre o LIN e a DE, são classificados com moderada capacidade funcional – a maioria dos grandes obesos se encontra nessa faixa – e os que superam a DE, com boa capacidade funcional. Estes dois últimos grupos geralmente encontram-se aptos à cirurgia sem a necessidade de exames complementares adicionais ou mais sofisticados, salvo aqueles em que se encontra algum outro dado clínico ou laboratorial que identifique maior risco.

Estimando o Risco Relacionado ao Paciente

Muitas vezes, são encontradas dificuldades nos métodos diagnósticos complementares nessa população, seja pela limitação técnica que o próprio peso impõe à maioria dos equipamentos de imagem, ou pela redução da especificidade de métodos de investigação cardiovascular não invasivo, devido à formação de artefatos gerados por tecidos moles. Sendo assim, podem ser utilizados escores de risco clínico, para a avaliação perioperatória, que contemplem especificamente a obesidade que quantifiquem o risco associado a esta variável, sem o uso de métodos complementares. No entanto, são escassos os escores para grande obesos que não sejam relacionados à cirurgia bariátrica. Citamos aqui, um desenvolvido em *bypass* gástrico: no estudo *Obesity surgery mortality risk stratification escore (OS-MRS),* por DeMaria e colaboradores, foram avaliados 2075 pacientes submetidos a esse procedimento, estabelecendo um escore com fatores de risco pré-operatórios relacionados com aumento da mortalidade nos 90 dias subsequentes ao *bypass* gástrico, a saber:

- IMC > 50 kg/m;
- Hipertensão arterial sistêmica;
- Sexo masculino;
- Idade superior a 45 anos;
- Risco para tromboembolismo pulmonar (TEP) foi definido como:
  - TEP prévio;
  - Presença de filtro de veia cava;
  - IC direita e/ou hipertensão arterial pulmonar;
  - Estase venosa crônica;
  - Síndrome de apneia obstrutiva do sono.

Cada um dos cinco fatores de risco pontuava igualmente, totalizando em uma soma de 0 a 5 pontos, resultando em três categorias (A, B e C). O risco de mortalidade, em cada uma delas, foi estimado, respectivamente, em 0,31% (baixo), 1,90% (intermediário) e 7,56% (alto) (Quadro 29-1).[12]

Quadro 29-1. Risco ABC

Classificação por nº de pontos	Número de fatores de risco	Risco estimado
A (0 a 1 ponto)	Nenhum ou 1	Baixo risco
B (2 a 3 pontos)	2 ou 3	Risco intermediário
C (4 a 4 pontos)	4 ou 5	Alto risco

Este escore tem sido utilizado para estudar a real necessidade de exames complementares e/ou a realização do pós-operatório em unidade fechada.

Seguindo esta classificação, por exemplo, uma paciente do sexo feminino, de 60 anos, IMC de 52 kg/m², hipertensa e sem risco estimado para TEP, seria classificada como B3, risco intermediário.

AVALIAÇÃO COMPLEMENTAR PRÉ-OPERATÓRIA NO OBESO
A correlação entre o risco clínico do paciente, sua capacidade funcional e o risco da cirurgia irão determinar se há necessidade e quais exames adicionais complementares deverão ser solicitados.

Avaliação Laboratorial
A solicitação de exames laboratoriais, bem como da radiografia de tórax, não está relacionada à redução nem à predição de complicações perioperatórias e, raramente, modifica a técnica anestésica, resultando em um alto custo financeiro para o sistema de saúde. Os exames laboratoriais deverão ser pedidos conforme a história clínica do paciente, por exemplo, a glicemia de jejum e a creatinina sérica nos pacientes com história de DM, HAS ou nefropatia[2] por trazer benefício ao manuseio pré, peri e pós-operatório. Os critérios para solicitar exames laboratoriais e radiografia de tórax não se diferenciam no risco cirúrgico do grande obeso dos demais pacientes.

Eletrocardiograma
O eletrocardiograma (ECG) pode auxiliar a identificar pacientes com alto risco cardiovascular, e um traçado eletrocardiográfico basal é importante para a comparação em pacientes com alto risco cardíaco. Entretanto, por ter baixa especificidade, aumenta o número de resultados falso-positivos, podendo levar ao cancelamento desnecessário de procedimentos. Dessa forma, segundo a III Diretriz de avaliação perioperatória da Sociedade Brasileira de Cardiologia (SBC), há indicação de se realizar o ECG na avaliação pré-operatória de cirurgias não cardíacas eletivas, com nível I de recomendação, em:

A) Pacientes com história e/ou anormalidades ao exame físico sugestivos de doença cardiovascular, que serão submetidos a:
 I. Operações intracavitárias;
 II. Transplantes de órgãos sólidos;
 III. Cirurgias ortopédicas grandes ou vasculares arteriais.
B) E/ou aqueles com alto risco de eventos cardiovasculares pelos algoritmos de risco pré-operatório;
C) E/ou com DM.

Assim como a idade superior a 40 anos, a obesidade já aparece como indicação para a realização desse exame com grau de recomendação IIa.[2]

Ecocardiograma
Ainda de acordo com a III Diretriz de Avaliação Cardiovascular Perioperatória da SBC, o ecocardiograma de repouso no pré-operatório de cirurgia não cardíaca não é um exame a ser realizado de rotina, mas em situações específicas em que pode oferecer informações adicionais de risco para decisões terapêuticas futuras. Tal exame tem por objetivo avaliar disfunção ventricular direita e esquerda, e sinais de isquemia miocárdica ou anormalidades valvares previamente não suspeitadas no exame clínico, nos raios X de tórax ou mesmo no ECG, situações relativamente comuns no grande obeso.

Além disso, conforme já citado, pode ser muito difícil diferenciar a dispneia de origem cardiogênica ou pulmonar daquela oriunda do pouco preparo físico e baixo condicionamento cardiovascular, secundário à obesidade grave. Com grau de recomendação IIb pela mencionada diretriz, o ecocardiograma pode ser solicitado em pacientes obesos em caso de dispneia de origem desconhecida ou com diagnóstico prévio de insuficiência cardíaca com piora da dispneia ou do quadro clínico.[2]

Rastreamento de SAOS e a Polissonografia

Grandes obesos podem apresentar comprometimento da função respiratória. A relação entre obesidade e asma brônquica, síndrome da apneia obstrutiva do sono (SAOS), além da redução da força da musculatura envolvida na atividade respiratória, favorecem a ocorrência de atelectasia no pós-operatório.[13-16] Essas alterações na mecânica ventilatória, prevalentes em grandes obesos podem, inclusive, estar associadas ao aumento no risco de arritmias observado nessa população.[17]

A presença SAOS deve ser pesquisada, sobretudo naqueles que apresentem sinais e sintomas sugestivos deste diagnóstico – roncos e engasgos noturnos, sonolência diurna, astenia, policitemia, déficit de memória e do humor.[18] O questionário STOP-Bang (Fig. 29-1) pode ser utilizado para estimar o risco da SAOS e auxiliar na indicação de **polissonografia**.

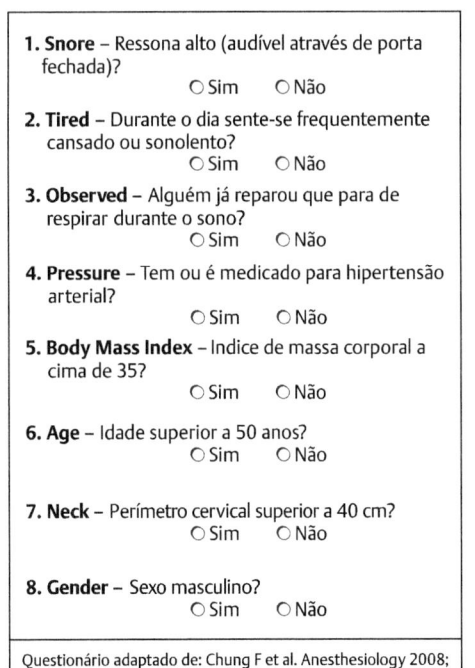

1. **Snore** – Ressona alto (audível através de porta fechada)?
   ○ Sim   ○ Não
2. **Tired** – Durante o dia sente-se frequentemente cansado ou sonolento?
   ○ Sim   ○ Não
3. **Observed** – Alguém já reparou que para de respirar durante o sono?
   ○ Sim   ○ Não
4. **Pressure** – Tem ou é medicado para hipertensão arterial?
   ○ Sim   ○ Não
5. **Body Mass Index** – Índice de massa corporal a cima de 35?
   ○ Sim   ○ Não
6. **Age** – Idade superior a 50 anos?
   ○ Sim   ○ Não
7. **Neck** – Perímetro cervical superior a 40 cm?
   ○ Sim   ○ Não
8. **Gender** – Sexo masculino?
   ○ Sim   ○ Não

Questionário adaptado de: Chung F et al. Anesthesiology 2008; 108: 812-821, e Chung F et al Br J Anaesth. 2012; 108: 768–775.

Fig. 29-1. Questionário STOP-Bang. Baixo risco de SAOS: Resposta positiva para 0 a 2 perguntas; Intermediário risco de SAOS: Resposta positiva para 3 a 4 perguntas; Alto risco de SAOS: Resposta positiva para 5 a 8 perguntas.

Pacientes que apresentarem risco intermediário ou alto de SAOS devem realizar polissonografia, exame padrão-ouro para diagnóstico desta condição. O uso do CPAP, no período pré-operatório de cirurgias eletivas, pode ser indicado nos casos de SAOS moderada a grave.

Níveis elevados de bicarbonato sérico, na gasometria venosa, aumentam a especificidade dos escores intermediários no STOP-Bang[19] e a suspeita de síndrome da obesidade-hipoventilação.[20]

REDUZINDO OS RISCOS NO PRÉ-OPERATÓRIO E MANTENDO OS CUIDADOS NO PERIOPERATÓRIO

Com o objetivo de reduzir o risco cirúrgico nos pacientes com obesidade grave, deve-se buscar o controle da pressão arterial e da glicemia, bem como o rastreio e tratamento de eventuais processos infecciosos que possam estar presentes antes da cirurgia. O tabagismo, se presente, deve ser cessado, ao menos, 6 semanas antes do procedimento. O Quadro 29-2 faz referência às recomendações estabelecidas pela III Diretriz de avaliação cardiovascular perioperatória da Sociedade Brasileira de Cardiologia.

Quadro 29-2. Recomendações para Redução do Risco em Pacientes Obesos

Recomendação	Grau de recomendação	Nível de evidência
Cessação do tabagismo 6 semanas antes da cirurgia	I	b
Fisioterapia respiratória	IIa	c
Se houver apneia do sono documentada por polissonografia, considerar a instalação de CPAP no pré-operatório nos pacientes que não fazem uso e não descontinuar naqueles que já usam	IIa	b
Deambulação precoce	IIa	b
Recomendar a retirada da barba para evitar dificuldades de acoplamento de máscara para verificação em caso de necessidade	IIa	c

Sedativos e opioides devem ser usados com o máximo critério, pelo risco de agravamento da SAOS.

É necessária muita atenção na avaliação das vias aéreas visando uma intubação mais segura: grandes obesos podem apresentar risco aumentado de dessaturação durante períodos curtos de apneia, em função da combinação de elevada taxa metabólica basal e alta demanda de oxigênio.[2] O aumento da circunferência do pescoço, especialmente se maior que 60 cm, a redução de seu comprimento e escores mais elevados na escala de Mallampati são considerados preditores de dificuldade para o procedimento. O correto posicionamento do paciente é fundamental para facilitar o acesso à via aérea, sendo, por vezes, necessário utilizar a posição de Trendelenburg reverso na indução anestésica. A aplicação de pressão positiva expiratória final melhora a oxigenação e contribui na prevenção de atelectasias.

Contribuem, sobremaneira, para a redução de riscos à presença da equipe de anestesia com experiência no atendimento a grandes obesos, bem como a disponibilidade de equipamentos adequados para assistência a esses pacientes – macas, cadeiras, mesas cirúrgicas, manguitos apropriados.

CUIDADOS PÓS-OPERATÓRIOS

Pacientes de alto risco cardiovascular, extubação não exitosa, complicações durante o período intraoperatório e/ou com IMC superior a 70 kg/m², devem receber cuidados pós-operatórios em unidade de terapia intensiva. Recomenda-se, também, o monitoramento da oximetria e suplementação de oxigênio quando indicado, atenção ao balanço hídrico e o manejo do paciente em posição sentada ou com a cabeceira elevada. Pacientes com diagnóstico prévio de SAOS devem utilizar CPAP. Também é indicada a realização de fisioterapia respiratória para todos os grandes obesos submetidos às cirurgias de médio a grande porte.

PROFILAXIA DE TROMBOSE VENOSA PROFUNDA E TROMBOEMBOLISMO VENOSO

Tromboembolismo venoso, que inclui trombose venosa profunda (TVP) e embolia pulmonar, constitui uma causa importante de aumento da morbidade e mortalidade no paciente internado, sendo a obesidade e cirurgia fatores de risco conhecidos.

Uma série de fatores ligados ao excesso de peso está relacionada ao aumento do risco, entre as quais: mobilidade reduzida no pós-operatório, estase venosa crônica, SAOS, hipoventilação da obesidade e doença cardiovascular. Além disso, o excesso de peso está associado à presença de fatores pró-trombóticos, como o aumento dos níveis de fibrinogênio, fator de von Willebrand e fator VII, redução da fibrinólise e deficiência adquirida de antitrombina III.

Além disso, pacientes obesos apresentam diversas condições capazes de interferir na distribuição e no metabolismo de medicamentos: alterações na taxa de filtração glomerular e no metabolismo hepático podem impactar o volume de distribuição e absorção das medicações, bem como a maior porcentagem de tecido adiposo que possui menor fluxo sanguíneo do que a massa magra.[21-23]

Não há consenso em relação à dose profilática de heparina a ser utilizada, sendo sugeridas as recomendações encontradas nas diretrizes da SBC ou da *american college of chest physicians (ACCP)*, citadas abaixo.

A SBC, na III Diretriz de avaliação cardiovascular perioperatória, sugere que a posologia e dose para tromboprofilaxia em cirurgia bariátrica pode ser escolhida de acordo com o IMC o peso do paciente (Quadro 29-3).

Quadro 29-3. Dose de Enoxaparina

Baseada no IMC			
Enoxaparina	IMC ≤ 50 kg/m²	IMC > 50 kg/m²	
	40 mg duas vezes ao dia	60 mg duas vezes ao dia	
Baseada no peso			
Enoxaparina	50-100 kg	100-150 kg	Maior que 150 kg
	40 mg uma vez ao dia	40 mg duas vezes ao dia	60 mg duas vezes ao dia

O consenso do American College of Chest Physicians (ACCP) demonstra evidências sobre a profilaxia de tromboembolismo em pós-operatório de cirurgias abdominais, no entanto, carece de recomendações sobre a escolha do melhor agente farmacológico, dosagem e duração em cirurgia para pacientes obesos. Esta diretriz indica ser prudente aumentar a dose profilática de enoxaparina para 40 mg a cada 12 h para obesos mórbidos no pós-operatório e considera a dosagem de antifator Xa para pacientes com mais de 150 kg.[24]

No PROCIBA do HUCFF-UFRJ, durante o pós-operatório de cirurgia bariátrica, em caso de ausência de contraindicações a esse fármaco, opta-se pela utilização da enoxaparina na dose de 40 mg em dose única, com administração estendida por, pelo menos, dez dias caso sejam identificados importantes fatores de risco adicionais para TEV.

MENSAGENS IMPORTANTES

A prevalência de obesidade no Brasil e no mundo é crescente e, como consequência, o surgimento de pacientes com obesidade grave submetido a procedimentos cirúrgicos.

Uma vez que a realização do risco cirúrgico constitui uma rotina na prática clínica com objetivo de prevenir complicações no pós-operatório, é importante o conhecimento das peculiaridades dos grandes obesos durante a avaliação pré-operatória.

Dessa forma, é possível minimizar a solicitação de exames complementares desnecessários, compreender a limitação da avaliação da capacidade funcional nesses pacientes (podendo-se utilizar o T6MC), e produzir orientações adequadas aos pacientes e familiares, tanto no pré como no pós-operatório.

Apesar de alguns tópicos da avaliação perioperatória de grandes obesos em cirurgia não bariátrica possuírem baixo grau de evidência, como a profilaxia de tromboembolismo venoso, nessa revisão foi possível elaborar um resumo das recomendações mais relevantes relacionadas ao tema.

REFERÊNCIAS BIBLIOGRÁFICAS

1. Vigitel Brasil 2016: vigilância de fatores de risco e proteção para doenças crônicas por inquérito telefônico. Ministério da Saúde, Secretaria de Vigilância em Saúde, Departamento de Vigilância de Doenças e Agravos não Transmissíveis e Promoção da Saúde. – Brasília: Ministério da Saúde. 2017.
2. Sociedade Brasileira de Cardiologia. 3ª Diretriz de avaliação cardiovascular perioperatória da Sociedade Brasileira de Cardiologia. Arquivos Brasileiros de Cardiologia. 2017.
3. Renquist, K. Obesity Classification. OBES SURG. 1997;7:523.
4. Schumann R, Jones SB, Ortiz VE, et al. Best practice recommendations for anesthetic perioperative care and pain management in weight loss surgery. Obes Res. 2005;13(2):254-66.
5. Dawood MM, et al. Int J Cardiol. 1996;57:34-54.
6. Larsson, UE, Reynisdottir S. The six-minute walk test in outpatients with obesity: reproducibility and known group validity. Physiother Res Int. 2008;13(2):84-93.
7. Beriault KAC. Carpentier et al. Reproducibility of the 6-minute walk test in obese adults. Int J Sports Med. 2009;30(10):725-7.
8. Capodaglio PSA. De Souza et al. Reference values for the 6-Min Walking Test in obese subjects. Disabil Rehabil. 2012;35(14):1199-203.
9. Donini LM, Poggiogalle E, et al. Critical review of the equations predicting 6-minute walking distance in obese subjects. Monaldi Archives for Chest Disease. 2015;81:745-752.
10. ATS Statement: Guidelines for the Six-Minute Walk Test. Am. J. Respir. Crit. Care Med. 2002;166(1):111-117.
11. Arena R., Myers J, et al. Assessment of Functional Capacity in Clinical and Research Settings. A Scientific Statement From the American Heart Association Committee on Exercise, Rehabilitation, and Prevention of the Council on Clinical Cardiology and the Council on Cardiovascular Nursing. Circulation. 2007;116(3):329-343.
12. DeMaria EJ, Portenier D, Wolfe L, Obesity surgery mortality risk escore: proposal for a clinically useful escore to predict mortality risk in patients undergoing gastric bypass Surg Obes Relat Dis. 2007;3(2):134-40.
13. Romero-Corral A, Caples SM, Lopez-Jimenez, Somers V K. Interactions Between Obesity and Obstructive Sleep Apnea Implications for Treatment. CHEST. 2010;137(3):711-719.

14. Weiis ST, Shore S. Obesity and Asthma Directions for Research. Am J Respir Crit Care Med. 2004;169:963-968.
15. Eichenberger AS, Proietti S, van Doyer SW, et al. Morbid Obesity and Postoperative Pulmonar Atelectasis: An Underestimated Problem. Anesthesia & Analgesia. 2002;95(6):1788-92.
16. Sant' Anna Junior M, Oliveira JEP, Carneiro JRI, et al. Força muscular respiratória de mulheres obesas mórbidas e eutróficas. Fisioterapia e Pesquisa, São Paulo. 2011;18(2):122-6.
17. Sant' Anna Junior M, Carvalhal RF, Carneiro JRI, et al. Associação entre a mecânica respiratória e função autonômica na obesidade mórbida. Rev Port Pneumol. 2014;20:31-35.
18. Poirier P, Alpert MA, Fleisher LA, et al. American Heart Association Obesity Committee of Council on Nutrition, Physical Activity and Metabolism, Council on Cardiopulmonary Perioperative and Critical Care, Council on Cardiovascular Surgery and Anesthesia, Council on Cardiovas. Cardiovascular evaluation and management of severely obese patients undergoing surgery: a science advisory from the American Heart Association. Circulation. 2009;120(1):86-95.
19. Schumann Roman. Preanesthesia medical evaluation of the obese patien. UpToDate. 2018.
20. De Athayde RAB, de Oliveira Filho JRB, Lorenzi Filho G, Genta PR. J. bras. pneumol., São Paulo. 2018;44(6):510-518.
21. Rondina M, Wheeler M, Rodgers G, et al. Weight-based dosing of enoxaparin for VTE profilaxis in morbidly obese, medically-ill patients.Trombosis research. 2010;125:220-3.
22. Ikesaka R, Delluc A, Le Gal G, Carrier M. Efficacy and safety of weight adjusted heparin prophylaxis for the prevention of acute venous thromboembolism among obese patients undergoing bariatric surgery: a systematic review and meta-analysis. Thromb Res. 2014;133(4):682-7.
23. Marilyn J, Borkgren-Okonek APN, et al. Enoxaparin tromboprophylaxis in gastric bypass patients: estended duration, dose stratification and antifactory Xa activity. 2007;625 (1-7).
24. Guyatt GH, et al. Antithrombotic Therapy and Prevention of Thrombosis, 9th ed: American College of Chest Physicians Evidence-Based Clinical Practice Guidelines. 2012;9:7-47.

PREPARO PARA CIRURGIA DE FEOCROMOCITOMA

Luiz Antonio Viegas de Miranda Bastos

INTRODUÇÃO
Neste capítulo, abordaremos desde a epidemiologia do feocromocitoma com seu quadro clínico clássico até o diagnóstico e tratamento. Contudo, a ênfase será dada ao preparo do paciente no pré-operatório para reduzir a morbimortalidade desta cirurgia.

EPIDEMIOLOGIA
O feocromocitoma é um tumor neuroendócrino raro com prevalência estimada entre 0,1% e 0,6% nos pacientes hipertensos e com incidência aproximada de 0,0008% ao ano.[1,2] Contudo, o diagnóstico é subestimado pela descoberta de forma acidental, por tomografia computadorizada (TC) ou ressonância nuclear magnética (RNM), em pacientes sem sintomas específicos em até 50% dos casos.[3,4]

Esta doença acomete homens e mulheres de forma semelhante com idade média ao diagnóstico de 40 anos.[2]

MANIFESTAÇÕES CLÍNICAS
Os sintomas só estão presentes em 50%[4] dos pacientes, sendo a tríade clássica marcada por crises de: cefaleia leve a intensa, sudorese profusa e palpitação.[2]

A hipertensão é o sinal mais comum, mas pode não estar presente em até 5% dos pacientes sintomáticos.[2,5,6] Classicamente, ocorre de forma paroxística, contudo, a hipertensão sustentada também é bastante comum.[2,6]

As crises podem ser precipitadas por mudanças de posição, cirurgia, exercício, gravidez, micção e várias medicações (tricíclicos, metoclopramida, opiáceo, glucagon, betabloqueadores, simpaticomiméticos e histaminas).[2,7] Em geral, duram menos de 1 hora, mas podem provocar consequências graves, como: insuficiência cardíaca, edema pulmonar, arritmias e hemorragias intracranianas.[2,6]

Outros sinais e sintomas menos comuns são: tremores, dispneia, palidez, fraqueza, perda de peso, hipotensão postural, hiperglicemia e ataques de pânico.[2,6]

DIAGNÓSTICO
O diagnóstico de feocromocitoma inicia-se pela dosagem das metanefrinas fracionadas (norepinefrina, epinefrina e dopamina) e catecolaminas no exame de urina de 24 horas.

Também pode-se utilizar a dosagem de metanefrinas fracionadas (norepinefrina, epinefrina e dopamina) no sangue.[2,7,8]

Situações de estresse, assim como algumas medicações, podem aumentar a probabilidade de resultados falso-positivos. Por exemplo: Acetominofeno, Labetalol, Sotalol, Levodopa, Metildopa, Tricíclicos, Inibidores da Monoamina Oxidase (IMAOs), Cocaína e Sulfassalazina.[7]

Caso o primeiro teste seja positivo, deve-se buscar localizar o(s) tumor(es) por exames de imagem, como: TC, RNM, 123 I-MIBG cintilografia e PET–TC.[2-4,7,9]

TRATAMENTO

O tratamento do feocromocitoma consiste na ressecção cirúrgica do(s) tumor(es).[2,7] Entretanto, para que a cirurgia possa acontecer de forma segura, há necessidade de um preparo pré-operatório específico, conforme detalhado no restante deste relatório.

Além disso, a equipe cirúrgica deve ser experiente, uma vez que pode ocorrer labilidade pressórica importante, principalmente, na intubação e na manipulação do tumor. A monitorização intraoperatória é semelhante à maioria das cirurgias com monitor cardíaco, oximetria de pulso, glicemia capilar[10] e capnógrafo, optando-se, em geral, por monitorização invasiva da pressão arterial para maior segurança. Nos picos hipertensivos, deve-se fazer uso de nitroprussiato de sódio, enquanto, a hipotensão deve ser tratada com infusão de cristaloide, podendo ser usados vasopressores, como: fenilefrina e noradrenalina.[2] O cuidado com a labilidade pressórica, assim como com o alto risco de hipoglicemia, pelo fim do estímulo das catecolaminas, deve ser mantido nas primeiras 24 a 48 horas, devendo o paciente ser mantido sob supervisão em unidade de terapia intensiva.[2,11,12]

PREPARO PRÉ-OPERATÓRIO

O preparo para a cirurgia de feocromocitoma começa por evitar o uso de medicações que possam desencadear suas crises, como: betabloqueadores (na ausência de alfa-bloqueio), simpaticomiméticos, metoclopramida, glucagon, opiáceos, antidepressivos tricíclicos e histamina.[2,7]

No pré-operatório, o ponto central deve ser o controle pressórico.

O protocolo consiste em alfa-bloqueio 10 a 14 dias antes da cirurgia com uso de fenoxibenzamina preferencialmente.[2,7,13] Inicia-se com a dose de 10 mg duas vezes por dia, aumentando gradativamente até se conseguir o alfa bloqueio com redução da pressão arterial (Alvo: 120 × 80 mmHg).[7] A dose final pode ser de até 100 mg/dia.[7] Entre os efeitos colaterais da droga estão hipotensão postural, taquicardia, congestão nasal, fadiga e até ejaculação retrógrada em homens, sendo preferidos alfa1 bloqueadores (Prazosin, Terazosin ou Doxazosin) quando o tratamento é mais prolongado.[2,7,13]

Com o início do alfa-bloqueio, o paciente tende à hipotensão, devido à redução do volume plasmático associada à redução dos reflexos posturais pela exposição continuada de receptores alfa 2 pré-sinápticos frente às catecolaminas, reduzindo a sensibilidade destes.[10] Por isso, a partir do terceiro dia de preparo, o paciente deve ser estimulado a fazer uma alta ingestão de sal na dieta (> 5 g/dia) com o intuito de realizar expansão volêmica.[7] Deve-se ter cuidado em pacientes com doença renal crônica, insuficiência cardíaca ou insuficiência hepática.[7]

Uma vez obtido o alfa-bloqueio, deve-se instituir o beta bloqueio, o qual é realizado, geralmente, mais próximo da cirurgia (3 dias antes).[7] O beta bloqueio na ausência do alfa não é recomendado, devido ao alto risco de crises hipertensivas, edema agudo de pulmão e espasmos coronários.[7,10] Inicia-se com dose baixa de propranolol (10 mg de 6 em 6 horas), aumentando-se até que a frequência cardíaca permaneça entre 60 e 80 batimentos por minuto.[7] O uso deve ser feito com cautela em pacientes asmáticos.

Além do alfa e beta-bloqueio, pode ser utilizado o efeito vasodilatador dos bloqueadores de canal de cálcio, sendo o mais usado a nicardipina, podendo ser usado, também, nifedipina e amlodipino.[7,11,14] Iniciando-se, por exemplo, com dose de 5 mg/dia de amlodipino, podendo chegar a 10 mg/dia. Há, também, a possibilidade de infundir por via intravenosa no perioperatório.[7] Apesar de menos usado, o protocolo com bloqueador de canal de cálcio apresenta baixa morbimortalidade e pode ser utilizado em casos de hipertensão leve ou como apoio ao alfa e beta-bloqueio em pacientes com efeitos adversos importantes (hipotensão postural).[7,12] O protocolo anterior se encontra resumido no Quadro 30-1.

A metirosina é uma droga que inibe a síntese de catecolaminas, sendo usada concomitantemente ao alfa e beta-bloqueio quando se imagina que a ressecção será difícil ou quando se planeja terapia de destruição (ablação com radiofrequência de metástases hepáticas ou crioablação de metástases ósseas).[7,11,13] Inicia-se com a dose de 250 mg a cada 6 horas no primeiro dia, passando-se para 500 mg a cada 6 horas no segundo dia, depois, 750 mg a cada seis horas no terceiro dia e, finalmente, 1.000 mg a cada 6 horas no dia anterior a cirurgia com última dose no dia da cirurgia.[7] O principal efeito adverso desta droga é a sonolência, mas pode causar: depressão, diarreia, ansiedade, pesadelos, cristalúria/urolitíase, galactorreia e sinais extrapiramidais (devendo-se ser evitada associação com haloperidol).[7,15]

Quadro 30-1. Medicamentos de Preparo Pré-Operatório de Feocromocitoma

Medicamentos	Início	Dose inicial	Dose final
Fenoxibenzamina	10 a 14 dias antes da cirurgia	10 mg 2×/dia	100 mg/dia
Doxazosina	10 a 14 dias antes da cirurgia	2 mg/dia	32 mg/dia
Propranolol	3 dias antes da cirurgia	10 mg 4×/dia	Até 240 mg/dia, FC 60 a 80 bpm
Amlodipino	10 a 14 dias antes da cirurgia	5 mg/dia	10 mg/dia

MENSAGENS IMPORTANTES

Feocromocitoma é um tumor neuroendócrino raro com complicações sérias, e potencialmente letais no aparelho cardiovascular devido à secreção de catecolaminas.

Apesar de a apresentação clínica ser variável, a tríade clássica é caracterizada por cefaleia episódica, sudorese e taquicardia associada à hipertensão.

Nos pacientes com documentação bioquímica de feocromocitoma, recomenda-se a ressecção cirúrgica do tumor na sequência de um preparo pré-operatório adequado.

O preparo pré-operatório do feocromocitoma requer protocolo específico amplamente detalhado anteriormente neste capítulo.

Todos os pacientes com feocromocitoma requerem utilização de alfa-bloqueadores.

Após obtenção de alfa-bloqueio, inicia-se o betabloqueador.

Este protocolo é responsável pela redução importante da mortalidade intraoperatória de, aproximadamente, 15 para 1,3%.[12]

Por isso, o seu aprendizado e sua correta execução são de grande importância.

REFERÊNCIAS BIBLIOGRÁFICAS

1. Young Jr. WF. Adrenal causes of hypertension: pheochromocytoma and primary aldosteronism. Rev EndocrMetabDisord. 2007;8(4):309.
2. Harrison TR, et al. Feocromocitoma. In: Medicina interna de Harrison, USA, AMGH Editora Ltda. 2013:2962-2967.
3. Motta-Ramirez GA, Remer EM, Herts BR, et al. Comparison of CT findings in symptomatic and incidentally discovered pheochromocytomas. AJR Am J Roentgenol. 2005;185(3):684.
4. Baguet JP, Hammer L, Mazzuco TL, et al. Circumstances of discovery of phaeochromocytoma: a retrospective study of 41 consecutive patients. Eur J Endocrinol. 2004;150(5):681.
5. Manger VM, Gifford RW. Pheochromocytoma. J ClinHypertens (Greenwich). 2002;4(1):62.
6. Bexter MA, Hunter P, Thompson GR, London DR. Phaeochromocytomas as a cause of hypotension.ClinEndocrinol (Oxf). 1992;37(3):304.
7. Lenders JW, Duh QY, Eisenhofer G, et al.Pheochromocytoma and Paraganglioma: An Endocrine Society Clinical Practice Guideline. The Journal of Clinical Endocrinology & Metabolism. 2014;99(6):1915-1942.
8. Lenders JW, Keiser HR, Goldstein DS, et al. Plasma metanephrines in the diagnosis of pheochromocytoma. Ann Intern Med. 1995;123(2):101.
9. Taieb D, Sebag F, Hubbard JG, et al. Does iodine-131 meta—iodobenzylguanidine (MIBG) scintigraphy have an impact on the management of sporadic and familial phaeochromocytoma? Clin Endocrinol (Oxf). 2004;61(1):102.
10. Faiçal S, Shiota D. Feocromocitoma: atualização diagnóstica e terapêutica. Rev Assoc Med Bras. São Paulo. 1997;43(3).
11. Prys RC. Phaeochromocytoma: recent progress in management. Br J Anesth. 2000;85(1):44-57.
12. Pereira MAA, Souza BF, Freire DS, Lucon AM. Feocromocitoma. Arq Bras Endocrinol Metab. 2004;48(5).
13. Tauzin-Fin P, Sesay M, Gosse P, Ballanger P. Effects of perioperative alpha1 block on haemodynamic control during laparoscopic surgery for phaeochromocytoma. Br J Anaesth. 2004;92(4):512.
14. Combemale F, Carnaille B, Tavernier B, et al. Exclusive use of calcium channel blockers and cardioselective beta-blockers in the pre- and per-operative management of pheochromocytomas. Ann Chir. 1998;52(4):341.
15. Steinsapir J, Carr AA, Prisant LM, Bransome Jr. ED. Metyrosine and pheochromocytoma. Arch Intern Med. 1997;157(8):901.

ACIDENTE VASCULAR ENCEFÁLICO PERIOPERATÓRIO

Leonardo Pinheiro de Campos Pinho

INTRODUÇÃO

O acidente vascular encefálico (AVE) representa uma das mais temíveis intercorrências do período perioperatório. Sua ocorrência é frequentemente menosprezada durante a análise do risco cirúrgico global. A incidência varia marcadamente com o perfil de risco do paciente e com a natureza da cirurgia a ser realizada. Uma vez instalado, determina elevada morbidade e mortalidade perioperatória, impactando negativamente o prognóstico das intervenções, com aumento significativo na utilização de recursos hospitalares. A despeito dos avanços na avaliação do risco cirúrgico cardiovascular nas últimas décadas, o processo de envelhecimento populacional e aumento do número de pacientes portadores de múltiplas comorbidades, sendo submetidos a procedimentos cirúrgicos, a tão esperada redução na prevalência do AVE perioperatório não aconteceu.[1] Dessa forma, trata-se de uma grave complicação que constitui um tópico de importância apreciável, requerendo ponderação na avaliação clínica pré-operatória de qualidade.

DEFINIÇÃO E FISIOPATOLOGIA

A definição precisa do AVE perioperatório encontra alguma variação na literatura. Porém, segundo as diretrizes publicadas em 2014 pelas Sociedades Europeias de Cardiologia (ESC) e Anestesiologia (ESA), além do consenso publicado no mesmo ano pela Sociedade de Neurociência em Anestesiologia e Cuidados Intensivos (SNACC) nos EUA, o diagnóstico deve ser definido por evento cerebrovascular de etiologia isquêmica ou hemorrágica, que ocorre durante procedimento cirúrgico ou nos 30 dias subsequentes à cirurgia.[1-4]

Os eventos perioperatórios são, em sua maioria, isquêmicos tendo, como causa principal, o cardioembolismo. Em segundo lugar, encontra-se o ateroembolismo originado da aorta ou vasos supra-aórticos e, por fim, a aterotrombose local na doença de pequenos vasos. A hipoperfusão relacionada à hipotensão no perioperatório é causa incomum, sendo a hipotensão inerente à anestesia geral pouco relacionada a eventos isquêmicos e/ou complicações neurológicas. Outras causas raras incluem embolismo de ar, gorduroso ou paradoxal através de defeitos anatômicos cardíacos.[1]

Cerca de 60% do total de eventos ocorre no período pós-operatório, sendo 45% no primeiro dia após a cirurgia.[3,5,6] O embolismo mais precoce é mais comumente visto na manipulação cardíaca, aórtica, ou proveniente de debris ou partículas provenientes de circulação extracorpórea, quando este mecanismo é utilizado. Por sua vez, o embolismo mais tardio tem maior relação com arritmias, principalmente fibrilação atrial (FA), infarto agudo do miocárdio (IAM) perioperatório e presença de coagulopatias.[3]

PREVALÊNCIA E PROGNÓSTICO

Assim como na análise de risco cirúrgico cardiovascular geral, a avaliação do risco do AVE perioperatório tem foco principal nos pacientes submetidos a cirurgias de maior complexidade e gravidade. As maiores responsáveis por eventos cerebrovasculares são as cirurgias cardíacas, que ostentam risco de eventos estimado em até 10%, seguidas das cirurgias carotídeas e neurológicas de alto risco.[2,4] As cirurgias de urgência também oferecem risco aumentado em relação a procedimentos eletivos. É natural, portanto, que a maior parte da literatura disponível enfoque nesses grupos específicos, limitando os dados disponíveis sobre cirurgias não cardíacas, não vasculares e não neurológicas a análises retrospectivas de menor confiabilidade. Não obstante, é possível destacar neste grupo: as cirurgias vasculares periféricas, pulmonares e ortopédicas como sendo as de maior risco, com prevalências de 0,8-3%, 0,6-0,9% e 0,2-0,9%, respectivamente.[1,2,7,8]

A real incidência do AVE perioperatório é provavelmente subestimada no contexto da prática clínica, pois a sedação e a analgesia no pós-operatório imediato podem mascarar alterações neurológicas iniciais, principalmente quando o déficit adquirido é leve.[9] A grande variação de incidência entre diferentes estudos pode também ser atribuída ao fator observacional e retrospectivo, sem padronização dos testes diagnósticos utilizados.[1]

O AVE perioperatório está relacionado a maiores complicações respiratórias e cardiovasculares e período prolongado de internação hospitalar. As taxas de mortalidade, em vigência de um evento, são estimadas entre 18-26%, representando uma elevação de cerca de 8 vezes na mortalidade perioperatória global, gerando aumento absoluto superior a 20%.[1,2] Ao mesmo tempo, a mortalidade do AVE perioperatório é maior que a do AVE em pacientes não cirúrgicos, onde possivelmente a resposta inflamatória sistêmica da cirurgia pode exacerbar a lesão cerebral isquêmica, provocando a união dos insultos inflamatórios em pacientes já fragilizados.[3]

FATORES DE RISCO

Diversos fatores de risco já foram correlacionados com o aumento da incidência do AVE perioperatório. Dentre eles, o mais constantemente confirmado por análises retrospectivas é a história prévia de AVE ou ataque isquêmico transitório (AIT). Outros fatores, com graus variados de peso estatístico, incluem: idade maior que 70 anos, história de fibrilação atrial, doença arterial coronariana estabelecida, valvopatias, insuficiência cardíaca (IC), doença renal crônica em hemodiálise, hipertensão (HAS), diabetes melito (DM), doença arterial obstrutiva periférica (DAOP), doença pulmonar obstrutiva crônica (DPOC) e tabagismo ativo.[1,2,4-9]

ANTIAGREGAÇÃO PLAQUETÁRIA

O manejo da antiagregação plaquetária para prevenção primária ou secundária de eventos cerebrovasculares em pacientes com elevado risco cardiovascular é motivo de dúvida frequente na análise do risco pré-operatório. O dilema clínico ocorre pela necessidade de comparação entre o aumento do risco de eventos hemorrágicos pelo uso das medicações com os riscos pró-trombóticos inerentes ao paciente e à inflamação cirúrgica.[7] A maior parte dos estudos observacionais e retrospectivos realizados acerca do tema sugere não somente que o ácido acetil salicílico (AAS) tem efeito protetor em relação ao número de eventos cerebrovasculares relacionados à cirurgia, mas também que a retirada do fármaco pode aumentar de forma importante o risco de AVE no perioperatório, devido à criação de um estado rebote de hipercoagulabilidade que pode agravar a já existente tendência trombótica pela inflamação da cirurgia.[1,7] Contudo, a manutenção do AAS pode, ao mesmo tempo, aumentar o número de complicações relacionadas ao sangramento pelo sítio operatório e interferir na decisão anestésica, podendo impedir a realização de anestesias neuroaxiais. Em 2014, um grande ensaio clínico randomizado que incluiu 10.010 pacientes não encontrou melhora significativa nos desfechos de óbito, infarto do miocárdio e AVE nos pacientes submetidos a cirurgias em uso de aspirina comparado ao placebo, embora tenha evidenciado maior frequência de sangramentos graves no grupo medicado.[10] Baseadas nessa divergência de achados, as recomendações das principais diretrizes de manejo do risco perioperatório se limitam a concluir que a decisão de suspensão do AAS no período pré-operatório deve ser baseada em uma análise individualizada e detalhada do risco-benefício para cada paciente.[2] De modo geral, parece razoável continuar as medicações sempre que possível e, caso contraindicadas por grande risco de sangramento, reduzir o tempo de suspensão ao mínimo necessário. A utilização de escores validados de risco de tromboembolismo e sangramento é recomendada para auxiliar na decisão com maior objetividade.

Em contrapartida, os riscos de sangramento aumentado pelo clopidogrel estão mais bem estabelecidos do que com o AAS. Um grande estudo randomizado em 2001 demonstrou grande aumento dos sangramentos graves em pacientes cujo uso de clopidogrel foi interrompido a 5 ou menos dias antes da cirurgia, levando ao consenso a favor de interrupção da medicação no pré-operatório por tempo adequado ou, em casos de maior risco cardiovascular, avaliar substituição por AAS durante o perioperatório.[11]

ANTICOAGULAÇÃO ORAL

A recomendação geral quanto ao uso de anticoagulantes é a suspensão do uso no período perioperatório, a depender da meia vida do anticoagulante utilizado. A continuação da terapia de anticoagulação é bem aceita apenas em casos de cirurgias minimamente invasivas com muito baixo risco de sangramento, como pequenas cirurgias dermatológicas, extração dentária, artrocentese e biópsias de áreas compressíveis. Em cirurgias com moderado a alto risco de sangramento, a terapia deve ser interrompida, com retorno pós--operatório precoce, tão logo o risco de sangramento seja novamente considerado baixo.[1]

No âmbito da anticoagulação, há controvérsia quanto à indicação de terapia com heparina de baixo peso molecular como "ponte" durante o tempo de suspensão de agentes antagonistas da vitamina K. Algumas referências defendem a terapia de ponte para aqueles paciente de alto risco para tromboembolismo venoso (TEV), como portadores de FA, com história prévia de TEV ou portadores de válvula protética metálica.[6] Contudo, um grande estudo randomizado publicado em 2015 associou o uso da terapia de ponte com maior número de episódios de sangramentos graves, ao passo em que não houve aumento dos eventos tromboembólicos quando a terapia de ponte não foi efetuada.[12] O estudo foi realizado em pacientes com risco de TEV relativamente baixo, não permitindo certeza quanto à indicação de terapia ponte em pacientes com alto risco de TEV. Portanto, na ausência de resposta definitiva, mantém-se a recomendação de individualizar a decisão da realização de terapia de ponte a depender da avaliação do risco-benefício, sendo sugerido o uso de escores validados de risco para auxiliar na decisão.[7]

Os anticoagulantes orais diretos são cada vez mais comumente encontrados como parte da terapia ambulatorial de pacientes que serão submetidos a procedimentos cirúrgicos. Devido à meia vida mais curta do que a varfarina, a interrupção do uso dessas medicações não requer intervenção com terapia de ponte, havendo indicações precisas do tempo de suspensão antes de procedimentos cirúrgicos, variando de 24-96 h a depender da droga específica e da capacidade de filtração renal do paciente.[7]

ABORDAGEM DA DOENÇA CAROTÍDEA

Segundo as diretrizes vigentes para abordagem de doença carotídea, não há evidência de que o rastreio de pacientes assintomáticos leve à redução dos episódios de AVE, porém há escassez de ensaios clínicos randomizados relacionados ao tema.[13]

O procedimento de endarterectomia está recomendado em pacientes portadores de doença carotídea sintomática nos últimos 6 meses (história de AVE/AIT), que apresentem doença obstrutiva comprometendo > 70% da luz arterial. O procedimento deve também ser considerado para obstruções entre 50 e 69%, porém com menor grau de evidência acerca do risco/benefício (Fig. 31-1). Há evidência crescente de que a endarterectomia carotídea confere maior benefício, caso efetuada dentro de 14 dias a partir dos sintomas. Para pacientes recentemente sintomáticos com risco cirúrgico impeditivo para endarterectomia, deve ser considerada angioplastia carotídea percutânea como alternativa. Ambos os procedimentos também podem ser considerados em pacientes com doença obstrutiva < 50%, porém que apresentem sintomas recorrentes.[13]

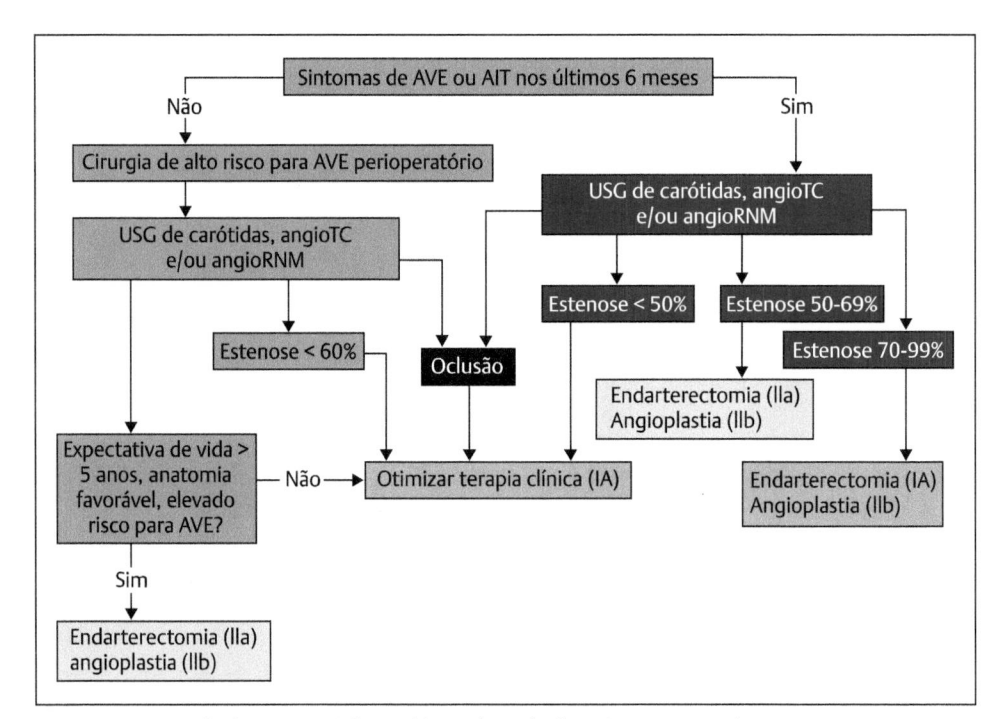

Fig. 31-1. Manejo da doença arterial carotídea. Adaptado de ABOYANS, V. et al.[12]

No preparo pré-operatório de cirurgias de alto risco cardiovascular, como cirurgias de revascularização miocárdica, troca valvar ou de arco aórtico, o rastreio para doença obstrutiva carotídea é frequentemente realizado. A presença de estenose carotídea grave possui grande correlação com aterosclerose aórtica, que é intimamente associada ao risco de AVE perioperatório. Entretanto, mesmo na presença de doença obstrutiva grave, a indicação e tempo da abordagem carotídea antes da cirurgia proposta devem ser individualizados, a depender da urgência da cirurgia, reserva vascular no hemisfério carotídeo acometido, e presença de sintomas associados à estenose. As recomendações atuais das sociedades europeias e americanas concordam em recomendar rastreio de doença carotídea previamente à realização de cirurgia de revascularização miocárdica, utilizando ultrassonografia com Doppler de carótidas e vertebrais em pacientes com mais de 65 anos, portadores de doença arterial coronariana de ramo esquerdo principal, DAOP, tabagistas, história prévia de AVE/AIT ou que apresentem sopro carotídeo.[13]

Independentemente da decisão de abordagem invasiva, é importante salientar que o exercício físico, alimentação saudável, cessação do tabagismo e terapia medicamentosa com hipolipemiantes e AAS estão recomendados para todos os pacientes com doença carotídea sintomática e assintomática, além do controle estrito de fatores de risco como HAS e DM.[13]

TEMPO PARA CIRURGIA APÓS EVENTO CEREBROVASCULAR

Permanece incerto quanto tempo é necessário esperar após um evento cerebrovascular para minimizar o risco de novo AVE perioperatório. Independentemente do tempo após evento, a mortalidade nos 30 dias após cirurgia não cardíaca sofre aumento significativo na presença de história de AVE prévio. Contudo, a associação entre evento prévio e risco de novo evento parece se estabilizar após 3 meses e desaparecer após o período de 9 meses. Portanto, parece razoável o adiamento de procedimentos eletivos, com intuito de permitir a restauração da autoregulação cerebral, levando em consideração os potenciais riscos do adiamento da cirurgia (Quadro 31-1).[3,14]

Quadro 31-1. Resumo do Manejo Perioperatório em Pacientes com História Prévia de AVE ou Alto Risco para Evento Perioperatório[3]

Pesquisar história de AVE prévio	▪ Tempo de evolução ▪ Tipo de AVE (isquêmico × hemorrágico) ▪ Uso de medicações para prevenção 2ª ▪ Prevenção de déficit neurológico residual ▪ Avaliar exames complementares prévios ▪ Avaliar necessidade de abordagem de doença carotídea
Formular plano terapêutico perioperatório para pacientes em uso de antiagregantes/anticoagulantes orais	▪ Comparar o risco de AVE perioperatório e risco de sangramento. Avaliar manter antiagregação/realizar terapia de ponte
Identificar possíveis complicações perioperatórias	▪ Correção de distúrbios eletrolíticos e controle glicêmico. Identificar arritimias no pós-operatório e considerar anticoagulação com heparina
Diagnosticar rapidamente evento perioperatório	▪ Avaliar trombólise em casos selecionados ▪ Corrigir hipotensão e febre pós-operatórias ▪ Transferência para unidade especializada

TRATAMENTO DO AVE PERIOPERATÓRIO

A história de cirurgia recente de grande porte é, classicamente, considerada contraindicação absoluta para uso de trombolíticos no tratamento do AVE, devido ao elevado risco de sangramento pelo sítio cirúrgico. Portanto, mesmo na presença de sintomatologia evidente, o tratamento do AVE perioperatório torna-se extremamente limitado. Estudos retrospectivos comparando o uso *off-label* de tPA no AVE perioperatório confirmam alto risco de sangramento, principalmente no período pós-operatório até 10 dias, muito embora a ocorrência de sangramento fatal seja evento raro. Dessa forma, o uso de trombolíticos pode ser individualizado, com base no risco/benefício estimado para cada paciente.[15]

A trombectomia mecânica surge como opção no AVE perioperatório, promovendo recanalização efetiva sem risco adicional de sangramento nos pacientes que apresentam isquemia da circulação anterior com oclusão de grandes artérias intracranianas, principalmente da carótida interna, cerebral média e suas grandes ramificações. Pacientes que apresentam AVE perioperatório apresentam taxas de recanalização e complicações semelhantes a pacientes que sofrem eventos cerebrovasculares fora do período perioperatório, porém o desfecho funcional e mortalidade demonstram-se piores no contexto perioperatório.[15]

MENSAGENS IMPORTANTES

O AVE perioperatório É uma condição clínica relativamente rara, porém de alta mortalidade, de difícil diagnóstico e com limitadas opções de tratamento, restringindo a certeza das recomendações em torno de seu manejo.

Diversas controvérsias acerca das estratégias de prevenção e tratamento ainda requerem maiores ensaios clínicos randomizados, para garantir a produção de diretrizes clínicas bem estruturadas. Constitui um tópico com enfoque reduzido nas diretrizes de manejo e preparo pré-operatório, devendo ser incluído nas preocupações dos profissionais responsáveis pela adequada avaliação do risco cirúrgico.

A identificação do AVE perioperatório pode estar obscurecido quando as sequelas são leves, ou pela ação de drogas como sedativos etc.

O AVE perioperatório, de etiologia isquêmica ou hemorrágica, é definido quando ocorre durante procedimento cirúrgico ou nos 30 dias subsequentes à cirurgia.

Quando ocorre AVE perioperatório, a mortalidade tanto do AVE como da cirurgia é superior do que quando ocorre fora deste período.

As maiores responsáveis por estes eventos são as cirurgias cardíacas, seguidas das cirurgias carotídeas e neurológicas de alto risco.

Geralmente são eventos isquêmicos, sobretudo o cardioembolismo, seguidos por ateroembolismo aórtico e aterotrombose local na doença de pequenos vasos. A hipoperfusão relacionada à hipotensão é causa incomum. Hipotensão associada à anestesia geral está pouco relacionada a eventos isquêmicos e/ou complicações neurológicas.

O tempo que se deve esperar para fazer uma cirurgia não emergencial não está definido, mas se possível, deve-se postergar a cirurgia por alguns meses (entre 3-9 meses).

O uso profilático de antiagregantes plaquetários não se mostrou eficaz em alguns estudos, mas sua manutenção, bem como dos anticoagulantes, deve ser individualizada, levando-se em conta o risco específico de sangramento da cirurgia e da droga utilizada versus o risco trombótico. Clopidogrel aumenta o risco hemorrágico de forma substancial devendo ser interrompido 7 dias antes da cirurgia.

A utilização de trombolíticos em um AVE perioperatório deve ser individualizada pelo risco/benefício. Trombectomia pode ser considerada.

REFERÊNCIAS BIBLIOGRÁFICAS

1. Mashour GA, et al. Perioperative Care of Patients at High Risk for Stroke during or after Non-Cardiac, Non-Neurologic Surgery: Consensus Statement from the Society for Neuroscience in Anesthesiology and Critical Care. Neurosurg Anesthesiol. 2014:01-13.
2. Kirstensen S, et al. ESC/ESA Non-Cardiac Surgery Guidelines. Eur Heart J. 2014;35(35):2383-2431.
3. NG JL, Chan MT; Gelb AW. Perioperative Stroke in Noncardiac. Nonneurosurg Surg Anesthesiol. 2011;115(4):879-890.
4. Vlisides P, Mashour G A. Perioperative Stroke. Can J Anesthesiol. 2016;63:193-204.
5. Selim M. Perioperative Stroke. New Eng J Med. 2007;356:706-713.
6. Tarakji K, et al. Temporal onset, risk factors, and outcomes associated with stroke after coronary artery bypass grafting. JAMA. 2011;305(4):381-390.
7. Mehdi Z, et al. Perioperative management of adult patients with a history of stroke or transient ischaemic attack undergoing elective non-cardiac surgery. Clinical Medicine. 2016;16(6):535-540.
8. Sanders RD, Jørgensen ME, Mashour GA. Perioperative stroke: a question of timing? Br J Anaesth. 2015;115(1):11-13.
9. Macellari F, et al. Perioperative Stroke Risk in Nonvascular Surgery. Cerebrovasc Dis. 2012;63(2):193-204.
10. Devereaux P, et al. Aspirin in patients undergoing noncardiac surgery. N Eng J Med. 2014;370(16):1494-1503.
11. Yusuf S, et al. Effects of clopidogrel in addition to aspirin in patients with acute coronary syndromes without ST-segment elevation. N Eng J Med. 2001;345(7):494-02.
12. Douketis JD, et al. Perioperative Bridging Anticoagulation in Patients with Atrial Fibrillation. New Eng J Med. 2015;373(9):823-833.
13. Aboyans V, et al. ESC Guidelines on the Diagnosis and Treatment of Peripheral Arterial Diseases, in collaboration with the European Society for Vascular Surgery (ESVS). Eur Heart J. 2018;39(9):763-816.
14. Jørgensen M, et al. Time elapsed after ischemic stroke and risk of adverse cardiovascular events and mortality following elective noncardiac surgery. J Am Med Association. 2014;312(3):269-277.
15. Ko Sang-Bae. Perioperative stroke: pathophysiology and management. Kor J Anesthesiol. 2018;7(1):3-11.

MANEJO PERIOPERATÓRIO DE PACIENTES COM DOENÇAS NEUROPSIQUIÁTRICAS

CAPÍTULO 32

Ilana Benchimol • Ricardo de Oliveira Souza

INTRODUÇÃO

As doenças neuropsiquiátricas mais prevalentes, segundo a Organização Mundial da Saúde, são depressão, ansiedade, abuso de substâncias, esquizofrenia, doença de Alzheimer, e retardamento mental.[1] Não há estudos relacionando doença psiquiátrica e predisposição a cirurgias, porém a saúde mental é um fator importante para o resultado cirúrgico. A supressão do sistema imune na depressão aumenta o risco de infecções pós-cirúrgicas e de mortalidade por câncer.[2] Além disso, a depressão diminui o limiar da dor, é um grande preditor de dor crônica pós-cirúrgica, e fator de risco para *delirium* após cirurgia, prolongando e complicando o período pós-operatório. Depressão e ansiedade aumentam o risco de novos eventos coronarianos e morte em pacientes submetidos à cirurgia de revascularização miocárdica. A depressão pós-operatória em pacientes submetidos à cirurgia bariátrica pode resultar em perda de peso menor do que a esperada no primeiro ano após a cirurgia.[2] O cirurgião ou o médico responsável pela condução do risco cirúrgico devem estar atentos aos transtornos mentais comuns, e rastreá-los, seja pela utilização de questionários validados ou por encaminhamento ao serviço de psiquiatria.[3]

O declínio da visão dualista entre mente e corpo como entidades independentes enfatiza a necessidade de cuidar da mente para cuidar do corpo, e vice-versa. Entender a personalidade e a experiência humana são o melhor que o psiquiatra pode oferecer ao cirurgião, pois a cooperação do paciente é um dos pilares do sucesso cirúrgico. O cirurgião deve reconhecer os fatores emocionais e as experiências de vida do paciente que afetem diretamente o resultado do tratamento e o planejamento de sua reabilitação.[3] O uso de psicofármacos exige atenção. O manejo perioperatório varia de acordo com a classe de medicamentos e a gravidade do transtorno mental. São necessários mais estudos para um melhor entendimento, posto que a maior parte das informações provém de relatos de pequenas séries de casos ou de casos isolados. As decisões perioperatórias quanto ao uso de psicofármacos devem levar em consideração os potenciais efeitos adversos, interação com agentes anestésicos, e consequências psiquiátricas e psicológicas de sua suspensão, mesmo que temporária. Em geral, o tratamento de pacientes com transtornos mentais graves ou instáveis deve ser continuado durante o período perioperatório para evitar descompensação psiquiátrica aguda. No entanto, a combinação de anestesia e analgesia com muitos psicofármacos ainda é desconhecida. Além disso, os antipsicóticos são os únicos psicofármacos que podem ser aplicados por via parenteral.[4]

ANTIDEPRESSIVOS TRICÍCLICOS E TETRACÍCLICOS
Benefício/Risco
Antidepressivos cíclicos diminuem o limiar convulsivo, atrasam o esvaziamento gástrico, prolongam o intervalo QT do eletrocardiograma, podendo aumentar o risco de arritmias quando combinada com anestésicos voláteis ou agentes simpaticomiméticos. A retirada abrupta do medicamento deve ser evitada, uma vez que pode ocasionar mal-estar indefinido e inquietação ("disforia"), insônia, náusea, palpitações, dor de cabeça, sialorreia e sudorese. Os antidepressivos cíclicos também podem amplificar os efeitos pressóricos da norepinefrina e da epinefrina; porém, o uso de anestesia local contendo epinefrina é geralmente seguro. Associação com atropina ou escopolamina pode aumentar a confusão pós-operatória; associação com tramadol e meperidina não é recomendado devido aos efeitos serotonérgicos.

Continuar/Descontinuar
A maioria dos periódicos e livros-texto recomenda a permanência destes agentes no período perioperatório. A FDA* e alguns especialistas recomendam que antidepressivos tricíclicos sejam descontinuados em cirurgias eletivas sempre que possível. A estabilidade da depressão do paciente deve ser levada em consideração antes de tomar a decisão, a fim de evitar a piora do quadro. Se a depressão é moderada ou grave, a melhor conduta é continuar com o antidepressivo e notificar o anestesista, objetivando monitorar arritmias cardíacas no período perioperatório. Se a depressão é leve ou a medicação é utilizada em doses baixas ou se o antidepressivo não é essencial para a qualidade de vida em curto-prazo e as arritmias são uma preocupação, o agente pode ser interrompido entre 7 a 14 dias antes da cirurgia.

Formulações/Alternativas
Em consulta com o psiquiatra, considerar a substituição por outra classe de medicamentos, como os inibidores seletivos de receptação de serotonina quando o antidepressivo tricíclico for contraindicado.

INIBIDORES SELETIVOS DE RECAPTAÇÃO DA SEROTONINA (ISRS)
Benefício/Risco
Podem aumentar o risco de sangramento e consequente necessidade de transfusão sanguínea na cirurgia, talvez devido aos seus efeitos na agregação plaquetária. Os riscos de sangramento estão documentados primariamente na associação com antiplaquetários ou anti-inflamatórios não esteroidais. A retirada abrupta deve ser evitada pelo risco de síndrome da descontinuação, que inclui tonteira, calafrios, mialgias e ansiedade.

---

* Food and Drug Administration: agência do governo federal norte-americano vinculada ao Departamento de Saúde e Serviços Humanos responsável por proteger e promover a saúde pública através do controle e supervisão da segurança alimentar, produtos contendo tabaco, suplementos dietéticos, drogas de prescrição controlada e não controlada, vacinas, biofármacos, transfusão de sangue, aparelhos médicos, dispositivos emissores de radiação eletromagnética, cosméticos, e produtos veterinários, incluindo rações animais.

Continuar/Descontinuar

Para a maioria dos pacientes é recomendado continuar com a medicação no período perioperatório. A decisão da retirada do medicamento deve equilibrar as consequências do sangramento com a gravidade do transtorno psiquiátrico. Para pacientes que serão submetidos a procedimentos cirúrgicos com riscos substanciais de sangramento pós-operatório que podem levar a significante morbidade como procedimentos no sistema nervoso central ou em pacientes que requerem terapia antiplaquetária para prevenção secundária, considerar a descontinuação do ISRS algumas semanas antes da cirurgia eletiva e o início de um regime antidepressivo alternativo em consulta com o psiquiatra. Pacientes com transtornos do humor graves ou que serão submetidos a cirurgias com risco de sangramento baixo ou moderado geralmente devem manter o medicamento no período perioperatório. Agentes antiplaquetários devem ser descontinuados no pré-operatório, se possível, em pacientes usando ISRS. Se a terapia com aspirina ou tienopiridina é necessária para prevenção secundária durante a cirurgia, o ISRS deve ser descontinuado previamente à cirurgia e um regime antidepressivo alternativo deve ser considerado.

INIBIDORES SELETIVOS DE RECAPTAÇÃO DE NOREPINEFRINA E BUPROPIONA
Benefício/Risco

Há uma limitação de informações relacionando os inibidores seletivos de recaptação de norepinefrina no período perioperatório. Estudo retrospectivo com 4.136 pacientes que seriam submetidos à cirurgia de revascularização miocárdica mostrou que seu uso aumenta o risco de disfunção renal e de ventilação prolongada. Não existe literatura relacionando o uso da bupropiona no perioperatório.

Continuar/Descontinuar

Considerações devem ser similares aos inibidores seletivos de receptação de serotonina.

INIBIDORES DA MONOAMINOXIDASE
Benefício/Risco

O uso de inibidores não seletivos da monoaminoxidase (IMAOS) resulta em acumulação de aminas biogênicas no sistema nervoso central e autônomico. A administração concomitante de agentes simpaticomiméticos como a efedrina durante anestesia pode resultar em crise hipertensiva grave, devido à liberação da norepinefrina acumulada. Além disso, durante a anestesia e cirurgia, há dois tipos de reações do sistema nervoso central que podem acontecer: a reação do tipo I, que ocorre com a administração de anticolinérgicos e meperidina com IMAOs, levando à síndrome serotonérgica: agitação, cefaleia, febre, convulsões, coma e morte. A reação do tipo II ocorre quando o IMAO inibe enzimas hepáticas microssomais envolvidas no metabolismo de opioides, levando à sedação, depressão respiratória e colapso cardiovascular por acumulação do narcótico livre. O uso de morfina e fentanil é recomendado para evitar a reação do tipo I; porém, com o uso concomitante de IMAOs, é necessário monitorar os efeitos depressivos no sistema nervoso central. O uso de anestésicos locais contendo epinefrina é seguro.

Continuar/Descontinuar
A decisão de continuar ou descontinuar IMAOS não seletivos antes da cirurgia requer colaboração entre psiquiatra e anestesista. Geralmente, os IMAOS devem ser continuados quando dois critérios são atendidos:

1. A anestesista está confortável em usar procedimentos seguros para IMAO;
2. O psiquiatra acredita que a retirada temporária do agente irá exacerbar ou precipitar depressão.

Na ausência desses critérios, é recomendado descontinuar inibidores da monoaminoxidase duas semanas antes de cirurgias eletivas. Tratamento alternativo com antidepressivos tricíclicos ou ISRS podem ser considerados no período perioperatório. Se os IMAOS forem continuados no perioperatório, é necessário que o paciente siga dieta que exclua alimentos contendo grande quantidade de tiramina durante a internação, a fim de evitar a precipitação de uma crise hipertensiva. As interações medicamentosas devem ser monitoradas.

Uma técnica anestésica segura para usuários de IMAO pode ser usada em pacientes incapazes de descontinuar o IMAO, como em procedimentos emergenciais. Essa técnica envolve evitar meperidina e dextrometorfano e a utilização cautelosa somente de agentes simpaticomiméticos de ação direta intravenosa, como a norepinefrina, epinefrina, fenilefrina e isoproterenol.

ESTABILIZADORES DO HUMOR: LÍTIO E VALPROATO
Benefício/Risco
O lítio reduz a liberação de neurotransmissores e pode prolongar o efeito de bloqueadores neuromusculares. Seu intervalo terapêutico é restrito, então é altamente dependente da função renal para sua meia-vida e interage com diuréticos, IECA, anti-inflamatórios não esteroidais e drogas serotonérgicas como a meperidina, azul de metileno e tramadol. O uso crônico do lítio pode causar diversos efeitos na tireoide. Além disso, diabetes *insipidus* nefrogênico foi descrito em até 20% dos pacientes em uso de lítio. Nestes, a euvolemia e uma concentração adequada de sódio no sangue é obtida através da polidipsia. O acesso livre à água pode estar prejudicado durante o período perioperatório e levar à depleção de volume e hipernatremia.[4]

O ácido valproico interage com anti-inflamatórios não esteroidais, alguns antibióticos e lorazepam. Não há relatos demonstrando problemas de seu uso no perioperatório.[4]

Continuar/Descontinuar
O lítio e o ácido valproico são utilizados em transtornos mentais graves. Dessa forma, é recomendada a continuação do lítio no período perioperatório com monitoração dos eletrólitos e fluidos, além de um limite reduzido na checagem da função da tireoide antes do procedimento cirúrgico. É recomendada a continuação do ácido valproico no perioperatório.

Formulações/Alternativas
O lítio deve ser temporariamente descontinuado em pacientes que não podem receber medicações por via oral, já que não há opção por via parenteral disponível. A reintrodução ao lítio por via enteral dentro das primeiras 24 horas do pós-operatório deve diminuir a necessidade para uma alternativa farmacológica de cobertura. O valproato de sódio ou antipsicóticos de segunda geração (como a olanzapina e a ziprasidona) podem ser utilizados no lugar do lítio em pacientes que não podem ingerir medicações orais.

ANTIPSICÓTICOS
Benefício/Risco
Os antipsicóticos são eficazes no controle de psicoses que podem se tornar problemáticas no período perioperatório. No entanto, um grande estudo observacional realizado indicou que o uso de antipsicóticos, tanto típicos quanto atípicos, está associado a um risco maior de morte súbita.[5] Os antipsicóticos típicos e atípicos podem prolongar o intervalo QT e causar arritmias, principalmente quando coadministrado com anestésicos voláteis e drogas como a eritromicina, quinolonas, amiodarona e sotalol.

Continuar/Descontinuar
Antipsicóticos devem ser usados com cautela em pacientes com risco de exacerbação da psicose. Esses agentes devem ser descontinuados em pacientes, cujo eletrocardiograma demonstra prolongamento do intervalo QT. Antipsicóticos de ação curta e com baixas doses devem ser considerados e a interrupção do uso pode ser preferível após consulta com psiquiatra. A meia-vida dos antipsicóticos é bastante variável; raramente, sintomas de retirada (como náusea, vômitos e insônia) ou psicoses como efeito rebote podem ocorrer após descontinuação abrupta. Os antipsicóticos podem potencializar efeitos sedativos e hipotensivos de agentes anestésicos e opioides. Podem causar efeitos adversos extrapiramidais e, raramente, síndrome neuroléptica maligna. Muitos antipsicóticos interagem com o metabolismo CYP2D6 e/ou CYP3A4, e podem interagir com outras drogas usadas no perioperatório como antibióticos, midazolam e quetamina. A administração parenteral de antipsicóticos com outras drogas parece aumentar o risco de sedação adicional, hipotensão, ou prolongamento do intervalo QT no perioperatório.

Formulações/Alternativas
Muitos antipsicóticos típicos estão disponíveis na forma intramuscular de ação rápida, com agentes de alta potência, mais prováveis de causar efeitos extrapiramidais, enquanto agentes com potência menor são mais propensos a causar hipotensão e sedação. O haloperidol é o antipsicótico intravenoso mais utilizado no ambiente hospitalar por possuir mínimos efeitos hemodinâmicos; todavia, produz reações extrapiramidais exuberantes em curto prazo, principalmente em idosos. Muitas formulações de antipsicóticos atípicos estão disponíveis, como a olanzapina e ziprasidona intramuscular, que possuem ação rápida. Preparações com risperidona com ação duradoura podem ser utilizadas como manutenção. A olanzapina e a risperidona possuem formulação solúvel que pode ser utilizada em pacientes que não podem utilizar a medicação oral.

ANSIOLÍTICOS
Benefício/Risco
A retirada abrupta de benzodiazepínicos utilizados cronicamente podem levar à agitação psicomotora, hipertensão, *delirium* e convulsões. Muitos desses agentes possuem metabólitos ativos e os sintomas de abstinência podem ocorrer dias ou semanas após a descontinuação abrupta. Os sintomas de abstinência podem ocorrer em menos de 24 horas após a retirada abrupta do alprazolam utilizado de forma crônica. Os benzodiazepínicos são comumente utilizados em curto prazo para aliviar a ansiedade perioperatória e geralmente são seguros com monitoração apropriada. Pode ser observada sedação adicional e aumento da tolerância para anestésicos perioperatórios e sedativos. A buspirona é segura

no período perioperatório, mas devido ao seu efeito serotonérgico, o uso com meperidina e tramadol não é recomendado.

Continuar/Descontinuar
É recomendado que os benzodiazepínicos ou buspirona utilizados cronicamente para efeitos ansiolíticos e sedativos sejam continuados no período perioperatório.

Formulações/Alternativas
Formulações parenterais de benzodiazepínicos, como o diazepam e o lorazepam, podem ser utilizadas como substitutos em pacientes que não podem ingerir a medicação e em quem a ansiedade é um problema. A administração intravenosa pode causar labilidade pressórica. A buspirona está disponível apenas em formulação oral.

PSICOESTIMULANTES
Benefício/Risco
Os medicamentos psicoestimulantes utilizados no tratamento do déficit de atenção aumentam o risco de hipertensão e arritmias diminuem o limiar convulsivo, e interagem com medicações que podem ser necessárias no período perioperatório, como vasopressores. Há risco de aumento abrupto da pressão quando agentes anestésicos halogenados são utilizados com metilfenidato. Como os psicoestimulantes não estão associados a efeitos adversos após a descontinuação em pacientes que não abusam do medicamento, o estimulante deve ser descontinuado no dia da cirurgia.

Descontinuar/Continuar
Os dados são limitados, porém os riscos da descontinuação temporária são pequenos. É recomendado que a medicação não seja ministrada no dia da cirurgia, e reintroduzido assim que possível.

O Quadro 32-1 resume as considerações e Manejo das drogas que foram exemplificadas anteriormente.

Quadro 32-1. Drogas Neuropsiquiátricas

Drogas	Considerações	Manejo
Antidepressivos tricíclicos e tetracíclicos	São capazes de diminuir o limiar convulsivo, atrasar o esvaziamento gástrico e prolongar o intervalo QT do eletrocardiograma. Podem aumentar o risco de arritmias se combinado com anestésicos voláteis ou agentes simpaticomiméticos. A retirada abrupta pode acarretar em insônia, náuseas, hipersalivação, hiperidrose e cefaleia	A terapia medicamentosa em pacientes em uso de altas doses deve ser mantida. Pacientes que fazem uso de doses baixas e em quem arritmias são uma preocupação devem descontinuar a medicação sete dias antes da cirurgia eletiva. Deve-se evitar a retirada abrupta do medicamento

(Continua.)

Quadro 32-1. *(Cont.)* Drogas Neuropsiquiátricas

Drogas	Considerações	Manejo
Inibidores seletivos da receptação da serotonina	Estão documentados riscos de sangramento quando associados a antiplaquetários ou anti-inflamatórios não esteroidais. A retirada abrupta deve ser evitada devido ao risco de síndrome da descontinuação	É recomendado continuar com a medicação no período perioperatório para a maioria dos pacientes. Em procedimentos cirúrgicos com grandes riscos de sangramento pós-operatório como procedimentos no sistema nervoso central ou em pacientes que requerem terapia antiplaquetária, considerar descontinuação do ISRS três semanas antes da cirurgia e início de um regime antidepressivo alternativo quando necessário
Inibidores seletivos da receptação de norepinefrina	Seu uso pode aumentar o risco de disfunção renal e ventilação prolongada em pacientes	O manejo deve ser similar aos ISRS
Inibidores da monoaminoxidase	Administração concomitante de agentes simpaticomiméticos como a efedrina durante anestesia pode resultar em crise hipertensiva grave. Há ainda dois tipos de reações do sistema nervoso central que podem ocorrer durante anestesia e cirurgia. A reação do tipo I ocorre com a administração de anticolinérgicos e meperidina com IMAO. A reação do tipo II ocorre quando IMAO inibe enzimas hepáticas envolvidas no metabolismo de opioides	Em procedimentos emergenciais, uma técnica anestésica segura para MAO deve ser colocada em prática. Em cirurgias eletivas, o IMAO deve ser continuado quando dois critérios são atendidos: (1) o anestesista está confortável em usar procedimentos seguros para MAO; e (2) o psiquiatra acredita que a retirada temporária do medicamento irá exacerbar ou precipitar depressão. Na ausência desses critérios, é recomendado descontinuar IMAO duas semanas antes de cirurgias eletivas e um tratamento alternativo deve ser considerado
Lítio e Valproato	O lítio pode prolongar o efeito de bloqueadores neuromusculares e interage com diversos medicamentos. Não há efeitos adversos conhecidos com o uso de valproato no período perioperatório	É recomendada a continuação da terapia durante o período perioperatório e monitoramento de eletrólitos, volume e função da tireoide
Antipsicóticos	Alguns agentes estão associados com prolongamento do segmento QT e podem ocasionalmente causar hipotensão e arritmias	É recomendado continuar com a medicação em pacientes com alto risco de desenvolvimento de psicoses. Diversos antipsicóticos possuem formulações parenterais disponíveis
Ansiolíticos	A retirada abrupta pode resultar em agitação, *delirium*, convulsões e hipertensão	É recomendado continuar com a medicação no período perioperatório

(Continua.)

Quadro 32-1. *(Cont.)* Drogas Neuropsiquiátricas

Drogas	Considerações	Manejo
Psicoestimulantes	Aumentam o risco de hipertensão e arritmias, diminuem o limiar convulsivo, e interagem com medicações que podem ser necessárias no período perioperatório, como vasopressores. Há risco de aumento abrupto da pressão quando agentes anestésicos halogenados são utilizados com metilfenidato	É recomendado descontinuar a medicação no dia da cirurgia

MENSAGENS IMPORTANTES

- Pacientes com transtornos psiquiátricos requerem atenção diferenciada no período perioperatório;
- É necessário reconhecer as possíveis interações medicamentosas entre psicotrópicos e medicações utilizadas no período perioperatório;
- É importante avaliar conjuntamente com o anestesista e o psiquiatra o risco-benefício de continuar/descontinuar o medicamento em uso;
- Uma piora do quadro psiquiátrico pode atrapalhar a evolução pós-operatória.

REFERÊNCIAS BIBLIOGRÁFICAS

1. Depression and Other Common Mental Disorders: Global Health Estimates. Organização Mundial da Saúde: Genebra. 2017.
2. Ghoneim MM, O'Hara MW. Depression and postoperative complications: an overview. Published online. BMC Surg. 2016;16:5.
3. Brown WT. Editorial: Psychiatry and Surgery. Annals of Surgery... East Washington Square, Philadelphia 5, Pa.: Annals of Surgery. 1950:445-447.
4. Muluk V, Cohn LS, Whinney C. Perioperative medication management. Published online. UpToDate. 2018.
5. Ray WA, Chung CP, Murray KT, et al. Atypical antipsychotic drugs and the risk of sudden cardiac death. N Engl J Med. 2009;360(3):225.

AVALIAÇÃO DE PACIENTES CANDIDATOS E POSSÍVEIS COMPLICAÇÕES DA ELETROCONVULSOTERAPIA

Marcos Benchimol • Henrique Madeira Miranda

INTRODUÇÃO

A eletroconvulsoterapia (ECT) foi demonstrada como um tratamento eficaz e seguro para diversas doenças psiquiátricas.[1] Apesar disso, a sua utilização ainda gera controvérsias, sendo vista, de forma errônea, como prejudicial pelo público geral,[2] pacientes psiquiátricos[3] e até mesmo por alguns profissionais de saúde mental.[4] O procedimento já foi demonstrado como eficaz e seguro, sendo utilizado amplamente nos EUA e em outras partes do mundo.[5] A ECT se mostra superior ao placebo em ensaios clínicos randomizados (i. e., sham ECT)[6] que corroboram sua eficácia.

A técnica utiliza uma pequena corrente elétrica, transmitida ao paciente através de eletrodos posicionados no crânio, para produzir uma crise convulsiva generalizada sob anestesia geral. É utilizada principalmente para o tratamento da depressão grave, mas também é indicada em outras condições, tais como transtorno bipolar, esquizofrenia, distúrbio esquizoafetivo, catatonia e síndrome neuroléptica maligna.

O tratamento efetivo dos transtornos depressivos baseia-se em minuciosa avaliação clínica, seguida de formulação e implementação do melhor plano terapêutico. A abordagem da depressão pode ser subdividida de forma simplificada em:[7]

- *Tratamento de fase aguda*: corresponde geralmente a um período inicial de 6 a 8 semanas e tem como objetivo atingir a remissão dos sintomas da doença aguda;
- *Fase de manutenção*: estende-se por um período adicional de 16 a 20 semanas, em que a administração contínua do tratamento visa à manutenção do estado de remissão, tendo como objetivo a prevenção de recaídas em curto prazo e a posterior cura (remissão total) do episódio depressivo;
- *Tratamento de manutenção em longo prazo*: aqui é estabelecida uma abordagem profilática para reduzir a probabilidade de recidiva futura, ou seja, a ocorrência de um novo episódio depressivo na evolução tardia. De um modo geral, a duração desta fase depende do número e da frequência de episódios depressivos prévios e da estimativa de gravidade da doença.

RISCOS

A taxa de mortalidade associada à ECT é basicamente similar àquela associada aos procedimentos envolvendo anestesia geral, ou seja, um em cada cem mil casos tratados (1:100.000). Os eventos que resultaram em morte ocorreram quase que exclusivamente em função de complicações cardíacas. Mediante a observação das diretrizes de boa prática clínica, publicadas nos guias de referência, a ocorrência de complicações cardiovasculares sérias – como infarto do miocárdio, fibrilação ventricular, rotura de aneurisma – tornou-se rara, mesmo em pacientes com doença cardíaca preexistente.[8]

Quanto aos distúrbios cognitivos decorrentes do uso agudo da ECT, como amnésia retrógrada, anterógrada e confusão mental, admite-se amplamente que são transitórios e reversíveis. As disfunções cognitivas associadas à ECT, que muitas vezes são difíceis de ser diferenciadas dos sintomas cognitivos da depressão, constituem-se em um componente sintomatológico extremamente desgastante para certos pacientes, devendo sempre ser acompanhadas com cautela. Os estudos controlados de neuroimagem não apresentaram qualquer evidência de que a ECT possa causar danos cerebrais.[9] Entretanto, as disfunções cognitivas associadas ao tratamento contínuo ou de manutenção com ECT ainda devem ser estudadas de maneira apropriada.

ADMINISTRAÇÃO DE PSICOTRÓPICOS DURANTE A ECT

Há controvérsias a respeito da administração concomitante de antidepressivos e ECT. Na ausência de resposta antidepressiva adequada, a descontinuação dos medicamentos parece uma conduta razoável; por outro lado, a descontinuação abrupta dos antidepressivos na vigência de um quadro sintomático pode resultar na exacerbação dos sintomas.[10] Revisões sobre as associações entre ECT e medicamentos psicotrópicos apontam para a ocorrência de sinergismo (ECT + neurolépticos em sintomas psicóticos, mas não em depressão), antagonismo (ECT + benzodiazepínicos ou anticonvulsivantes) e toxicidade, com maior risco de reações adversas, tais como confusão mental (ECT + lítio) ou complicações cardiovasculares (ECT + IMAO). A administração concomitante de compostos como hormônios tireoideanos, pindolol ou cafeína, como uma estratégia de potencialização da ECT ainda não alcançou um consenso geral.[11]

AVALIAÇÃO PRÉ-ECT

Ao receber um paciente com indicação do procedimento para avaliação de risco, seguimos os seguintes passos:

- Determinar se a ECT foi realmente bem indicada (Quadro 33-1);
- Estabelecer status cognitivo e psiquiátrico basal para servir como ponto de referência, a fim de avaliar a resposta e os efeitos cognitivos;

Quadro 33-1. Definitivamente Eficaz

- Depressão maior unipolar
- Refratariedade ou resistência ao tratamento antidepressivo
- Necessidade de uma rápida resposta, tais como gravidez, intenção suicida persistente, ou recusa alimentar ocasionando desidratação ou comprometimento nutricional
- Comorbidades médicas, impedindo uso de medicação antidepressiva
- Resposta prévia à ECT
- Sintomas psicóticos (p. ex., alucinações, delírios)
- Catatonia
- Intenção suicida persistente
- Depressão bipolar ou mania

- Identificar e tratar quaisquer condições clínicas, eventualmente encontradas, que possam aumentar o risco dos efeitos adversos da ECT. Deve-se ter uma atenção especial em histórico de condições cardiopulmonares e do sistema nervoso central, bem como cirurgias prévias, sobretudo possíveis complicações anestésicas. A solicitação dos exames laboratoriais deve ser guiada de acordo com os dados clínicos identificados.

PACIENTES COM COMORBIDADES CLÍNICAS

A indução de uma convulsão ocasiona elevações transitórias na pressão arterial, frequência cardíaca e pressão intracraniana, podendo ter efeitos deletérios. Sistemas de maior preocupação são:[12]

- Cardiovascular;
- Pulmonar;
- Sistema Nervoso Central.

Convulsões aumentam o trabalho e consumo de oxigênio no miocárdico. Dessa forma, está indicado o uso de medicações que reduzem o duplo produto quando naqueles em que esta elevação possa ser perigosa.

A Associação Americana de Psiquiatria listou as seguintes condições associadas a um maior risco:[13]

- Doença cardiovascular instável ou grave;
- Formação expansiva com evidência de elevação da pressão intracraniana;
- Acidente vascular cerebral ou hemorragia cerebral recente;
- Aneurisma cerebral com sangramento ou instável;
- Condição pulmonar grave;
- ASA Classe 4 ou 5.

Efeitos Cardiovasculares

A incidência de complicações cardiovasculares graves secundárias à ECT é baixa, sendo mais comum em indivíduos mais idosos ou com enfermidades cardiovasculares preexistentes.

Durante a fase tônica, de 15 a 20 segundos de duração, podem surgir arritmias atriais, ventriculares, bloqueios cardíacos e assistolias. Em um estudo com pacientes mais velhos, 66% desenvolveram assistolia acima de 5 segundos sem complicações permanentes.[14] História de hipertensão arterial ou evidência de isquemia no ECG não foi preditor de assistolia. De modo surpreendente, pacientes com bloqueios cardíacos e/ou distúrbios do ritmo eram menos prováveis de desenvolver assistolia (16 *versus* 54%).

A fase clônica da convulsão ocasiona uma descarga catecolaminérgica que causa hipertensão e taquicardia. Essas respostas hemodinâmicas continuam no período pós-*ictus*, geralmente se resolvendo dentro de 10 a 20 minutos da convulsão.[15] Ocasionalmente, a HAS persiste requerendo tratamento medicamentoso no momento.

Todos os pacientes são acompanhados com ECG durante o procedimento; mesmo os saudáveis podem apresentar alterações transitórias no ECG, apesar de que raramente essas alterações são significativas.

ECT também pode provocar depressão transitória da fração de ejeção em indivíduos saudáveis.[16]

Sistema Nervoso Central
Vários efeitos cerebrais ocorrem com a ECT, incluindo elevações no fluxo sanguíneo cerebral e pressão intracraniana. Amnésia, desorientação e *delirium* são as manifestações clínicas primárias clássicas.

AVALIAÇÃO PRÉ-PROCEDIMENTO
Uma história clínica e exame físico completo identificam os riscos pertinentes. Recomenda-se verificações de eletrólitos para aqueles sob uso de diuréticos ou outras medicações que os alterem, doença renal ou insuficiência cardíaca. ECG de rotina apenas nos indivíduos acima de 50 anos. Outros exames devem ser guiados pelos dados clínicos. A história deve revisar dificuldades prévias com anestésicos e ECT.

Não há contraindicações absolutas, de forma que a maioria dos pacientes pode ser submetida à ECT sem maiores transtornos, mas deve ser levado em consideração possíveis problemas médicos que requisitem alguma modificação terapêutica.

Considerações importantes incluem a presença de isquemia cardíaca, arritmia, insuficiência cardíaca, tumores cerebrais ou outros problemas neurocirúrgicos.

Quanto às medicações prévias, atentar para o uso de herbário (fitoterápico frequentemente utilizado) que pode interferir com a ECT. Averiguação de continuidade, redução ou interrupção dos antidepressivos e psicotrópicos antes do ECT.

Pacientes sob uso de *litium* podem reduzir a dose pelo risco potencial de distúrbios cognitivos e pela interação com a succinilcolina, utilizada durante o procedimento. Sugere-se a interrupção de 1-2 doses da medicação antes do ECT.

Benzodiazepínicos devem, se possível, ser suspensos antes do ECT pelas suas propriedades anticonvulsivantes. Para aqueles que se encontram sob forte ansiedade do procedimento, pode-se utilizar midazolam e, durante o procedimento, seu antagonista flumazenil.

Pacientes com epilepsia devem continuar com a medicação anticonvulsivante habitual a menos que ocorra dificuldade de evocar uma convulsão com a ECT, podendo-se retirar uma dose na noite anterior do procedimento.

Antidepressivos e antipsicóticos podem ser mantidos.

Teofilina deve ser evitada ou mantida na menor dose possível, pois está associada a convulsões prolongadas e *status epileticus*.

ESTRATÉGIAS PARA REDUZIR O RISCO DE COMPLICAÇÕES CARDÍACAS
ECT pode ser considerado como um procedimento de baixo risco, costumando ser bem tolerado mesmo nos indivíduos de risco; a duração e intensidade das alterações hemodinâmicas são breves e a mortalidade é baixa.[17] Dessa forma, é difícil determinar o benefício de qualquer intervenção para reduzir o risco cardiovascular.

Fora as condições cardíacas ativas, como síndromes coronárias agudas ou instáveis, insuficiência cardíaca descompensada, doenças orovalvares graves e arritmias malignas, a maioria dos pacientes pode ser submetida à ECT com tratamento médico apropriado.[18]

Betabloqueadores de ação rápida podem ser usados para o tratamento de taquicardia e HAS persistente pós-ECT. Outros medicamentos úteis para a HAS após procedimento são: nitroglicerina, nicardipina e clonidina.

BETABLOQUEADORES PROFILÁTICOS
Enquanto o tratamento das alterações hemodinâmicas pós-procedimentos está indicado, o uso **profilático** é controverso.

O uso rotineiro de BB em pacientes de baixo risco parece não estar justificado. Como a ocorrência de complicações cardiovasculares induzidas pela ECT é baixa, é difícil sustentar algum benefício desta droga na redução de eventos. Além de reduzir o limiar convulsivo os BB foram implicados em maior incidência de assistolias prolongadas.[19]

O uso de BB profilático é sugerido em pacientes de alto risco de complicações cardiovasculares.

COMORBIDADES
Hipertensão (HAS)
Recomenda-se que pacientes com HAS grave sejam estabilizados antes do ECT. Manter os hipotensores com pequena dose de líquido duas horas antes do ECT, à exceção de diuréticos por conta do risco de incontinência urinária induzida pela convulsão.

Doença Arterial Coronária (DAC)
Medicações anti-anginosas como nitratos e BB devem ser mantidas naqueles com DAC documentada. Pacientes que estejam usando BB podem fazer uso de Atropina ou Glicopirrolato na indução, considerando-se o risco de bradicardia.[20] Se houver evidências de isquemia (ECG ou precordialgia durante o tratamento), convém interromper a intervenção seguindo de estratificação e tratamento da isquemia miocárdica.

Nos indivíduos com história de infarto do miocárdio é prudente esperar 3 meses para iniciar ECT, a menos que o risco de morte pela depressão seja considerável.

Fatores de risco nestes casos incluem a extensão do infarto, o grau de disfunção ventricular e a isquemia residual.

Insuficiência Cardíaca (IC) e Doença Valvar
ECT deve ser adiada em pacientes com IC descompensada ou com doenças valvares importantes, requerendo acompanhamento cardiológico e compensação do quadro.
Pacientes com IC compensada parecem tolerar bem a ECT.[21]

Marca-Passos e Desfibriladores
Pacientes com estes dispositivos podem ser submetidos à ECT de forma segura, mas antes, um ímã apropriado deve ser colocado junto ao marca-passo (para evitar uma inibição) e desativação do desfibrilador antes da ECT com posterior reativação (a fim de evitar descarga).

DOENÇA NEUROLÓGICA E NEUROCIRÚRGICA COEXISTENTE
Tumores Cerebrais
Anteriormente, tumores cerebrais e outras formações expansivas eram contraindicações absolutas para ECT[22] pelo risco de elevar a pressão intracraniana (PIC) e ocasionar deterioração neurológica. Porém, um grupo estudou a utilização de ECT em 10 pacientes com tumores intracranianos e não houve elevação da PIC. Oito pacientes com meningiomas de diferentes localizações e dois com metástases de tumores de mama sem efeitos neurológicos significativos.[23]

Um relato de caso descreveu tratamento sem intercorrências de um paciente com tumor cerebral e elevação da PIC, tratado previamente com esteroides e BB para minimizar edema e elevação da pressão arterial.[24]

Baseado nestes dados, ECT é provavelmente segura em pacientes com tumores cerebrais assegurando não haver elevação da PIC, o julgamento deve ser individualizado com envolvimento da equipe neurocirúrgica, visto que os estudos ainda são pequenos e limitados.

Acidente Vascular Encefálico (AVE)
Pacientes com história de AVE têm uma elevada taxa de depressão. Estudos com indivíduos que realizaram ECT 1 mês após o evento não mostraram complicações neurológicas associadas ao tratamento. Outro estudo demonstrou que a eficácia da ECT não ficou comprometida pelo AVE.

Epilepsia
Apesar dos anticonvulsivantes poderem interferir na eficácia do ECT, pacientes com epilepsia devem manter sua medicação. Pode-se considerar reduzir a dose ou suspender a dose na véspera do procedimento, caso haja dificuldade em evocar convulsão na terapia.

Objetos Metálicos Cranianos
A segurança da ECT em pacientes com objetos metálicos cranianos é desconhecida. Existem preocupações teóricas de aquecimento do tecido e alterações circulatórias. Acredita-se que metais inertes não aqueçam os tecidos adjacentes.

Não foram observadas complicações após ECT em uma série de 24 casos de pacientes com objetos metálicos cranianos.[25] A maioria (22 pacientes) realizou ECT ≥ 2 meses após o implante. Apesar deste estudo trazer alguma segurança, recomenda-se parecer a equipe neurocirúrgica para assegurar a realização deste tratamento.

Anticoagulação
Há controvérsias relativas à segurança da ECT em pacientes utilizando anticoagulantes, considerando-se a preocupação de sangramento intracraniano.[26] Contudo, ECT realizada em pacientes, utilizando warfarina, rivaroxabana e dabigatrana não ocasionou sangramentos.[27] Dessa forma, aparentemente, o risco de sangramento intracraniano induzido pela ECT, se existir, parece ser pequeno.

Gravidez
O tratamento de problemas psiquiátricos durante a gravidez é um desafio, posto que o tratamento medicamentoso pode desencadear importantes efeitos, tanto na gestante como no feto. Contudo, a terapia com ECT é geralmente considerada segura durante a gestação.

MENSAGENS IMPORTANTES
ECT é uma forma segura e eficaz de tratamento de alguns transtornos neuropsiquiátricos utilizando-se corrente elétrica para induzir crise convulsiva generalizada, com anestesia geral.

Apresenta baixa mortalidade (1:100.000), frequentemente de causas cardíacas.

Distúrbios cognitivos (amnesia e confusão) são geralmente transitórios.

Convulsão aumenta a pressão arterial, intracraniana, frequência cardíaca e consumo miocárdico de oxigênio de modo que pacientes com síndromes coronarianas instáveis/graves, aneurismas cerebrais, AVE recente e tumores intracranianos com hipertensão intracraniana, pneumopatias graves e ASA IV/V devem ter suas condições resolvidas antes de iniciar ECT.

HAS grave deve ser estabilizada. Após IAM, aguardar período de 3 meses. Insuficiência cardíaca e doenças valvares devem estar compensadas.

Um ímã deve ser aplicado sobre o marca-passo, a fim de evitar inibição pela corrente elétrica. CDI deve ser desativado para não gerar descarga.

Observar medicações psiquiátricas em uso que requeiram modificação antes da ECT (lista acima).

Gestação e anticoagulantes parecem não representar riscos ao procedimento.

REFERÊNCIAS BIBLIOGRÁFICAS

1. American Psychiatric Association. The Practice of Electroconvulsive Therapy: Recommendations for Treatment, Training, and Privileging. A Task Force Report of the American Psychiatric Association. 2nd ed. American Psychiatric Publishing. 2001.
2. Lauber C, Nordt C, Falcato L, Rossler W. Can a seizure help? The public's attitude toward electroconvulsive therapy. Psychiatry Res. 2005;134(2):205-9.
3. Arshad M, Arham A Z, Arif M, et al. Awareness and perceptions of electroconvulsive therapy among psychiatric patients: a cross-sectional survey from teaching hospitals in Karachi, Pakistan. BMC Psychiatry. 2007;7:27.
4. Lauber C, Nordt C, Rossler W. Recommendations of mental health professionals and the general population on how to treat mental disorders. Soc Psychiatry Psychiatr Epidemiol. 2005;40(10):835-43.
5. Electroconvulsive therapy for depression. Lisanby SH.N Engl J Med. 2007;357(19):1939.
6. Ross CA. The sham ECT literature: implications for consent to ECT. Ethical Hum Psychol Psychiatry. 2006;8(1):17-28.
7. ECT in treatment-resistant depression.. Kellner CH, Greenberg RM, Murrough JW, Bryson EO, Briggs MC, Pasculli RM Am J Psychiatry. 2012;169(12):1238.
8. Zielinski RJ, Roose SP, Devanand DP, et al. Cardiovascular complications of ECT in depre patien with cardiac disease. Am J Psychiatry. 1993;150(6):904-909.
9. National Institute for Clinical Excellence. Guidance on the use of electroconvulsive therapy. 2003:1-36.
10. Mc Call WV. Electroconvulsive therapy in the era of modern psychopharmacology. Int J Neuropsychopharmacol. 2001;4(3):315-324.
11. Salleh MA, Papakostas I, Zervas I. Christodoulou, G. Rev. Psiq. Clín. 2006;33(5);262-267.
12. Electroconvulsive therapy in the medically ill.Rasmussen KG, Rummans TA, Richardson JW. Psychiatr Clin North Am. 2002;25(1):177.
13. American Psychiatric Association, Weiner RD, Coffey CE. The Practice of Electroconvulsive Therapy: Recommendations for Treatment, Training, and Privileging, 2nd ed., American Psychiatric Association. 2001.
14. Incidence of asystole in electroconvulsive therapy in elderly patients.Burd J, Kettl P Am J Geriatr Psychiatry. 1998;6(3):203.
15. Abrams R. Electroconvulsive Therapy, 2nd ed., Oxford University Press, New York. 1992.
16. Effects of electroconvulsive therapy on cardiac function in patients without heart disease. Fuenmayor AJ, el Fakih Y, Moreno J, Fuenmayor AM Cardiology. 1997;88(3):254.
17. Rice EH, Sombrotto LB, Markowitz JC, Leon AC. Cardiovascular morbidity in high-risk patients during ECT. Am J Psychiatry. 1994;151:1637.
18. Dolinski SY, Zvara DA. Anesthetic considerations of cardiovascular risk during electroconvulsive therapy. Convuls Ther. 1997;13:157.
19. Cardiac arrest during ECT modified by beta-adrenergic blockade.Decina P, Malitz S, Sackeim HA, Holzer J, Yudofsky S. Am J Psychiatry. 1984;141(2):298.
20. Incidence of asystole in electroconvulsive therapy in elderly patients. Burd J, Kettl P. Am J Geriatr Psychiatry. 1998;6(3):203.

21. Safety of electroconvulsive therapy in patients with a history of heart failure and decreased left ventricular systolic heart function. Rivera FA, Lapid MI, Sampson S, Mueller OS. J ECT. 2011;27(3):207-13.
22. Electroshock treatment in the psychoses. Smith LH, Hughes DJ, Hastings DW, Alpers J. Am J Psychiatry. 1942;98:558.
23. Electroconvulsive treatment of a patient with known intracranial tumor. Fried D, Mann JJ. Biol Psychiatry. 1988;23(2):176.
24. ECT in the presence of brain tumor and increased intracranial pressure: evaluation and reduction of risk. Patkar AA, Hill KP, Weinstein SP, Schwartz SL. J ECT. 2000;16(2):189.
25. Safety of electroconvulsive therapy in the presence of cranial metallic objects. Gahr M, Connemann BJ, Freudenmann RW, Schönfeldt-Lecuona C. J ECT. 2014;30(1):62-8.
26. Bleich S, Degner D, Scheschonka A, Rüther E, Kropp S. Electroconvulsive therapy and anticoagulation. Can J Psychiatry. 2000;45(1):87.
27. Rivaroxaban for thromboprophylaxis in a patient receiving electroconvulsive therapy. Shuman M, Hieber R, Moss L, Patel D. J ECT. 2015;31(1):e19-20.

MANEJO DO CATETER PERIDURAL E ANALGESIA PÓS-OPERATÓRIA

CAPÍTULO 34

Diego da Cruz Silva ▪ Brynner Mota Buçard

INTRODUÇÃO
A dor é definida pela International Association for the Study of Pain (IASP) como uma experiência sensorial e emocional desagradável associado a dano, atual ou potencial, de tecido ou descrita em termos de tal dano. A dor no pós-operatório imediato é considerada normal e esperada, e talvez por isto mesmo, não raro, deixa de ser tratada adequadamente. As equipes assistenciais precisam ser treinadas a entender a dor como o 5° sinal vital a ser avaliado, deixando de considerá-la apenas como um incômodo e reconhecendo que estão envolvidos no processo complexas reações fisiológicas, com manifestações somáticas e psicológicas. Desse modo, conhecer as diferentes formas de analgesia passa ser importante para os profissionais envolvidos nesse processo.[1]

ANALGESIA PERIDURAL
A analgesia peridural é uma técnica de analgesia que utiliza a administração de fármacos analgésicos, anestésicos locais (AL) ou outros, por via epidural. A infusão dessas substâncias pode ocorrer de maneira intermitente, contínua ou controlada pelo paciente, sendo a escolha determinada pelas individualidades clínicas e experiência do serviço.[2]

ANATOMIA
O espaço peridural é uma cavidade virtual situada entre o ligamento amarelo e a dura-máter. Os termos epidural, extramural ou peridural são utilizados para definir a cavidade (espaço) situada entre a dura-máter e a parede interna do canal medular. Evidências descrevem o espaço epidural como estrutura dividida em três compartimentos: anterior, posterior e lateral.[3]

O espaço epidural é, assim, mais largo na região lombar, diminuindo na região dorsal, para quase desaparecer na região cervical. Atinge dimensões maiores na linha média da zona posterior. É rico em vascularização venosa e tecido gorduroso. As veias epidurais, elementos-chave na dispersão e distribuição de fármacos, estão localizadas na face anterolateral do canal raquidiano. Os ligamentos vertebrais asseguram a estabilidade da coluna vertebral. A abordagem do espaço epidural faz-se, assim, através do ligamento supraespinhoso, que se estende de C7 até ao sacro, do ligamento interespinhoso, localizado entre as apófises espinhosas, e, por fim, do ligamento amarelo, constituído por tecido elástico com uma resistência característica e perceptível quando puncionado.[3]

TÉCNICA

A inserção do cateter para analgesia epidural pode ser executada com o paciente sentado ou em decúbito dorsal. Na prática, a posição é determinada pelo estado clínico, pelo nível da punção e pela experiência do profissional anestesista. Apesar de controverso, o valor do posicionamento do paciente para dispersão dos fármacos no espaço peridural, a posição sentada permite, em tese, uma maior abertura dos espaços intervertebrais, bem como a simetria das escápulas, além de favorecer também uma difusão bilateral e simétrica da analgesia. Seja qual for a posição escolhida, dentro da descrição clássica da técnica, a cabeça e o corpo devem estar arqueados para frente, aumentando a convexidade do ombro e permitindo uma maior abertura dos espaços intervertebrais. Alguns estudos, contudo, advogam que esse posicionamento não auxilia na abertura dos espaços intervertebrais e ainda pioram a mecânica ventilatória por conta de obstrução. A etapa seguinte é a realização da antissepsia, assepsia e utilização de campo estéril no local da punção. A agulha de Tuohy é introduzida, logo após a adequada anestesia local, rasando a base do processo espinhoso e evitando o corpo da vértebra subjacente. A punção é feita na linha interespinhosa (técnica mediana), que, para o início de aprendizado, é a técnica de maior compreensão e facilidade de execução. Há também a possibilidade de realizar a punção 1 cm para fora da linha interespinhosa (técnica paramediana). A agulha é dirigida com uma inclinação de 10-15° em relação ao plano sagital.[2]

Na Figura 34-1 há um melhor entendimento da técnica de punção.

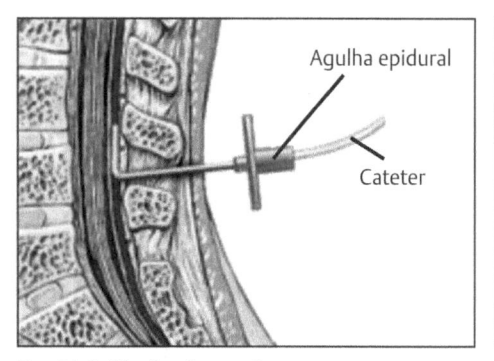

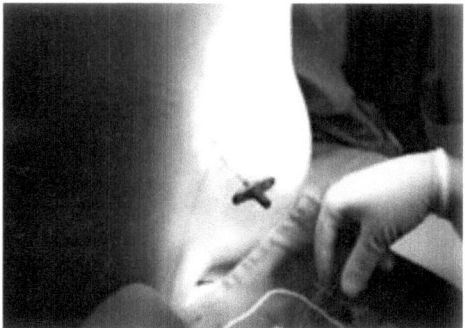

Fig. 34-1. Técnica de punção.

A fim de confirmar o correto posicionamento da agulha no espaço peridural, utilizam-se as técnicas de perda de resistência ou gotejamento. Na primeira, a agulha é introduzida até o ligamento interespinhoso e a partir desse momento, o guia da agulha é retirado e acoplado uma seringa de vidro ou alguma outra de baixa resistência. Tenta-se injetar o ar, porém, como a ponta da agulha se encontra no ligamento, ocorrerá uma resistência, o que funciona como um sinal, permitindo a progressão da agulha. Quando a ponta da agulha penetrar no espaço peridural, ocorre perda da resistência, o que permite a passagem do cateter peridural (técnica de Dogliotti). A segunda técnica, a técnica de Gutierrez, utiliza a propriedade de "pressão negativa" existente no espaço peridural. Com esta técnica, a agulha é inserida no ligamento interespinhoso, de forma semelhante descrita anteriormente e, com o manúbrio cheio de solução fisiológica 0,9%, se permite que uma gota saia pelo manúbrio da agulha. À medida que a agulha progride pelas estruturas ligamentares, a gota não se move; entretanto, quando ocorre a penetração do ligamento amarelo, com a pressão negativa do espaço peridural, a gota é puxada, sinalizando o correto posicionamento e permitindo a passagem do cateter.[2]

Independente da técnica utilizada, preconiza-se o uso de uma dose-teste com anestésico local e epinefrina após aspiração cuidadosa do espaço peridural. Essas ações visam localizar punções inadvertidas. Quando 3 mL da dose-teste (solução contendo 15 mcg de adrenalina) é injetada por via intravascular, a frequência cardíaca pode aumentar em torno de 20% em 1 minuto. Apesar de rotineiramente realizado, o teste não apresenta grande sensibilidade e especificidade. Na injeção inadvertida no espaço subaracnoide, ocorrem sinais de anestesia espinhal dentro de 3 minutos.[4]

INDICAÇÕES E SUGESTÃO DE ANALGESIA PERIDURAL

Como visto anteriormente, a punção peridural para analgesia pode ocorrer em qualquer nível da coluna vertebral. A epidural torácica geralmente está indicada para tratamento do quadro álgico de trauma torácico, cirurgia torácica, cirurgia abdominal, íleo paralítico, pancreatite e angina instável. Já a epidural lombar é realizada quando há necessidade de manipulação ou controle álgico dos membros inferiores, como nos casos de cirurgias ortopédicas, traumas, doença arterial periférica, além de cirurgias abdominais baixas e pélvicas. Independentemente do sítio de punção, a associação de anestésico local com opioides demonstram bons resultados.[2]

Com base em um recorte, o Quadro 34-1 oferece sugestão de analgesia de acordo com o sítio envolvido.[2]

Quadro 34-1. Principais Indicações e Propostas Terapêuticas para Analgesia Epidural no Doente Crítico[2]

Epidural torácica	Epidural lombar	Sugestão terapêutica
Trauma torácico	Cirurgia ortopédica dos membros inferiores	Anestésico local + opioide, Ropivacaína 0,125%/0,25%
Cirurgia torárica	Trauma dos membros inferiores	Levobupivacaína 2-4 mcg.mL^{-1}
Cirurgia abdominal	Doença vascular periférica dos membros inferiores	Fentanil 2-4 mcg.mL^{-1} Sufentanil 0,5-1 mcg.mL^{-1}
Íleo paralítico	-	Perfusão 4-10 mL.h^{-1}, de acordo com a localização da extremidade do cateter e dermátomos a bloquear
Pancreatite	-	Nível torácico: 0,5-1 mL de AL por cada segmento
Angina Instável	-	Nível lombar: 1-2 mL de AL por cada segmento

CONTRAINDICAÇÃO

As contraindicações ao procedimento podem ser divididas em absolutas e relativas. A primeira contraindicação absoluta é a recusa do paciente. Infecção no local da punção, coagulopatia ou discrasias sanguíneas, hipertensão intracraniana, estenose aórtica e mitral graves contraindicam o procedimento em grande parte das vezes. As contraindicações relativas devem ser individualizadas caso a caso, mas, em geral, os quadros de sepse, déficits neurológicos preexistentes, valvopatias estenóticas (exceção aquelas já citadas), deformidade da coluna vertebral, paciente não colaborativo inviabilizam a execução do procedimento.[2]

COMPLICAÇÕES

De forma didática, as complicações mais frequentes associadas ao bloqueio epidural podem ser divididas em: complicações associadas à técnica e complicações decorrentes das ações dos fármacos (principalmente anestésicos locais e opioides) no espaço peridural.[2]

Punção inadvertida da dura-máter é um evento bastante frequente, sendo uma das principais complicações técnicas. Caso ocorra a administração de drogas nesse cenário, a difusão cranial de anestésico local no espaço subaracnóideo pode acarretar um quadro de insuficiência respiratória, hipotensão grave e, ao atingir o encéfalo, inconsciência (raquianestesia total). Nessa situação, é necessário prover suporte ventilatório e hemodinâmico até a depuração das substâncias.[2]

Outra situação possível é a formação de hematoma epidural ou subdural, principalmente em pacientes com história de alterações na coagulação ou uso de medicamentos anticoagulantes e antiagregantes plaquetários. O reconhecimento desse quadro pode ser dificultado no paciente em pós-operatório, porque, com frequência, eles se encontram sedados. Diante desse diagnóstico, há necessidade de esvaziamento cirúrgico através da laminectomia. Hematomas de pequeno tamanho e sem comprometimento neurológico, em casos selecionados, podem ser tratados com corticoesteroides e acompanhamento clínico.[5]

Complicações infecciosas também são descritas na inserção do cateter epidural. O abscesso epidural se desenvolve frequentemente em pacientes imunocomprometidos e a punção pode estar relacionada com algum grau de dificuldade de inserção do cateter, produzindo um hematoma epidural ou subcutâneo assintomático que posteriormente atua como um foco para infecção. A pronta instituição de antibioticoterapia endovenosa e a drenagem cirúrgica são os tratamentos a serem realizados. Apesar da possibilidade dessa complicação, a profilaxia antibiótica não está indicada, sendo necessárias apenas medidas de assepsia, como na inserção de cateteres venosos centrais. O cateter deve ser imediatamente retirado em caso de sinais flogísticos, como: edema, rubor, calor e dor ou ainda se houver suspeita de infecção do sistema nervoso central.[2]

As drogas utilizadas no espaço peridural podem levar a complicações cardiovasculares, respiratórias e neurológicas. Anestésicos locais conseguem bloquear o sistema nervoso simpático, antes mesmo do bloqueio sensitivo e motor, e levar a um quadro de hipotensão e algumas vezes bradicardia. O pronto reconhecimento dessa ocorrência deve levar a utilização de vasopressores (por exemplo: fenilefrina) para sua correção.[6]

Entretanto, quando administrados equivocadamente no intravascular, os anestésicos locais levam a um quadro de toxicidade significativa, que afeta primariamente o sistema nervoso central e se manifesta pelo aparecimento de sintomas prodrômicos (tonturas, zumbidos, parestesia da língua, dormência perioral, sabor metálico, distúrbios auditivos e visuais) que antecedem as convulsões (por bloqueio das vias inibitórias), e, posteriormente, a depressão central. As manifestações cardiovasculares surgem após os sinais e sintomas neurológicos e incluem hipotensão, bloqueio atrioventricular e fibrilação ventricular, levando ao colapso cardiovascular. A solução lipídica 20% pode ser de grande utilidade nesse cenário.[5]

Os opioides, por sua vez, apresentam complicações e efeitos colaterais mais brandos. A depressão respiratória é a complicação mais temida com o uso desses fármacos, levando algumas vezes a necessidade de intubação traqueal e suporte ventilatório. Os sintomas como náuseas, vômitos, sedação e prurido também são descritos. Reações alérgicas com manifestações cutâneas a choque anafilático podem surgir em ambas as classes de medicamento.[5]

MANIPULAÇÃO DO NEUROEIXO E ANTICOAGULAÇÃO

Em virtude do processo de envelhecimento e maior expectativa de vida da população, a prevalência de pacientes em uso de terapia anticoagulante vem aumentando de forma expressiva. Várias medicações com diversos mecanismos de ação são encontradas no mercado e as recomendações para manejo dessas drogas antes e após inserção do cateter são, portanto, constantemente atualizadas (Quadro 34-2).

Quadro 34-2. Recomendações para Segurança na Anestesia Regional em Vigência de Anticoagulantes – Sociedade Brasileira de Anestesiologia[2]

Drogas	Recomendações
AAS e AINEs	Não há indicação de suspensão
AAS e AINEs + HBPM/HNF/cumarínico	Aguardar 24 h para bloqueio de neuroeixo ou inserção de cateter peridural
AAS + tienopiridínicos	Se o paciente estiver em uso de *stent* metálico, aguardar 6 semanas Se o *stent* for farmacológico, aguardar 6 meses
Ticlopidina	Fazer bloqueio ou inserção/retirada de cateter 10-14 dias após suspensão
Clopidogrel	Fazer bloqueio ou inserção/retirada de cateter 7 dias após suspensão Em pacientes de alto risco, pode ser feito em 5 dias
Prasugrel	Fazer bloqueio de neuroeixo 7-10 dias após suspensão da droga
Abciximab	Fazer bloqueio de neuroeixo ou inserção/retirada de cateter 48 h após suspensão da droga
Tirofiban/eptifibatide	Aguardar 8-10 h para inserção de neuroeixo ou inserção de cateter peridural
Inibidores da glicoproteína IIb/IIIa + outros anticoagulantes/AAS	Contraindicação à feitura de bloqueios
Ticagrelor	Fazer bloqueio ou inserção/retirada de cateter 5 dias após suspensão da droga
Cilostazol	Fazer bloqueio ou inserção/retirada de cateter 5 dias após suspensão da droga
Heparina não fracionada	Aguardar 4 h após a última dose HNF para bloqueio, retirada/inserção de cateter. Retornar droga 1 h após
Heparina de baixo peso molecular	Doses profiláticas: aguardar 10-12 para fazer bloqueio. Doses terapêuticas: aguardar 24 h. Retirada de cateter 10-12 h após última dose. Retornar a droga 2 h após a retirada do cateter

(Continua.)

Quadro 34-2. *(Cont.)* Recomendações para Segurança na Anestesia Regional em Vigência de Anticoagulantes – Sociedade Brasileira de Anestesiologia[2]

Drogas	Recomendações
Cumarínicos	Fazer bloqueio 4-5 dias após suspensão. Monitorar RNI durante analgesia peridural
Fondaparinux	Doses profiláticas (2,5 mg): pode ser feito bloqueio. Se cateter peridural, retirá-lo 36 h após última dose. Retornar a dose 12 h após retirada do cateter. Dose terapêutica (5-10 mg): contraindicado o bloqueio
Rivaroxaban	Fazer bloqueio de neuroeixo, inserção/retirada de cateter 24 h após suspensão da droga. Retornar 4-6 h após retirada de cateter
Apixaban	Fazer bloqueio de neuroeixo, inserção/retirada de cateter 20-30 h após suspensão da droga. Retornar 4-6 h após retirada de cateter
Desirudin	Fazer bloqueio 8-10 h após a suspensão da droga em pacientes com função renal normal

VANTAGENS E DESVANTAGENS DA TÉCNICA

A comparação entre analgesia endovenosa sistêmica e por cateter peridural sempre foi motivo de pesquisa. Cada paciente e cada cirurgia apresentam singularidades que podem ser beneficiadas ora pela utilização de analgesia pelo cateter peridural ora pela analgesia endovenosa. Os dados da literatura são conflitantes e não há de forma hegemônica a superioridade de um método sobre o outro.[5]

Para as cirurgias cardíacas, o uso da via peridural pode atenuar a resposta ao estresse cirúrgico e melhorar a perfusão coronariana em pacientes coronariopatas. Assim, o controle da dor – associado a outros benefícios não analgésicos –, como o bloqueio simpático, pode levar à redução de eventos cardíacos adversos. Contudo, há possibilidade de hematoma epidural relacionada à punção e introdução do cateter, especialmente em pacientes que serão heparinizados para a circulação extracorpórea. Além disso, o efeito simpaticolítico pode levar à hipotensão e aumentar as chances de eventos cerebrovasculares. Diante dessa conflituosa combinação de possibilidades, a técnica peridural em cirurgias cardíacas tem caído em desuso.[5]

Nas cirurgias ortopédicas, a analgesia peridural promove menos sedação que a endovenosa. Essa característica é particularmente importante, uma vez que permite o início precoce da reabilitação fisioterápica, essencial para manter a amplitude dos movimentos articulares.[5]

Um estudo de revisão comparou os pacientes que receberam anestésicos locais por via epidural com aqueles que receberam analgesia endovenosa baseada em opioides em procedimentos abdominais. Foi verificado menor presença de íleo pós-operatório, sem aumento da deiscência anastomótica ou redução da efetividade da analgesia, nos pacientes que receberam apenas anestésicos locais pela via epidural. Os autores da revisão sugerem que os opioides devem ser evitados nessas soluções a não ser em casos de dor inadequadamente tratada.[5] Em um artigo de revisão, constatou-se que a anestesia peridural em cirurgias abdominais abertas, em especial as de aorta abdominal, tem maior sucesso para o controle álgico, além de menor frequência de infarto agudo do miocárdio e complicações renais e gástricas.[4]

MENSAGENS IMPORTANTES

A dor é um dos sintomas mais prevalentes no meio médico, principalmente nos pacientes em pós-operatório. A analgesia peridural integra, nesse contexto, mais uma modalidade de abordagem a esse sintoma. Não há suporte na literatura que sugira superioridade indiscutível da técnica em todos os cenários clínico-cirúrgicos possíveis e, portanto, ela deve ser utilizada de forma particularizada, levando em consideração todas as variáveis que cercam o cliente:

- Uma das técnicas de analgesia para tratar a dor no pós-operatório é através da analgesia peridural, que utiliza a administração de fármacos analgésicos, anestésicos locais (AL) ou outros, e pode ser feita de forma contínua, intermitente ou controlada pelo próprio paciente;
- O espaço peridural ou epidural ou extradural é uma cavidade virtual situada entre o ligamento amarelo e a dura-máter. A abordagem desse espaço faz-se, assim, através do ligamento supraespinhoso, do ligamento interespinhoso e, por fim, do ligamento amarelo, constituído por tecido elástico com uma resistência característica e perceptível quando puncionado. As veias epidurais, localizadas na face anterolateral do canal raquidiano, são elementoschave na dispersão e distribuição de fármacos;
- Na analgesia epidural, a inserção do cateter pode ser executada com o paciente sentado ou em decúbito dorsal com a cabeça e o corpo arqueados para frente. É feita a antissepsia, assepsia e utilização de campo estéril no local da punção. Faz-se anestesia local e é feita introdução da agulha de Tuohy, rasando a base do processo espinhoso e evitando o corpo da vértebra subjacente. A punção é feita por meio da técnica mediana ou paramediana, usando-se como referência a linha interespinhosa. A agulha é dirigida com uma inclinação de 10-15° em relação ao plano sagital;
- Para a confirmação do que correto posicionamento da agulha no espaço peridural, utilizam-se a técnica de Dogliotti (perda de resistência) ou a técnica de Gutierrez (gotejamento). Para localizar punções inadvertidas no espaço subaracnoide (anestesia espinal) preconiza-se o uso de uma dose-teste com anestésico local e epinefrina;
- Indicações da analgesia epidural torácica: tratamento do quadro álgico de trauma torácico, cirurgia torácica, cirurgia abdominal, íleo paralítico, pancreatite e angina instável. Já a epidural lombar é realizada quando há necessidade de manipulação ou controle álgico dos membros inferiores (cirurgias ortopédicas, traumas, doença arterial periférica, cirurgias abdominais baixas e pélvicas);
- Contraindicações absolutas: recusa do paciente, infecção no local da punção, coagulopatia ou discrasias sanguíneas, hipertensão intracraniana, estenose aórtica e mitral graves. As contraindicações realtivas: quadros de sepse, déficit neurológicos preexistentes, valvopatias estenóticas, deformidade da coluna vertebral, paciente não colaborativo que inviabilizam a execução do procedimento;
- Complicações associadas à técnica: punção inadvertida da dura-máter (hipotensão, insuficiência respiratória e inconsciência; hematomas epi ou subdurais (necessário laminectomia, se pequenos basta uso de corticoides e acompanhamento); infecciosos. Complicações relacionadas à ação dos farmácos: no bloqueio os AL podem causar hipotensão e bradicardia (necessário uso de fenilefrina); os AL intravascularmente causam toxicidade com aparecimento de sinais prodrômicos, seguido de convulsão e depressão do SNC. Após as manifestações neurológicas, surgem as cardiovasculares (hipotensão, bloqueio atrioventricular e FA). Os opioides apresentam efeitos mais brandos;

- Na manipulação do neuroeixo em pacientes que fazem uso de anticoagulantes: no caso de AAS e AINES, não há indicação de suspensão; inibidores da glicoproteína IIb/IIIa + outros anticoagulantes/AAS, é contraindicada a realização de bloqueio; Fondaparinux em dose profilática (2,5 mg) permite realizar o bloqueio; já em doses terapêuticas (5-10 mg), contraindica o bloqueio;[7]
- Vantagens: em cirúrgicas ortopédicas a analgesia peridural promove menos sedação e permite início precoce de reabilitação fisioterápica; em cirurgias abdominais há menor presença de íleo pós-operatório, sem aumento da deiscência anastomótica ou redução da efetividade da analgesia; em cirurgias abdominais abertas, em especial as de aorta abdominal, tem-se maior sucesso para o controle álgico, além de menor frequência de infarto agudo do miocárdio e complicações renais e gástricas;
- Em cirurgias cardíacas, essa técnica tem caído em desuso, pois pacientes heparinizados para circulação extracorpórea aumentam possibilidade e hematoma epidural, além disso, o efeito simpaticolítico pode levar à hipotensão e aumentar as chances de eventos cerebrovasculares.

REFERÊNCIAS BIBLIOGRÁFICAS

1. Fundação Hospitalar do Estado de Minas Gerais. Protocolo do manejo da dor no pós-operatório em pacientes adultos. Diretrizes Clínicos Protocolos Clínicos [Internet]. 2017.
2. Guedes L, Rebelo H, Oliveira R, Neves A. Analgesia regional em cuidados intensivos. Rev. Bras. Anestesiol. Campinas [Internet]. 2012;62(5):724-730.
3. Hamid M, Fallet-Bianco C, Delmas V, Plaisant O. The human lumbar anterior epidural space: morphological comparison in adult and fetal specimens. Surg Radiol Anat [Internete]. 2002;24(3-4):194-200.
4. Nishimori M, Low JHS, Zheng H, Ballantyne JC. Epidural pain relief versus systemic opioid-based pain relief for abdominal aortic surgery. Cochrane Database of Systematic Reviews [Internet]. 2012(7).
5. França MA, Araujo SA, Abreu EMF, Jorge JC. Epidural anesthesia: advantages and disadvantages in the current anesthesia practice. Rev. Med. Minas Gerais [Internet]. 2015;25(4).
6. Privado MS. Fentanil peridural versus venoso na analgesia pós-operatória de cirurgia ortopédica: ensaio clínico aleatório. São Paulo Med [Internete]. 2010;128(1).
7. Fonseca NM, Alves RR, Pontes JPJ. Recomendacões da SBA para segurança na anestesia regional em uso de anticoagulantes. Rev Bras Anestesiol [Internet]. 2014;64(1):1-15.

MANEJO PERIOPERATÓRIO DO PACIENTE COM DOENÇA RENAL CRÔNICA

Ilana Benchimol

INTRODUÇÃO

Os pacientes com doença renal crônica usualmente requerem intervenções cirúrgicas para realizar acesso vascular de hemodiálise, devido a repercussões relacionadas às comorbidades e por motivos diversos. A morbidade e mortalidade perioperatórias são maiores nesses pacientes.[1] O nível de função renal deve ser medido no pré-operatório de todos os pacientes com disfunção renal conhecida e nos indivíduos com maior risco de apresentar doença renal. A maioria das drogas ou seus metabólitos é, completa ou parcialmente, excretada pelos rins. Além disso, o metabolismo de algumas drogas pode se alterar na uremia. Pacientes com função renal comprometida são particularmente vulneráveis ao acúmulo e toxicidade medicamentosa. A correção de distúrbios eletrolíticos, sobretudo sódio e potássio, desequilíbrios acidobásicos e da hipoalbuminemia, usualmente observada entre os pacientes portadores de síndrome nefrótica, tem grande importância para o manuseio pré e pós-operatório desses pacientes. A manutenção do nível sérico adequado da albumina é também de grande relevância para prevenção de infecções e deiscências pós-operatórias.[2]

DEFINIÇÃO

As diretrizes da associação KDIGO (Kidney Disease Improving Global Outcomes) definem doença renal crônica como injúria renal ou redução da taxa de filtração glomerular (TFG) para abaixo de 60 mL/min/1,73 m² por, pelo menos, três meses:

- *Estágio 1*: Dano renal com TFG normal ou > 90 mL/min/1,73 m²;
- *Estágio 2*: Redução leve da TFG (60-89 mL/min/1,73 m²);
- *Estágio 3*: Redução moderada da TFG (45-59 mL/min/1,73 m²);
- *Estágio 4*: Redução grave da TFG (15-29 mL/min/1,73 m²);
- *Estágio 5*: Falência renal (TFG < 15 mL/min/1,73 m² ou diálise).

AVALIAÇÃO DA DOENÇA RENAL

A adequada avaliação da função renal é feita através da determinação da depuração da creatinina,[2] através da fórmula UV/P. Normalmente, a depuração de creatinina varia entre 70 a 140 mL/min, dependendo do sexo e da massa corporal. Podemos utilizar também a depuração estimada através de algumas fórmulas matemáticas que podem ser utilizadas à beira leito, como a proposta pelo grupo Chronic Kidney Disease Epidemiology Collaboration (CKD-EPI), que comparativamente apresenta melhor desempenho e previsão de risco, sendo considerado, pela comunidade de nefrologia, o melhor padrão para estimar a função renal. Porém, esta fórmula pode superestimar a TFG em pacientes extremamente abaixo do peso e subestimar em pacientes obesos mórbidos e diabéticos.[3]

$$\text{Depuração} = \frac{UV}{P}$$

Onde:
U = creatinina urinária em mg/dL,
V = volume urinário por minuto,
P = creatinina no plasma, em mg/dL.

RISCO CIRÚRGICO

O risco relativo de uma cirurgia em pacientes com doença renal crônica depende, assim como nos demais pacientes, do tipo de cirurgia e se é realizada de modo eletivo ou emergencial. A extensão da doença renal e a necessidade de diálise também afetam o prognóstico e a morbidade subsequente. A morbidade estimada, tanto para cirurgias gerais quanto cardíacas em pacientes com doença renal terminal, varia entre 14 e 64%.[4] As principais causas para aumento da morbidade nessa população são a inabilidade em concentrar a urina, regular o volume e natremia, atuar no manejo acidobásico e na excreção de potássio e medicamentos. A complicação mais frequente é a hipercalemia, seguido de infecção, instabilidade hemodinâmica, sangramentos e arritmias. Causas adicionais incluem anemia, pericardite, neuropatia, trombose de acessos vasculares e infecção.[1]

HIPERCALEMIA

Estima-se que a incidência de hipercalemia no período perioperatório seja tão alta quanto 19-38% dos pacientes com doença renal crônica ou terminal.[1] As opções de tratamento incluem resinas de troca que podem ser administradas pela via oral ou como enemas de retenção (30 a 60 g via retal de 6/6 horas), glicoinsulinoterapia, injeção venosa de bicarbonato e, em caso de falha das opções anteriores, diálise.

O uso tanto de bicarbonato como glicoinsulinoterapia causa um decréscimo de potássio transitório que pode se elevar novamente com o tempo. Portanto, são soluções temporárias, enquanto as resinas de troca e diálise removem o excesso corporal de potássio. Quando possível, um nível aceitável de potássio (idealmente < 5,5 mEq/L) deve ser obtido previamente a uma cirurgia em um paciente com doença renal crônica.

DISTÚRBIOS ÁCIDO-BÁSICOS

Acidose metabólica crônica em pacientes com doença renal crônica terminal não estão associadas com o aumento de risco perioperatório. No entanto, a acidose pode diminuir a eficácia de alguns anestésicos locais.[5]

SANGRAMENTOS

A uremia pode causar disfunção plaquetária, o que pode resultar em aumento do sangramento perioperatório. Para minimizar complicações urêmicas, pacientes com doença renal terminal devem ser dialisados um dia antes da cirurgia. O indicador mais sensível da extensão da disfunção plaquetária é o tempo de sangramento. Tempo de sangramento maior que 10 a 15 minutos está associado a alto risco hemorrágico, porém a relação do tempo de sangramento e a elevação do risco cirúrgico ainda não foi bem estabelecida.[6]

Opções de tratamento para correção de tempo de sangramento elevados em pacientes com doença renal crônica englobam: diálise, desmopressina 0,3 mcg/kg EV 1 hora antes da cirurgia,[7] crioprecipitado 10 unidades em 30 minutos EV (efeitos devem surgir em uma hora),[8] estrogênios conjugados 0,6 mg/kg/dia EV ou oral por 5 dias (algum efeito já deve surgir em 6 horas, mas pico do efeito ocorrem em 5-7 dias),[9-11] transfusão de concentrado de hemácias para elevar o hematócrito para pelo menos 30%, o que aumenta interação plaquetária com as paredes dos vasos.[12]

Agentes antiplaquetários não devem ser administrados nas 72 horas prévias a cirurgia em pacientes com doença renal terminal ou doença renal crônica urêmica. Em teoria, algumas medicações, que podem ter efeitos mínimos antiplaquetários em pacientes sem uremia, podem apresentar efeitos exagerados em paciente com doença renal terminal e podem, teoricamente, aumentar o risco de sangramento intraoperatório, como o benadryl, anti-inflamatórios não esteroidais, cimetidina e *librium*.[12]

A não ser que o paciente tenha dialisado sem heparina, é prudente esperar pelo menos 12 horas após a última hemodiálise com heparina antes de iniciar um procedimento cirúrgico invasivo.[13]

ANEMIA

Conforme a função renal declina, pacientes desenvolvem anemia devido ao decréscimo de produção de eritropoietina pelos rins. A correção da anemia grave ou hemodinamicamente significativa pode evitar complicações de sangramentos perioperatórios, assim como efeitos de hemodiluição que podem ocorrer quando uma máquina que faz o *bypass* entre coração e pulmão for utilizada. Um possível fator contra a transfusão sanguínea seria a formação de anticorpos que poderiam potencialmente diminuir a chance de um transplante bem-sucedido no futuro. Além disso, a infusão no intraoperatório pode causar hipercalemia como resultado de lise celular.

Se a cirurgia for eletiva, pode-se administrar eritropoietina para elevar o hematócrito até um valor aceitável (36%). O tratamento deve ser iniciado algumas semanas prévias a cirurgia para haver tempo suficiente para o hormônio elevar o hematócrito para o valor desejável. Os estoques de ferro devem ser checados em todo paciente recebendo eritropoietina.[14]

PROFILAXIA ANTIBIÓTICA

Muitos pacientes com doença renal crônica recebem profilaxia antibiótica para procedimentos cirúrgicos com vancomicina, no entanto, as bactérias vêm se tornando resistentes a essa droga. Uma cefalosporina de primeira geração, em uma dose apropriada para a função renal, é uma escolha mais adequada para a terapia empírica.

Até em procedimentos menores (como limpeza dentária), a profilaxia por antibióticos seguindo os regimes padronizados para endocardite são recomendados nos primeiros meses após a inserção de um acesso vascular sintético. O objetivo é evitar a disseminação bacteriana dos enxertos antes que ocorra a epitelização.

AVALIAÇÃO DO RISCO CARDÍACO

A doença cardiovascular é a principal causa de mortalidade em pacientes com doença renal em qualquer estágio. Metade de todas as mortes antes e depois do transplante renal são devido a causas cardíacas, com a diabetes aumentando a chance de doença aterosclerótica.[15] Os fatores de risco cardíacos incluem idade maior que 50 anos, história de angina, diabetes *mellitus*, insuficiência cardíaca e um eletrocardiograma anormal.

Testes funcionais do coração (usando exercício ou agentes farmacológicos), medicina nuclear e ecocardiografia de estresse são usualmente utilizados para rastreio de doença coronariana em pacientes com doença renal terminal. Os pacientes que realizam diálise peritoneal devem ter seu abdome drenado por completo antes de testes que envolvam exercícios para elevar sua performance.[16]

A revascularização cardíaca pode diminuir o risco cardíaco intraoperatório e aumentar a sobrevida em pacientes com doença renal, assim como nos demais pacientes. No entanto, esse procedimento é tipicamente reservado para pacientes cujo risco cardíaco é alto o suficiente para merecerem intervenção independente das considerações perioperatórias.[14]

HIPERTENSÃO ARTERIAL

Hipertensão arterial no período perioperatório é comum em pacientes com doença renal crônica. Tanto ansiedade quanto doença hipertensiva de base são fatores contribuintes. Com poucas exceções, pacientes com doença renal e hipertensão devem continuar seus regimes anti-hipertensivos durante o período perioperatório. A não ser que diuréticos estejam sendo utilizados para manejo de volume como na insuficiência cardíaca ou síndrome nefrótica, eles devem ser descontinuados dois ou três dias antes da cirurgia. A descontinuação visa evitar depleção de volume e hipotensão intraoperatória, que podem piorar a função renal.[17] A interrupção abrupta de anti-inflamatórios não esteroidais, anti-histamínicos e descongestionantes podem causar hipertensão de rebote e não devem ser descontinuados imediatamente antes da cirurgia.

Hipoglicemia também é uma causadora de hipertensão como resultado de liberação de catecolaminas para mobilização dos estoques de glicogênio. Isso acontece com maior frequência nos pacientes com diabetes *mellitus* que são mantidos em dieta zero por um período prolongado antes da cirurgia.

TESTES DE ROTINA

É importante evitar coletas de sangue e inserção de cateteres venosos no braço não dominante do paciente, que poderá ter que, eventualmente, dialisar no futuro. Nessa situação, a vasculatura necessita ser protegida para a criação de uma fístula arteriovenosa ou enxerto.

Alguns testes de rotina importantes na avaliação do risco cirúrgico são:

- Painel Renal – sódio, potássio, cloro, ureia, creatinina, cálcio e bicarbonato;
- Hemograma;
- Gasometria arterial se o nível de bicarbonato for menor do que 18 mEq/L;
- Tempo de sangramento se sangramento urêmico é uma preocupação;
- Exame físico, com ênfase no *status* de volume;
- Repetir eletrólitos 2 a 3 horas prévias à cirurgia;
- Radiografia de tórax para avaliação de congestão.

DIÁLISE

A maioria dos pacientes com doença renal terminal é mantida em hemodiálise em esquema regular três vezes por semana. Tratamentos dialíticos adicionais no período perioperatório usualmente não são necessários, no entanto, a agenda da diálise pode ser adaptada para acomodar o período da cirurgia. Idealmente os pacientes cirúrgicos devem ser dialisados um dia antes da cirurgia. Um período mais longo entre a diálise e o procedimento aumentam o risco de sobrecarga de volume, acidose ou hipercalemia. Se a cirurgia está agendada para o mesmo dia da diálise, o intervalo entre o fim do tratamento e o procedimento cirúrgico deve ser de no mínimo 4 horas, a fim de permitir a reversão da anticoagulação. Se é necessário um intervalo de tempo menor, a diálise deve ser realizada com uma dose reduzida ou sem anticoagulação, para diminuir o risco de sangramento excessivo no intraoperatório.

No pós-operatório, idealmente deve-se adiar a diálise por pelo menos 24 horas após o término do procedimento cirúrgico. A anticoagulação deve ser minimizada durante a diálise pós-operatória e sem anticoagulação nos pacientes em alto risco de sangramento no pós-operatório como em procedimentos neurocirúrgicos ou oftalmológicos.

O manejo dos pacientes dialíticos no intraoperatório deve incluir a proteção do acesso vascular para a diálise. Não se devem introduzir cateteres intravenosos centrais, ou periféricos, ipsilateralmente ao acesso arteriovenoso. Medidas de pressão arterial devem ser aferidas somente no braço contralateral. O membro com a fístula arteriovenosa deve ser posicionado com cuidado para evitar sua oclusão inadvertida. A patência do acesso deve ser avaliada no intra e no pós-operatório e, se houver qualquer alteração, um cirurgião vascular, radiologista intervencionista ou nefrologista devem ser prontamente comunicados.

Se possível, evitar canulação das veias subclávias em pacientes com doença renal crônica ou terminal, pois esta está associada com um aumento do risco de estenose ou trombose, portanto, diminuindo o funcionamento de um acesso arteriovenoso ipsilateral.[18]

DIÁLISE PERITONEAL
Os pacientes recebendo diálise peritoneal devem ter seu abdome drenado e o cateter peritoneal deve ser lavado com solução heparinizada e tampado antes de qualquer procedimento, envolvendo sedação ou anestesia geral. A drenagem peritoneal diminui a pressão intra-abdominal, permitindo melhor ventilação e diminuindo o risco de broncoaspiração. Em adição, a drenagem ainda diminui o risco de peritonite associada à bacteremia transitória durante o procedimento. A diálise peritoneal pode ser retomada imediatamente após uma cirurgia não abdominal se o *status* ventilatório tolerar a distensão abdominal. Após cirurgias abdominais, a diálise peritoneal deve ser suspensa e o paciente deve ser mantido em hemodiálise para diminuição dos riscos de fístulas, deiscência de suturas, infecção e hérnia incisional tardia.[18]

MENSAGENS IMPORTANTES
- Calcular a taxa de filtração glomerular dos pacientes com doença renal estabelecida ou em pacientes de maior risco, como diabéticos e hipertensos, faz parte do risco cirúrgico.
- É importante verificar os níveis séricos de eletrólitos, principalmente o potássio e evitar valores maiores que 5,5 no período perioperatório.
- Uma gasometria também é útil para verificar se há acidose, pois esta está relacionada à menor eficácia de anestésicos locais.
- Verificação de hematócrito, tempo de sangramento para avaliar disfunção plaquetária e dosagem sérica de albumina podem auxiliar no manejo perioperatório.
- O paciente com doença renal crônica terminal devem ser rastreados para doença coronariana com testes funcionais do coração (usando exercício ou agentes farmacológicos), medicina nuclear ou ecocardiografia de estresse.
- A descontinuação de diuréticos que não estão sendo utilizados para manejo hídrico como na insuficiência cardíaca ou síndrome nefrótica visa evitar depleção de volume e hipotensão intraoperatória, que podem piorar a função renal.
- É importante evitar coletas de sangue e inserção de cateteres venosos no braço não dominante do paciente que poderá, eventualmente, ser submetido à confecção de fístula arteriovenosa no futuro.

- Idealmente, os pacientes cirúrgicos devem ser dialisados um dia antes da cirurgia.
- No pós-operatório, de preferência, deve-se adiar a diálise por pelo menos 24 horas após o término do procedimento cirúrgico. A anticoagulação deve ser minimizada durante a diálise no pós-operatório e sem anticoagulação nos pacientes em alto risco de sangramento como em procedimentos neurocirúrgicos ou oftalmológicos.
- O manejo dos pacientes dialíticos no intraoperatório deve incluir a proteção do acesso vascular para a diálise. Deve-se evitar instalação de cateteres intravenosos centrais ou periféricos, no mesmo lado do acesso arteriovenoso. Medidas de pressão arterial devem ser aferidas somente no braço contralateral. O membro com a fístula arteriovenosa deve ser posicionado com cuidado para evitar sua oclusão inadvertida.
- Os pacientes submetidos à diálise peritoneal devem realizar drenagem do abdome e lavagem do cateter peritoneal com solução heparinizada antes de qualquer procedimento envolvendo sedação ou anestesia geral. A drenagem peritoneal diminui a pressão intra-abdominal, permitindo melhor ventilação e diminuindo o risco de broncoaspiração.

REFERÊNCIAS BIBLIOGRÁFICAS

1. Kellerman OS. Perioperative care of the renal patient. Arch Intern Med. 1994;154:1674-88.
2. Riella MC. Avaliação clínica e laboratorial da função renal. In: Riella MC, editor. Princípios de nefrologia e distúrbios hidroeletrolíticos. São Paulo: Guanabara 1997;3:179-199
3. Magachi JE, Pereira AC, Mansur HN, Bastos MG. Nomogram for estimation of glomerular filtration rate based on the CKD-EPI formula. J Bras Nefrol. 2012;34(3):315-5.
4. Brenowitz JB, Williams CD, Edwards WS. Major surgery in patients with chronic renal failure. Am J Surg. 1977;134:765-9.
5. Yee J, Parasuraman R, Narins RG. Selective review of key perioperative renal-electrolyte disturbances in chronic renal failure patients. Chest. 1999;155(5):149S-57S.
6. Paganini EP. Hematologic abnormalities. In: Daugirdas JT, Ing TS, eds. Handbook of dialysis. 2nd ed. Boston: Little Brown,. 1944:445-68.
7. Chen KS, Huang CC, Leu ML, et al. Hemostatic and fibrinolytic response to desmopressin in uremic patients. Blood Purif. 1997;15:84-91.
8. Davenport R. Cryoprecipitate for uremic bleeding [Letter]. Clin Pharm. 1991;10:429.
9. Vigano G, Gaspari F, Locatelli M, et al. Dose-effect and pharmacokinetics of estrogens given to correct bleeding associated with renal failure. N Engl J Med. 1988;34:853-8.
10. Livio M, Mannucci PM, Vigano G, et al. Conjugated estrogens for the management of bleeding associated with renal failure. N Engl J Med. 1986;315:731-5.
11. Liu YK, Kosfeld R, Marcum SG. Treatment of uremic bleeding with conjugated oestrogen. Lancet. 1984;2(8408):887-90.
12. Steiner RW, Coggins C, Carvalho AC. Bleeding time in uremia: a usefull test to asess clinical bleeding. Am J Hematol. 1979;7:107-17.
13. Bansal VK, Vertuno LL. Surgery. In: Daugirdas JT, Ing TS, eds. Handbook of dialysis. 2nd ed. Boston: Little, Brown. 1994:545-52.
14. Mahesh K. Preoperative care of patients with kidney disease. Am Fam Physician. American Academy of Family Physicians. 2002;66:1471-6.
15. Ohmura N, Tamura H, Kawaguchi Y, et al. The influence of dialysis solution on the exercise capacity in patients on CAPD. Adv Perit Dial. 1989;5:46-8.
16. Wilson RA, Norman DJ, Barry JM, Bennett WM. Noninvasive cardiac testing in the end-stage renal disease patient. Blood Purif. 1994;12:78-83.
17. Coriat P, Braz JRC. Interação entre os anti-hipertensivos e a anestesia: II bloqueadores do canal de cálcio. In: Braz JRC, Auler Jr JOC, Amaral JLG, Coriat P, editores. O sistema cardiovascular e a anestesia. São Paulo: Fundação Editora Unesp. 1977:335-9.
18. Palevsky MP. Perioperative management of patients with chronic kidney disease or ESRD. Best Practice & Research Clinical Anaesthesiology. 2004;18(1):129-144.

AVALIAÇÃO PRÉ-OPERATÓRIA DO PACIENTE RENAL CRÔNICO DIALÍTICO

CAPÍTULO 36

Henrique Santos Goldenberg ▪ Moisés Dias da Silva

INTRODUÇÃO

Apesar de haver poucos dados na literatura quanto ao manejo pré, per e pós-operatório de pacientes com doença renal crônica (DRC) – estando sob terapia dialítica ou não – existem alguns cuidados que parecem consensuais, principalmente no paciente dialítico. Dessa forma, enfocaremos para o DRC em diálise.

É sabido, primeiramente, que estar em diálise aumenta a mortalidade perioperatória, inclusive quando compara-se ao DRC não dialítico.[1] Para exemplificar, a mortalidade naqueles em terapia de substituição renal quando submetidos a reparo de aneurisma de aorta abdominal é de 10%, quando a abordagem é endoscópica contra apenas 1% na população geral.[2] Essa maior morbimortalidade pode ser atribuída à maior incidência de: doença arterial coronariana e de disfunção miocárdica, distúrbios hidroeletrolíticos no período perioperatório, em particular a hipercalemia, complicações hemorrágicas e maior labilidade pressórica.[1]

Além desses fatores, esses pacientes necessitam mais frequentemente de agentes vasopressores ou anti-hipertensivos parenterais, maior tempo de ventilação mecânica e mais tempo de permanência em unidade de terapia intensiva no pós-operatório, fatores que também afetam na morbimortalidade operatória.[1]

DIÁLISE PRÉ-OPERATÓRIA

O primeiro cuidado diz respeito ao planejamento dialítico que varia de acordo com a modalidade de terapia de substituição renal ao qual o paciente é submetido.

Pacientes em hemodiálise devem ser dialisados preferencialmente um dia antes da cirurgia. É importante ressaltar que a cirurgia deve ser programada de acordo com a rotina de diálise do doente, e não o contrário. Isso significa dizer que, se um paciente dialisa às segundas, quartas e sextas-feiras, a cirurgia deve ser planejada, por exemplo, em uma terça-feira. A prescrição de diálise costuma ser a mesma, mas é importante baseá-la nos valores recentes de potássio, cálcio, fósforo e bicarbonato para que o doente entre no centro cirúrgico com os níveis séricos de eletrólitos e peso seco mais próximas do seu valor normal.

Já para aqueles que realizam diálise peritoneal, recomenda-se alongar a duração do tempo de diálise uma semana antes do procedimento de forma preventiva já que alguns pacientes podem ter o seu retorno à diálise atrasada no pós-operatório (por íleo paralítico, por exemplo).[1] Apesar de controverso, costuma-se aumentar em uma ou duas horas o tempo de diálise diariamente naqueles que fazem diálise peritoneal automatizada. O peso seco e os níveis hidroeletrolíticos também devem ser otimizados, já que a hipotensão pós-indução anestésica é previsível, muitas vezes sendo necessária à reposição de fluidos, visando estabilidade hemodinâmica.

Importante ressaltar que muitos pacientes dialíticos (particularmente nos primeiros 6 a 12 meses após o início da terapia de substituição renal) ainda possuem função renal residual que exerce importante papel na manutenção do balanço hídrico e na eliminação de solutos.[1] No manejo operatório, é importante tentar preservar ao máximo essa função e para isso, recomenda-se suspender os inibidores da enzima conversora de angiotensina (IECA) e bloqueadores do receptor de angiotensina (BRA), bem como diuréticos, diminuindo instabilidade hemodinâmica associada à hipovolemia e vasodilatação dos agentes anestésicos. Naqueles estáveis, essas medicações podem ser retornadas no primeiro dia de pós-operatório de acordo com a indicação clínica.

EXAMES PRÉ-OPERATÓRIOS

Além de anamnese e exame físico, recomenda-se dosagem dos níveis séricos de glicose, ureia, creatinina, cálcio, fósforo, magnésio, albumina, bem como hemograma completo e coagulograma em todos os pacientes.[1] Os níveis séricos de fósforo, por exemplo, podem cair no pós-operatório em função do jejum e pode ser necessário suspender quelantes de fosfato no pré-operatório e normalizar seus níveis, caso haja alterações. Exames adicionais podem ainda ser realizados de maneira individualizada. Quando disponível, dosamos os níveis séricos de medicamentos com índice terapêutico estreito, como é o caso da digoxina. O eletrocardiograma tem suma importância, uma vez que esses pacientes têm maior incidência de doença coronariana e alterações associadas a distúrbios eletrolíticos.

Durante o exame físico, faz-se análise detalhada do acesso para diálise, estudando patência e viabilidade do acesso através de sinais de trombose ou baixo fluxo, já que ele pode ser necessário de maneira urgente no peri ou pós-operatório. Exclui-se a presença de infecção, pois infecções são responsáveis por até 20% das perdas de fístulas arteriovenosas, geralmente causadas pelo *Staphylococcus aureus* e tendo como fator de risco a presença de hematomas, pseudoaneurismas ou uso do acesso para injeção de outras substâncias, (principalmente as ilícitas). O sítio do acesso dialítico deve ser marcado e a equipe de saúde ciente da sua localização para que se tome os devidos cuidados.[1]

HIPERCALEMIA E BALANÇO HÍDRICO

Caso haja hipercalemia na avaliação pré-operatória e se a cirurgia for eletiva, a maioria dos anestesistas costuma concordar em induzir um paciente com K < 5,5 mEq/L e dialisar pacientes com o nível sérico de potássio acima desse valor, mas isso pode variar com a cronicidade do distúrbio e com o centro em que o paciente realizará o procedimento.[3] Também dependerá do tipo de cirurgia, já que diferentes cirurgias causam graus variados de sangramento, variações volêmicas e desequilíbrios ácido-base que terão impactos diferentes na concentração sérica de potássio.[3] A hemodiálise pode remover 25 a 50 mEq de potássio por hora (a depender da concentração inicial de potássio, da máquina de diálise, bem como do fluxo). Em geral, 2 horas de hemodiálise são suficientes para preparar o paciente para cirurgia na maioria das circunstâncias.

Quando a cirurgia é não eletiva, a abordagem deve ser individualizada levando-se em conta a urgência do procedimento, o grau de lesão tecidual que a cirurgia causará (quanto maior o grau de lesão, maior a liberação de potássio para a circulação) ou se a cirurgia pode ser adiada em 3 ou 4 horas para que o doente seja dialisado. Na ausência de alterações clínicas ou eletrocardiográficas e se houver estabilidade, um indivíduo com potássio entre 6-6,2 mEq/L deve tolerar um procedimento cirúrgico emergencial desde que haja monitoração cautelosa pelo anestesista para que sejam tomadas as medidas necessárias de controle medicamentoso dos níveis séricos do potássio (como glicoinsulinoterapia) ou mesmo a própria diálise.[3]

Todos os indivíduos com níveis elevados de potássio devem ter um eletrocardiograma de 12 derivações.[4] A indução anestésica frente à hipercalemia crônica com valores < 6 mEq/L, sem alterações eletrocardiográficas, geralmente é bem tolerada uma vez que, em pacientes dialíticos de longa data, não se costuma perceber alterações eletrocardiográficas até que o potássio esteja superior a 6-6,5 mEq/L.[3,4] Os achados eletrocardiográficos ocorrem por alteração no gradiente de potássio transcelular e não dos valores absolutos de potássio. Assim, pacientes dialíticos geralmente têm elevação do potássio corporal e intracelular total e, como resultado, o gradiente transcelular pode não ser alterado por hipercalemia moderada, permanecendo o ECG inalterado.[4]

Frente a alterações eletrocardiográficas de hipercalemia, o paciente deve ser dialisado por aproximadamente 2 horas, o que costuma ser suficiente.[3,4] Se a diálise não puder ser realizada por algum motivo, o manejo clínico da hipercalemia deve ser instituído, tendo em vista que mesmo uma sessão curta de diálise traz mais benefício.

Se a vida do paciente estiver em risco e o procedimento for emergencial, a cirurgia deve ser realizada independentemente dos níveis de potássio. O anestesista deve manejar a hipercalemia clinicamente até uma solução definitiva para o controle eletrolítico ser definida.[4,5]

Quanto ao balanço hídrico, o *status* volêmico ideal depende da perda hídrica esperada bem como de quanto de volume será infundido durante o procedimento. Isso reforça a necessidade do planejamento cirúrgico conjunto entre clínico, cirurgião e anestesista.

Se euvolemia ou o peso seco estimado não for alcançada previamente ao procedimento ou o paciente for receber grande volume de fluidos durante a cirurgia, a diálise se faz necessária. Por outro lado, leva-se em conta também se a previsão é de hipovolemia (como em cirurgias associadas a sangramentos importantes), o que eleva o risco de hipotensão durante o ato anestésico ou até mesmo trombose do acesso arteriovenoso.

ANEMIA

Idealmente, a concentração pré-operatória de hemoglobina deve estar nos alvos preconizados para doentes com doença renal em estágio terminal (para aqueles em uso de agentes estimuladores da eritropoiese, o objetivo é atingir um valor entre 10 e 11,5 g/dL). Para aqueles que realizarão cirurgia eletiva, quando abaixo do valor preconizado, agentes estimulantes da eritropoiese podem ser administrados no pré-operatório. Mais importante, pacientes anêmicos devem ser avaliados quanto à deficiência de ferro, já que a anemia ferropriva pode contribuir para a anemia global e na resistência aos indutores da eritropoiese quando esses já estão sendo usados. É importante ainda avaliar o risco de sangramento do procedimento, podendo agravar uma anemia já preexistente.[6]

ESTADO NUTRICIONAL

Inflamação, doença cardiovascular e desnutrição têm importante impacto na mortalidade da população dialítica, sendo preciso identificar aqueles em alto risco que serão submetidos a procedimentos invasivos e cirúrgicos.[6] Qualquer paciente DRC possui déficit proteico e energético e deve ser questionado na avaliação pré-operatória quanto à perda de apetite, perda de peso não intencional, surgimento de sintomas como náusea e vômitos que impossibilitem a alimentação, estimativa de peso seco mensal, bem como marcadores laboratoriais de desnutrição como albumina sérica e níveis de ureia (que traduzem o metabolismo de proteínas).[1,7,8]

ESTRATIFICAÇÃO DE RISCO PARA DOENÇA CARDIOVASCULAR
O índice de Lee considera como fator de risco cardíaco a presença de doença renal crônica com creatinina > 2 mg/dl e, de fato, doença arterial coronariana e disfunção miocárdica são as principais comorbidades de pacientes com doença renal crônica.[7,8] Aproximadamente 50% de dialíticos que se submetem à cirurgia devem ter doença cardiovascular, o que confere grande morbimortalidade, mesmo para aqueles que não realizarão cirurgia (a mortalidade é 10 vezes maior do que na população geral e 44 vezes maior quando há associação com diabetes).[1,7] A literatura é incerta quanto à avaliação e manejo desses pacientes, mas geralmente depende do nível de risco.

DIÁTESE HEMORRÁGICA
Pacientes dialíticos possuem predisposição a sangramentos, frequentemente manifesta em locais de trauma ou de procedimentos cirúrgicos.[6] Por outro lado, alguns pacientes têm um estado de hipercoagulabilidade e, por isso, o manejo operatório pode ser difícil. Enquanto alguns autores não recomendam a realização de provas de coagulação como método de rastreio para todos os pacientes (baseado no fato de que um tempo de sangramento normal não necessariamente prediz a segurança da realização de um procedimento cirúrgico, nem um tempo de sangramento alargado prediz risco de sangramento aumentado), outros recomendam.[1,6,8]

Múltiplos fatores levam à disfunção plaquetária que contribui com sangramento aumentado como retenção de toxinas urêmicas (em parte devido à diálise inadequada), anemia (causando afastamento das plaquetas da periferia dos vasos e dificultando a hemostasia primária), excesso de paratormônio e uso frequente de aspirina. Apesar de não ser bem estabelecido, sugere-se alguns passos empíricos para limitar o sangramento urêmico em pacientes com perda excessiva de sangue pelo acesso de diálise ou nos que não estejam otimizados do ponto de vista dialítico no momento da cirurgia. Esses passos incluem elevação, por transfusão, do hematócrito a níveis adequados (os alvos não são claros e devem ser individualizados a partir da situação clínica de cada doente), desmopressina intravenosa ou subcutânea na dose de 0,3 mcg/kg ou 3 mcg/kg via intranasal,[1,6,8] administração de crioprecipitado,[1,6,8] com duração do efeito aproximado em 8 a 24 h e, finalmente, a própria diálise. Descreve-se ainda o uso de estrogênio em pacientes que necessitem de controle crônico do tempo de sangramento, como naqueles com angiodisplasia.

Evita-se o uso de heparina na diálise, quando ela é realizada no dia da cirurgia, mas a dose de heparina pode ser reduzida e até eliminada com *flushes* de salina durante a terapia dialítica.[6] Se heparina for administrada, o perfil de coagulação deve retornar ao normal em 4 horas da administração. Assim, se houver tempo hábil, é de bom tom aguardar esse período para o início da cirurgia até que os parâmetros de coagulação normalizarem. No entanto, casa haja urgência, a protamina pode ser uma opção.

Depois de uma cirurgia de grande porte, a diálise com heparina deve ser evitada por 24 a 48 horas, particularmente quando o sítio cirúrgico não for de fácil acesso para investigação de sangramentos pós-operatórios ou se o sangramento em questão puder ter consequências graves, reforçando, mais uma vez, a necessidade de alinhamento de condutas entre a equipe cirúrgica e clínica.

MANEJO PRESSÓRICO

Como a hipertensão é comum em pacientes dialíticos, níveis elevados antes da cirurgia podem demandar terapia imediata. Em dialíticos, devemos otimizar o *status* volêmico através da remoção de líquidos pois a sobrecarga hídrica geralmente é a responsável. A terapia anti-hipertensiva pode ainda ser necessária se os níveis pressóricos persistirem altos mesmo com o peso seco otimizado ou se a diálise não for viável no período pré-operatório imediato (seja por falência de acesso ou pela emergência do procedimento).

Nesse contexto, descreve-se terapia parenteral com enalaprilat ou labetalol (não presentes no Brasil) ou hidralazina (que deve ser administrada junto a um betabloqueador para diminuir o risco de ativação simpática reflexa), diltiazem ou nitroglicerina. Se o paciente estiver monitorado, nitroprussiato pode ser uma opção. A clonidina transdérmica demora a atingir níveis séricos adequados e pode não ser suficiente para controle pressórico, sendo por vezes útil no pós-operatório ou quando o controle pressórico for menos urgente. Anestesistas evitam anti-hipertensivos de longa ação no perioperatório por causarem mais instabilidade hemodinâmica e aumentarem o risco de hipotensão intraoperatória e pós-operatória.

Não se recomenda iniciar betabloqueadores ou clonidina no pré-operatório, devendo ser mantidos se já houver uso crônico, evitando um possível rebote com a retirada abrupta. Em relação aos betabloqueadores, são úteis para controle de frequência e para sintomas de isquemia miocárdica, mas isso se aplica a qualquer paciente, mesmo os que não apresentam disfunção renal. O controle pressórico pós-operatório pode ser dificultado pelos níveis elevados de catecolamina, dor ou desbalanço hídrico que desencadeiam sintomas anginosos.

Assim que a via oral estiver disponível, retoma-se o regime anti-hipertensivo de uso crônico. A reintrodução pode precisar ser lenta e gradual necessário e a conduta deve ser individualizada a depender da necessidade do paciente.

CONTROLE GLICÊMICO

A associação de DRC e diabetes é comum e o cuidado perioperatório da glicemia nesse grupo costuma ser idêntico ao cuidado no paciente sem doença renal apesar de haver algumas particularidades. No diabetes melito tipo 1, a presença de doença renal em estágio terminal gera maior fragilidade e labilidade glicêmica que pode oscilar de hipoglicemia intensa até estados de hiperglicemia. Tendo em vista ainda as grandes variações no metabolismo da glicose ocasionadas pela resposta metabólica ao ato cirúrgico, o manejo pode ser ainda mais complexo. Em pacientes com diabetes melito tipo 2 em diálise, a hiperglicemia pode ser ainda mais proeminente.

Quando esses pacientes entram em diálise, os hipoglicemiantes orais são suspensos já que a necessidade de insulina também diminui. Já nos pacientes com diabetes tipo 2 tratados com hipoglicemiantes orais, pode haver hipoglicemia importante naqueles que não podem se alimentar, fruto da meia vida aumentada de alguns hipoglicemiantes que não podem mais ser depurados por um rim em estágio terminal. Por isso, é importante manter a administração de glicose por via intravenosa pelo menos por 48 h pós procedimento.

Deve ser fornecido glicose parenteral para pacientes em jejum e a cobertura com insulina é ajustada de acordo com a glicemia capilar (a infusão de glicose ainda ajuda a prevenir a hipercalemia). O peritônio de pacientes que realizam diálise peritoneal deve ser drenado antes da cirurgia sempre que for possível ou se não houver contraindicações. Nesse contexto, a demanda por insulina muda já que a glicose absorvida no líquido peritoneal é perdida.

Intolerância à glicose também é uma característica de uremia. Assim, pacientes dialíticos não diabéticos tendem à hiperglicemia no período perioperatório, especialmente quando glicose é fornecida, por exemplo, por alimentação parenteral.

CUIDADOS PÓS-OPERATÓRIOS

O alívio da dor pode ser alcançado com vários agentes como opioides, acetaminofen e o tramadol.[9] Alguns opiáceos não devem ser utilizados naqueles que fazem hemodiálise, pois a alcalinização aguda que ocorre na hemodiálise pode aumentar a distribuição dos opioides pela barreira hematoencefálica e, por consequência, para o líquido cefalorraquidiano, aumentando seus efeitos. Acetaminofen pode ser usado sem ajuste de dose enquanto o tramadol também pode ser utilizado sem grandes problemas. Entre os opioides, o Fentanil costuma ser a droga de escolha: é bem tolerado por causa da curta fase de redistribuição e não produz metabólitos ativos como outras medicações da mesma classe. Ramifentanil também é descrito com relativo sucesso.[9] Por outro lado, a meperidina e a morfina devem ser evitados sempre que possível, pois são metabolizados pelo fígado aos seus metabólitos normeperidina e norpropoxifeno, ambos com meia vida extremamente prolongada naqueles com DRC já na fase dialítica. Como a normeperidina é excretada tanto pelo fígado quanto pelo rim, a falência de qualquer um desses órgãos causa níveis elevados. Ela pode levar à mioclonia, convulsão e depressão respiratória, enquanto o norpropoxifeno é cardiotóxico. A morfina deve ser usada com cautela em pacientes, já que o estado sedativo é prolongado. Ela é metabolizada pela glucuronidase hepática aos compostos morfina-3-glicuronídeo (M3G) e morfina-6-glicuronídeo (M6G). Em pacientes com falência renal, a meia vida é mantida para morfina, mas prolongada tanto para o M3G quanto para o M6G. Esses últimos 2 agentes são farmacologicamente ativos e são a causa do efeito prolongado da droga na falência renal (a diálise peritoneal não melhora a depuração desses metabólitos da morfina). A hidromorfina é comumente usada no pós-operatório daqueles com doença renal terminal.[9]

Na ausência de uma indicação aguda (como hipercalemia ou sobrecarga de volume), diálise deve ser retomada de acordo com a rotina do paciente. No entanto, alguns podem necessitar de diálise para tratar a sobrecarga de volume imediatamente depois da cirurgia para facilitar a extubação. Sobrecarga de volume pode ocorrer como resultado da necessidade de administração de volume perioperatório e de transfusões sanguíneas e os pacientes devem ser acompanhados de perto para avaliar necessidade de diálise. Extravasamento capilar e de fluido costumam ocorrer de 48 a 72 horas do pós-operatório, o que pode causar edema pulmonar e isquemia por demanda.

Independentemente de estar no alvo da hemoglobina, esses pacientes frequentemente necessitam de transfusões pós-operatórias por perda sanguínea durante o ato cirúrgico. Além disso, esses doentes podem ser resistentes à eritropoetina no pós-operatório, possivelmente pelo aumento da inflamação e dos níveis de hepcidina (o que não deve contraindicar o seu uso).

REFERÊNCIAS BIBLIOGRÁFICAS
1. Kellerman PS. Perioperative care of the renal patient. Arch Intern Med. 1994;154:1674.
2. Elkouri S, Gloviczki P, McKusick MA, et al. Perioperative complications and early outcome after endovascular and open surgical repair of abdominal aortic aneurysms. J Vasc Surg. 2004;39:497.
3. Ahmed J, Weisberg LS. Hyperkalemia in dialysis patients. Semin Dial. 2001;14:348.
4. Aslam S, Friedman EA, Ifudu O. Electrocardiography is unreliable in detecting potentially lethal hyperkalaemia in haemodialysis patients. Nephrol Dial Transplant. 2002;17:1639.
5. Weisberg LS. The risk of preoperative hyperkalemia. Semin Dial. 2003;16:78.
6. Remuzzi G. Bleeding in renal failure. Lancet. 1988;1:1205.
7. de Mutsert R, Grootendorst DC, Axelsson J, et al. Excess mortality due to interaction between protein-energy wasting, inflammation and cardiovascular disease in chronic dialysis patients. Nephrol Dial Transplant. 2008;23:2957.
8. Janssen MJ, van der Meulen J. The bleeding risk in chronic haemodialysis: preventive strategies in high-risk patients. Neth J Med. 1996;48:198.
9. Dean M. Opioids in renal failure and dialysis patients. J Pain Symptom Manage. 2004;28:497.

NEFROPATIA INDUZIDA POR CONTRASTE

CAPÍTULO 37

Yuri de Albuquerque Pessoa dos Santos • Marcos Benchimol

INTRODUÇÃO
A nefropatia induzida por contraste (NIC) é uma forma geralmente reversível de injúria renal aguda (IRA) iatrogênica, que ocorre após a administração de contraste iodado (CI) intravascular, sendo considerada a terceira maior causa de IRA em pacientes hospitalizados.[1]

A incidência de IRA no período perioperatório varia de 18 a 47% dependendo do tipo de procedimento cirúrgico.[2,3] O CI utilizado em angiografia e tomografia computadorizada (TC) é responsável por uma parcela considerável dos casos de IRA que acometem esta população.[4]

DEFINIÇÃO
Elevação na creatinina sérica de 0,5 mg/dL ou 25% após 48-72 h de exposição ao contraste iodado.[5,6] Ausência de outra etiologia identificável.

EPIDEMIOLOGIA
Pacientes sem fatores de risco, o risco é mínimo (< 1%).[7] Pacientes com fatores de risco, principalmente se for utilizado contraste arterial para angiografia diagnóstica ou terapêutica, o risco varia de 10 a 30%.[8,9]

Alguns estudos questionam se a incidência da NIC seria superestimada, pela ocorrência simultânea de ateroembolismo relacionada à angiografia, nefrotoxicidade por drogas ou necrose tubular aguda relacionada à condição de base do paciente.[10,11]

FISIOPATOLOGIA[12,13]
Vasoconstrição renal: contraste aumenta a síntese local de endotelina e adenosina, além de diminuir a síntese de óxido nítrico.

Toxicidade direta nas células tubulares relacionadas à osmolaridade e ionicidade do meio de contraste.

FATORES E ESTRATIFICAÇÃO DE RISCO
Relacionados ao Paciente[14-17]
Doença renal crônica prévia e diabetes são os principais:

- Doença renal prévia (TFG < 60 mL/min/1.73 m^2);

- Diabetes melito;
- Insuficiência cardíaca congestiva;
- Mieloma múltiplo;
- Instabilidade hemodinâmica.

Relacionados ao Contraste[18-22]
Osmolaridade e ionicidade – Risco menor com contraste não iônico, isosmolar e de baixa osmolaridade. Dose > 100 mL e contraste intra-arterial apresentam maior risco.
   Tipos de Contraste:

- *Alta osmolaridade (1400-1800 mOsm)*: Diatrizoato;
- *Baixa osmolaridade iônico (500 a 850 mOsm)*: Ioxaglato;
- *Baixa osmolaridade não iônico (500 a 850 mOsm)*: Iohexol, ioversol, iopamidol, iopromida;
- *Isosmolar (290 mOsm)*: Iodixanol, iotrolan.

QUADRO CLÍNICO[16,23,24]
- Elevação assintomática da creatinina, geralmente não associada à oligúria;
- Análise do sedimento urinário é necessária para exclusão de outras causas de IRA. NIC geralmente apresenta cilindros granulosos e epiteliais, porém um sedimento sem alterações não exclui o diagnóstico. Ausência de cilindros hemáticos e piúria excluem doenças glomerulares e nefrite intersticial, respectivamente;
- Agentes contrastados podem induzir resultado falso-positivo para proteinúria, se utilizado método com ácido sulfosalicílico ou *dipstick* urinário;
- Ultrassonografia renal e das vias urinárias geralmente não é necessária, sendo somente utilizada em casos com evolução atípica.

DIAGNÓSTICO DIFERENCIAL
- Ateroembolismo;
- Nefrite intersticial aguda;
- Necrose tubular aguda isquêmica;
- Uso de drogas nefrotóxicas.

   Ateroembolismo é o principal diagnóstico diferencial da NIC após angiografia:[25]

- Presença de lesões embólicas (livedo reticular; síndrome do dedo azul);
- Eosinofilia transitória;
- Injúria renal persistente;
- Injúria renal aguda que se inicia após uma semana do procedimento.

ESTRATIFICAÇÃO DE RISCO
Profilaxia (Quadro 37-1)[26]
Recomendada em pacientes de alto e muito alto risco pelo escore de risco de Mehran (Quadro 37-2). Em pacientes de risco moderado evitar hipovolemia e uso de drogas nefrotóxicas (Quadro 37-3);[27-29]
   Avaliar possibilidade de exame de imagem alternativo e se existe indicação do contraste. Evitar exposição repetida ao contraste (48-72 h). Hemodiálise ou hemofiltração não é indicada como profilaxia em pacientes de alto risco ou para pacientes em terapia de substituição renal para evitar sobrecarga volêmica ou perda da lesão renal residual.[30-32]

Quadro 37-1. Profilaxia (Indicada em Pacientes de Alto Risco)[26]
- Considerar exame de imagem alternativo
- Suspender drogas nefrotóxicas 48 h e metformina 24 h antes do procedimento
- Usar a menor volume de contraste possível de baixa osmolaridade ou isosmolar

1. Solução salina 0,9%	**Internados:** 1 mL/kg 6-12 h antes, durante e 6-12 h pós-procedimento **Ambulatoriais:** 3 mL/kg durante 1 h periprocedimento e 1-1,5/kg/h por 4-6 h após
2. Solução Bicabornatada 1,26% (850 mL SG 5% + 150 mL de HCO3 8,4%)	Opção à solução salina na mesma dose, porém com custo mais elevado e sem benefício adicional. Considerar em pacientes com contraindicação a solução salina (p. ex: Hipernatremia)
3. N-acetilcisteína	Não recomendada
4. Outras profilaxias	Não recomendadas

Quadro 37-2. Escore de Risco de Mehran (Adaptado)[27]

Hipotensão (PAS < 80 mmHg) ou uso de inotrópico por 1 hora.	5
Balão de contrapulsação aórtico	5
ICC NYHA III ou IV	5
Idade > 75 anos	4
Diabetes melito	3
Anemia (Htc < 39% em homem e < 36% em mulheres)	3
Clearance de Creatinina < 20 mL/min	6
Clearance de Creatinina 20-40 mL/min	4
Clearance de Creatinina 40-60 mL/min	2
Contraste iodado (cada 100 mL)	1

Escore	< 5	6-10	11-16	> 16
NIC	Baixa 7,5%	Moderado 14%	Alto 26%	Muito alto 57%

Quadro 37-3. Drogas Nefrotóxicas (Suspender 48 h Antes)

AINEs	Naproxeno, Ibuprofeno, Diclofenaco
Antibióticos	Aminoglicosídeos
Antivirais	Aciclovir; Tenofovir
Imunossupressor	Ciclosporina
Antineoplásico	Cisplatina; Mitomicina; Ifosfamida

PROGNÓSTICO
Na maioria dos casos, creatinina retorna ao valor basal em 3-7 dias. Porém, pode ocorrer disfunção renal residual mesmo em pacientes em que a creatinina retornou ao valor basal.[23] Diálise é necessária em menos de 1% dos pacientes.[18] O desenvolvimento de NIC está relacionado a maior número de eventos cardiovasculares e maior mortalidade em curto e longo prazo.[33-35]

MENSAGENS IMPORTANTES
- NIC é definida pela elevação na creatinina sérica de 0,5 mg/dL ou em 25% após 48-72 h de exposição ao contraste iodado, na ausência de outra etiologia identificável;
- Os principais fatores de risco relacionados ao paciente são doença renal crônica prévia e diabetes;
- Geralmente assintomática;
- Os principais diagnósticos diferenciais da NIC são ateroembolismo, drogas nefrotóxicas, nefrite intersticial aguda e necrose tubular aguda isquêmica;
- Não existe conduta terapêutica específica, logo a melhor medida é a profilaxia;
- Em pacientes de alto e muito alto risco pelo escore de Mehran, recomendamos o uso de profilaxia com solução salina ou solução bicarbonatada, além do menor volume possível de contraste iodado de baixa osmolaridade ou isosmolar;
- N-acetilcisteína não é recomendada para profilaxia de NIC.
- Prognóstico é bom na maioria dos casos, com recuperação do valor basal da creatinina em 3-7 dias.

REFERÊNCIAS BIBLIOGRÁFICAS
1. Nash K, Hafeez A, Hou S. Hospital-acquired renal insufficiency. Am J Kidney Dis. 2002;39:930-936.
2. Carmichael P, Carmichael AR. Acute renal failure in the surgical setting. ANZ J Surg. 2003;73:144-153.
3. Shusterman N, et al. Risk factors and outcome of hospital acquired acute renal failure. Clinical epidemiologic study. Am J Med. 1987;83:65-71.
4. Zealley I; et al. Exposure to contrast media in the perioperative period confers no additional risk of acute kidney injury in surgical patients. Nephrol Dial Transplant. 2017:1-6.
5. Pannu N, Wiebe N, Tonelli M, Kidney A. Disease Network. Prophylaxis strategies for contrast-induced nephropathy. JAMA. 2006;295:2765-79.
6. Kidney A. Disease: Improving Global Outcomes (KDIGO) Acute Kidney Injury Work Group. KDIGO Clinical Practice Guideline for Acute Kidney Injury. Kidney inter. 2012(2):1-138.
7. Wilhelm-Leen E, Montez-Rath ME, Chertow G. Estimating the Risk of Radiocontrast-Associated Nephropathy. J Am Soc Nephrol. 2017;28:653-659.
8. Aspelin P, Aubry P, Fransson SG, et al. Nephrotoxic effects in high-risk patients undergoing angiography. N Engl J Med. 2003;348:491-499.
9. Brar SS, Shen AY, Jorgensen MB, et al. Sodium bicarbonate vs sodium chloride for the prevention of contrast medium-induced nephropathy in patients undergoing coronary angiography: a randomized trial. JAMA. 2008;300:1038-46.
10. Weisbord SD, Mor MK, Resnick AL, et al. Incidence and outcomes of contrast-induced AKI following computed tomography. Clin J Am Soc Nephrol. 2008;3:1274-1281.
11. Rihal CS, Textor SC, Grill DE, et al. Incidence and prognostic importance of acute renal failure after percutaneous coronary intervention. Circulation. 2002;105:2259-2264
12. Detrenis S, Meschi M, Musini S, Savazzi G. Lights and shadows on the pathogenesis of contrast-induced nephropathy: state of the art. Nephrol Dial Transplant. 2005;20:1542-50.
13. Persson PB, Hansell P, Liss P. Pathophysiology of contrast medium-induced nephropathy. Kidney Int. 2005;68:14-22.

14. McCullough PA, Wolyn R, Rocher LL, et al. Acute renal failure after coronary intervention: incidence, risk factors, and relationship to mortality. Am J Med. 1997;103:368-75.
15. Barrett BJ. Contrast nephrotoxicity. J Am Soc Nephrol. 1994;5:125-37.
16. Schwab SJ, Hlatky MA, Pieper KS, et al. Contrast nephrotoxicity: a randomized controlled trial of a nonionic and an ionic radiographic contrast agent. N Engl J Med. 1989;320:149-53.
17. Mehran R, Aymong ED, Nikolsky E, et al. A simple risk escore for prediction of contrast-induced nephropathy after percutaneous coronary intervention: development and initial validation. J Am Coll Cardiol. 2004;44:1393-99.
18. Rudnick MR, Goldfarb S, Wexler L, et al. Nephrotoxicity of ionic and nonionic contrast media in 1196 patients: a randomized trial. The Iohexol Cooperative Study. Kidney Int. 1995;47:254-61.
19. Cigarroa RG, Lange RA, Williams RH, Hillis LD. Dosing of contrast material to prevent contrast nephropathy in patients with renal disease. Am J Med. 1989;86:649-52.
20. Marenzi G, Assanelli E, Campodonico J, et al. Contrast volume during primary percutaneous coronary intervention and subsequent contrast-induced nephropathy and mortality. Ann Intern Med. 2009;150:170-77.
21. Reed M, Meier P, Tamhane UU, et al. The relative renal safety of iodixanol compared with low-osmolar contrast media: a meta-analysis of randomized controlled trials. JACC Cardiovasc Interv. 2009;2:645-54.
22. Eng J, Wilson RF, Subramaniam RM, et al. Comparative Effect of Contrast Media Type on the Incidence of Contrast-Induced Nephropathy: A Systematic Review and Meta-analysis. Ann Intern Med. 2016;164:417-24.
23. Rich MW, Crecelius CA. Incidence, risk factors, and clinical course of acute renal insufficiency after cardiac catheterization in patients 70 years of age or older. A prospective study. Arch Intern Med. 1990;150:1237-42.
24. Morcos SK, el-Nahas AM, Brown P, Haylor J. Effect of iodinated water soluble contrast media on urinary protein assays. BMJ. 1992;305:29.
25. Rudnick MR, Berns JS, Cohen RM, Goldfarb S. Nephrotoxic risks of renal angiography: contrast media-associated nephrotoxicity and atheroembolism--a critical review. Am J Kidney Dis. 1994;24:713-27.
26. Rear R, et al. Contrast-induced nephropathy following angiography and cardiac interventions. Heart. 2016;102:638-648.
27. Mehran R, Aymong ED, Nikolsky E, et al. A simple risk escore for prediction of contrast-induced nephropathy after percutaneous coronary intervention: development and initial validation. J Am Coll Cardiol. 2004;44:1393-9.
28. Seeliger E, Sendeski M, Rihal CS, et al. Contrast-induced kidney injury: Mechanisms, risk factors, and prevention. Eur Heart J. 2012;33:2007-15.
29. Ungprasert P, Cheungpasitporn W, Crowson CS, et al. Individual non-steroidal anti-inflammatory drugs and risk of acute kidney injury: a systematic review and meta-analysis of observational studies. Eur J Intern Med. 2015;26:285-91.
30. Cruz DN, Goh CY, Marenzi G, et al. Renal replacement therapies for prevention of radiocontrast-induced nephropathy: a systematic review. Am J Med. 2012;125:66-78.
31. Hamani A, Petitclerc T, Jacobs C, Deray G. Is dialysis indicated immediately after administration of iodinated contrast agents in patients on haemodialysis? Nephrol Dial Transplant. 1998;13:1051-52.
32. Takebayashi S, Hidai H, Chiba T. No need for immediate dialysis after administration of low-osmolarity contrast medium in patients undergoing hemodialysis. Am J Kidney Dis. 2000;36:226.
33. Solomon RJ, Mehran R, Natarajan MK, et al. Contrast-induced nephropathy and long-term adverse events: cause and effect? Clin J Am Soc Nephrol. 2009;4:1162-69.
34. Rihal CS, Textor SC, Grill DE, et al. Incidence and prognostic importance of acute renal failure after percutaneous coronary intervention. Circulation. 2002;105:2259-64.
35. Giacoppo D, Madhavan MV, Baber U, et al. Impact of Contrast-Induced Acute Kidney Injury After Percutaneous Coronary Intervention on Short- and Long-Term Outcomes: Pooled Analysis From the HORIZONS-AMI and ACUITY Trials. Circ Cardiovasc Interv. 2015;8:e002475.

RISCO CIRÚRGICO PARA CIRURGIAS NÃO HEPÁTICAS EM PACIENTES PORTADORES DE CIRROSE

Melina Almeida Dias ▪ João Marcello de Araújo Neto

INTRODUÇÃO

Procedimentos cirúrgicos em pacientes portadores de cirrose hepática são relativamente comuns e, geralmente, envolvem maior risco de complicações perioperatórias e elevada mortalidade quando comparados à população geral.

Dentre as justificativas para os piores desfechos operatórios nesta população, podemos citar: maior suscetibilidade a infecções bacterianas, cicatrização prejudicada, maior ocorrência de distúrbios hemodinâmicos e propensão elevada a eventos tromboembólicos. Pacientes com hepatopatias crônicas também são mais frequentemente desnutridos e sarcopênicos quando comparados com a população geral.[1]

É importante salientar que, em geral, é a presença de cirrose que determina maior risco pré-operatório. Pacientes com hepatopatias crônicas, como, por exemplo, hepatites B ou C, que não apresentem cirrose parecem ter bons desfechos pós-operatórios, semelhantes à população geral sem hepatopatias.

RASTREIO DE HEPATOPATIAS NO PRÉ-OPERATÓRIO

Todo paciente submetido a procedimento cirúrgico deve ser avaliado quanto à presença de sinais clínicos de hepatopatias na avaliação pré-operatória. História de fatores de risco, como hemotransfusão prévia, tatuagens, comportamento de risco, alcoolismo e história familiar de hepatopatia, devem ser questionados.

Ao exame físico, achados sugestivos de insuficiência hepática e hipertensão portal devem ser pesquisados. Na presença de dados positivos para hepatopatia, exames complementares devem ser solicitados para melhor avaliação e estratificação da doença no pré-operatório.

Não está recomendada a solicitação de exames laboratoriais para avaliação de aminotransferases e da função hepática em pessoas saudáveis e sem achados compatíveis com doença hepática.[2] Exames complementares para avaliação hepática no pré-operatório devem ser reservados a pacientes com hepatopatias, fatores de risco ou achados clínicos sugestivos de doença do fígado.

AVALIAÇÃO DE RISCO NO PRÉ-OPERATÓRIO

Para fins de investigação pré-operatória do paciente com cirrose, é necessário avaliar o grau de disfunção hepática e de hipertensão portal. Está bem estabelecido que o risco de complicações cirúrgicas seja maior em pacientes com cirrose mais avançada.

A literatura médica utiliza, classicamente, os escore de Child-Pugh modificado (Quadro 38-1) e o MELD (*model for end stage liver disease*) para quantificação da disfunção hepática. Parece que testes que utilizam materiais mais modernos, como, por exemplo, o verde de indocianina, não acrescenta grande benefício à avaliação tradicional, como o Child-Pugh e o MELD, além de serem pouco disponíveis no país.

Quadro 38-1. Escore de Child-Pugh Modificado

	Pontos		
	1	2	3
Encefalopatia	Ausente	Grau 1-2	Grau 3-4
Ascite	Ausente	Leve/Moderada (sensível a diuréticos)	Grave (refratária a diuréticos)
Bilirrubina (mg/dl)	< 2	2-3	> 3
Albumina (g/dl)	> 3,5	2,3-3,5	< 2,3
TAP(s) ou INR	< 4 / < 1,7	4-6 / 1,7-2,3	> 6 / > 2,3
Classificação de acordo com a pontuação			
Child-Pugh A	5-6		
Child-Pugh B	7-9		
Child-Pugh C	10-15		

A maioria dos estudos que avalia a mortalidade pós-operatória em pacientes com cirrose são antigos. Em termos gerais, independente do perfil do estudo, a mortalidade pós-operatória em pacientes Child-Pugh A fica em torno de 10%; no Child B, chega a 30%; e, nos pacientes Child-Pugh C, pode ultrapassar 70%.[3-5]

O escore MELD (Quadro 38-2) que foi desenvolvido para classificar pacientes na fila de transplante hepático também se mostrou útil para predizer o risco de mortalidade pós-operatória em pacientes com cirrose.

Quadro 38-2 Escore MELD

MELD = $3,8 * \log_e$ (bilirrubina mg/dL]) + $11,2 * \log_e$ (INR) + $9,6 * \log_e$ (creatinina mg/dL]) + 6,4

Escore	Índice de mortalidade
40 ou mais	100% de mortalidade
30-39	83 % de mortalidade
20-29	76% de mortalidade
10-19	27% de mortalidade
< 10	4% de mortalidade

Pacientes que apresentam escore MELD inferiores a 10 têm melhor prognóstico pós-operatório, ao passo que aqueles com MELD acima de 14 têm índices elevados de complicações.[6] Existem várias diretrizes para avaliação de risco cirúrgico baseadas no Child-Pugh e MELD, como o exemplificado na Figura 38-1.[7]

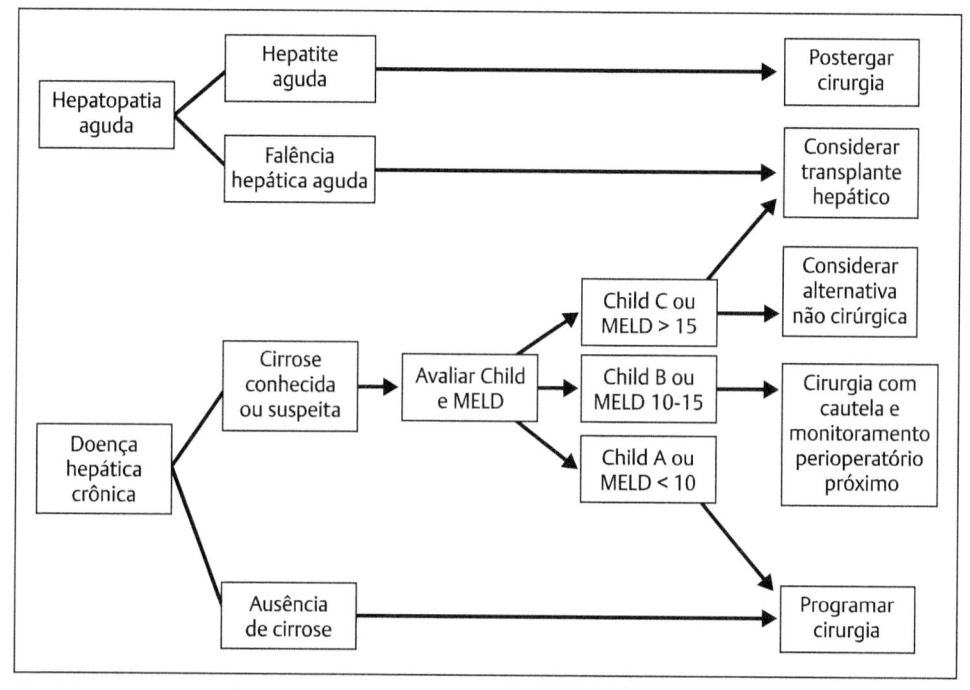

Fig. 38-1. Algoritmo avaliação de hepatopatias no pré-operatório (Adaptada de Hanje A J).[8]

Para auxílio na avaliação do risco de mortalidade pós-operatórias, calculadoras baseadas em variáveis semelhantes ao escore MELD estão disponíveis na internet: http://www.mayoclinic.org/medical-professionals/model-end-stage-liver-disease/post-operative-mortality-risk-patients-cirrhosis.[8]

MANEJO PRÉ-OPERATÓRIO E PERIOPERATÓRIO
Status Nutricional
Muitos pacientes cirróticos apresentam algum grau de desnutrição, que é um fator de risco independente para aumento da mortalidade pós-operatória. Catabolismo elevado, hiporexia e disabsorção são fatores contribuintes para sarcopenia secundárias à cirrose.

O *status* nutricional pode ser avaliado através de parâmetros antropométricos não influenciados pela retenção de fluidos da cirrose, como a circunferência do braço e prega cutânea do tríceps.

O acompanhamento multidisciplinar no pré-operatório, juntamente com nutricionistas, é fundamental para melhorar o *status* nutricional de pacientes cirróticos. Em etilistas crônicos, a restrição ao consumo de álcool é altamente recomendada.

A hipoalbuminemia também se associa a risco maior de complicações associadas à cicatrização, desequilíbrio de fluidos, infecções e mortalidade.

Coagulopatia
A avaliação de coagulopatia em pacientes cirróticos é complexa.

O tempo de ativação de protrombina (TAP) parece ser uma boa ferramenta para avaliar a função hepática no paciente cirrótico, mas tem desempenho ruim para informar sobre a coagulação, neste contexto. Pacientes com hepatopatias e TAP alargado devem ser interpretados como portadores de disfunção hepática severa. Todavia, isto não significa, necessariamente, que estejam com maior de complicações hemorrágicas no per e pós-operatórios.

Recentemente, o uso do tromboelastograma tem agregado resultados promissores na avaliação da coagulação de pacientes com cirrose e pode ser utilizado para guiar a necessidade transfusional. Estudos sugerem que o uso do tromboelastograma pode reduzir e otimizar o uso de hemoderivados no per e pós-operatório.

No contexto de indisponibilidade de exames avançados como o tromboelastograma, a reposição profilática de plasma fresco em pacientes com TAP alargado é bastante controversa.

A trombocitopenia é um achado frequente nos pacientes portadores de hipertensão portal. A maioria dos procedimentos cirúrgicos pode ser realizada sem reposição de plaquetas nos pacientes que apresentem pelo menos 50 mil/mm^3.

Encefalopatia Hepática

O estresse cirúrgico pode muitas vezes desencadear encefalopatia hepática, a qual deve ser identificada e tratada precocemente. Drogas como opioides e benzodiazepínicos devem ser evitadas, sempre que possível. Quando o paciente apresentar encefalopatia no pós-operatório, fatores desencadeantes devem ser pesquisados (infecção, constipação, distúrbios hidroeletrolíticos, sangramento de varizes de esôfago, uso de medicamentos benzodiazepínicos, dentre outros). A encefalopatia no pós-operatório deve ser manejada com medicamentos habituais para este fim. Não é recomendada profilaxia de encefalopatia com medicamentos no pré e pós-operatório.

Ascite

O tratamento clínico da ascite deve ser realizado em todos os pacientes, sempre que possível no pré-operatório. Restrição de sódio e uso de diuréticos são a base do manejo da ascite.

O uso de diuréticos no pós-operatório deve ser cauteloso, devido ao risco de disfunção renal.

O surgimento de ascite no pós-operatório pode acrescentar maior risco de complicações cirúrgicas, principalmente nos pacientes submetidos à herniorrafia abdominal ou pélvica.

Varizes de Esôfago

Em geral, procedimentos cirúrgicos não aumentam o risco de hemorragia digestiva varicosa. Medidas profiláticas (betabloqueador e ligadura elástica) podem ser instituídas de acordo com a indicação usual e a hipervolemia deve ser evitada no per e pós-operatórios.

PRECAUÇÕES CIRÚRGICAS ESPECÍFICAS

Colecistectomia

Pacientes com cirrose são mais acometidos por litíase biliar quando comparados à população geral.[9] A videolaparoscopia é a técnica de escolha para a realização de colecistectomia em cirróticos compensados (Child-Pugh A e B), apresentando melhores desfechos pós-operatórios e menor tempo de permanência hospitalar. Em função do elevado risco da colecistectomia em pacientes Child C, a cirurgia deve ser evitada, sempre que possível. Em tais pacientes, abordagens alternativas, como colecistostomia ou drenagem percutânea da vesícula biliar, podem ser consideradas em casos de urgência.[10]

Herniorrafia
A incidência de hérnias no paciente cirrótico é aumentada, principalmente no contexto de ascite. A abordagem cirúrgica deve ser ponderada com cautela frente aos sintomas do paciente.

Pacientes com perspectiva de transplante hepático se beneficiam de adiar a herniorrafia para o mesmo momento do transplante. A cirurgia eletiva está indicada para os pacientes que respondem ao tratamento clínico da ascite e que apresentam bons escores Child-Pugh e MELD.

Cirurgia Bariátrica
Pacientes candidatos à cirurgia bariátrica devem fazer avaliação pré-operatória de hepatopatia devido à maior ocorrência de cirrose por doença hepática gordurosa não alcoólica.

A realização de gastrectomia Sleeve e banda gástrica ajustável são procedimentos cirúrgicos relativamente seguros em pacientes com cirrose Child-Pugh A sem hipertensão portal. *Bypass* em Y de Roux também pode ser uma estratégia utilizada em alguns pacientes. *Bypass* duodenal acarreta uma probabilidade maior de mortalidade. Ainda não existem evidências suficientes para fazer recomendações claras sobre a melhor modalidade cirúrgica em pacientes com cirrose.[5] Atualmente, a realização conjunta de transplante hepático e cirurgia bariátrica tem sido alvo de estudos clínicos.

Cirurgias Hepatobiliares
Pacientes com cirrose que são candidatos a cirurgias hepatobiliares devem ser analisados com cautela por equipes multidisciplinares envolvendo hepatologistas e cirurgiões. A avaliação volumétrica do fígado residual é importante para avaliar a viabilidade cirúrgica.

Cirurgias em Pacientes com Doenças Hepáticas sem Cirrose
Pacientes com hepatites crônicas virais B ou C sem cirrose, parecem ter desfechos pós-operatórios semelhantes a pessoas sem doença hepática. O mesmo se aplica a pessoas com doença hepática gordurosa não alcoólica sem cirrose. Uma exceção para esta regra são as cirurgias hepáticas que devem ser avaliadas individualmente.

Pacientes alcoolistas sem cirrose devem ter avaliação nutricional no pré-operatório, devido ao maior risco de carências nutricionais.

Pacientes com hepatite aguda grave ou fulminante e aqueles com quadro agudo de hepatite alcoólica estão com elevado risco de complicações perioperatórias. Cirurgias devem ser evitadas ao máximo nesta população.

Em pacientes com hemocromatose, deve-se pesquisar a concomitância de diabetes melito e cardiopatias.

Pacientes com doença de Wilson em uso de d-penicilamina parecem ter pior cicatrização da pele. Nestes pacientes, as cirurgias também podem deflagrar sintomas neurológicos da doença.

Em pacientes com hepatite autoimune, deve-se ter cuidados especiais ao manejo da imunossupressão no pré-operatório, em especial os corticoides, para evitar insuficiência adrenal no pós-operatório.

MENSASGENS IMPORTANTES
- Pacientes portadores de cirose apresentam maior risco de complicações e mortalidade em procedimentos cirúrgicos que a população geral;
- O risco de complicações está relacionado mais com a presença de cirrose do que propriamente com a causa da hepatopatia, um exemplo disso são os portadores de Hepatites A e

B, que, quando sem cirrose, apresentam mortalidade semelhante a pessoas sem doença hepática. Neste caso, o grau de cirrose se relaciona com maior mortalidade;
- Estigmas de doença hepática devem ser buscados no exame físico e testes de marcadores de lesão hepática não devem ser feitos em pacientes sem fatores de risco ou histórico de hapatopatia;
- O uso de escores clínicos auxilia na predição de mortalidade, na medida em que utiliza dados clínicos e laboratoriais que frequentemente estão alterados com a cirrose, desta forma são preditores de gravidade e mortalidade perioperatória;
- A desnutrição que é frequente em pacientes cirróticos deve ser avaliada por medidas antropométricas, sem influência da má distribuição hídrica comum na hepatopatia crônica. Isso vale também para paciente não cirrótico alcoolista;
- Enquanto bom preditor de acometimento hepático, o TAP não é um bom preditor de sangramento perioperatório em pacientes cirróticos. Nesse contexto, o tromboelastograma é uma ferramenta útil para evitar transfusões desnecessárias. Em relação à plaquetopenia, condição comum em cirróticos, níveis acima de 50 mil cm^3 se mostram eficientes;
- Encefalopatia hepática no perioperatório pode ter várias causas de maneira isolada ou associada, atenção deve ser dada ao uso de benzodiazepínicos, sangramento, infecção e constipação;
- Hemorragia digestiva alta por úlceras de esôfago não é uma condição comum no pós-operatório, mas profilaxia com inibidor de bomba de prótons deve ser considerada;
- Em casos cirúrgicos especiais, a colecistectomia quando indicada em pacientes Child A ou B tem como técnica de escolha a abordagem videolaparoscópica. Deve ser evitada em pacientes Child C. Em relação à hernioplastia, deve ser ponderada sobre a reversibilidade ou tratamento da cirrose, visto que ascite é condição de risco para o surgimento de hérnias abdominais e fator de risco para falha na cicatrização.

REFERÊNCIAS BIBLIOGRÁFICAS

1. De Pietri L, Bianchini M, Montalti R, et al. Thrombelastography-guided blood product use before invasive procedures in cirrhosis with severe coagulopathy: a randomized, controlled trial. Hepatology. 2016;63:566-573.
2. Benarroch-Gampel J, Sheffield KM, Duncan CB, et al. Preoperative laboratory testing in patients undergoing elective, low-risk ambulatory surgery. Ann Surg. 2012;256(3):518-28.
3. Friedman LS. Surgery in the patient with liver disease. Trans. Am. Clin. Climatol. Assoc. 2010;121:192-204.
4. Mansour A, Watson W, Shayani V, Pickleman J. Abdominal operations in patients with cirrhosis: still a major surgical challenge. Surgery. 1997;122(4):730-6.
5. Neeff H. J Gastroenterol Surg. 2011 Neeff HP, Streule GC, Drognitz O, Tittelbach-Helmrich D, Spangenberg HC, Hopt UT et al. Early mortality and long-term survival after abdominal surgery in patients with liver cirrhosis. Surgery. 2014;155(4):623-32.
6. Jan A, Narwaria M, Mahawar KK. A Systematic Review of Bariatric Surgery in Patients with Liver Cirrhosis. Obes Surg. 2015;25(8):1518-26.
7. Hanje AJ, Patel T. Preoperative evaluation of patients with liver disease. Nat Clin Pract Gastroenterol Hepatol. 2007;4(5):266-76.
8. Teh SH, Nagorney DM, Stevens SR, et al. Risk factors for mortality after surgery in patients with cirrhosis. Gastroenterology. 2007;132(4):1261-9.
9. Garrison RN, Cryer HM, Howard DA, Polk Jr. HC. Clarification of risk factors for abdominal operations in patients with hepatic cirrhosis. Ann Surg. 1984;199(6):648-55.
10. Currò G, Iapichino G, Melita G, et al. Laparoscopic cholecystectomy in Child-Pugh class C cirrhotic patients. JSLS. 2005;9(3):311-315.

AVALIAÇÃO PRÉ-OPERATÓRIA DE CIRURGIA VASCULAR

Poliana Ferreira Stroligo Dias

INTRODUÇÃO

Pacientes que requerem cirurgia vascular, frequentemente, apresentam-se com múltiplas comorbidades, tais como doenças cardiovasculares, pulmonares, renais e endócrinas, tornando sua morbidade elevada. A avaliação e adequação do tratamento do sistema cardiovascular é prioridade no pré-operatório desses pacientes, para reduzir a morbimortalidade relacionada à cirurgia.

CIRURGIA VASCULAR ABERTA

As cirurgias vasculares arteriais representam o tipo de intervenção com maior incidência de complicações cardiovasculares, chegando a 50%, cuja complicação mais comum é o infarto do miocárdio. Além disso, cirurgias vasculares estão associadas a maiores taxas de mortalidade, chegando a 6%.

A ocorrência de cirurgias vasculares vem aumentando progressivamente. Estima-se que em 2030, cerca de 1 a 2 milhões de procedimentos venham a ser realizados apenas nos EUA, tendo como consequência, 18 mil mortes.

Os fatores relacionados ao maior risco cardiovascular são variados, incluindo duração prolongada da cirurgia, grandes variações dos fluidos intravasculares e extravasculares, pinçamento da aorta e indução de hipotermia. Esses fatores ocasionam acentuado estado de estresse e redução do fluxo sanguíneo nos leitos vasculares principais, resultando em um estado de hipercoagulabilidade, inflamação, liberação de catecolaminas e hipóxia. Todos esses fatores podem precipitar uma trombose coronariana aguda e, consequentemente, isquemia do miocárdio.

Além disso, os pacientes submetidos a cirurgias vasculares geralmente apresentam, concomitantemente, condições associadas a doenças cardiovasculares. Foi estimado que aproximadamente 25% dos pacientes submetidos a cirurgias vasculares periféricas eletivas têm doença arterial significativa.

CIRURGIA ENDOVASCULAR

A cirurgia endovascular teve início na década de 1990, tendo sido desenvolvida para pacientes de alto risco e desfavoráveis para a cirurgia aberta. A técnica e as indicações se expandiram e hoje é sabido que o uso de endopróteses leva à menor perda sanguínea, menos instabilidade hemodinâmica e estresse cardíaco, proporcionando menor tempo de internação em unidade de terapia intensiva (UTI) e de permanência hospitalar.

Além disso, está relacionada à menor taxa de complicações cardíacas no perioperatório, como infarto agudo do miocárdio (IAM), arritmias, aumento de troponina, isquemia miocárdica e mortalidade geral. A morbidade geral e a mortalidade cirúrgica são menores nos pacientes operados pela técnica endovascular, principalmente em pacientes acima de 80 anos.

Desta forma, a Sociedade Europeia de Cardiologia já considera a correção endovascular de aneurisma de aorta uma cirurgia de risco moderado, ao contrário da cirurgia aberta, que é de alto risco. No entanto, há evidências de que os benefícios não se mantêm em longo prazo e há maior necessidade de reintervenções na cirurgia endovascular, com maior custo total.

No caso de cirurgia de carótida, há comprovações de que a endarterectomia aberta é superior à angioplastia de carótida, devido ao maior risco de AVE, IAM e morte nesta última. Portanto, a endarterectomia de carótida deve ser preferida à angioplastia em pacientes assintomáticos com estenose carotídea acima de 70%. Pacientes sintomáticos de alto risco para cirurgia com estenose maior que 50% podem ser considerados elegíveis para angioplastia.

CIRURGIAS EMERGENCIAIS

Algumas situações em cirurgia vascular, como dissecção aórtica, ruptura de aneurisma de aorta ou isquemia aguda de membro, são consideradas emergência ou urgência e devem ser abordadas em menos de 6 horas ou entre 6 e 24 horas, respectivamente. Dessa forma, não é possível realizar uma análise criteriosa do risco cardiovascular no pré-operatório, porque o paciente requer um procedimento cirúrgico sem atraso. Uma avaliação à beira-leito, com realização de ECG, deve ser feita, objetivando fornecer orientações para o manejo perioperatório, além do manejo de medicações. Deve ser continuado betabloqueador e estatina em pacientes que já fazem o seu uso e estatina deve ser iniciada caso não haja uso prévio.

ESTRATIFICAÇÃO DOS RISCOS DE COMPLICAÇÕES CARDIOVASCULARES E DE SANGRAMENTO
Etapas da Avaliação

Inicialmente, é necessário avaliar as condições clínicas do paciente, estabelecendo seu risco de complicações cardíacas através da história clínica, exame físico e testes complementares. Na anamnese, é necessário avaliar a capacidade funcional. Sendo acima de quatro METS (subir um lance de escadas ou andar dois quarteirões no plano sem apresentar sintomas ou precisar parar), há menor probabilidade de evolução desfavorável no pós-operatório.

Também é necessário estabelecer o risco cardiovascular inerente à cirurgia. Cirurgias endovasculares de aorta abdominal, por exemplo, têm risco intermediário. Nenhuma cirurgia vascular arterial é considerada de baixo risco (Quadro 39-1).

Quadro 39-1. Risco Cardiovascular de Acordo com o Tipo de Procedimento Vascular

Alto risco (> 5%)

Reparo ou reconstrução aberta envolvendo aorta torácica ou abdominal

Reconstrução aberta das artérias mesentérica ou renal

Cirurgia de *bypass* de membros inferiores

Risco intermediário (1-5%)

Endarterectomia carotídea

Amputação maior (acima da mão ou do pé)

Intervenção endovascular da aorta ou de um ramo arterial maior (renal, mesentérica, ilíaca e carótida)

Baixo risco (< 1%)

Confecção de fístula arteriovenosa

Amputações menores (restritas à mão ou ao pé)

Risco cardíaco definido como incidência em 30 dias de morte cardiovascular ou infarto do miocárdio não fatal

Extraído de Garg PK, 2015.

É necessário avaliar o risco de sangramento intraoperatório. De forma geral, cirurgias endovasculares reduziram de forma importante o sangramento quando comparadas às cirurgias abertas. Correções endovasculares de aneurismas de aorta abdominal (AAA) têm perda estimada entre 202 e 585 mL. Por outro lado, correções endovasculares de aneurismas torácicos têm maior perda, variando entre 100 e 400 mL. Outro ponto importante é que os procedimentos endovasculares reduzem a incidência de coagulopatia intraoperatória e pós-operatória, tanto por reduzir a perda sanguínea quanto por não necessitar de pinçamento aórtico, um potencial causador de coagulopatia. Procedimentos endovasculares periféricos, como *stents* carotídeos e angioplastia arterial de extremidades, geralmente, levam a perdas pouco significativas de sangue. Porém, complicações do procedimento, tais como pseudoaneurismas e hematomas podem provocar perdas sanguíneas importantes (Quadro 39-2).

Quadro 39-2. Risco de Sangramento em Cirurgias Vasculares

Risco de sangramento	Procedimento
Alto	Correção aberta de aneurisma de aorta
Moderado a alto	Derivação aortoilíaca
Moderado	Tratamento endovascular de aneurismas de aorta Derivação infrainguinal
Baixo	Endarterectomia de carótidas Angioplastia de carótidas Amputações Correção endovascular de doença arterial periférica

Extraído de Marques AC, et al. 2013.

Algoritmos de Avaliação Cardíaca Pré-Operatória

A prevalência de doenças cardíacas em pacientes submetidos a cirurgias vasculares é alta, oscilando entre 25 e 60%. A principal causa de morte após uma cirurgia vascular é cardíaca. O período perioperatório aumenta de forma expressiva o estresse e trabalho cardiovascular, elevando o consumo sistêmico (VO2) e miocárdico de oxigênio (MVO2).

Portanto, deve ser estabelecido o risco de complicações cardiovasculares através de algoritmos e avaliar o tratamento, adicionando, mantendo e suspendendo medicações no perioperatório. Além disso, é necessário avaliar a necessidade de exames complementares e procedimentos invasivos (Quadro 39-3).

Quadro 39-3. Etapas para Avaliação Cardíaca Pré-Operatória

ETAPA 1: excluir condições cardíacas e vasculares agudas

- Condições cardíacas: Se angina instável, infarto agudo do miocárdio, choque cardiogênico, edema agudo de pulmão, bradiarritmia ou taquiarritmia grave, o paciente tem risco espontâneo muito elevado e a operação não cardíaca deve, sempre que possível, ser cancelada e reconsiderada somente após estabilização clínica.
- Condições vasculares: Se risco iminente de acidente vascular cerebral por doença carotídea, rotura de aneurisma ou perda de membro, proceder à avaliação do risco cardíaco para indicar farmacoproteção e monitorização, sem exames complementares que adiem o tratamento vascular.

ETAPA 2: estratificar o risco conforme algoritmo de preferência: Lee-Vasc, ACP

- Avaliação pelo algoritmo de Lee-Vasc

				Pontos	Risco CV (%)
Idade > 80 anos	4 pts	Creatinina > 1,8	2 pts	0-3	2,6%
Idade 70-79 anos	3 pts	Tabagismo atual ou prévio	1 pt	4	3,5%
Idade 60-69 anos	2 pts	Diabetes com insulinoterapia	1 pt	5	6%
Doença coronariana	2 pts	Uso crônico de betabloqueador	1 pt	6	6,6%
Insuficiência cardíaca	2 pts	Revascularização miocárdica prévia	-1 pt	7	8,9%
DPOC	2 pts			A partir de 8	24,9%

- Avaliação pelo algoritmo do American College of Physicians (ACP)

IAM < 6 meses (10 pts)	EAP na última semana (10 pts)	> 5 ESV no ECG (5 pts)
IAM > 6 meses (5 pts)	Ritmo não sinusal ou RS com ESSV no ECG (5 pts)	pO_2 < 60, pCO_2 > 50, K < 3, U > 50, Cr > 3, ou restrito ao leito (5 pts)
Angina classe III (10 pts)	Suspeita de EAo crítica (20 pts)	Idade > 70 anos (5 pts)
Angina classe IV (20 pts)	EAP uma vez na vida (5 pts)	Cirurgia de emergência (10 pts)

(Continua.)

Quadro 39-3. *(Cont.)* Etapas para Avaliação Cardíaca Pré-Operatória

Se > 20 pontos → alto risco (> 15%)
Se 0 a 15 pontos → avaliar variáveis de Eagle e Vanzetto (abaixo) para discriminar os riscos baixo e intermediário

Idade > 70 anos	Alterações isquêmicas do ST	No máximo 1 variável: baixo risco (<3%)
História de angina	HAS com HVE importante	A partir de 2 variáveis: risco intermediário (3-15%)
DM	História de ICC	
História de infarto	Ondas Q no ECG	

ETAPA 3: conduta

Baixo risco	Risco intermediário	Alto risco
Lee-Vasc até 4 pts	Lee-Vasc 5 a 7 pts	Lee-Vasc a partir 8 pts, com ICC ou angina CF III ou IV
ACP baixo risco	ACP risco intermediário	ACP alto risco
Operação diretamente *para operações de aorta em pacientes com baixa capacidade funcional, teste funcional de isquemia (recomendação IIa)	Teste funcional de isquemia (recomendação IIa)	Sempre que possível, adiar a operação. Se natureza do risco for isquêmica, realizar cateterismo

Extraído de Marques AC, et al. 2013.

AVALIAÇÃO PRÉ-OPERATÓRIA SUPLEMENTAR

Eletrocardiograma

A análise do eletrocardiograma (ECG) complementa a avaliação clínica, permitindo a identificação de pacientes de alto risco cardiovascular no perioperatório. O ECG detecta arritmias, distúrbios de condução, isquemia miocárdica ou IAM prévio, sobrecargas cavitárias e alterações decorrentes de distúrbios eletrolíticos ou medicamentos. Todos os pacientes que serão submetidos a cirurgias vasculares arteriais deverão realizar um ECG no pré-operatório (grau de recomendação I).

Avaliação da Função Ventricular

Na maioria dos casos, o ecocardiograma de repouso não muda a estratificação de risco cardiovascular.

Testes Não Invasivos para a Detecção de Isquemia Miocárdica

Os candidatos a cirurgias vasculares têm maior risco de eventos cardiovasculares no perioperatório, devido às suas características de vasculopatia e pelo porte das cirurgias. Portanto, a realização de testes para identificação de isquemia miocárdica tem o objetivo de realizar medidas que possam reduzir o risco e a morbimortalidade perioperatória. Pode ser realizado o teste de esforço, o ecocardiograma de estresse e a cintilografia miocárdica. Portanto, esses testes devem ser realizados em pacientes com estimativa de risco intermediário e em paciente com baixa capacidade funcional, exceto em operações de carótida (grau de recomendação IIa).

Cineangiocoronariografia

Não há nível de evidências consistentes quanto aos benefícios de realização de cineangiocoronariografia de rotina na estratificação de risco cirúrgico de pacientes candidatos a cirurgias vasculares. O cateterismo é indicado caso o paciente tenha clínica de coronariopatia (síndrome coronariana e angina instável) e na suspeita de doença coronariana em testes não invasivos (grau de recomendação I). Se o paciente tiver angina estável, deve-se avaliar o risco para a tomada de decisão de estratificação invasiva.

MEDIDAS PARA A REDUÇÃO DO RISCO CIRÚRGICO

Betabloqueadores

Durante a cirurgia vascular, a fim de reduzir o trabalho cardíaco, sobretudo o MVO2, através da redução do duplo produto, para obter cardioproteção, a utilização de betabloqueadores (BB) tornou-se atraente.

Contudo, não está indicada para todos os candidatos à cirurgia endovascular. A sua correta indicação, seleção de pacientes, e observação de possíveis contraindicações são de fundamental importância para obtenção de benefícios farmacológicos.

O estudo POISE revelou que o grupo que recebeu metoprolol apresentou incidência de morte de causa cardíaca e infarto não fatal significativamente menor do que o grupo controle. Por outro lado, o resultado da análise mostrou que os desfechos secundários (morte por todas as causas e AVC) foram maiores no grupo metoprolol. Segundo os autores, hipotensão e bradicardia, mais frequentes no grupo que recebeu metoprolol, teriam sido responsáveis pela maior ocorrência de complicações, em especial AVC.

Quando indicados, os betabloqueadores devem ser iniciados o mais precocemente possível, de preferência pelo menos uma semana antes da cirurgia, para que a resposta hemodinâmica seja avaliada e a medicação ajustada. A FC alvo é entre 55 e 65 bpm, com PAS maior que 100 mmHg.

Pacientes que já estejam em uso de betabloqueador não devem ter a medicação suspensa, pelo risco de aumento da mortalidade pós-operatória.

Portanto, os betabloqueadores estão indicados em pacientes com isquemia miocárdica sintomática ou evidenciada por prova funcional e em pacientes que já recebiam a medicação cronicamente (grau de recomendação I), além de pacientes com risco cardíaco intermediário (grau de recomendação IIa).

Estatinas

O uso de estatinas com objetivo de reduzir eventos cardiovasculares após cirurgias vasculares está bem estabelecido. No perioperatório de angioplastia de carótidas, há redução do risco de AVE e aumento da sobrevida em longo prazo. Em cirurgias de aorta, há aumento de sobrevida após correção endovascular. Além disso, em pacientes com doença arterial periférica, há redução de morbimortalidade cardiovascular, melhora dos sintomas de claudicação e menor morbimortalidade perioperatória.

A introdução da medicação deve ser feita pelo menos duas semanas antes da cirurgia e mantida por 30 dias, no mínimo.

Portanto, o uso de estatinas está indicado a todos os pacientes que serão submetidos a cirurgias vasculares, independentemente do nível de colesterol (grau de recomendação I).

Antiagregantes plaquetários

O uso de aspirina tem benefício comprovado para prevenção secundária em pacientes com doenças vasculares. Há benefícios em procedimentos de revascularização de membros inferiores, endarterectomia de carótidas e cirurgias de aorta, sem aumentar risco de complicações hemorrágicas.

Pacientes que estejam antiagregados apenas com clopidogrel devem ter a medicação suspensa 5 dias antes da cirurgia para procedimentos de moderado ou alto risco de sangramento. Em procedimentos de baixo risco de sangramento, a medicação pode ser mantida.

Em pacientes duplamente antiagregados, devido à colocação de *stent* coronariano, a recomendação é manter a aspirina e suspender o clopidogrel 5 dias antes da cirurgia, com reintrodução o mais precoce possível, de preferência antes que se complete 10 dias sem a medicação.

Revascularização Miocárdica

Com o objetivo de reduzir o risco cardiovascular perioperatório, a revascularização miocárdica pode ser indicada, porém seus benefícios estão cada vez mais restritos considerando a otimização farmacológica. Só há indicação indiscutível em casos de pacientes que já tinham indicação de revascularização independente da cirurgia vascular.

Nessas situações, é importante avaliar o intervalo entre a revascularização e a cirurgia vascular, já que há o risco de trombose intracoronariana em caso de suspensão precoce de antiagregantes e de complicações hemorrágicas com o uso deles. Nos casos de angioplastia em pacientes com cirurgia programada dentro do próximo ano, deve-se preferir usar um *stent* convencional ou mesmo angioplastia sem *stent*.

As diretrizes recomendam que cirurgias eletivas após implante de *stent* farmacológico devam ser adiadas até que se complete um ano de dupla antiagregação e, se a cirurgia for urgente, ela deva ser realizada sem a cessação da terapia antiplaquetária (Quadro 39-4).

Quadro 39-4. Cirurgia Vascular Após Intervenções Coronarianas

Condição	Recomendações
Cirurgia de revascularização miocárdica	Idealmente, atrasar cirurgias não cardíacas por 8-12 semanas
Angioplastia por balão	Seguro proceder com cirurgias não cardíacas 14 dias após a intervenção. Continuar AAS no perioperatório
Stent não farmacológico	Cirurgias não cardíacas dever ser adiadas por um mínimo de 6 semanas, idealmente 12 semanas após a inserção do *stent*. Continuar AAS no perioperatório
Stent farmacológico	Idealmente, cirurgias não cardíacas devem ser adiadas por 12 meses após a inserção. Quando isso não for possível, a cirurgia deve ser realizada sob dupla antiagregação, se possível

Extraído de Goodman BA, Danjoux GR, 2016.

Profilaxia de Tromboembolismo Venoso (TEV)

Há poucos estudos validados para profilaxia de TEV em cirurgias vasculares, portanto extrapolam-se os dados com relação à cirurgia geral.

Pacientes com risco de TEV muito baixo (escore de Caprini 0) devem ser estimulados a deambulação precoce. Quando o risco de TEV é baixo (Caprini 1-2), é indicada a profilaxia mecânica com compressor pneumático. Pacientes com risco moderado (Caprini 3-4) devem usar heparina de baixo peso molecular (HBPM), heparina não fracionada (HNF) ou profilaxia mecânica. Por fim, nos casos de alto risco (Caprini a partir de 5), recomenda-se o uso de HBPM ou HNF (Quadro 39-5).

Quadro 39-5. Escore de Caprini para Avaliação de Risco de TEV

1 Ponto	2 Pontos	3 Pontos	5 Pontos
Idade 41-60 anos	Idade 61-74 anos	Idade a partir 75 anos	AVC há < 1 mês
Cirurgia pequena	Cirurgia artroscópica	História de TEV	Artroplastia eletiva
IMC > 25	Cirurgia aberta > 45 min	Fator V Leiden	Fratura de quadril, pelve ou MMII
Edema de MMII	Cirurgia laparoscópica > 45 min	Protrombina	Lesão medular espinal aguda (< 1 mês)
Veias varicosas	Malignidade	Anticoagulante lúpico	
Gravidez ou pós-parto	Confinamento ao leito > 72 h	Anticorpo anticardiolipina	
História de aborto espontâneo	Acesso venoso central	Homocisteína elevada	
Contraceptivo ou terapia de reposição hormonal	Imobilização com gesso	Trombocitopenia induzida por heparina	
Sepse há < 1 mês		Outras trombofilias congênitas ou adquiridas	
Doença pulmonar grave, incluindo pneumonia há < 1 mês			
Função pulmonar anormal			
IAM			
ICC			
História de doença inflamatória intestinal			
Restrição ao leito			

Extraído de Marques AC, et al. 2013.

PREVENÇÃO DA INJÚRIA RENAL AGUDA

Muitos pacientes candidatos a cirurgias vasculares têm redução da função renal, sobretudo os mais idosos. Os procedimentos endovasculares, por usarem altas doses de contraste, podem levar à injúria renal aguda por toxicidade pelo contraste. O risco da nefropatia induzida pelo contraste é inversamente proporcional à função renal de base e é exacerbado pela existência de diabetes.

Para prevenir a nefropatia pelo contraste, é indicada a hidratação venosa na dose de 1 mL/Kg/h de soro fisiológico 0,9% nas 12 horas anteriores e posteriores ao procedimento. Não há evidências de benefício do uso de N-acetilcisteína ou bicarbonato de sódio para prevenção da nefropatia pelo contraste. Se possível, deve-se dar preferência a contrastes iso ou hipoosmolares no menor volume possível.

REDUÇÃO DO RISCO PULMONAR

Algumas intervenções pré-operatórias mostraram redução do risco, como cessação do tabagismo 4 a 6 semanas antes do procedimento, otimização da terapia broncodilatadora em pacientes que têm obstrução reversível e erradicação de infecções ativas. Além disso, também há evidências de que o uso de corticoides pode reduzir o broncoespasmo perioperatório em pacientes com hiperreatividade das vias aéreas.

MENSAGENS IMPORTANTES

- Todas as cirurgias vasculares arteriais são de risco intermediário ou alto, o que impõe uma avaliação criteriosa no pré-operatório;
- No pré-operatório, deve-se estratificar o risco cirúrgico através de algoritmos bem consolidados, como o Lee-Vasc ou o algoritmo do American College of Physicians (ACP), entre outros;
- Deve-se realizar eletrocardiograma em todos os pacientes que serão submetidos a cirurgias vasculares;
- Pacientes com risco intermediário ou com baixa capacidade funcional, devem ser submetidos a testes não invasivos de isquemia miocárdica (teste de esforço, ecocardiograma de estresse e cintilografia miocárdica), caso seja possível realizar alguma intervenção antes da cirurgia;
- O cateterismo é indicado apenas se o paciente tiver clínica de coronariopatia instável e na suspeita de doença coronariana grave em testes não invasivos;
- Os betabloqueadores estão indicados no período perioperatório em: isquemia miocárdica sintomática ou evidenciada por prova funcional, naqueles que já recebiam a medicação cronicamente, além de pacientes com risco cardíaco intermediário e elevado;
- O uso de estatinas está indicado a todos os pacientes que serão submetidos a cirurgias vasculares independentemente do nível de colesterol;
- Devem ser adiadas cirurgias eletivas após implante de *stent* farmacológico até que se complete entre 6 meses a 1 ano de dupla antiagregação. Em cirurgias urgentes, realizar sem a cessação da aspirina;
- Para prevenir a nefropatia pelo contraste, é indicada a hidratação venosa na dose de 1 mL/Kg/h de soro fisiológico 0,9% nas 12 horas anteriores e posteriores ao procedimento.

BIBLIOGRAFIA

Devereaux PJ, Cohn S, Eagle KA, Jaffe AS. Management of cardiac risk for noncardiac surgery. 2016.

Devereaux PJ, Yang H, Yusuf S, et al. POISE Study Group. Effects of extended-release metoprolol succinate in patients undergoing non-cardiac surgery (POISE trial): a randomised controlled trial. Lancet. 2008;371(9627):1839-47.

Durrand JW, Danjoux GR. Preoperative assessment of patients for vascular surgery. Anaesthesia and Intensive Care Medicine. 2013;14(5):180-183.

Fleisher LA, Fleischmann KE, Auerbach AD, et al. Acc/Aha Guideline On Perioperative Cardiovascular Evaluation And Management Of Patients Undergoing Noncardiac Surgery: A Report Of The American College Of Cardiology/American Heart Association Task Force On Practice Guidelines. J Am Coll Cardiol. 2014;64:E77.

Garg PK. Preoperative Cardiovascular Evaluation in Patients Undergoing Vascular Surgery. Cardiol Clin. 2015;33:139-150.

Goodman BA, Danjoux GR. Risk modification and preoperative optimization of vascular patients. Anaesthesia and Intensive Care Medicine. 2016;17(5):222-225.

Marques AC, et al. Atualização e Enfoque em Operações Vasculares Arteriais da II Diretriz de Avaliação Perioperatória da Sociedade Brasileira de Cardiologia. Revista da Sociedade Brasileira de Cardiologia. 2013;101(4-2).

Sams S, Grichnik K, Soto R. Preoperative Evaluation of the Vascular Surgery Patient. Anesthesiology Clin. 2014;32:599-614.

Singh S, Maldonado Y, Taylor MA. Optimal Perioperative Medical Management of the Vascular Surgery Patient. Anesthesiology Clin. 2014;32:615-637.

Telford RJ. Anaesthesia for vascular surgery on the extremities. Anaesthesia and Intensive Care Medicine. 2016;17(5):230-234.

AVALIAÇÃO PRÉ-OPERATÓRIA NA CIRURGIA DE CATARATA

Marcos Benchimol • Gabriel Pesce de Castro da Silva

INTRODUÇÃO

Opacificação do cristalino é enfermidade muito comum em idosos, podendo ter prevalência de 60% após 60 anos.

Catarata é a principal causa de cegueira no mundo.[1]

A cirurgia de catarata é a mais comum entre os idosos nos EUA. O custo dos testes de rotina antes desta cirurgia é estimado em 150 milhões de dólares por ano ao Medicare.

Apesar disso, as taxas de morbimortalidade associadas a esta cirurgia são muito baixas.

O cristalino é feito de água e proteína. Como resultado de inflamação crônica, ocorre sua opacificação, cujo resultado clínico é borramento da visão, dificuldade com brilho intenso.

Os sintomas são de início gradual, indolores, não associados a olho vermelho. O desenvolvimento da catarata é um processo indolor, progressivo, cuja repercussão é muito variável individualmente. Tipicamente, é de ocorrência bilateral, embora frequentemente assimétrica.

Indivíduos geralmente queixam-se de dificuldades em dirigir à noite, ler os sinais de trânsito, ou dificuldade com letras pequenas.

Uma pequena fração das cataratas maduras e hipermaduras podem ocasionar glaucoma secundário.

Esses tipos de glaucoma ocasionam dor e vermelhidão ocular. Dessa forma, eles não são assintomáticos como muitos outros glaucomas. Uma vez que esta complicação não é sutil, a presença de uma catarata madura não constitui, necessariamente, indicação de cirurgia de catarata, se permanecer assintomática em paciente que apresentem baixa acuidade visual no olho afetado.

CAUSAS DE CATARATA
- Idade;
- Tabagismo;
- Alcoolismo;
- Exposição ao sol;
- Baixo nível educacional;
- Hábitos de vida pouco saudáveis (má nutrição e inatividade física);
- Síndrome metabólica;
- Diabetes melito;

- Corticoterapia;
- Trauma ou cirurgia ocular;
- Catarata congênita;
- Uso prolongado de estatinas e fenotiazinas.

Durante avaliação pré-operatória, encontra-se ótima oportunidade de verificar o estado geral de saúde do paciente que, não raro, apresenta comorbidades frequentemente assintomáticas, tais como hipertensão arterial (HAS) e diabetes (DM), considerando a faixa etária mais elevada deste grupo com maior prevalência de comorbidades.

A única maneira de retirada da catarata é a cirurgia, na qual o cristalino será substituído por uma lente intraocular (LIO).

Uma variedade de LIO de diferentes características está disponível. Deve ser apresentado ao paciente o tipo de LIO mais favorável de acordo com o estilo de vida individual. O custo pode alterar as escolhas.

LIOs são feitas de plástico, acrílico ou silicone. Algumas delas bloqueiam a luz ultravioleta. Algumas LIOs são feitas com plástico rígido e durante o implante requerem incisões e suturas para o fechamento.

Contudo, muitas LIOs são flexíveis permitindo uma menor incisão que requerem pouco ou nenhum ponto de sutura. O cirurgião dobra este tipo de lente e insere-o na cápsula vazia, onde a lente natural costumava estar. Uma vez dentro do olho, a LIO dobrada, desdobra-se, enchendo a cápsula vazia.

A intervenção pode ser em um hospital ou através de hospital-dia. Recomenda-se jejum de alimentos sólidos por 6 horas de antecedência.

As possíveis complicações dessa cirurgia são as seguintes:

- Infecção ocular;
- Sangramento ocular;
- Inflamação;
- Glaucoma;
- Edema da retina;
- Ptose palpebral;
- Deslocamento de retina;
- Lesão em outras regiões oculares;
- Dor de difícil controle;
- Perda da visão;
- Deslocamento do implante da LIO;
- Catarata secundária.

AVALIAÇÃO BÁSICA NECESSÁRIA

A cirurgia de catarata é um procedimento de baixo risco,[2] porém é tipicamente realizada em idosos que, com frequência, apresentam múltiplas comorbidades. Em uma revisão sistemática de 21.531 cirurgias de catarata, foram relatados 707 eventos relacionados à cirurgia ocasionando 3 óbitos e 61 hospitalizações.[3]

Dados relacionados à eficácia da avaliação pré-anestésica são escassos na literatura, especialmente em cirurgias de catarata.[4] A força tarefa criada pela ASA (2002)[5] revelou que a literatura médica não é suficientemente rigorosa para concluir sobre os benefícios ou malefícios dos exames pré-operatórios. A grande maioria de seus membros concorda que a avaliação deve compreender um exame de vias aéreas, pulmonar e cardiovascular.

O estudo Medical Testing for Cataract Surgery[2] envolveu 18.196 pacientes prospectivamente submetidos à cirurgia de catarata eletiva em 9 centros. Os pacientes foram randomizados em dois grupos, um com testes padrão (ECG, Hemograma, Glicose, Ureia, Creatinina e eletrólitos), e o segundo sem exames.

Os autores concluíram que os testes pré-operatórios neste grupo não melhoraram a saúde ou evolução clínica. A taxa de complicação foi igual nos dois grupos: 31,3 por 1.000 cirurgias, e os eventos mais comuns em ambos os grupos foram hipertensão e arritmia (principalmente bradicardia).

Em alguns centros, algumas variáveis, tais como: idade, gênero, raça, comorbidades, status físico, e *status* clínico autorreportado. Nenhuma destas variáveis melhorou a desempenho dos exames na evolução pós-operatória. Além disso, nenhum teste cancelaria ou retardaria a cirurgia proposta.

Desta forma, os exames somente devem ser solicitados caso indicados independentes da cirurgia.

Alguns autores[2] sugerem que a avaliação pré-anestésica deveria retomar conceitos da avaliação pré-operatória de 40 anos atrás.

TIPO DE CIRURGIAS UTILIZADAS
Facoemulsificação
É a técnica mais frequente. Uma pequena incisão na córnea por onde se introduz um pequeno transdutor que produz um feixe ultrassônico que destrói o cristalino, cujas partículas são aspiradas, implantando-se a nova lente. Requer apenas sedação e anestésico tópico (gotas).

Cirurgia Extracapsular
É utilizada apenas nas formas mais avançadas (lentes "duras") em que a sua dissolução e mais complexa. Requer uma incisão maior por onde a lente por inteiro é removida, com implante subsequente. Nesta técnica, aplica-se anestésico local ao redor do olho, várias suturas e tampão ocular.

Cirurgia Intracapsular
Requer uma incisão ainda maior, removendo-se, além da lente, a cápsula. A lente é implantada na frente da íris. Embora raramente utilizada atualmente, pode ser útil em casos de trauma.

CONTRAINDICAÇÕES
DPOC descompensado, IAM recente, HAS descontrolada, incapacidade para compreender recomendações sem um responsável disponível, plaquetopemia grave não corrigida (< 50.000).[6]

COMORBIDADES
Idade
A idade não é uma contraindicação à cirurgia de catarata. Em uma série de 200 pacientes acima de 90 anos submetidos a essa cirurgia, 80% apresentaram melhora significativa da visão, e 48% estavam vivos 5 anos após a cirurgia.[8]

Hipertensão
Controle pré-operatório da hipertensão arterial é necessário para prevenir complicações, tais como hemorragia supracoroideia. A medicação hipotensora deve ser fornecida com pequena quantidade de líquidos na manhã da cirurgia.

Diabetes
Elevações significativas da glicemia são incomuns nos diabéticos submetidos à cirurgia de catarata, considerando-se a pequena duração da cirurgia. Esses pacientes devem, preferencialmente, ser operados pela manhã, a fim de evitar a hipoglicemia. Medicações orais e insulina devem ser administradas após o término da cirurgia. No caso de uma cirurgia ser agendada para mais tarde em pacientes com diabetes tipo 1, pode ser dada de um terço à metade da dose matinal de insulina.

Doença Arterial Coronária (DAC)
Um estudo em pacientes estáveis com história prévia de infarto reportou a ausência de reinfarto após procedimentos oftalmológicos.[9] Contudo, pacientes com DAC devem manter todas as medicações, com possível exceção da aspirina.

Infecção Respiratória Superior
Essa cirurgia deve ser adiada nesta situação, uma vez que a tosse ocasiona algum risco durante a cirurgia.

Doença Valvular
Não é necessária a profilaxia de endocardite infecciosa nos pacientes submetidos à cirurgia de catarata.

MEDICAMENTOS QUE DEVEM SUSPENSOS
Cerca de 50% dos indivíduos cirúrgicos fazem uso regular de alguma medicação.[7]

Agentes Antitrombóticos
Cirurgia de catarata é considerada de baixo risco de sangramento.[10] Modo geral, paciente pode continuar com a terapia antiplaquetária ou anticoagulante.[11] Contudo, a decisão de continuar ou suspender a medicação deve ser discutido com o oftalmologista considerando-se história prévia de sangramento, motivo da anticoagulação, visão monocular, entre outros fatores.

Aspirina e Outros Antiplaquetários
As diretrizes do American College of Chest Physicians (ACCP) recomendam manutenção da aspirina em pacientes submetidos à cirurgia de catarata.[12] Os riscos associados em manter ou suspender a aspirina parecem ser bem baixos. Em um estudo de coorte envolvendo 19.584 cirurgias de catarata, havia 4.517 pacientes sob uso da aspirina, dos quais 3.363 continuaram contra 977 que suspenderam a utilização.[13] As taxas de sangramentos foram semelhantes nos dois grupos (0,56 *versus* 0,59 eventos por 1.000 cirurgias). Não houve aumento nas taxas de AVC, TIA e eventos tromboembólicos nos indivíduos que suspenderam a medicação (1,02 *versus* 1,49 por 1000 cirurgias) e ainda apresentaram uma taxa menor de isquemia miocárdica e infarto (1,02 *versus* 5,06 por 1.000 cirurgias).

Existem poucas informações relacionadas ao uso do clopidogrel na cirurgia de catarata. Deve-se considerar postergar essa cirurgia até atingir o período mínimo da dupla antiagregação nos indivíduos com *stent* coronário para prevenir a trombose.

Varfarina
Os riscos associados em manter ou suspender essa medicação parecem ser baixos.[14] As diretrizes de anticoagulação do ACCP de 2012 recomendam que a Varfarina seja continuada durante a cirurgia de catarata.[12] Entretanto, deve-se levar em consideração o motivo da anticoagulação e se o paciente tem visão mono ou binocular ou apresenta fatores de risco de sangramento supracoroidal, como hemorragia prévia no outro olho.

Novos Anticoagulantes Orais (DOAC)
Não há evidências que os DOAC difiram da warfarina quanto ao risco de sangramentos na cirurgia de catarata. Contudo, isso ainda não foi bem estudado. De modo geral, pode-se continuar essa medicação, exceto nos indivíduos de maior risco de hemorragia.

ALFA-BLOQUEADORES
Tamsulosin (alfa-bloqueador) utilizada no tratamento da hipertrofia prostática benigna correlacionou-se com eventos adversos pós-operatórios sérios em cirurgia de catarata.

Um estudo que incluiu mais de 96.000 homens idosos submetidos à cirurgia de catarata durante um período maior que 5 anos (3,7% tiveram exposição recente ao tamsulosin e 7,7% a outros alfa-bloqueadores).[15] Exposição ao tamsulosin dentro de 14 dias da cirurgia associou-se significativamente a sérias complicações oftalmológicas pós-operatórias (7,5% *vs* 2,7%; *odds ratio* [OR], 2,33; 95% intervalo de confiança CI], 1,22-4,43), especificamente síndrome da íris frouxa e suas complicações (i. e., descolamento de retina, perda de lentes ou fragmentos, endoftalmite). Não houve associação significativa entre outros alfa-bloqueadores 7,5% *versus* 8%; OR, 0,91; 95% CI, 0,54-1,54) ou a prévia exposição ao tamsulosin ou outros alfa-bloqueadores.

MENSAGENS IMPORTANTES
Catarata constitui a principal causa de cegueira em idosos e seu tratamento é cirúrgico.

A avaliação pré-operatória rotineira não aumenta a segurança da cirurgia de catarata. Alternativas aos exames convencionais foram propostos, incluindo questionários de saúde. Isso pode ser mais custo-efetivo para identificar indivíduos de maior risco de complicações.

Embora sejam infrequentes, complicações médicas decorrentes dessa cirurgia continuam a gerar preocupações, tendo em vista o grande número de idosos com várias comorbidades associadas que são submetidos a essa cirurgia.

Situações específicas devem ser verificadas e corrigidas quando apropriadas conforme descrito acima (doença coronária sintomática, hipertensão arterial não controlada, diabetes e uso de várias medicações).

REFERÊNCIAS BIBLIOGRÁFICAS
1. Thylefors B, Négrel AD, Pararajasegaram R, Dadzie KY. Global data on blindness. Bull World Health Organ. 1995;73(1):115.
2. Greenberg PB, Liu J, Wu WC, et al. Ophthalmology. Predictors of mortality within 90 days of cataract surgery. 2010;117(10):1894.

3. Keay L 1, Lindsley K, Tielsch J, et al. Routine preoperative medical testing for cataract surgery. Cochrane Database Syst Rev. 2019;1:CD007293.
4. Nascimento MA, Lira RP, Soares PH, et al. Are routine preoperative medical tests needed with cataract surgery? Study of visual acuity outcome. Curr Eye Res. 2004;28(4):285-90.
5. American Society of Anesthesiologists Task Force on Preanesthesia Evaluation. Practice advisory for preanesthesia evaluation: a report by the American Society of Anesthesiologists Task Force on Preanesthesia Evaluation. Anesthesiology. 2002;96(2):485-96.
6. Schein OD, Katz J, Bass EB, et al. The value of routine preoperative medical testing before cataract surgery. Study of Medical Testing for Cataract Surgery. N Engl J Med. 2000;342(3):168-75. Comment in: ACP J Club. 2000;133(2):60; N Engl J Med. 2000;342(3):204-5.
7. Kennedy JM, van Rij AM, Spears GF, et al. Br J Clin Pharmacol. Polypharmacy in a general surgical unit and consequences of drug withdrawal. 2000;49(4):353.
8. Lai FH, Lok JY, Chow PP, Young AL. J Am Geriatr Soc. Clinical outcomes of cataract surgery in very elderly adults. 2014;62(1):165.
9. Backer CL, Tinker JH, Robertson DM, Vlietstra RE. Anesth Analg.Myocardial reinfarction following local anesthesia for ophthalmic surgery. 1980;59(4):257.
10. Kiire CA, Mukherjee R, Ruparelia N, et al. Br J Ophthalmol.Managing antiplatelet and anticoagulant drugs in patients undergoing elective ophthalmic surgery. 2014;98(10):1320-1324.
11. Kong KL, Khan J. Br J Ophthalmol. Ophthalmic patients on antithrombotic drugs: a review and guide to perioperative management. 2015;99(8):1025-30.
12. Douketis JD, Spyropoulos AC, Spencer FA, et al. American College of Chest Physicians. Perioperative management of antithrombotic therapy: Antithrombotic Therapy and Prevention of Thrombosis, 9th ed: American College of Chest Physicians Evidence-Based Clinical Practice Guidelines. Chest. 2012;141(2):e326S.
13. Katz J, Feldman MA, Bass EB, et al. Study of Medical Testing for Cataract Surgery Team. Risks and benefits of anticoagulant and antiplatelet medication use before cataract surgery. Ophthalmology. 2003;110(9):1784.
14. Hall DL, Steen Jr. WH, Drummond JW, Byrd WA. Anticoagulants and cataract surgery. Ophthalmic Surg. 1988;19(3):221.
15. Bell CM, Hatch WV, Fischer HD, et al. Association between tamsulosin and serious ophthalmic adverse events in older men following cataract surgery. JAMA. 2009;301(19):1991-6.

AVALIAÇÃO PRÉ-OPERATÓRIA EM CIRURGIA BARIÁTRICA

CAPÍTULO 41

Gabriel Pesce de Castro da Silva

INTRODUÇÃO

Um dos problemas de saúde que mais cresceram nos últimos anos foi a obesidade. Sua avaliação é realizada por meio de classificações, que apresentam como base o índice de massa corporal (IMC), uma fórmula baseada no peso e altura da pessoa.

Considera-se sobrepeso IMC os valores entre 25 a 30, enquanto valores acima de 30 são considerados como obesidade. No Brasil, a prevalência de adultos com excesso de peso variou entre 47,7% e 60,6%, sendo maior entre homens (57,7%) do que nas mulheres (50,5%). Há incremento desta condição com a idade até os 64 anos.[1]

Consequente à maior prevalência deste problema houve maior procura de formas para o tratamento. A abordagem cirúrgica aumentou como forma terapêutica para redução de peso.

As técnicas de cirurgia bariátrica consistem em métodos puramente restritivos ou mistos (restritivos + disabsortivos),[2] sendo liberados pelo CFM a banda gástrica ajustável, a gastrectomia vertical, a derivação gastrojejunal em Y de Roux e a cirurgia de Scopinaro ou de *switch duodenal*,[3] e qualquer outro tipo de cirurgia considerado como experimental.

O QUE É A CIRURGIA (ALGUM TIPO DE ABORDAGEM É MELHOR?)

A cirurgia bariátrica compreende um grupo de procedimentos cirúrgicos com técnicas diferentes. Os métodos podem ser divididos em:

- Puramente restritivos;
- Mistos (Restritivos + Disabsortivos).

Nas técnicas restritivas, o único órgão modificado é o estômago, visando a provocar a redução do espaço para o alimento dentro da cavidade gástrica, a fim de promover saciedade, com reduzidas porções alimentares.

As mais comuns são: banda gástrica ajustável; gastrectomia vertical; gastrectomia vertical com bandagem e balão intragástrico. A colocação do balão intragástrico é um procedimento endoscópico, utilizado como auxiliar no preparo pré-operatório para outros procedimentos bariátricos.

As cirurgias mistas, além do estômago, têm também o intestino alterado. Além do fator restritivo, existe um fator disabsortivo, que é conseguido pela diminuição do local de absorção de nutrientes no intestino delgado.

As técnicas mistas mais conhecidas são: derivação biliopancreática com gastrectomia distal (cirurgia de Scopinaro) e derivação gastrojejunal em Y de Roux (cirurgia de Fobicapella).[2]

Nos últimos 10 anos, tentativas de quantificar as diferenças em eficácia e segurança dessas diferentes abordagens falharam por falta de randomização que incluísse os procedimentos mais comuns. Dessa forma, não é possível ter conclusões quanto à sobrevida, incidência de eventos cardiovasculares e qualidade de vida dentre todos os tipos de cirurgia.[4,5]

Assim, a escolha de procedimento bariátrico depende, além de metas terapêuticas individualizadas, da *expertise* regional disponível, da preferência do paciente e da estratificação de risco individual. Entretanto, os procedimentos por via laparoscópica são preferidos em decorrência de menor morbidade e mortalidade no pós-operatório imediato.[4-6]

INDICAÇÕES

As indicações do procedimento cirúrgico são variadas e, segundo a resolução nº 2.131/15 do CFM, dependem da idade do paciente. Anteriormente, jovens entre de 16 e 18 anos poderiam fazer a cirurgia, caso houvesse boa relação risco/benefício. Atualmente, além das regras anteriores, é necessário um pediatra na equipe e a consolidação das cartilagens das epífises de crescimento dos punhos.

A cirurgia em menores de 16 anos só será permitida em caráter experimental e dentro dos protocolos do sistema CEP/Conep (Comissão Nacional de Ética em Pesquisa). Aqueles acima de 65 anos poderão fazer a bariátrica, desde que respeitadas às condições gerais e após avaliação do risco/benefício.

Em relação ao peso e comorbidades, existem as seguintes indicações:

- Paciente com IMC $\geq$ 40 kg/m², sem demais comorbidades e para os quais a cirurgia bariátrica não seja de alto risco;
- Paciente com IMC $\geq$ 35 kg/m² e uma ou mais das comorbidades graves relacionadas (hipertensão arterial; dislipidemia; síndrome da apneia e hipopneia obstrutiva do sono; síndrome de Pickwick; doença hepática gordurosa não alcoólica; refluxo gastresofágico com indicação cirúrgica; asma grave não controlada; doenças cardiovasculares, como infarto do miocárdio, angina, insuficiência cardíaca congestiva, acidente vascular cerebral, hipertensão e fibrilação atrial, cardiomiopatia dilatada, *cor pulmonale* e síndrome de hipoventilação; osteoartroses; hérnias discais; colecistopatia calculosa; pancreatites agudas de repetição; incontinência urinária de esforço na mulher; infertilidade; disfunção erétil; síndrome de ovários policísticos; veias varicosas e doença hemorroidária; hipertensão intracraniana idiopática; estigmatização social e depressão).[2,3]

As evidências são insuficientes para recomendar esta cirurgia como procedimento único e específico para controle de glicemia, controle de dislipidemia ou de redução de risco cardiovascular, independente do IMC do paciente.[3,5,7,8]

MANEJO PRÉ-OPERATÓRIO

Além das recomendações usuais pela ACC[9] para risco cirúrgico, todos os pacientes realizarão a avaliação pré-operatória com busca de comorbidades relacionadas à obesidade, com atenção especial aos fatores que podem afetar a recomendação da mesma (Quadro 41-1).

Quadro 41-1. Checagem Pré-Operatória

- Anamnese completa (comorbidades; causas da obesidade; IMC; história de perda de peso; capacidade funcional)
- Exame laboratorial (incluindo glicemia; lipidograma; função renal; hepatograma; coagulograma e hemograma)
- Rastreamento nutricional com estudo de deficiência de ferro, B12, ácido fólico e vitamina D (considerar demais testes em pacientes submetidos a procedimentos disabsortivos e com base em sintomas e riscos)
- Avaliação cardiopulmonar com rastreamento de apneia do sono (ECG, ecocardiograma na suspeita de doença cardiovascular ou pulmonar. Avaliar necessidade de pesquisa de trombose venosa de membros inferiores, quando indicada clinicamente)
- Avaliação gastrointestinal (rastreamento de *H. pylori* em áreas de alta prevalência e avaliação de endoscopia digestiva alta, quando clinicamente indicados)
- Avaliação endocrinológica (hemoglobina glicada, na suspeita ou diagnostico de pré-diabetes ou diabetes; TSH, se sintomas ou risco de doença tireoidiana; avaliação de síndrome de ovário policístico se houver suspeita clínica e pesquisa de síndrome de Cushing na suspeição clínica)
- Avaliação nutricional com nutricionista
- Avaliação com psicólogo(a)
- Documentação da necessidade de cirurgia bariátrica
- Termo de consentimento
- Providenciar informação sobre custos da operação
- Manter cuidados para perda de peso no pós-operatório
- Otimizar controle glicêmico
- Aconselhamento sobre gravidez
- Aconselhamento sobre cessação de tabagismo
- Realizar rastreamento para câncer, quando necessário.
- Controle de comorbidades prévias, caso presentes

O cuidado pré-operatório deve ser iniciado com anamnese completa, observando história patológica pregressa, incluindo passado psicossocial, e exame físico, além de exames laboratoriais apropriados.

O controle glicêmico deve ser otimizado durante o pré-operatório, abordando padrões de dieta saudável, terapia nutricional, atividade física e adesão aos medicamentos em uso.

Os melhores resultados cirúrgicos ocorrem na presença de melhor controle glicêmico. Assim, os alvos são: Hb glicada entre 6,5%-7,0%; glicemia de jejum ≤ 110 mg/dL e glicose pós-prandial após 2 horas ≤ 140 mg/dL.[10]

Alvos de Hb glicada mais liberais (entre 7% e 8%) devem ser considerados em pacientes com doença microvascular avançada ou complicações macrovasculares, comorbidades extensas e diabetes de longo prazo com dificuldade de controle glicêmico estrito. Em pacientes com hemoglobina glicada > 8% ou outros sinais de descontrole glicêmico, o julgamento clínico é importante para avaliar a viabilidade da cirurgia.

Aconselha-se evitar gestação no pré-operatório e 12 a 18 meses após a cirurgia. Entretanto, as terapias contraceptivas com uso de estrogênio devem ser descontinuadas antes da cirurgia (1 ciclo de contraceptivos orais em mulheres em pré-menopausa e 3 semanas antes do procedimento em mulheres em pós-menopausa) a fim de reduzir os riscos de tromboembolismo venoso no pós-operatório. Logo, essas pacientes devem ser informadas e aconselhadas a usarem outros métodos contraceptivos não hormonais neste período.

Deve ser considerada a realização de pesquisa de apneia do sono e radiografia de tórax para avaliação pulmonar, no pré-operatório. Em pacientes com doença pulmonar intrínseca ou desordens do sono, deve ser realizada avaliação pulmonar, caso o diagnóstico das condições alterarem os cuidados pré-operatórios.

Tabagistas devem ser aconselhados a cessar o uso do tabaco, preferencialmente 6 semanas antes do procedimento cirúrgico. Além disso, o fumo deve ser evitado no pós-operatório por piorar o resultado da cicatrização, das anastomoses e por trazer complicações de saúde futuras.

Durante a anamnese, deve ser avaliada história prévia de trombose venosa e *cor pulmonale*. Nesses pacientes, deve ser avaliada a propedêutica para evitar quadros de embolia, porém o filtro de veia cava profilático está relacionado a maiores riscos.

A realização de ultrassonografia abdominal como rotina para rastreio de doença hepática não é recomendada. Este exame é indicado no pré-operatório em casos de avaliação de doença biliar sintomática ou alteração no hepatograma. Na elevação de enzimas hepáticas 2 a 3 vezes o valor normal, considera-se realizar ultrassonografia e avaliação de hepatopatias virais.

Em áreas com alta prevalência de *Helicobacter pylori,* pesquisa-se a presença deste microrganismo, no pré-operatório. O tratamento, caso o teste seja positivo, pode reduzir os casos de perfuração gástrica, segundo estudos.

Todos os pacientes que serão submetidos à cirurgia bariátrica devem realizar avaliação psicossocial com equipe de psicologia. Na suspeita de doença psiquiátrica, abuso ou dependência de substância, o paciente deve estabilizar e tratar estas condições antes de realizar o procedimento cirúrgico.

Além disso, todos os pacientes devem ser avaliados sobre a incorporação de alterações nutricionais e comportamentais antes e após o procedimento. Logo, deve ser realizada avaliação nutricional apropriada, incluindo medida de micronutrientes, principalmente para os pacientes submetidos a técnicas disabsortivas.

A perda de peso no pré-operatório pode reduzir o volume abdominal, sendo benéfica para melhorar aspectos técnicos da cirurgia e anestesia, e é encorajada antes da cirurgia bariátrica. Além disso, a perda de peso pode ser útil para melhor controle de comorbidades no pré-operatório, reduzindo os riscos da cirurgia.

Demais avaliações e exames devem ser propostos individualmente, dependendo da história patológica e exame físico de cada paciente.

Por fim, as deficiências de vitaminas e minerais, incluindo vitamina D, cálcio, ferro e zinco são comuns e são sugeridos testes para o diagnóstico das mesmas no pré-operatório. A suplementação diária no pós-operatório deve incluir, além de reposição das deficiências especificas, 1.200 a 1.500 mg de cálcio elementar e, pelo menos, 3.000 IU de vitamina D.[10,11]

PÓS-OPERATÓRIO

Um dos pontos importantes durante o pós-operatório é a profilaxia de trombose venosa profunda, que é indicada para todos os pacientes. Os regimes de profilaxia após cirurgia bariátrica incluem métodos mecânicos e químicos. Dentre estes, a heparina não fracionada subcutânea ou, principalmente, a heparina de baixo peso molecular deve ser iniciada após 24 horas do procedimento cirúrgico.

Apesar da indicação de profilaxia não ser questionada, ainda não há consenso definido sobre a dose em pacientes com obesidade mórbida grave (IMC > 50). Um estudo prospectivo, no qual se avaliou 481 pacientes submetidos à cirurgia bariátrica que receberam enoxaparina, demonstrou que o uso de 40 mg de enoxaparina a cada 12 horas reduziu significativamente a incidência de TVP, sem diferenças de sangramento. As doses de heparina, segundo o estudo, devem ser maiores que as usuais para pacientes não obesos (enoxaparina, 40 mg subcutânea duas vezes ao dia).[12]

A profilaxia estendida, após a alta hospitalar, pode ser considerada para pacientes de alto risco (história prévia de TVP, por exemplo), sendo utilizados 40 mg de heparina de baixo peso, subcutânea SC), uma vez ao dia, durante 30 dias, com resultados demonstrando menor risco de tromboembolismo. Além disso, a deambulação é encorajada.[13]

Entretanto, estudos recentes não apresentaram evidência importante para a definição, além de não haver uma diretriz específica para esta finalidade. Por um lado, a distribuição da medicação e sua depuração podem estar alteradas pela obesidade e, por outro lado, heparina de baixo peso molecular apresenta baixa propriedade lipofílica, portanto a dose corrigida pelo peso pode resultar em superdosagem com aumento do risco de sangramento. Entretanto, existem estudos não randomizados sugerindo que uma dose fixa maior ou dose baseada no peso, especificamente em pacientes obesos que realizam cirurgia bariátrica, pode reduzir as taxas de TVP, sem aumentar a chance de sangramento.[14] O ERAS, por sua vez, diz que dose deve ser individualizada.[15]

Logo, estudos adicionais devem ser realizados para avaliar a segurança e eficácia desses regimes para prevenção de trombose profunda em pacientes obesos submetidos a esta cirurgia.

Em relação à dieta no pós-operatório, sabe-se que a via enteral deve ser a via preferencial, sendo demonstrado que o início da alimentação deve ser iniciado nas primeiras 24 horas de pós-operatório, sempre que possível. O suporte nutricional com dieta enteral ou parenteral deve ser considerado em pacientes de alto risco nutricional, sendo a via parenteral considerada em caso de pacientes inaptos para uso da via gastrointestinal por 5 a 7 dias, se não apresentarem comorbidades graves, ou por 3 a 7 dias, se apresentarem gravidade elevada.[15]

MENSAGENS IMPORTANTES

No pré-operatório, além de anamnese completa, história patológica pregressa e exame físico, também devem ser realizados exames complementares.

Dentre eles, avaliação laboratorial com pesquisa orientada para pré-operatório habitual e de deficiência de ferro, B12, ácido fólico e vitamina D (considerar também demais testes em pacientes submetidos a procedimentos disabsortivos e com base em sintomas e riscos).

As avaliações gastrointestinal com rastreamento de *H. pylori* em áreas de alta prevalência e de endoscopia digestiva alta devem ser lembradas neste tipo de cirurgia, assim como avaliações com nutricionistas e psicólogos para incorporação de alterações nutricionais e comportamentais antes e após o procedimento.

No pós-operatório, enfatizamos o uso de profilaxia para trombose venosa profunda, bem como a inclusão de suplementação diária no pós-operatório, além de reposição das deficiências especificas de 1.200 a 1.500 mg de cálcio elementar e, pelo menos, 3.000 IU de vitamina D.

REFERÊNCIAS BIBLIOGRÁFICAS

1. Vigitel Brazil 2016: surveillance of risk and protective factors for chronic diseases by telephone survey: estimates of sociodemographic frequency and distribution of risk and protective factors for chronic diseases in the capitals of the 26 Brazilian states and the Federal District in. 2016.
2. Zeve, JLM, Novais PO, Junior NO. Técnicas em cirurgia bariátrica: Uma revisão de literatura. Revista Ciência & Saúde, Porto Alegre; Resolução nº 2.131/15 do CFM 2012;5(2):132-40.
3. Resolução CFM Nº 2.131/2015(Publicada no D.O.U. em 13 jan. 2016, Seção I, p. 66) (Retificação publicada no D.O.U. 29 jan. 2016, Seção I, p. 287).

4. Arterburn DE, Courcoulas AP. Bariatric surgery for obesity and metabolic conditions in adults. The BMJ. PMC. Web. 26 Nov. 2017. 2014;349:g3961.
5. Mechanick JI, et al. Clinical practice guidelines for the perioperative nutritional, metabolic, and nonsurgical support of the bariatric surgery patient—2013 Update: Cosponsored by American Association of Clinical Endocrinologists, The Obesity Society, and American Society for Metabolic & Bariatric Surgery. Obesity (Silver Spring, Md.). PMC. Web. 25 nov. 2017. 2013;21(1):S1-27.
6. Livingston EH, Huerta S, Arthur D, et al. Male gender is a predictor of morbidity and age a predictor of mortality for patients undergoing gastric bypass surgery. Annals of Surgery 2002;236(5):576-82.
7. The Longitudinal Assessment of Bariatric Surgery (LABS) Consortium. Peri-operative safety in the longitudinal assessment of bariatric surgery. The New England Journal of Medicine. PMC. Web. 25 Nov. 2017. 2009;361(5):445-54.
8. Gletsu-Miller N, Wright BN. Mineral malnutrition following bariatric surgery. Advances in Nutrition. PMC. Web. 26 Nov. 2017. 2013;4(5):506-17.
9. Fleisher LA, et al. ACC/AHA guideline on perioperative cardiovascular evaluation and management of patients undergoing noncardiac surgery. Journal of the American College of Cardiology 2014;64(22): e77-e137.
10. Mechanick JI, et al. Clinical Practice Guidelines for the Perioperative Nutritional, Metabolic, and Nonsurgical Support of the Bariatric Surgery Patient—2013 Update: Cosponsored by American Association of Clinical Endocrinologists, The Obesity Society, and American Society for Metabolic & Bariatric Surgery. Obesity (Silver Spring, Md.). PMC. Web. 26 Nov. 2017. 2013;21(1):S1-27.
11. Scholten DJ, et al. A comparison of two different prophylactic dose regimens of low molecular weight hemoglobin in bariatric surgery. Obes Surg 2002;12:19-24.
12. Sapala JA, Wood MH, Schuhknecht MP, Sapala MA. Fatal pulmonary embolism after bariatric operations for morbid obesity: a 24-year retrospective analysis. Obes Surg 2003;13(6):819-25.
13. Moulin PA, et al. Perioperative thromboprophylaxis in severely obese patients undergoing bariatric surgery: insights from a French national survey. Surgery for Obesity and Related Diseases 2017;13(2):320-6.
14. Hartin Jr. CW, ReMine DS, Lucktong TA. Preoperative bariatric screening and treatment of Helicobacter pylori. Surg Endosc 2009;23:2531-4.
15. Thorell A, MacCormick AD, Awad S, et al., Guidelines for perioperative care in bariatric surgery: Enhanced Recovery After Surgery (ERAS) Society recommendations. World J Surg 2016;40:2065-83.

AVALIAÇÃO PRÉ-OPERATÓRIA EM NEUROCIRURGIA

CAPÍTULO 42

Daniel Pereira de Melo Câmara

INTRODUÇÃO

Neste capítulo, abordaremos as principais condutas perioperatórias em neurocirurgia. De forma a deixar o tema menos árido e mais didático, iniciaremos falando sobre as abordagens emergenciais em neurocirurgia (traumatismo cranioencefálico, hemorragia subaracnóidea, hemorragia subdural e hematoma epidural).

O traumatismo cranioencefálico (TCE) refere-se a qualquer agressão que gere lesão anatômica ou funcional do couro cabeludo, crânio, meninges ou encéfalo. Pode ser classificado de acordo com o mecanismo, a gravidade e a ocorrência de fraturas no crânio ou de lesões intracranianas. Têm como sua principal causa os acidentes de trânsito (mais de 50% dos casos), seguidos de violência pessoal e queda.[1-4]

Por causa da falta de expansibilidade do crânio, um aumento no volume intracraniano pode ser grave e fatal. Os mecanismos podem ser focais (hematomas, contusões e hemorragias intraparenquimatosas) ou difusos (hemorragia meníngea, lesão axonal difusa, lesões anóxicas e edema pós-trauma). Dentre as fraturas, as lineares são as mais comuns, correspondendo a mais de 80% dos casos (em geral na região temporoparietal onde o crânio é mais fino). No caso de fraturas depressivas, ocorre compressão do parênquima cerebral e ruptura ou trombose de seios venosos. As avaliações clínica e de imagem são definidoras de conduta em todos esses casos.[1,3-5]

A realização de imagem é crucial para definição dos casos. A tomografia de crânio sem contraste e com janela óssea é o método de escolha. Essa técnica é superior à ressonância na fase aguda, uma vez que a metabolização da hemoglobina torna evidentes algumas lesões apenas após 3 dias. A monitorização da pressão intracraniana (PIC) é indicada para todos os casos de TCE grave com suspeita de hipertensão intracraniana e que permanecerão em monitorização intensiva. São considerados aceitáveis valores de até 20 mmHg (o valor médio normal é de 10 mmHg em adultos e 5 mmHg em crianças). O procedimento é invasivo e realizado por meio de intervenção cirúrgica. O Doppler transcraniano tem sido utilizado para monitorar pacientes com TCE grave no ambiente hospitalar, uma vez que permite diagnóstico precoce de vasospasmo cerebral e hipertensão intracraniana.[6,7]

Os casos de aumento de hematoma com aumento da PIC devem ser manejados cirurgicamente de forma emergencial. As lesões focais que requerem intervenção cirúrgica são contusões com efeito expansivo na tomografia (compressão de ventrículos, apagamento de sulcos e desvio de linha médio maior que 1 cm) causando piora neurológica ou aumento da PIC, contusões frontais ou temporais com mais de 20 mm³ e Glasgow entre 6 e 8, desvio de linha média de 5 mm ou compressão de cisternas da base e contusões com mais de 50 mm³ de volume. Afundamentos de crânio abertos devem ser operados de forma precoce. Nos casos em que houver afundamentos abertos pequenos e que não causam lesões subjacentes pode-se lançar mão de manejo clínico e antibioticoterapia profilática. Também se realiza profilaxia com antibiótico em casos de ferimentos penetrantes que não causaram alterações neurológicas.[8-10]

A utilização profilática de anticonvulsivantes, hipotermia ou uso de corticosteroides é questionável e não apresenta consenso estabelecido no contexto do TCE.[11-13]

A hemorragia subaracnóidea (HSA) é gerada por sangramento arterial que ocorre no espaço subaracnóideo, podendo estender-se para dentro do parênquima cerebral e/ou ventrículos cerebrais. A principal causa em nosso meio é a ruptura de aneurisma intracraniano. O diagnóstico é realizado por meio da tomografia computadorizada de crânio (o sangue extravasado é hiperdenso, porém, em pacientes com hemoglobina abaixo de 9, pode apresentar-se isodenso, dificultando o diagnóstico). A punção lombar deve ser realizada nos casos em que houver suspeita de HSA, porém com tomografia apresentando resultado negativo ou duvidoso (Quadro 42-1).[14-17]

Quadro 42-1. Escala de Fisher

Grupo	HSA na tomografia do crânio
1	Não se detecta sangue
2	Presente em espessura < 1 mm
3	Presente em espessura > ou igual a 1 mm
4	Presença de coágulo intraparenquimatoso ou intraventricular. Com ou sem HSA

A HSA é uma emergência neurocirúrgica que deve ser tratada adequadamente, de acordo com os protocolos de emergência, priorizando-se a manutenção da via aérea pérvia e função cardiovascular. A escala de Hunt-Hess é usada na avaliação da conduta e do prognóstico e leva em consideração os sinais clínicos do paciente (Quadro 42-2).[14-16]

Quadro 42-2. Escala de Hunt-Hess

Grau	Critério	Índice de mortalidade perioperatória (%)
0	Aneurisma não roto	0-5
I	Assintomático ou cefaleia mínima e rigidez nucal mínima	0-5
II	Cefaleia moderada a severa, rigidez nucal, sem déficits neurológicos exceto por paralisia de nervos cranianos	2-10
III	Sonolência, confusão, déficits focais moderados	10-15
IV	Estupor, hemiparesia moderada ou severa, rigidez precoce em descerebração, distúrbios vegetativos	60-70
V	Coma profundo, rigidez em descerebração, aparência moribunda	70-100

Nesses pacientes deve ser realizada a monitorização da pressão arterial (não excedendo 150 mmHg), e os nitratos devem ser evitados, uma vez que estes causam elevação da PIC.[15]

Os corticoides apresentam utilização questionável, mas parecem eficazes no tratamento anti-inflamatório da HSA. A nimodipina é indicada, pois reduz o risco de complicações isquêmicas (diminuindo o vasospasmo).[16,17]

Nesses pacientes, a heparina subcutânea não deve ser realizada como profilaxia para trombose venosa profunda, estando indicado o uso de meias elásticas e/ou pneumáticas.[1,16,17]

Há dois tipos de abordagem neurocirúrgica possíveis nesses pacientes: clipagem neurocirúrgica e *coiling* endovascular. O tratamento de escolha é avaliado caso a caso, levando-se em consideração a idade do paciente, comorbidades associadas, localização do aneurisma, bem como sua morfologia e relação com vasos subjacentes.[14,16,17]

Dentre as principais complicações da HSA podemos citar as alterações cardíacas (fibrilação atrial, taquicardia supraventricular, contrações atriais e ventriculares prematuras), a hiponatremia (associada à secreção inapropriada do hormônio antidiurético – SIADH e à síndrome cerebral perdedora de sal), o edema pulmonar neurogênico (ocorre em até 14% dos casos de HSA, estando diretamente associado à estimulação simpática intensa, causando aumento da permeabilidade capilar pulmonar), o ressangramento (principalmente nas primeiras 24 horas com alto risco de mortalidade – cerca de 50% – sendo a melhor forma de prevenção a abordagem cirúrgica precoce), a hidrocefalia (interferência no fluxo do liquor pelo sangue presente no espaço subaracnóideo, aqueduto de Sylvius e/ou saída do quarto ventrículo, bem como dificuldade de reabsorção do líquido cerebroespinhal) e o vasospasmo cerebral (causado por reação inflamatória na parede do vaso).[14,16,17]

A hemorragia subdural pode ser definida como coleção de sangue no espaço dural. Pode ser classificada como aguda (quando ocorre nas primeiras 72 horas após o trauma), subaguda (entre o 4º e o 21º dia) e crônica (se ocorrer após a terceira semana do evento traumático).[2,3,4]

Os pacientes que apresentam hemorragia subdural aguda com espessura de mais de 5 mm e desvio da linha média superior 5 mm na tomografia de crânio devem ser operados, independentemente do escore na escala de coma de Glasgow. Os pacientes tratados cirurgicamente em até 4 horas apresentam mortalidade de 30% e recuperação funcional de 65% quando comparados com abordagens mais tardias. Em razão do risco de crises convulsivas, está indicado o uso de fenitoína em até 6 meses após o evento. O prognóstico é influenciado pelo período entre o TCE e o tratamento, idade < 65 anos, acidente automobilístico, Glasgow menor que 4 à admissão e PIC superior a 45 mmHg no pós-operatório imediato (Quadro 42-3).[5,9,11]

Quadro 42-3. Escala de Glasgow

Variáveis		Escore
Abertura ocular	Espontânea	4
	À voz	3
	À dor	2
	Nenhuma	1
Resposta verbal	Orientada	5
	Confusa	4
	Palavras inapropriadas	3
	Palavras incompreensivas	2
	Nenhuma	1
Resposta motora	Obedece comandos	6
	Localiza dor	5
	Movimento de retirada	4
	Flexão anormal	3
	Extensão anormal	2
	Nenhuma	1

A indicação cirúrgica nos casos de hematoma subdural crônico é universal, mas há a possibilidade de acompanhamento no caso de pequenos hematomas subdurais se não houver sinais clínicos definitivos.[5,8,9,11]

O hematoma epidural é a coleção de sangue no espaço epidural que separa a dura-máter da tábua óssea interna do crânio. O local mais comumente afetado é a região temporal. Hematomas epidurais espontâneos estão associados a doenças infecciosas, distúrbios da coagulação, malformações vasculares da dura-máter e metástases. O sintoma mais comum ocorre pela compressão do terceiro nervo craniano com dilatação da pupila ipsilateral ao hematoma. Isso ocorre por compressão do nervo pelo giro hipocampal.[4,5,8,9,11,13]

O tratamento dessa condição é cirúrgico, sendo realizada a craniotomia ou a craniectomia, conforme localização e extensão do hematoma, visando a descompressão do encéfalo. Não há consenso sobre o método de escolha, mas a craniotomia está associada com uma remoção mais completa do hematoma. A primeira tomografia de controle nesses pacientes deve ser realizada de 6 a 8 horas após o trauma. O período entre a deterioração neurológica e a cirurgia é mais importante que o período entre o trauma e a cirurgia na evolução e no prognóstico desses pacientes.[1,10,12,16]

Passando agora da abordagem de tópicos práticos para abordagens neurocirúrgicas eletivas, começaremos pela anestesia.

A anestesia na craniotomia deve ser realizada de modo a manter-se o mais próximo possível à fisiologia cerebral. Anestesia endotraqueal é o método de escolha e, exceto em condições específicas, a craniotomia pode ser realizada com o paciente acordado. O uso de drogas predominantemente endovenosas é preferível nos casos onde há elevação da pressão intracraniana. Na maioria dos casos, usa-se uma combinação de anestésicos inalatórios potentes (isoflurano, sevoflurano, desflurano e halotano) associados ou não a óxido nitroso e opioides.[18]

Com relação aos anestésicos endovenosos, excetuando-se a ketamina, os demais agentes indutores (propofol, etomidato e barbitúricos) levam a reduções na taxa metabólica cerebral e na pressão de perfusão cerebral, podendo levar à diminuição da PIC enquanto ocorre manutenção da resposta à concentração e dióxido de carbono.[19]

Os anestésicos inalatórios citados previamente são potentes vasodilatadores cerebrais com resposta dose-dependente. Enquanto diminuem a taxa metabólica cerebral, podem autorregular o fluxo sanguíneo cerebral e a pressão intracraniana. Mesmo nesses casos, a resposta ao dióxido de carbono é mantida. Já o óxido nitroso pode aumentar o fluxo sanguíneo cerebral, a taxa metabólica e a pressão intracraniana com preservação da resposta ao dióxido de carbono. A potência das respostas cerebrais ao óxido nitroso pode ser atenuada pela administração de outras drogas anestésicas e por ventilação mecânica.[20]

A medicação venosa mais usada para manutenção da anestesia durante todo o procedimento é o propofol, juntamente com opioides. Ele leva à redução da taxa metabólica, do fluxo sanguíneo e da pressão intracraniana, sendo também um potente cardiodepressor. Quando realizados sob ventilação controlada, os opioides possuem efeitos mínimos na fisiologia cerebral.[18]

A craniotomia deve ser realizada visando-se a evitar lesão nervosa, lesão por pressão na pele, lesão ocular e comprometimento da via aérea. As posições supina, prona, lateral ou até mesmo sentada podem ser usadas. A posição sentada está associada com maior risco de embolismo aéreo, hipotensão e pneumoencéfalo, sendo contraindicada nos pacientes com potencial *shunt* direita-esquerda. O embolismo aéreo pode ocorrer sempre que o sítio de abordagem se encontrar em um nível acima do coração. O risco é particularmente aumentado em pacientes na posição sentada (como citado anteriormente) e próximo a seios venosos. Em pacientes com alto risco de embolia, um cateter venoso central deve ser posicionado para permitir aspiração de ar. É uma condição emergencial e que, se não abordada da forma correta, coloca em risco a vida do paciente.[19,21]

Tendo em vista a sensibilidade do território a ser abordado, a pressão sanguínea deve ser cuidadosamente controlada durante todo o procedimento. A perfusão cerebral é determinada pela diferença entre a pressão arterial média e a pressão intracraniana, sendo o alvo para a pressão de perfusão cerebral ideal em torno de 65 a 80 mmHg. Levando-se em consideração uma PIC de 5 a 10 mmHg, a PAM (pressão arterial média) deveria ser em torno de 75 a 90 mmHg.[19]

A administração de fluidos nesses doentes deve ser realizada cuidadosamente, visando-se a manter perfusão cerebral adequada sem levar a edema cerebral. O fluido de escolha é cloreto de sódio 0,9% em virtude da sua depuração renal.

Deve-se atentar à hiperventilação durante o procedimento, uma vez que hiperventilação leva à redução da perfusão cerebral, porém leva à diminuição da PIC e aumenta a área exposta em cirurgia em decorrência do relaxamento do parênquima. Não se pode esquecer que a hiperventilação é acompanhada de vasoconstrição, o que pode resultar em isquemia cerebral durante o procedimento. Quando indicada, a hiperventilação deve ser controlada através da $PaCO_2$, cujo alvo é entre 30 e 35 mmHg. O relaxamento do parênquima durante o procedimento pode levar a edema cerebral.[22]

Em casos onde a anestesia ocorre em ambiente de emergências neurocirúrgicas, ela deve ser superficializada da forma mais rápida possível, sempre mantendo em mente a segurança do paciente, uma vez que uma nova avaliação do quadro neurológico se faz necessária. A abordagem de fossa posterior, por causa da sua localização e associação com estruturas do tronco cerebral, pode levar à instabilidade hemodinâmica perioperatória ou lesão de par craniano.[23]

Antes do procedimento, os pacientes a serem abordados devem ter as via aéreas pérvias asseguradas. Os pacientes que serão submetidos à cirurgia de cabeça e pescoço têm um maior risco de via aérea difícil. Nesta situação, devem-se antecipar as dificuldades de laringoscopia nesses pacientes e, juntamente com o cirurgião, definir estratégias de abordagens das mesmas. A videolaringoscopia deve ser considerada como estratégia primária de intubação.

No que tange à abordagem da cirurgia de coluna, a anestesia geral acaba sendo o método de escolha, estando a anestesia regional possivelmente indicada para a descompressão ou discectomia em uma ou duas vértebras. Em alguns casos (pacientes onde não são antecipadas dificuldades de via aérea e que toleram a posição prona) há a possibilidade de realizar-se a cirurgia na posição prona. O clínico deve ter em mente que abordagens cirúrgicas da coluna apresentam perda sanguínea significativa. Desse modo, o posicionamento do paciente é importante para diminuir a pressão intra-abdominal e perda sanguínea. Caso haja manipulação de corpos vertebrais, está indicado o uso de ácido tranexâmico (agente antifibrinolítico).[24]

Para finalizar, abordaremos agora um dos principais papéis do clínico no auxílio ao neurocirurgião: a indicação de profilaxia antibiótica.

Um sistema de classificação para neurocirurgia divide os procedimentos em cinco categorias: limpa, limpa com corpo estranho, limpa-contaminada, contaminada e suja. Dentre os fatores de risco para infecções no pós-operatório podemos citar: diabetes, procedimentos durando mais de 2 a 4 horas, colocação de corpo estranho, reabordagem cirúrgica, cirurgia de emergência, perda de liquor cefalorraquidiano (LCR), monitorização invasiva da PIC ou presença de dreno ventricular em tempo superior a 5 dias no pós-operatório e infecção concomitante de uma incisão ou *shunt*.[25]

Em um estudo incluindo mais de 4.500 pacientes, o índice de infecção associado a uma craniotomia limpa sem colocação de corpo estranho na ausência de profilaxia antibiótica foi de 9,7%, e a profilaxia reduziu o índice para 5,8%. Entretanto, a profilaxia não reduziu a incidência de infecção naqueles submetidos a cirurgias emergenciais, limpas-contaminadas ou procedimentos sujos. A profilaxia antibiótica também não apresentou benefício naqueles submetidos à reabordagem cirúrgica ou naqueles cujo tempo operatório excedeu 4 horas.

Os principais agentes envolvidos em infecções de sítio cirúrgico no ambiente da neurocirurgia foram *S. aureus* ou estafilococos coagulase-negativos. Uma dose única de cefazolina foi o suficiente para pacientes submetidos à craniotomia limpa, abordagens espinhais, *shunt*s de liquor e colocação de cateter intratecal. Para pacientes com histórico de alergia à betalactâmicos há a opção do uso de clindamicina ou vancomicina.

MENSAGENS IMPORTANTES
- Em pacientes com internação devida a TCE, TC de crânio sem contraste é o melhor exame para avaliação óssea e de sangramento intraparenquimatoso;
- TCE grave com suspeita de hipertensão intracraniana deve ser monitorizado com cateter intracraniano. A pressão intracraniana (PIC) média para adultos é por volta de 10 mmHg, pressões de até 20 mmHg são toleradas e valores acima são considerados como HIC;
- Hematomas intracranianos com aumento na PIC ou lesões focais com aumento na PIC, desvio de linha média ou rebaixamento de nível de consciência refletem necessidade de abordagem cirúrgica;
- Lesões penetrantes ou com afundamento de calota, com ou sem acometimento neurológico, têm indicação de profilaxia com antibiótico;
- A HSA tem como causa principal a rotura de aneurismas intracranianos, e, para diagnóstico, é realizada a TC sem contraste. Em caso de TC negativa ou duvidosa com clínica compatível, proceder para punção lombar. A HSA configura uma emergência neurológica, e o escore de Hunt-Hess é utilizado como direcionador de conduta e prognóstico a partir da clínica do paciente;
- Em pacientes com HSA: não exceder PAS de 150 mmHg; evitar nitratos, pois causam vasodilatação cerebral podendo aumentar a PIC; o uso de corticoides é questionável, mas, com frequência, é utilizado. É indicado uso de nimodipina para profilaxia/tratamento de vasospasmo. É recomendado evitar profilaxia para TVP com heparina; dessa forma, preconizar profilaxia mecânica. Hiponatremia, SIADH e arritmias cardíacas, hidrocefalia, e EAP são complicações da HSA, sendo o ressangramento a mais comum;
- É importante o reconhecimento das diferentes lesões hemorrágicas por TCE, hemorragia subdural, subaracnóidea e epidural, tendo em vista as diferentes abordagens para cada condição;
- Hemorragia subdural é classificada de acordo com o tempo transcorrido do trauma em aguda, subaguda e crônica. Hematomas subdurais crônicos devem ser drenados;
- Hematoma epidural ocorre mais frequentemente na região temporal, sendo comum comprometimento do terceiro nervo craniano com dilatação da pupila ipsilateral ao hematoma. Em caso de desvio de linha média, descompressão cirúrgica deve ser avaliada. TC de controle deve ser realizada 6-8 horas após o trauma, a fim de definição de abordagem, caso necessário;

- Em relação ao procedimento de descompressão, as drogas escolhidas para o procedimento, preferencialmente, são drogas com efeito de redução de PIC, como opioides e propofol, que atuam diminuindo o metabolismo cerebral e, dessa forma, o fluxo sanguíneo;
- Durante a cirurgia, atenção à pressão de perfusão cerebral, a qual deve estar entre 65-80 mmHg;
- No pré-operatório, identificar fatores que aumentem o risco de infecção no pós-operatório. No caso de profilaxia com penicilina de segunda geração, cefazolina em dose única se mostrou eficiente para redução da incidência de infecção associada à craniotomia.

REFERÊNCIAS BIBLIOGRÁFICAS

1. Chaves MLF, Finkelsztejn A, Stefani MA, organizadores. Rotinas em neurologia e neurocirurgia. Porto Alegre: Artmed; 2008.
2. Nitrini R, Bacheschi LA. A neurologia que todo médico deve saber. São Paulo: Maltese; 1993.
3. Rowland LP, organizador. Merrit: tratado de neurologia. 9. ed. Rio de Janeiro: Guanabara Koogan; 1997.
4. Rowland LP, organizador. Merrit: tratado de neurologia. 11. ed. Rio de Janeiro: Guanabara Koogan; 2007.
5. Carneiro RI. Hemorragia extradural. In: Melo-Souza SE, editor. Tratamento das doenças neurológicas. Rio de Janeiro: Guanabara Koogan; 2008.
6. Lee YB, Kwon SJ. A more detailed classification of mild head injury in adults and treatment guidelines. J Korean Neurosurg Soc 2009;46(5):451-8.
7. Weiss N, Galanaud D, Carpentier A, et al. Clinical review: prognostic value of resonance imaging in acute brain injury and coma. Crit Care 2007;11(5):230.
8. Arruda OM, Arruda JB. Hematoma subdural crônico. In: Melo-Souza SE, editor. Tratamento das doenças neurológicas. Rio de Janeiro: Guanabara Koogan; 2008.
9. Bullock MB, Chesmut J, Gordon D. Surgical management of acute subdural hematomas. Neurosurgery 2006;58:S2-16-S2-24.
10. Bullock MR, Chesnut R, Ghajar J, et al. Surgical management of acute epidural hematomas. Neurosurgery 2006;58(3):S7-15.
11. Hamamoto O, Nakano H, Guerreiro NE, et al. Spontaneous epidural hematoma. Report of two cases. Arq Neuropsiquiatr 1998;56(3A):453-6.
12. Bullock R, Smith RM, van Dellen JR. Nonoperative management of extradural hematoma. Neurosurgery 1985;16(5):602-6.
13. Lucas CP. Hematoma subdural agudo. In: Melo-Souza SE, editor. Tratamento das doenças neurológicas. Rio de Janeiro: Guanabara Koogan; 2008.
14. Sterr A, Herron KA, Hayward C, Montaldi D. Are mild head injuries as mild as we think? Neurobehavioral concomitants of chronic post-concussion syndrome. BMC Neurol 2006;6:7.
15. Costa V, Teixeira MM. Hemorragia subaracnóidea. In: Melo-Souza SE, editor. Tratamento das doenças neurológicas. Rio de Janeiro: Guanabara Koogan; 2008.
16. Feigin VL, Rinkel GJ, Lawes CM, et al. Risk factors for subarachoid hemorrhage: an update systematic review of epidemiological studies. Stroke 2005;36(12):2773-80.
17. Johnston SC, Selvin S, Gress DR. The Burden, trends, and demographics of mortality from subarachoid hemorrhage. Neurology 1998;50(5):1413-8.
18. Suarez JI, Tarr RW, Selman WR. Aneurysmal subarachoid hemorrhage. N Engl J Med. 2006;354(4):387-96.
19. Lavi S, Egbarya R, Lavi R, Jacob G. Role of nitric oxide in the regulation of cerebral blood flow in humans: chemoregulation versus mechanoregulation. Circulation 2003;107:1901.
20. Sudheer PS, Logan SW, Ateleanu B, Hall JE. Haemodynamic effects of the prone position: a comparison of propofol total intravenous and inhalation anaesthesia. Anaesthesia 2006;61:138.
21. Lucas SJ, Tzeng YC, Galvin SD, et al. Influence of changes in blood pressure on cerebral perfusion and oxygenation. Hypertension 2010;55:698.

22. Backofen JE, Schauble JF. Changes with prone positioning during general anesthesia. Anesth Analg 1985;64:194.
23. Fleisher LA, Beckman JA, Brown KA, et al. ACC/AHA 2007 guidelines on perioperative cardiovascular evaluation and care for noncardiac surgery: Executive summary: A report of the American College of Cardiology/American Heart Association Task Force on Practice Guidelines (Writing Committee to revise the 2002 Guidelines on Perioperative Cardiovascular Evaluation for Noncardiac Surgery). Developed in collaboration with the American Society of Echocardiography, American Society of Nuclear Cardiology, Heart Rhythm Society, Society of Cardiovascular Anesthesiologists, Society for Cardiovascular Angiography and Interventions, Society for Vascular Medicine and Biology, and Society for Vascular Surgery. J Am Coll Cardiol 2007;50:1707.
24. Fleisher LA, Fleischmann KE, Auerbach AD, et al. 2014 ACC/AHA guideline on perioperative cardiovascular evaluation and management of patients undergoing noncardiac surgery: executive summary: a report of the American College of Cardiology/American Heart Association Task Force on Practice Guidelines. Circulation 2014;130:2215.
25. Li G, Sun TW, Luo G, Zhang C. Efficacy of antifibrinolytic agents on surgical bleeding and transfusion requirements in spine surgery: a meta-analysis. Eur Spine J 2017;26:140.
26. Fleisher LA, Fleischmann KE, Auerbach AD et al. 2014 ACC/AHA guideline on perioperative cardiovascular evaluation and management of patients undergoing noncardiac surgery: a report of the American College of Cardiology/American Heart Association Task Force on practice guidelines. J Am Coll Cardiol 2014; 64:e77.

MANEJO CLÍNICO DA DOR NO PERIOPERATÓRIO

CAPÍTULO 43

Fábio Kunita de Amorim • Ricardo Joaquim da Silva Junior

INTRODUÇÃO

Um dos maiores desafios do cotidiano, tanto do clínico quanto do cirurgião, é o manejo eficaz da dor pós-operatória. O ajuste fino do tratamento da dor, com utilização de extenso arsenal de medidas farmacológicas e não farmacológicas, objetiva um nível de analgesia com menor grau de efeitos adversos possíveis, evitando as complicações da dor mal controlada. Trata-se de um campo heterogêneo, com diversas modalidades de terapias, de acordo com os tipos de cirurgias. Este capítulo concentra-se no preparo do paciente frente ao ato cirúrgico a fim de minimizar a dor no pós-operatório e no tratamento em si.

MAGNITUDE

A dor desempenha importante impacto na recuperação pós-operatória como consequência de alterações fisiopatológicas, tais como, metabólicas, imunológicas e endócrinas diversas, como o aumento do catabolismo (por aumento do ACTH, cortisol, ADH, glucagon) e a diminuição do anabolismo (diminuição de insulina e hormônios sexuais), ocasionando exacerbação da resposta pró-inflamatória com citocinas, interleucinas e TNFa. Incluem-se também alterações funcionais, como predisposição a atelectasias, aumento do consumo de oxigênio (predispondo a infarto tipo 2, piora aguda de insuficiência cardíaca, etc.), alterações do íleo, trombose venosa profunda e tromboembolismo pulmonar, atraso no retorno às atividades cotidianas, com impacto socioeconômico global e individual.[1,2] Há, também, alterações psicológicas da dor não tratada, predispondo a ansiedade, insônia, fragilidade, perda cognitiva parcial, *delirium* e aumento da dependência do paciente com relação à equipe e seus acompanhantes.

ANÁLISE DA DOR

Recomenda-se que a avaliação do paciente com dor deve ser repetida em intervalos frequentes em decorrência da dinâmica do processo. A anamnese dirigida é guiada por um roteiro facilitador: determinar o início e o local de sua ocorrência, irradiação e referência na sua presença; identificar a caraterística da dor, podendo ser nociceptiva (somática ou visceral) ou neuropática, e sua intensidade e progressão durante a internação.

A dor aguda por nocicepção, mais prevalente, pode ser acompanhada de dor neuropática (Quadro 43-1), cujos tratamentos são distintos. A última é de difícil reconhecimento e a acurácia da anamnese deve ser incrementada com uso de questionários voltados à questão, e.g.: Pain DETECT escore.

Quadro 43-1. Dor Neuropática

Dor neuropática (no contexto cirúrgico)		
História	**Sintomas**	**Exame físico**
História clínica de lesão ou doença em sistema nervoso somatossensorial com relação temporal com razoável grau de suspeição	Dor de caráter variado: queimação, choques, tiro ou facada; associada à parestesia local e formigamento. Presença de alodinia ou hiperalgesia e presença de fenômenos autonômicos regionais	Sinais sensoriais negativos como perda de elementos somatossensoriais (tato fino, temperatura, vibração e dor)[1]

[1] Exceto pacientes que possuam alodinia ou hiperalgesia térmica, em que há mascaramento da perda sensitiva.

Ao graduar a intensidade da dor, a análise fina se dá em repouso e com o movimento ou uso do órgão/membro/sistema acometido. Para essa avaliação, é incentivada a utilização de diversas escalas já consagradas na literatura (Quadro 43-2)[3-5] a fim da uniformização das informações.

A anamnese inclui a arguição sobre sintomas concomitantes (náuseas, escotomas, rigidez muscular, tontura), que podem potencializar a dor. Engloba o grau de comprometimento das atividades durante a internação (sono, ventilação, deambulação, alimentação) e quais fatores causam alívio total ou parcial. Dores pré-existentes e a história patológica pregressa podem revelar dados importantes no processo patológico (sequelas neurológicas prévias, doenças inflamatórias e reumatológicas, etc.). Dentro da análise do histórico do

Quadro 43-2. Mensuração da Dor

Escalas unidimensionais	
Escalas categóricas	**Sem dor, dor leve, dor moderada, dor intensa** – Utilizando por volta de 4 gradações
Escalas de pontuação numérica	**De zero a dez, sendo zero nenhuma dor e dez a pior dor que possa ser imaginada** Escala análogo-visual de dor: uma linha horizontal de 100 mm com marcas no início (sem dor) e ao final (dor incontrolável) – Fig. 43-1. Escala pictórica: utiliza-se de rostos desenhados demonstrando a intensidade dolorosa de 0 a 5 (para crianças) – Fig. 43-2
Escala de impacto funcional	
Medida de intensidade da dor durante movimento ou tosse (Escala de atividade funcional)* *Questionado com relação à mobilização de membros, mobilização passiva no leito, deambulação na enfermaria, esforço evacuatório, etc.	A) Sem limitação (paciente pode realizar atividades sem limitações pela dor); B) Limitação leve (capaz de realizar atividades, mas possui dor de moderada a grave – escala de dor de 4 a 10); C) Limitação significativa (incapaz de completar atividades em decorrência da dor independente do grau da escala de dor)
Escalas multidimensionais	
Definem diversos aspectos com relação à dor em um sistema de pontuação livre, com maior profundidade na análise especialmente da dor pós-cirúrgica. Possuem grande importância na dor crônica também	McGill Pain Questionnaire (MPQ) Short-Form McGill Pain Questionnaire (SF-MPQ – revisado em 2009)

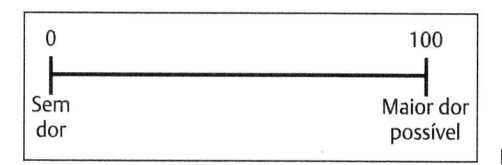

Fig. 43-1. Escala análogo-visual de dor.

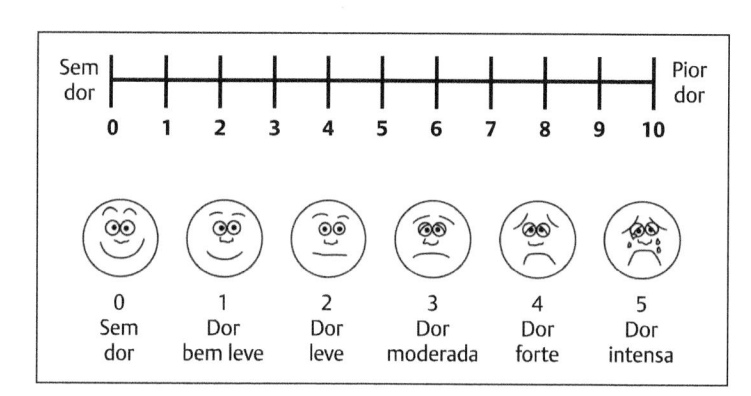

Fig. 43-2. Acima, Escala Numérica Verbal. Abaixo, Escala de Faces Wong-Baker. (Adaptada da Sociedade Portuguesa de Pediatria).

paciente, a "catastrofização" é considerada um preditor de gravidade do quadro no período pós-operatório.[6] Trata-se de um fenômeno de resposta afetivo-cognitivo de caráter irracional com antecipação negativa de eventos futuros por parte do próprio doente, caracterizado por fantasia negativa, incluindo ansiedade, medo e desamparo perante a dor.

Outros fatores pessoais que possam influenciar no tratamento são: experiência prévia, expectativas, ansiedade (e outros distúrbios psiquiátricos), grau de alívio considerado satisfatório e também as expectativas das pessoas que circundam o paciente durante o curso pós-operatório – familiares e acompanhantes.

PERÍODO PRÉ-OPERATÓRIO

Diversas medidas multidisciplinares podem ser aplicadas neste período, tais como: educação seriada por meio de instruções episódicas frente a frente com o paciente, materiais escritos, vídeos, etc. Os dados devem englobar informações sobre mudanças no uso de analgésicos regulares, opções terapêuticas disponíveis, possibilidades reais para o tratamento da dor e estratégias de comunicação de sintomas para melhor compreensão pela equipe assistente, além da análise das comorbidades psiquiátricas, história de dor crônica, abuso de drogas, e regimes de tratamentos para dor pós-cirúrgica já realizados no passado e suas respostas, a fim de individualizar o tratamento.

Benefícios descritos desta estratégia compreendem: diminuição do uso de opioides,[7,8] menor ansiedade pré-operatória,[9,10] menor taxa de solicitação de sedativos de resgate e diminuição do tempo de internação.[11]

As medicações analgésicas em uso não devem ser suspensas por risco de abstinência. Dessa forma, não se recomenda a retirada ou diminuição da dose de analgésicos neste período, por potencial piora de dor crônica prévia. A utilização de medicações não opioides para adjuvância e redução da carga de opioides no período pós-operatório está indicada por diversos estudos multicêntricos.[12,13]

O controle de ansiedade, catastrofização e depressão são mais eficazes com atendimento por equipe multidisciplinar, envolvendo técnicas de terapia ocupacional, educação, gerenciamento, terapia cognitivo-comportamental e atividade física supervisionada de modo contínuo, associado às terapias convencionais. Nestes casos, há correlação à diminuição dos níveis de dor pós-cirúrgica, apesar de carecer-se de estudos de maior porte.[14,15]

PREVENÇÃO DE DOR CRÔNICA PÓS-OPERATÓRIA

Apesar de ser definida classicamente como "dor pós-operatória persistindo por mais de 3 meses", hoje há critérios que incluem: a dor desenvolvida após procedimento cirúrgico, excluídos quadros de condições pré-operatórias que causem a dor atual e o que motivou a cirurgia como razão da dor atual, duração acima de 2 meses e presença de características neuropáticas.

As cirurgias com maior potencial de transformação da dor em crônica são: amputações, cirurgia de revascularização miocárdica (30-50% de incidência cada) e toracotomia (10-40%).[16] Os fatores de risco descritos são diversos, dentre os quais: suscetibilidade genética (como os polimorfismos da catecolamina-O-metil-transferase – conhecida como COMT – e melanocortina-1, etc.); fatores psicossociais; idade avançada; sexo feminino; condições clínicas, como síndrome do intestino irritável, enxaqueca, fibromialgia e doença de Raynaud e principalmente história de dor prévia (amputados com dor grave possuem maior risco de desenvolver dor crônica e dor fantasma após amputação). Há estudos em andamento para desenvolver escores, cada vez mais acurados, na predição de pacientes de maior risco. Em contraste, o confronto com a possibilidade de dor no pós-operatório torna-se um fator de proteção.

Como prevenção da cronificação da dor operatória há benefício comprovado com uso de técnica cirúrgica menos lesiva, cirurgias minimamente invasivas, técnicas de sutura que impeçam compressão nervosa e modos de analgesia distintos. Além da cirurgia em si, o atual pilar da prevenção da dor neuropática é um tratamento analgésico multimodal e preemptivo, impedindo que a sensibilização neuronal (neuroplasticidade) seja capaz de transformar estímulos álgicos agudos em crônicos. Evidências preliminares demonstram que o tratamento da dor com bloqueios anestésicos associados a opioides e inibidores da COX são eficazes no combate da dor em repouso, mas, se não forem eficazes na dor em movimento, seu efeito protetor não é alcançado. Entretanto, abordagens mais amplas, com uso de antagonistas NMDA (N-Metil-D-Aspartato – receptor glutamatérgico), anti-inflamatórios (esteroidais ou não) começados prontamente no início dos sintomas, possuem sucesso levemente maior.[17] Alguns estudos de entrada demonstram maior prevenção de dor crônica quando o tratamento da dor pós-operatória de caráter neuropático é realizado com tricíclicos. Os gabapentinoides ainda não possuem eficácia comprovada em revisão Cochrane, havendo estudos controversos na área, mas com alguns autores favorecendo seu uso.

PERÍODO PÓS-OPERATÓRIO

O uso da analgesia multimodal, incluindo não apenas drogas analgésicas *versus* monoterapia, mas também de técnicas adjuvantes, apresenta efeitos sinérgicos, reduzindo a carga de medicações utilizadas no período pós-operatório, sendo assim o centro do tratamento da dor.

O cerne da ideia de terapia multimodal possui ênfase na redução do uso de medicações opioides. Pode-se destacar o uso da "escada analgésica" (Fig. 43-3), associando-se

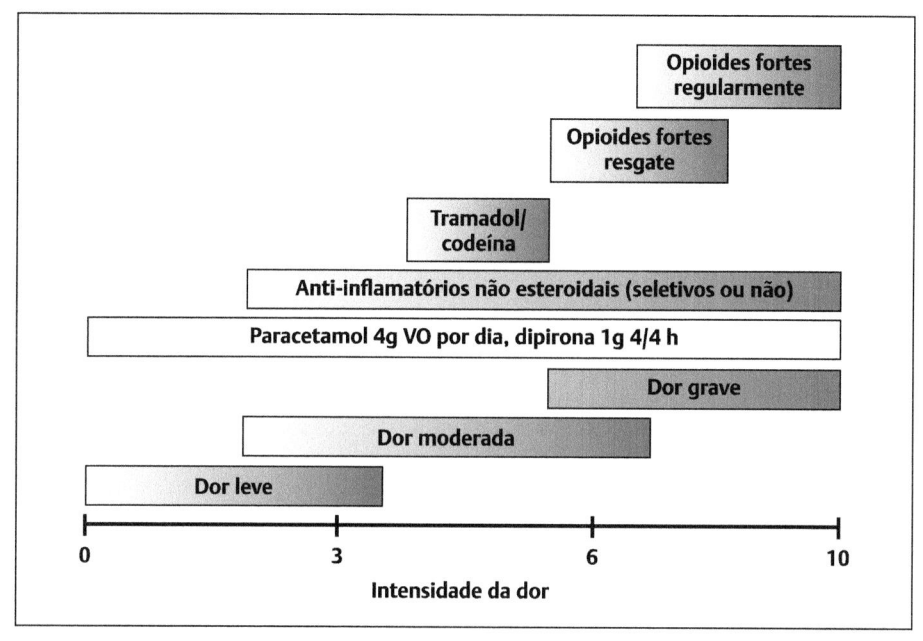

Fig. 43-3. Escada analgésica englobando os fármacos mais comuns e sua correlação com a gravidade da dor, sendo 0 = sem dor e 10 = pior dor imaginável.

paracetamol, dipirona, AINEs em geral, anestésicos locais, opioides fracos e/ou opioides fortes. Além disso, é recomendado o uso de anestésicos intravenosos, assim como ketamina ou gabapentinoides, como medicações com efeito analgésico e/ou poupadores de opioides, por exemplo.

TRATAMENTO NÃO FARMACOLÓGICO

Estudos atuais são controversos em relação às terapias físicas. Por causa da baixa taxa de complicações, sua utilização deve ser considerada pelo custo/benefício. Contudo, o TENS (sigla em inglês para estimulação elétrica nervosa transcutânea, que utiliza uma corrente elétrica por meio de eletrodos para neuromodulação local da dor) é uma das técnicas físicas com melhor efeito em uma série de 20 estudos, promovendo redução do uso de analgésicos em até 25%,[18] sendo recomendado, quando disponível, no contexto pós-operatório. Outras técnicas, como acupuntura, compressas frias, insuflação abdominal com calor, terapia auricular, massagem e imobilização, não são recomendadas por falta de dados robustos.

Modalidades cognitivo-comportamentais, como hipnose, sugestionamento pós--operatório (envolvendo sugestões positivas com relação à melhora e habilidade de recuperação após a cirurgia), música e imagens guiadas, são recomendadas em razão do baixo custo, facilidade de aplicação e poucos efeitos adversos. Entretanto, diferentemente dos casos de dor crônica, não possuem dados que demonstrem consistência na melhora dos desfechos primários em dor pós-operatória, não sendo recomendado seu uso sistemático.[19-21]

TERAPIA FARMACOLÓGICA

O pilar do controle da dor permanece centrado na terapia farmacológica. Considera-se que a escolha da via de administração deve levar em consideração não só a farmacocinética e biodisponibilidade, mas também sua capacidade algogênica, sendo, por isso, recomendada a via oral sobre a via intravenosa ou subcutânea. A via intramuscular deve ser evitada quando possível, uma vez que, além de dolorosa, possui absorção errática com analgesia inconsistente, não superior às vias retal e tópica.[22,23]

Paracetamol/Dipirona e AINEs

Sendo a base da escala de analgesia multimodal, trata-se das medicações de entrada, havendo maior eficácia do controle da dor, poupando opioides, podendo ser usadas de modo combinado, porque atuam em vias distintas. Tais drogas possuem razoável eficácia no controle da dor pós-operatória, possuindo efeito sinérgico considerável. A dipirona, o paracetamol (principalmente IV – não disponível no Brasil) e os inibidores da COX, em geral, possuem eficácia semelhante. Os anti-inflamatórios não seletivos também diminuem a incidência de vômitos e náuseas pós-operatórios (PONV). Pode ser utilizada a dose de 1.200 mg/dia de ibuprofeno ou 400 mg/dia de celecoxibe, assim como as demais medicações da classe. Caso sejam utilizados como monoterapia, considerar os possíveis efeitos adversos dos AINEs inibidores da COX, como sangramentos gastrointestinais, úlceras pépticas e piora da função renal, sejam eles seletivos ou não da COX-2.

Há considerável preocupação sobre os AINEs quanto à regeneração óssea com informações conflitantes em diversos estudos, sem significância estatística em estudos randomizados quando somados.[24] Outra questão é a deiscência anastomótica após cirurgia abdominal. Diversos estudos retrospectivos e prospectivos de coorte demonstraram correlação entre a maior chance de ocorrer perda da anastomose com uso de AINEs no período pós-operatório comparado a outras drogas.[25,26]

Além disso, o uso de AINEs frente às cirurgias cardíacas e vasculares é limitado, tendo em vista um efeito inibitório desses à atuação da aspirina na antiagregação plaquetária, principalmente com ibuprofeno, podendo piorar desfechos nestas circunstâncias. Soma-se ao fato de também serem considerados contraindicados em cirurgia de revascularização miocárdica por aumento dos riscos cardiovasculares[27] por motivos diversos.

Corticosteroides

Os corticoides possuem elevado grau de adjuvância analgésica reduzindo a gravidade da dor pós-operatória, além de reduzirem os resgates analgésicos. Possuem boa ação na redução da PONV, além de diminuir faringalgia em pacientes intubados, melhorando a velocidade e a qualidade de recuperação, com redução dos níveis de fadiga pós-operatória. Podem ser utilizados com altas doses de equivalência de dexametasona (> 5-10 mg) no perioperatório como adjuvantes em cirurgias com alto teor de lesão óssea e resposta inflamatória intensa. Possuem um efeito adicional contra hiperalgesia, principalmente a metilprednisolona, comparados com placebo ou parecoxibe. O uso dessa classe, entretanto, é variável, sendo mais eficaz em determinados tipos de cirurgia (principalmente de orofaringe, ortopédica e plástica).[2]

Tramadol e Codeína

Tais drogas possuem um efeito de analgesia moderada e superior ao uso de paracetamol, dipirona e AINEs em monoterapia ou associações. Destaca-se a menor incidência de efeitos adversos e maior eficácia quando utilizadas as formulações associadas (tramadol mais paracetamol ou tramadol mais codeína).[28] São consideradas a segunda etapa na escada analgésica, indicadas em dores moderadas com 3 < VAS < 5, principalmente usadas em associação às classes iniciais (AINEs, coxibes e paracetamol/dipirona) e possuem múltiplas formas de administração, sendo as orais (associações), subcutâneas e intravenosas (as últimas apenas sem associações) as mais utilizadas. No contexto hospitalar, destaca-se o uso do tramadol 100 mg de 6/6 horas no controle de dores moderadas pós-operatórias, podendo ser utilizada manutenção por via oral ou uso de paracetamol mais codeína 500/30 mg de 6/6 horas.

Opioides Fortes

São os analgésicos mais potentes disponíveis no controle da dor, principalmente no meio hospitalar. A morfina é considerada o padrão-ouro. Outros comuns incluem: fentanil, metadona, hidromorfona e oxicodona. Os dois últimos, disponíveis apenas na forma de ação longa no Brasil, não são a primeira escolha. Virtualmente, não possuem um teto terapêutico e seu efeito de tolerância pode acontecer em casos de uso mais prolongado, sendo menos importante no tratamento agudo. Devem ser utilizados sob monitorização (clínica ou de aparelhos) constante, em virtude da possibilidade de depressão ventilatória importante. Quando há indicação (uso por mais de algumas horas em pacientes não virgens de opioides, com grau de escolaridade e cognição, por exemplo), pode ser utilizada a administração controlada pelo paciente, facilitando e personalizando o tratamento, por meio de resgate analgésico conforme sua necessidade. Entretanto, tal técnica eleva os custos e a quantidade de opioides utilizados, melhorando discretamente as taxas de dor, não diminuindo o risco de efeitos adversos nem o tempo de internação, porém aumenta o grau de satisfação da analgesia pelo paciente. Além dos opioides convencionais (inclusive tramadol), podem ser utilizadas associações com antieméticos, adjuvantes anestésicos (como ketamina ou magnésio) e antagonistas opioides em baixas doses (diminuindo alguns efeitos adversos). Preconiza-se a determinação de dose de *bolus* (e.g., 1 mg de morfina ou 30/40 mcg de fentanil).[29] A história de uso de opioides influi na configuração do aparelho: tempo de bloqueio do uso (no qual o paciente não consegue administrar doses extras) e limite de dose total. Seu uso concorrente com infusão basal contínua aumenta o risco de depressão respiratória, mesmo com todas as precauções sendo seguidas.

Gabapentinoides (Ligantes Alfa-2-Delta)

Tanto a gabapentina quanto a pregabalina possuem benefícios similares ao paracetamol, dipirona e AINEs: redução de opioides e diminuição dos escores de dor. Podem ser utilizadas tanto no período pré quanto no pós-operatório,[30,31] com doses de 600/1.200 mg de gabapentina ou 150/300 mg de pregabalina no pré-operatório ou após 12 horas de cirurgia. Não há doses ótimas recomendadas. Apresentam apenas a via oral de administração constitui uma limitação, recomendando-se ponderação do uso pré-operatório como forma de profilaxia de dor pós-operatória, em destaque a dor neuropática pós-operatória, mais comum em cirurgias com maior potencial de surgimento: cabeça e pescoço, tórax, amputações e hernioplastia inguinal. Possuem como limitações tontura, sedação (que não está relacionada à depressão ventilatória) e função renal deteriorada.

Antagonistas de Receptor NMDA

O mais conhecido fármaco desta classe é a ketamina. Reduz consumo de opioides, tempo para requisição da primeira dose de resgate de analgésicos e PONV comparados ao placebo.[32] Analgesia é melhorada em 78% nos grupos tratados com ketamina, sendo seu benefício maior em pacientes com dor grave (VAS > 7), e não recomendada em dor leve (VAS < 4). Há melhor desempenho ventilatório refletido na oximetria de pulso e PaO_2 de pacientes que usaram associação de ketamina com opioides *versus* opioides puro.[33] O uso de doses subanestésicas ou infusões da droga promoveram igualmente um efeito redutor de opioides.[34] Houve também relação com diminuição de dor persistente pós-cirúrgica.[35] Pode ser utilizada em todo o período perioperatório, com doses variáveis de 0,15 mg a 2 mg/kg com ou sem infusão contínua (10 μg/kg/min). Efeitos adversos englobam os neuropsiquiátricos (alucinações e pesadelos – aumentos graduais de dose reduzem a chance de ocorrência).[32] Seu uso crônico pode causar dor abdominal crônica, hepatotoxicidade, distúrbios cognitivos e emocionais, confusão e sonolência.

Sulfato de Magnésio

O magnésio é considerado um antagonista NMDA, mas também possui efeito anti-inflamatório intrínseco leve. Quando utilizado em conjunto com morfina em *bolus* de 40-50 mg/kg seguido ou não de infusão contínua, houve significativa redução do uso de opioides (~25%)[36] e pequena diminuição dos escores de dor pela VAS, podendo, inclusive, ser associado à ketamina.[2]

Alfa 2-Agonistas

Clonidina (intravenosa) e dexmedetomidina tiveram sucesso na diminuição da dor pós-operatória, no consumo de opioides e sedativos em até 66% além da PONV. A última é utilizada com um *bolus* inicial de 1 μg/kg, seguido por infusão de 0,4 μg/kg/min, associado às infusões de opioides com mesmo sucesso terapêutico. Há sempre a preocupação no uso de tais adjuvantes já que possuem como efeito a diminuição da pressão arterial, podendo chegar a até 9 mmHg da pressão arterial média.[37]

CONTEXTOS ESPECIAIS

Dor Neuropática Aguda

A dor neuropática aguda é uma entidade pouco discutida; pode ser causada por iatrogenia, trauma, inflamação ou infecção. Acredita-se que o principal mecanismo causador no pós-operatório decorre da lesão nervosa direta, podendo acometer de 1% a 3% dos pacientes submetidos ao ato, muitas vezes subestimada como componente pós-operatório, chegando a 10% em pacientes de cirurgia oncológica. Seu manejo é com base no tratamento de dor neuropática crônica, englobando tramadol, opioides fortes e alfa-2-delta ligantes de acordo com a sua velocidade de ação. Há também bons resultados com uso de ketamina IV seguida de ketamina oral. O tratamento adequado, após rápido diagnóstico, pode prevenir o desenvolvimento de dor crônica.[2]

Dor Relacionada à Amputação de Membros

A dor relacionada à amputação engloba três entidades distintas: a dor fantasma, a sensação fantasma e a dor em coto. Tal síndrome está presente em até 85% dos pacientes submetidos à amputação cirúrgica, causando grande morbidade no período pós-operatório, podendo ocorrer de forma contínua, diária ou intermitente. A dor fantasma possui caráter neuropático, podendo ser tipo tiro, facada ou queimação, sendo amplificada por fatores de ansiedade, cansaço e estresse. Já a dor no coto possui um caráter misto (neuropático e nociceptivo), acompanhada de espasmos musculares, contrações tipo clônus, alodinia ou hiperalgesia, em geral melhorando conforme a resolução da ferida operatória. Seu tratamento ainda é controverso, com maioria das recomendações extrapoladas do tratamento da dor neuropática crônica. Pode ser utilizada a gabapentina, com melhora da significância da dor (mas não a dor em si), com doses de até 3.600 mg/dia. Opioides também são indicados, de preferência os de fraca intensidade, como tramadol, mas também morfina, apesar de baixa eficácia. Ketamina IV em *bolus* ou infusão contínua diminuiu o nível de dor fantasma aguda da mesma maneira. Amitriptilina e outros tricíclicos não reduziram a dor aguda fantasma em diversos estudos. Entretanto, os casos que não respondem à terapia farmacológica devem ser submetidos a intervenções psicoterápicas e fisioterápicas, focadas em reorganização cortical, com moderados resultados por meio de terapia-espelho, treinamento de discriminação sensória ou imaginário mentalizado de movimento dos membros, melhorando mudanças de mal adaptação no período pós--cirúrgico (Quadro 43-3).[38]

MENSAGENS IMPORTANTES

- A dor é uma aflição que é mais adequadamente controlada se utilizada terapia multimodal, empregando-se tanto tratamentos farmacológicos quanto não farmacológicos;
- Cada tipo de dor e local doloroso possui uma terapia mais efetiva. Tanto as características da dor quanto a sua intensidade podem e devem ser aferidas com uso de escalas e exame clínico minucioso;
- A avaliação da quantidade de dor deve ser feita não apenas com o paciente em estática, mas também em mobilização. Apenas quando a dor à movimentação é controlada se pode concluir que o objetivo do tratamento foi alcançado;
- A terapia farmacológica deve ser escalonada em degraus para atingir uma dose menor de medicamentos, reduzindo a chance de ocorrência de paraefeitos;
- O manejo da dor perioperatória também engloba o controle de outros sintomas concomitantes que a possam potencializar, como náuseas e ansiedade;
- O adequado controle do processo doloroso permite também a prevenção de dor pós-operatória crônica.

Quadro 43-3. Resumo de Modalidades Analgésicas no Perioperatório

Intervenção	Indicação	Comentários	Contraindicações e Cuidados
TENS	Adjuvante ao manejo terapêutico	Aplicado nos locais de incisão	Contraindicado em pacientes com marca-passo desfibrilador implantável, linfedema e ruptura da integridade da pele
Modalidades cognitivas	Adjuvantes ao manejo terapêutico	Incluem imagem guiada, métodos relaxantes, hipnose, música. Podem requerer educação pré-operatória e treinamento para resultados ótimos	Não há contraindicações, porém utilizar com critério em pacientes com histórico de psicoses
Paracetamol	Componente de analgesia multimodal	Reduz uso de opioides. Apenas apresentação oral no Brasil. Dose de 500 a 1.000 mg a cada 6 horas	Hepatotoxicidade em doses supraterapêuticas (7,5 a 10 mg)
Dipirona	Componente de analgesia multimodal	Reduz uso de opioides (VO ou IV) 500 mg a 1 g a cada 4 horas	Risco de agranulocitose baixo, porém existente
Anti-inflamatórios não esteroidais (inibidores não seletivos e seletivos da COX-2)	Componentes de analgesia multimodal	Reduzem uso de opioides. (VO ou IV) Cetoprofeno 200 mg a 300 mg por dia, divididos em 2 a 3 doses – IV diluir em 150 mL de SF e infundir em 20 minutos. (SL ou VO) Cetorolaco 100 mL a cada 4-6 horas. (IM ou IV) Cetorolaco 30 mL a cada 6-8 horas. Dose usual de 90 mg/dia. (VO) Celecoxibe (seletivo) 200 a 400 mg na indução anestésica seguidos por 200 mg a cada 12 horas	Sangramento de TGI, ulcerações. Eventos cardiovasculares, injúria renal aguda. Cautela em procedimentos com anastomoses intestinais, cirurgia ortopédica para correções de fraturas (risco de não união óssea). Contraindicados em bypass arterial coronáriano. Ajuste conforme função renal
Opioides fracos	Componentes de analgesia multimodal (se possível optar por via oral)	(VO) Paracetamol + Codeína 500/30 a 100/60 mL a cada 6 horas. (VO, SC ou IV) Tramadol 50 a 100 mL a cada 6 horas	Efeitos em geral dos opioides, em menor grau: sedação, prurido, náusea, vômitos, íleo paralítico, retenção urinária
Opioides fortes	Componentes de analgesia multimodal	Não possuem dose máxima, porém requerem acréscimos graduais e paulatinos na dose, principalmente em pacientes virgens de tratamento. (VO) Morfina 5 a 10 mg a cada 4 horas para manutenção. (IV) Morfina 2,5 a 5 mg a cada 3-4 horas S.O.S.	Sedação, prurido, náusea, vômitos, íleo paralítico, retenção urinária. Antídoto: Naloxona. Cuidado com pacientes virgens de tratamento e idosos por maior risco de sedação e depressão respiratória

Gabapentinoides	Considerar em pacientes de grandes cirurgias/cirurgias com alto potencial de dor neuropática	Reduz uso de opioides Apenas disponível VO Gabapentina possui doses variáveis: 600 a 1.200 mg 1 ou 2 horas pré-operatório. 600 mg no pós-operatório Pregabalina possui doses variáveis: 100 a 300 mg no pré-operatório ou 150 a 300 mg no pré-operatório, repetindo 12 horas após Eficácia proporcional ao aumento da dose, assim como aumento da sedação	Tonteira, sedação (sem depressão respiratória) Ajuste de dose na insuficiência renal
Ketamina	Considerar em pacientes de grandes cirurgias	Reduz uso de opioides Dose variável: *bolus* de 0,5 mg/kg pré-operatório seguido de infusão de 10 mg/kg/min no intraoperatório, seguido ou não por dose menor infundida no pós-operatório Dados limitados em uso pediátrico	Contraindicada em pacientes com histórico de psicose Pode causar alucinações, pesadelos vívidos e outros sintomas dissociativos
Agonistas alfa-2 regionais	Considerar em pacientes com razoável grau de ansiedade	Prolonga efeito de bloqueios periféricos Reduz PONV (VO) Clonidina 2 a 4 mg/kg no pré-operatório. (IV) Clonidina 0,18 a 1 mg/kg/h em infusão contínua no pós-operatório fechado (IV) Dexmedetomidina: uso limitado no pré e pós-operatório, em geral associado a bloqueios anestésicos e em infusão controlada por paciente junto a opioides	Bradicardia, hipotensão transitória Piora da disfunção do nodo sinusal e bloqueios AV Risco de taquifilaxia Cuidado em pacientes com doença cerebrovascular

TENS: Estimulação elétrica nervosa transcutânea, do inglês; VO: Via oral; IV: Intravenoso; SL: Sublingual; IM: Intramuscular; TGI: Trato gastrointestinal; PONV: Náuseas e vômitos pós-operatórios, do inglês. AV.: Átrioventriculares. (Tabela baseada em trabalho de Chou, R. et al. The Journal of Pain - February 2016. Volume 17, Issue 2, Pages 131–157)

REFERÊNCIAS BIBLIOGRÁFICAS

1. Gupta A, Kaur K, Sharma S, et al. Clinical aspects of acute post-operative pain management & its assessment. J Adv Pharm Technol Res 2010;1(2):97-108.
2. Australian and New Zealand College of Anaesthetists and Faculty of Pain Medicine. Acute pain management. Scientific Evidence Fourth Edition. 2015.
3. VA/DoD. Clinical practice guideline for the management of post-operative pain. Guideline Summary. 2002.
4. Gould TH, Crosby DL, Harmer M, et al. Policy for controlling pain after surgery: Effect of sequential changes in management. BMJ 1992;305:1187-93.
5. Srikandarajah S, Gilron I. Systematic review of movement-evoked pain versus pain at rest in postsurgical clinical trials and meta-analyses: A fundamental distinction requiring standardized measurement. Pain 2011;152:1734-9.
6. Granot M, Goldstein S. The roles of pain catastrophizing and anxiety in the prediction of postoperative pain intensity: A prospective study. The Clinical Journal of Pain 2005;21(5):439-45.
7. Egbert LD, Battit GE, Welch CE, Bartlett MK. Reduction of postoperative pain by encouragement and instruction of patients. A study of doctor-patient rapport. N Engl J Med 1964;270:825-7.
8. Langer EJ, Janis IL, Wolfer JA. Reduction of psychological stress in surgical patients. J Exp Soc Psychol 1975;11:155-6.
9. Anderson EA. Preoperative preparation for cardiac surgery facilitates recovery, reduces psychological distress, and reduces the incidence of acute postoperative hypertension. J Consult Clin Psychol 1987;55:513-20.
10. Butler GS, Hurley CAM, Buchanan KL, Smith-VanHorne J. Prehospital education: Effectiveness with total hip replacement surgery patients. Patient Educ Couns 1996;29:189-97.
11. Arthur HM, Daniels C, McKelvie R, et al. Effect of a preoperative intervention on preoperative and postoperative outcomes in low-risk patients awaiting elective coronary artery bypass graft surgery. A randomized, controlled trial. Ann Intern Med 2000;133:253-62.
12. Roger Chou, et al. Guidelines on the management of postoperative pain. The Journal of Pain 2016;17(2):131-57.
13. Patanwala AE, Jarzyna DL, Miller MD, Erstad BL. Comparison of opioid requirements and analgesic response in opioid-tolerant versus opioid-naive patients after total knee arthroplasty. Pharmacotherapy 2008;28:1453-60.
14. Smeets RJEM, et al. Reduction of pain catastrophizing mediates the outcome of both physical and cognitive-behavioral treatment in chronic low back pain. The Journal of Pain 2006;7(4):261-71.
15. Darnall BD. Pain psychology and pain catastrophizing in the perioperative setting: A review of impacts, interventions and unmet needs. Hand Clin 2016;32(1):33-9.
16. Kehlet H, Jensen TS, Woolf CJ. Persistent postsurgical pain: risk factors and prevention. The Lancet 2006;367(9522):1618-25.
17. Wu CL, Raja SN. Treatment of acute postoperative pain. The Lancet 2011;377(9784):2215-25.
18. Bjordal JM, Johnson MI, Ljunggreen AE. Transcutaneous electrical nerve stimulation (TENS) can reduce postoperative analgesic consumption. A meta-analysis with assessment of optimal treatment parameters for postoperative pain. Eur J Pain 2003;7:181-8.
19. Antall GF, Kresevic D. The use of guided imagery to manage pain in an elderly orthopaedic population. Orthop Nurs 2004;23:335-40.
20. Ceccio CM. Postoperative pain relief through relaxation in elderly patients with fractured hips. Orthop Nurs 1984;3:11-19.
21. Ebneshahidi A, Mohseni M. The effect of patient selected music on early postoperative pain, anxiety, and hemodynamic profile in cesarian section surgery. J Altern Complement Med 2008;14:827-31.
22. Snell P, Hicks C. An exploratory study in the UK of the effectiveness of three different pain management regimens for post-caesarean section women. Midwifery 2006;22:249-61.

23. Tramer MR, Williams JE, Carroll D, et al. Comparing analgesic efficacy of non-steroidal anti-inflammatory drugs given by different routes in acute and chronic pain: A qualitative systematic review. Acta Anaesthesiol Scand 1998;42:71-9.
24. Dodwell ER, Latorre JG, Parisini E, et al. NSAID exposure and risk of nonunion: a meta-analysis of case-control and co-hort studies. Calcif Tissue Int 2010;87(3):193-202.
25. Hakkarainen TW, Steele SR, Bastaworous A, et al. Nonsteroidal anti-inflammatory drugs and the risk for anastomotic failure: A report from Washington State's Surgical Care and Outcomes Assessment Program (SCOAP). JAMA Surg 2015;150(3):223-8.
26. STARSurg Collaborative: Impact of postoperative non-steroidal anti-inflammatory drugs on adverse events after gastrointestinal surgery. British Journal of Surgery 2014;101(11):1413-23.
27. U.S. Food and Drug Administration. Information for Healthcare Professionals: Non-Selective Non-Steroidal Anti-Inflammatory Drugs (NSAIDs). 2020.
28. Edwards J, McQuay HJ, Moore AR. Combination analgesic efficacy. Journal of Pain and Symptom Management 2002;23(2):121-30.
29. Prakash S, Fatima T, Pawar M. Patient-controlled analgesia with fentanyl for burn dressing changes. Anesth Analg 2004;99(2):552-55.
30. Agarwal A, Gautam S, Gupta D, et al. Evaluation of a single preoperative dose of pregabalin for attenuation of postoperative pain after laparoscopic cholecystectomy. Br J Anaesth 2008;101:700-4.
31. Doleman B, Heinink TP, Read DJ, et al. A systematic review and meta-regression analysis of prophylactic gabapentin for postoperative pain. Anaesthesia 2015;70:1186-204.
32. Laskowski K, Stirling A, McKay WP, et al. A systematic review of intravenous ketamine for postoperative analgesia. Can J Anaesth 2011;58(10):911-23.
33. Mathews TJ, Churchhouse AM, Housden T, et al. Does adding ketamine to morphine patient-controlled analgesia safely improve post-thoracotomy pain? Interact Cardiovasc Thorac Surg 2012;14(2):194-9.
34. Jouguelet-Lacoste J, La Colla L, Schilling D, Chelly J. The use of intravenous infusion or single dose of low-dose ketamine for postoperative analgesia: A review of the current literature. Pain Medicine 2015 Feb 1;16(2):383-403.
35. McNicol ED, Schumann R, Haroutounian S. A systematic review and meta-analysis of ketamine for the prevention of persistent post-surgical pain. Acta Anaesthesiol Scand 2014;58:1199-213.
36. Albrecht E, Kirkham KR, Liu SS, Brull R. Peri-operative intravenous administration of magnesium sulphate and postoperative pain: a meta-analysis. Anaesthesia 2012;68(1):79-90.
37. Arain S, Ruehlow R, Uhrich T, Ebert TJ. The efficacy of dexmedetomidine versus morphine for postoperative analgesia after major inpatient surgery anesthesia & analgesia. 2004;98(1):153-8.
38. Nikolajsen L, Christensen KF. Phantom limb pain. Nerves and Nerve Injuries 2015:23-34.

RISCO CIRÚRGICO NA GESTAÇÃO

CAPÍTULO 44

André Luiz Oliveira Feodrippe

INTRODUÇÃO
Ao realizar avaliação pré-operatória de mulheres em idade reprodutiva, é prudente considerar a possibilidade de gestação em curso.

Embora gravidez não seja doença, este estado requer cuidados especiais. Dessa forma, determinadas particularidades desta condição serão discutidas neste capítulo.

As modificações maternas relacionadas à gestação, a relação do útero gravídico com os outros órgãos e as condições obstétricas que podem necessitar de intervenção cirúrgica merecem destaque na concepção desse material.

Este capítulo abordará, especificamente, o risco cirúrgico relacionado a cirurgias não obstétricas durante a gestação, entendendo que os procedimentos obstétricos fogem do escopo da atuação do clínico. Iniciaremos, assim, observando as modificações fisiológicas do organismo materno, inclusive para melhor compreensão das condutas específicas para as gestantes. Uma vez que o grupo de gestantes, normalmente, é composto por mulheres jovens, normalmente, hígidas, trataremos, ao fim, de casos excepcionais, onde a gestante possui outras condições de base que merecem individualização da conduta.

MODIFICAÇÕES DO ORGANISMO MATERNO
As alterações fisiológicas do organismo materno durante a gestação ocorrem em, praticamente, todos os sistemas e são decorrentes tanto de fatores hormonais como fatores mecânicos (Quadro 44-1).

Sistema Cardiovascular
Durante toda a gestação, ocorrem mudanças cardiovasculares e hemodinâmicas objetivando a proteção materna e fetal dos riscos relacionados ao parto. Dentre elas estão o aumento da pré-carga, que se dá pela expansão do volume sanguíneo, e a diminuição da pós-carga pela redução da resistência vascular periférica (RVP), com consequente redução da pressão arterial. Também há elevação da frequência cardíaca (FC), resultando em aumento do débito cardíaco (DC).[1,2]

No terceiro trimestre, a posição supina resulta em compressão da aorta e veia cava pelo útero gravídico, ocasionando redução do débito cardíaco e aumento da frequência cardíaca. O posicionamento da gestante em decúbito lateral esquerdo normaliza esses parâmetros ao descomprimir os grandes vasos.

Quadro 44-1. Modificações do Organismo Materno

	Primeiro trimestre	Segundo trimestre	Terceiro trimestre
Alterações cardiovasculares	▪ Início da vasodilatação (5ª semana) e queda da RVP ▪ Aumento gradual do DC ▪ Aumento gradual da FC	▪ Queda da RVP até atingir nadir em platô no meado do segundo trimestre ▪ DC continua subindo de forma não linear ▪ Aumento gradual da FC	▪ RVP mantida em platô ▪ O pico do DC é atingido no início do terceiro trimestre ▪ O pico da FC é atingido no fim do terceiro trimestre (com aumento intraparto)
Alterações hematológicas	▪ Início da expansão desproporcional do volume plasmático (início em torno de 6 semanas) e massa de hemácias (8 semanas)	▪ Pico da hemodiluição ocorre entre 24 e 26 semanas (Hb normal até 10,5 g/dL)	▪ Volume plasmático mantido em platô ou com discreta queda a partir de 30-34 semanas
	▪ Leucocitose e neutrofilia a partir de 8 semanas ao final da gestação ▪ Hipercoagulabilidade: aumento dos fatores de coagulação e redução de proteína S e inibidor de ativador do plasminogênio tipos 1 e 2		
Alterações respiratórias	▪ Elevação do diafragma (até cerca de 4 cm) ▪ Aumento das excursões diafragmáticas ▪ Aumento do diâmetro torácico (cerca de 2 cm) ▪ Aumento do volume corrente com redução de PCO_2 (27-32 mmHg) e aumento da PO_2 (106-108 mmHg)		▪ Durante a segunda metade da gestação ▪ Redução da capacidade funcional residual ▪ Redução do volume residual ▪ Redução
Alterações gastrointestinais	▪ Náusea e vômitos	▪ Náusea e vômitos	▪ Aumento de fosfatase alcalina
	▪ Refluxo gastresofágico – aumento de pressão intra-abdominal e redução de tônus do esfíncter esofagiano inferior ▪ Redução de motilidade da vesícula biliar e de litogenicidade da bile ▪ Constipação e distensão abdominal		
Alterações renais e urinárias	▪ Aumento da taxa de filtração glomerular e de fluxo sanguíneo renal levando a redução da creatinina sérica ▪ Dilatação ureteral ▪ Nictúria e aumento da frequência urinária		

Sistema Hematológico

O aumento do volume sanguíneo confere reserva para a perda de sangue esperada no momento do parto, determinado por expansão do volume plasmático desproporcional ao aumento da massa de hemácias, resultando em anemia dilucional (ou fisiológica) da gestação. A hemodiluição gravídica resulta em diminuição da viscosidade sanguínea, facilitando a perfusão placentária e reduzindo o trabalho cardíaco. Em pacientes com função renal normal, a hipervolemia gestacional normaliza-se em até 8 semanas pós-parto.

Em relação à série branca, a partir do segundo mês de gravidez pode haver aumento de leucócitos principalmente à custa de neutrófilos e com discreto aumento de eosinófilos, atingindo platô no segundo ou terceiro trimestre, geralmente com valores entre 9.000 e 15.000 células/μL. Alguns estudos demonstraram bastonemia e presença de mielócitos e metamielócitos em sangue periférico. Valores de leucócitos acima de 20.000 células/μL, associação com febre ou presença de blastos em sangue periféricos devem levar a investigação imediata.[3]

Embora o número de plaquetas costume reduzir ao progredir da gestação, não é esperado que chegue a valores abaixo do limite inferior de normalidade.

A gestação está associada a um estado de hipercoagulabilidade relativa em decorrência do aumento da circulação da maioria dos fatores de coagulação e redução de proteína S e dos inibidores do ativador do plasminogênio tipos 1 e 2. O risco de trombose venosa profunda atinge seu pico nas quatro a seis semanas pós-parto.[4]

Sistema Respiratório

Já no primeiro trimestre, há aumento do volume corrente, com aumento da PaO_2 e redução da $PaCO_2$ resultando em alcalose respiratória crônica compensada. Essa alteração está provavelmente relacionada ao efeito estimulante da progesterona sobre o sistema respiratório. A redução da $PaCO_2$ em teoria gera gradiente que poderia facilitar a troca fetal.

Ocorrem também alterações mecânicas desde o primeiro trimestre, antes mesmo do aumento do volume uterino, com provável origem no relaxamento ligamentar promovido pelas alterações hormonais da gravidez. O diafragma sofre elevação de cerca de 4 cm, sem que haja redução de suas excursões, ocorrendo inclusive aumento das mesmas. Também há aumento no diâmetro torácico de cerca de 2 cm promovido por abaulamento das costelas.[5]

Sessenta a setenta por cento das gestantes apresentam queixa de dispneia durante uma gravidez normal. O sintoma geralmente se inicia no primeiro ou segundo trimestre, com aumento da frequência no segundo e posterior estabilização no terceiro trimestre.

Sistema Gastrointestinal

O sintoma gastrointestinal mais comum durante a gestação é náusea (80% das gestantes) seguida por vômitos (até 50%), sendo incomum, entretanto, a hiperêmese gravídica. Dependendo da intensidade do quadro, pode ocasionar consequências mais graves como desidratação e hipovolemia. Em geral, a melhora desses sintomas ocorre até a metade da gestação, independente de sua intensidade.

Trinta a cinquenta por cento das gestantes apresentam refluxo gastresofágico devido ao aumento da pressão intra-abdominal e à redução do tônus do esfíncter esofagiano inferior. O esvaziamento gástrico não é prejudicado durante a gestação, apenas no momento do parto ou em contexto de uso de opioides.

Há um aumento considerável na concentração sérica de fosfatase alcalina (até quatro vezes o limite superior de normalidade) no terceiro trimestre decorrente da própria produção placentária. A gestação não costuma levar a aumento de demais marcadores hepáticos ou canaliculares.

Durante a gravidez há redução da motilidade da vesícula biliar e aumento da litogenicidade da bile. À ultrassonografia, pode-se observar aumento do volume da vesícula em jejum, bem como aumento do resíduo após alimentação, sem alteração de vias biliares.

A ação da progesterona no intestino delgado e cólon resulta em redução da motilidade podendo ter, como consequências, constipação e distensão abdominal.

Sistema Urinário

Durante a gestação, há redução da responsividade vascular a vasopressores como a angiotensina 2, norepinefrina e ao ADH que, somada à ação da relaxina (hormônio peptídico produzido pelo corpo lúteo e, posteriormente, pela placenta) leva à vasodilatação renal, resultando em aumento do fluxo sanguíneo e aumento da taxa de filtração glomerular. Essa alteração se manifesta por valores mais baixos de creatinina durante a gestação.

No sistema coletor, pode ser observada dilatação de ureteres, em geral mais proeminente à direita, em cerca de 80% das gestantes. Essa alteração se deve tanto ao efeito da progesterona reduzindo a tonicidade do ureter quanto a compressão extrínseca causada pelo aumento do volume uterino.[6]

A nictúria e aumento da frequência urinária são os sintomas mais comuns durante a gestação, acometendo até 95% das gestantes.

Alterações Laboratoriais

A gravidez pode induzir a diversas alterações laboratoriais, algumas já citadas anteriormente. Dessa forma, deve ser considerada a verificação dos valores de normalidade específicos para cada semestre da gestação no momento da interpretação de exames laboratoriais.

RISCO CIRÚRGICO EM GESTANTES EM CIRURGIAS NÃO GINECOLÓGICAS

A grande maioria das gestantes são mulheres jovens ou adultas sem comorbidades. De modo geral, as cirurgias não ginecológicas nesse grupo, normalmente as operações indicadas, estão limitadas às síndromes abdominais agudas, traumas ou até mesmo cirurgias oncológicas que não podem aguardar o fim da gestação para sua realização.

As cirurgias mais realizadas durante o período gestacional incluem: apendicite, colecistite e obstrução intestinal. É praticamente impossível a realização de estudos comparativos nesse sentido em decorrência do conflito ético, e a maior parte dos consensos parte da opinião de especialistas.

O risco cirúrgico na gestação sem complicações deve seguir os mesmos preceitos do risco cirúrgico na mulher não grávida. A anamnese completa, com avaliação do histórico de saúde, bem como um exame físico detalhado são os pilares de qualquer risco cirúrgico.[7]

O Momento da Cirurgia

Condições agudas urgentes ou emergentes não podem ser postergadas. Assim, a cirurgia deve ser realizada em qualquer momento da gestação. As cirurgias eletivas, por sua vez, devem aguardar o fim da gravidez para serem realizadas. O melhor momento para a realização de uma cirurgia não urgente, porém não eletiva, é normalmente o segundo trimestre. Não há estudos sobre os efeitos teratogênicos dos agentes anestésicos, mas sabendo-se ser o primeiro trimestre o período de maior organogênese, presume-se um maior risco a qualquer alteração nesses processos. A escolha pelo segundo trimestre, por sua vez, é principalmente mecânica. O útero gravídico do segundo trimestre não distorce completamente a anatomia abdominal. Além disso, o risco de ocorrer um parto prematuro é menor no segundo trimestre.[8]

O Manejo Anestésico

Em vista da pequena quantidade de estudos relacionados a procedimentos cirúrgicos na gestação, o nível de evidência na escolha da modalidade anestésica é fraco. Alguns pontos são cruciais e diferem do paciente padrão na cirurgia. O primeiro é, obviamente, a presença de um feto. A monitorização perioperatória, que normalmente se restringe apenas ao indivíduo, durante a gestação deve compreender o binômio feto-mãe.

A monitorização do feto normalmente é feita por meio da vigilância da frequência cardíaca fetal, seja por cardiógrafos seja pelos métodos que utilizem USG com Doppler. O mínimo preconizado, para qualquer cirurgia, é a documentação da frequência cardíaca fetal pré e pós-cirúrgica, sendo a decisão utilizar a monitorização intermitente ou contínua individualizada levando-se em consideração o tipo de cirurgia, o tempo gestacional e, evidentemente, os recursos disponíveis.

Normalmente, caso a oxigenação materna e a perfusão sanguínea uterina permaneçam estáveis, há boa tolerância do feto à cirurgia e à anestesia.

A escolha da modalidade anestésica deve levar em consideração o tipo de cirurgia, comorbidades, incluindo as mudanças fisiológicas na gestação, e os efeitos anestésicos no binômio feto-mãe. Não há estudos mostrando diferenças no desfecho relativo a teratogenicidade ou parto prematuro de acordo com o tipo anestésico utilizado.

Tendo em vista a exposição fetal a drogas, necessidade de intubação materna e o risco de broncoaspiração, sempre que possível, deve-se optar pela anestesia local ou locorregional. Ainda assim, uma vez que a maioria das cirurgias não obstétricas na gestação correlaciona-se a processos intra-abdominais, a anestesia geral ainda será a maior modalidade utilizada.

Apesar da anestesia locorregional evitar certas complicações associadas à anestesia geral, como hipoventilação relacionada à sedação e broncoaspiração, no caso da raque-anestesia, a maior preocupação se torna a hipotensão materna por causa do bloqueio simpático induzido por anestésicos, a qual pode gerar redução da perfusão placentária. Dessa forma, normalmente, utilizam-se doses reduzidas de anestésico nesse tipo de paciente.[9,10]

O Manejo Operatório

Além da preparação usual para qualquer procedimento, alguns pontos são relevantes para a gestante em geral. A avaliação pré-operatória da gestante deve incluir o risco de broncoaspiração, o manejo da profilaxia antitrombótica em vista do estado pró-coagulante inerente à gravidez e a avaliação da necessidade de corticoterapia, entre outros.

Tendo em vista o tônus reduzido do esfíncter esofagiano inferior e o maior refluxo gastresofagiano, a broncoaspiração torna-se um ponto de relevância. Não há necessidade de alteração no jejum da paciente, respeitando os prazos de 6 horas para alimentos sólidos, 8 horas para alimentos gordurosos e 2 horas para líquidos claros. Pacientes que não se encontram em trabalho de parto normalmente não possuem o esvaziamento gástrico lentificado, ao contrário daquelas que se encontram nesse período. O uso profilático de medicações que reduzem a acidez gástrica e procinéticos pode ser útil, especialmente em cirurgias obstétricas.[11]

Sabendo-se do maior risco trombótico das gestantes, normalmente a escolha da profilaxia de tromboembolismo venoso depende do tipo de cirurgia, além dos fatores de risco específicos de cada paciente (trombofilia, histórico de TEV prévio, malignidades, obesidade, período de imobilidade prolongado). É razoável estabelecer que toda gestante merece profilaxia mecânica ou medicamentosa até o momento em que se encontra plenamente móvel, sendo aceito o uso da profilaxia mecânica para procedimentos mais curtos e pacientes com menor risco, e a medicamentosa para procedimentos demorados e outros fatores de risco associados. O incentivo a mobilização precoce deve ser universal.[12]

A profilaxia antimicrobiana deve obedecer aos mesmos preceitos do paciente em geral, porém levando-se em consideração a tolerância da gestante e do feto às drogas, sendo útil a consulta à classificação de segurança das drogas antes da prescrição. Cefalosporinas, penicilinas, azitromicina e clindamicina, normalmente, são bem toleradas.

O uso de glicocorticoides para maturação pulmonar fetal entre 24-34 semanas deve ser decidido juntamente com o obstetra. A decisão deve levar em conta a urgência da cirurgia, afinal o efeito à intervenção só ocorre em 24 horas, além da própria opinião do obstetra em relação ao risco de um parto pré-termo em decorrência da condição subjacente.

O uso de tocolíticos não é preconizado profilaticamente, sendo orientado apenas em um curto período de tempo, a fim de evitar-se o parto prematuro. Preconiza-se, também, a menor manipulação uterina possível para evitar contrações e o parto pré-termo.

RISCO CARDIOVASCULAR NA GESTANTE CARDIOPATA

O risco na gestante cardiopata depende de seu diagnóstico, da função ventricular e da função valvar, da classe funcional, presença de cianose, pressão da artéria pulmonar e outros fatores, como comorbidades com acometimento de outros sistemas. Dessa forma, a avaliação do risco deve ser individualizada. De uma forma geral, mulheres cardiopatas têm maior risco de complicações obstétricas, como parto prematuro, pré-eclâmpsia e hemorragia pós-parto.

Deve-se considerar a indução do parto em todas as mulheres cardiopatas a partir da quadragésima semana, de forma a evitar a realização de cesariana de urgência. No caso de pacientes com indicações obstétricas ou em uso de anticoagulantes orais, com doença aórtica grave, hipertensão pulmonar ou com insuficiência cardíaca descompensada, a via de parto mais indicada é a cesariana. Nos demais casos, não há dados que comprovem a maior segurança da cesariana em relação ao parto vaginal.

A classificação modificada da OMS para o risco em gestantes cardiopatas separa as pacientes com cardiopatias em 5 grupos, até orientando quanto a via e local de parto, bem como aconselhamento familiar necessário para cada caso (Quadro 44-2).[12]

ABORDAGEM DA PATOLOGIA CARDÍACA DURANTE A GESTAÇÃO

Terapia Percutânea

Se uma intervenção percutânea for absolutamente necessária, o melhor momento é após o quarto mês de gestação, durante o segundo trimestre. Nesse momento, a organogênese está completa, a tireoide fetal ainda está inativa e o volume uterino ainda é pequeno, havendo, portanto, maior distância entre o feto e o tórax do que no fim da gestação.

Cirurgia Cardíaca com *Bypass* Cardiopulmonar

Embora a mortalidade materna durante o *bypass* cardiopulmonar seja similar a de mulheres não grávidas, a mortalidade fetal permanece alta (20%). Dessa forma, a cirurgia cardíaca é recomendada apenas quando há falência de outras terapias e a vida materna encontra-se em risco. O melhor período para a cirurgia é entre as 13ª e 28ª semanas. A idade gestacional tem alto impacto no desfecho fetal, podendo-se considerar parto por cesariana antes do *bypass*, se a idade gestacional for maior que 26 semanas. Nessa idade gestacional, o benefício do parto prematuro antecedendo a abordagem cardíaca deve levar

Quadro 44-2. Classificação da OMS Modificada – Risco na Gestante Cardiopata (Livre Tradução)

Classificação	OMS I	OMS II	OMS II/III	OMS III	OMS IV
Condições	■ Estenose pulmonar, canal arterial patente ou prolapso da válvula mitral não complicados, pequenos ou médios ■ Reparação eficaz de pequenas lesões: defeito do septo auricular ou ventricular, canal arterial patente ou drenagem venosa pulmonar deficiente ■ Batimentos auriculares ou ventriculares ectópicos, isolados	■ Defeito septal auricular ou ventricular não operado – Tetralogia de Fallot reparada Arritmias (maioria) ■ Síndrome de Turner sem dilatação aórtica	■ Disfunção moderada do ventrículo esquerdo ■ Cardiomiopatia Hipertrófica ■ Doença cardíaca valvular nativa ou não, não considerada nas classes I e IV Síndrome de Marfan sem dilatação aórtica ■ Diâmetro aórtico < 45 mm na doença aórtica com válvula aórtica bicúspide associada ■ Coarctação da aorta reparada	■ Disfunção ventricular esquerda moderada FE 30-45% ■ Válvula cardíaca mecânica ■ Ventrículo direito associado à circulação sistêmica ■ Circulação de Fontan ■ Doença cardíaca cianótica não reparada ■ Doença cardíaca complexa ■ Estenose mitral moderada ■ Estenose aórtica severa assintomática ■ Síndrome de Marfan com diâmetro aórtico 40-45 mm; doença aórtica com válvula aórtica bicúspide e diâmetro aórtico 45-50 mm. ■ Taquicardia ventricular ■ Cardiomiopatia periparto prévia.	■ Hipertensão pulmonar de qualquer causa ■ Disfunção grave do ventrículo esquerdo: FEVE < 30% ou NYHA III-IV ■ Cardiomiopatia periparto prévia com função ventricular esquerda comprometida ■ Estenose mitral grave ou estenose aórtica grave e sintomática ■ Síndrome de Marfan com diâmetro da aorta > 45 mm; doença aórtica com dilatação da aorta > 50 mm associada à válvula aórtica bicúspide ■ Coarctação da aorta grave nativa ■ Ehlers-Danlos vascular ■ Fontan com complicações
Risco	■ Sem aumento no risco de mortalidade materna e ausência/leve aumento na morbidade	■ Aumento pequeno no risco de mortalidade materna e moderado aumento na morbidade	■ Aumento intermediário no risco de mortalidade e moderado a alto aumento na morbidade	■ Aumento significativo da mortalidade materna ou morbidade grave	■ Aumento significativo da mortalidade materna ou morbidade grave

(Continua.)

Quadro 44-2. *(Cont.)* Classificação da OMS Modificada – Risco na Gestante Cardiopata (Livre Tradução)

Classificação	OMS I	OMS II	OMS II/III	OMS III	OMS IV
Taxa de eventos	▪ 2,5-5%	▪ 5,7-10,5%	▪ 10-19%	▪ 19-27%	▪ 40-100%
Aconselhamento	▪ Merece aconselhamento	▪ Merece aconselhamento	▪ Merece aconselhamento	▪ Merece aconselhamento específico	▪ Merece aconselhamento – gravidez contraindicada ▪ Discutir término da gestação
Pré-natal e local do parto	▪ Hospital local	▪ Hospital local	▪ Hospital referência	▪ Centro especializado para gravidez e doenças cardíacas	▪ Centro especializado para gravidez e doenças cardíacas
Frequência de consultas	▪ 1-2 visitas de seguimento	▪ 1 por trimestre	▪ 1 a cada 2 meses	▪ Mensal ou bimestral	▪ Mensal

em consideração as condições do feto, a administração de corticoide antes do parto e as estatísticas da unidade onde a paciente se encontra. Quando a idade gestacional é maior do que 28 semanas, deve-se considerar o parto antes da cirurgia.[13]

Anticoagulação

No caso das pacientes em uso de anticoagulação plena é recomendado o agendamento do parto. No caso da cesariana, opta-se pelo uso de heparina de baixo peso molecular (HBPM) no pré-operatório, que pode ser suspensa com segurança 24 horas antes do procedimento. Caso seja necessária interrupção antes desse período, pode-se guiar o melhor momento para abordagem pela atividade do fator Xa. A HBPM pode ser reiniciada em dose terapêutica 6 horas após o procedimento ou, em caso de mulheres com risco baixo ou moderado, pode-se optar por uma dose reduzida (por exemplo, enoxaparina 0,5 mg/kg) 6 horas após o mesmo, retornando à dose terapêutica 12 horas depois.

Caso se opte pelo parto vaginal, em pacientes com risco moderado e alto, a anticoagulação deve ser feita com heparina não fracionada (HNF), com checagem regular de PTT para otimizar o controle, e a infusão deve ser interrompida pelo menos 4 a 6 horas antes da indução anestésica. Em caso de mulheres de baixo risco, pode-se optar por HBPM, suspensa 24 horas antes do procedimento. A anticoagulação pode ser reiniciada como descrito anteriormente.

Em caso de abordagem de urgência nas pacientes em uso de anticoagulação terapêutica (parto não agendado), há maior risco de hemorragia materna. No caso do uso de HNF, deve-se administrar protamina em dose individualizada para a via de administração e para o tempo desde a última dose de heparina. Em caso de anticoagulação com HBPM também se deve administrar a protamina, ainda que a atividade antifator Xa se mantenha e, consequentemente, o risco de sangramento também. Uma vez que a meia-vida da HBPM é maior e a absorção por via subcutânea é prolongada, recomenda-se que sejam administradas doses repetidas ou até mesmo infusão contínua de protamina.

No caso de pacientes em uso de novos anticoagulantes orais que necessitem de interrupção da gestação com urgência, deve-se optar por cesariana para a redução do risco de hemorragia intracraniana do feto. A reversão da anticoagulação é melhor com concentrado de complexo protrombínico (preferencialmente com quatro fatores de coagulação) do que com plasma fresco. Deve ser administrado antes da cesariana, em dose de acordo com o peso materno, INR inicial e alvo de INR (menor que 1,5). Deve-se ter em mente que nenhum dos algoritmos disponíveis tem validação em mulheres grávidas. A administração de vitamina K pode ser feita, entretanto pode levar de 8 a 12 horas para reverter o INR e tem efeito persistente, tornando a anticoagulação posterior ao procedimento mais difícil.

Monitorização durante o Parto

Todas as pacientes com cardiopatias devem ter a pressão arterial (PA) e frequência cardíaca (FC) monitorizadas durante o parto, independente da via escolhida. Sendo possível, em pacientes com doenças cardíacas mais severas, deve-se optar pelo uso de linha arterial, bem como monitorização de oximetria de pulso e eletrocardiograma contínuo, de forma a identificar precocemente sinais de descompensação. Não há benefício documentado no uso de cateter de Swan-Ganz, cujo implante deve ser evitado na maioria dos casos em razão de seus riscos. Pode-se considerar monitorização de átrio direito em algumas pacientes com hipertensão pulmonar de alto risco.

CUIDADOS PÓS-PARTO

O risco de hemorragia pós-parto pode ser reduzido com infusão de ocitocina imediatamente após o mesmo (2 unidades infundidas em 10 minutos por via intravenosa), havendo mínimo impacto nos parâmetros cardiovasculares. Análogos de prostaglandina E106 (sulprostona ou misoprostol) podem ser usados para o tratamento da hemorragia pós-parto, porém análogos da prostaglandina F e ergotamina devem ser evitados. O uso de meias elásticas e deambulação precoce são importantes para redução do risco de tromboembolismo venoso.

No puerpério ocorrem importantes mudanças hemodinâmicas, incluindo reabsorção de fluidos, principalmente nas primeiras 24 a 48 horas pós-parto, o que pode precipitar falência cardíaca.[14] Desse modo, pacientes cardiopatas devem permanecer com monitorização hemodinâmica por pelo menos 48 horas.

MENSAGENS IMPORTANTES

Como a maioria das gestantes são jovens ou adultas sem comorbidades, cirurgias não ginecológicas, nesse grupo, costumam estar limitadas às síndromes abdominais agudas, traumas ou procedimentos oncológicos que não podem aguardar o fim da gestação para sua realização.

Condições agudas urgentes ou emergentes não podem ser postergadas, devendo ser realizadas em qualquer momento da gestação. Cirurgias eletivas, por sua vez, devem aguardar o fim da gravidez para ser executadas.

O melhor momento para a realização de uma cirurgia não urgente, porém não eletiva, é normalmente o segundo trimestre.

Tendo em vista a exposição fetal a drogas, necessidade de intubação materna e risco de broncoaspiração, sempre que possível, deve-se optar pela anestesia local ou locorregional.

Apesar da redução do tônus do esfíncter esofagiano inferior, não há necessidade de alteração no jejum da paciente, respeitando os prazos de 6 horas para alimentos sólidos, 8 horas para alimentos gordurosos e 2 horas para líquidos claros.

Toda gestante merece profilaxia mecânica ou medicamentosa de TEV até o momento em que se encontra plenamente móvel, sendo aceito o uso da profilaxia mecânica para procedimentos mais curtos e pacientes com menor risco, e a medicamentosa para procedimentos demorados e outros fatores de risco associados.

A profilaxia antimicrobiana deve obedecer aos mesmos preceitos do paciente em geral, porém, levando-se em consideração a tolerância da gestante e do feto às drogas.

REFERÊNCIAS BIBLIOGRÁFICAS

1. Conklin KA. Maternal physiological adaptations during gestation, labor and the puerperium. Semin Anesth 1991;10:221.
2. Meah VL, Cockcroft JR, Backx K, et al. Cardiac output and related haemodynamics during pregnancy: a series of meta-analyses. Heart 2016;102:518.
3. Bernstein IM, Ziegler W, Badger GJ. Plasma volume expansion in early pregnancy. Obstet Gynecol 2001;97:669.
4. McColl MD, Ramsay JE, Tait RC, et al. Risk factors for pregnancy associated venous thromboembolism. Thromb Haemost 1997;78:1183.
5. Weinberger SE, Weiss ST, Cohen WR, et al. Pregnancy and the lung. Am Rev Respir Dis 1980;121:559.
6. Odutayo A, Hladunewich M. Obstetric nephrology: renal hemodynamic and metabolic physiology in normal pregnancy. Clin J Am Soc Nephrol 2012;7:2073.

7. Montenegro CAB, Rezende Filho J. Rezende obstetrícia. 13 ed. Rio de Janeiro: Guanabara Koogan; 2017.
8. Visser BC, Glasgow RE, Mulvihill KK, Mulvihill SJ. Safety and timing of nonobstetric abdominal surgery in pregnancy. Dig Surg 2001;18:409.
9. Practice Guidelines for Obstetric Anesthesia: An Updated Report by the American Society of Anesthesiologists Task Force on Obstetric Anesthesia and the Society for Obstetric Anesthesia and Perinatology. Anesthesiology 2016;124:270.
10. Vincent Jr. RD. Anesthesia for the pregnant patient. Clin Obstet Gynecol 1994;37:256.
11. American Society of Anesthesiologists Committee. Practice guidelines for preoperative fasting and the use of pharmacologic agents to reduce the risk of pulmonary aspiration: application to healthy patients undergoing elective procedures: an updated report by the American Society of Anesthesiologists Committee on Standards and Practice Parameters. Anesthesiology 2011;114:495.
12. Guyatt GH, Akl EA, Crowther M, et al. Executive summary: Antithrombotic therapy and prevention of thrombosis. 9th ed. American College of Chest Physicians Evidence-Based Clinical Practice Guidelines. Chest 2012;141:7S.
13. Regitz-Zagrosek V, Roos-Hesselink JW, Bauersachs J, Blomström-Lundqvist C, Cífková R, De Bonis M, Iung B, Johnson MR, Kintscher U, Kranke P, Lang IM, Morais J, Pieper PG, Presbitero P, Price S, Rosano GMC, Seeland U, Simoncini T, Swan L, Carole A Warnes CA. 2018 ESC Guidelines for the management of cardiovascular diseases during pregnancy. European Heart Journal 2018;9(34):3165-241.
14. Ueland K, Hansen JM. Maternal cardiovascular dynamics. II. Posture and uterine contractions. Am J Obstet Gynecol 1969;103:1.

PERIOPERATÓRIO EM PACIENTES SUBMETIDOS À QUIMIOTERAPIA

CAPÍTULO 45

André Wilheim ▪ Maria de Fátima Gaui

INTRODUÇÃO

Dentre as modalidades terapêuticas para o tratamento do câncer, destacam-se tratamento cirúrgico, quimioterapia, terapia-alvo molecular, imunoterapia e radioterapia. Entende-se por terapia adjuvante aquela utilizada após a realização do procedimento principal curativo, em geral a cirurgia. A terapia adjuvante tem o objetivo de inibir micrometástases e, desta forma, aumentar a chance de cura do paciente. A terapia neoadjuvante envolve o tratamento quimioterápico e radioterápico antes do cirúrgico e tem como finalidade realizar citorredução tumoral e viabilizar a cirurgia em massas inoperáveis ou diminuir a morbidade na realização de um procedimento de menor porte cirúrgico.

A cirurgia realizada após um tratamento neoadjuvante deve levar em conta as peculiaridades relacionadas ao ato cirúrgico em si, sobretudo no tocante aos efeitos adversos relacionados ao sistema cardiovascular, risco de trombose e lesão hepatocelular. Esse capítulo destina-se a explorar as repercussões do tratamento quimioterápico no pré-operatório, com enfoque na estratégia neoadjuvante, bem como condutas necessárias frente às toxicidades.

SISTEMA CARDIOVASCULAR

O prejuízo da função cardiovascular inerente à quimioterapia é talvez o aspecto que mais merece destaque na avaliação pré-operatória de pacientes oncológicos.[1] Define-se como cardiotoxicidade o declínio da fração de ejeção, classificada da seguinte forma:

- *Grau I*: redução assintomática da FEVE entre 10% e 20%;
- *Grau II*: redução da FEVE abaixo de 20% ou abaixo do normal;
- *Grau III*: insuficiência cardíaca sintomática.

O comprometimento miocárdico, entretanto, nem sempre se reflete no declínio da fração de ejeção. Observa-se, com frequência, elevação de troponina ou peptídeo natriurético cerebral sem quaisquer manifestações ecocardiográficas, o que sugere que a injúria miocárdica pode ser subestimada caso baseie-se apenas no exame de imagem.

Os agentes mais envolvidos com cardiotoxicidade são os antracíclicos (doxorrubicina, epirrubicina e idarrubicina), agentes alquilantes (ciclofosfamida e ifosfamida), anticorpos monoclonais (trastuzumabe) e inibidores da angiogênese (sunitinib). Classifica-se o envolvimento miocárdico provocado pelos quimioterápicos em duas classes, de acordo com o substrato fisiopatológico e reversibilidade:

- *Tipo 1 – Antracíclicos e alquilantes*: vacúolos, destruição dos sarcômeros, necrose. Irreversível.
- *Tipo 2 – Trastuzumabe e sunitinib*: aparência ultraestrutural benigna. Reversível.

Uma vez que a terapia neoadjuvante para pacientes com câncer de mama estágio III consiste em antracíclicos e, para os tumores HER-2 positivos, também trastuzumabe, a cirurgia dessas pacientes exige especial atenção ao sistema cardiovascular.[2]
Ainda são escassos os estudos que avaliaram a eficácia de medidas para prevenir a insuficiência cardíaca relacionada à quimioterapia. Estudos sugerem que indivíduos de maior risco (p. ex., uso de antracíclicos superior a 550 mg/m^2 ou doença arterial coronária prévia) beneficiam-se do uso de inibidores da enzima conversora de angiotensina caso demonstrem elevação de troponina. Da mesma forma, postula-se que o uso profilático de betabloqueadores cardiosseletivos também reduza a incidência de disfunção miocárdica.

O conhecimento do qual se dispõe sobre o tratamento da disfunção miocárdica, sobretudo no tangente às drogas modificadoras do curso da doença, pode ser extrapolado para pacientes com miocardiopatia promovida por quimioterápicos.

No que diz respeito à coronariopatia, agregam maior risco os seguintes quimioterápicos: antimetabólitos (capecitabina e fluorouracil), taxanos, anticorpos monoclonais (bevacizumab), inibidores da tirosina-quinase (sorafenib e sunitinib) e alcaloides da vinca (vincristina).

O manejo da síndrome coronariana aguda em pacientes oncológicos segue o mesmo princípio da população em geral. Faz-se a ressalva, no entanto, de que, em decorrência da maior incidência de cirurgias não cardíacas, tanto eletivas quanto urgentes, em pacientes com câncer, o risco de trombose de *stents* farmacológicos ou sangramento intraoperatório em pacientes duplamente antiagregados sobressai. Inexistem estudos que analisem o benefício de *stents* farmacológicos para essa população.

Quanto à manutenção do AAS como prevenção primária ou secundária de síndrome coronariana aguda, recomenda-se manter o antiagregante por ser o risco de sangramento grave baixo. Exceção se aplica para neurocirurgias ou cirurgias oftalmológicas.

Os quimioterápicos inibidores da angiogênese (p. ex., bevacizumab, sunitinib e sorafenib) têm o potencial de elevar a pressão arterial. Bevacizumab pode compor o esquema terapêutico da neoadjuvância nos tumores de cólon e ovário.[3] O uso de bloqueadores de canais de cálcio não diidropiridínicos (p. ex., nifedipina e amlodipino) são contraindicados na concomitância desses quimioterápicos, uma vez que inibem o CYP3A4, sua via de metabolização.

A incidência de tromboembolismo venoso também tem aumentado nessa população nas últimas décadas, e acredita-se em parte que isso se deva à introdução de inibidores da angiogênese no arsenal terapêutico antineoplásico. A tromboprofilaxia farmacológica no pós-operatório é recomendada para laparotomia ou toracotomias com duração superior a 30 min. Pode-se considerar prolongar a terapia para pacientes de alto risco (obesos, com história prévia de TEP ou doença residual).

É importante considerar no perioperatório os potenciais efeitos cardiodepressores e isquêmicos das drogas mais empregadas como terapia antineoplásica, sobretudo na neoadjuvância.

O câncer colorretal metastático pode ser candidato à terapia neoadjuvante com inibidores da angiogênese (bevacizumab) para tornar a ressecção possível, bem como as neoplasias malignas de ovário. O câncer gástrico, por sua vez, requer, na neoadjuvância, terapia com antracíclicos. Deve-se, portanto, dispensar especial atenção aos efeitos na pressão arterial e função miocárdica na ocasião da avaliação perioperatória em tais ocasiões. Um manejo individualizado pode ser necessário a depender do grau de toxicidade.

TRATO GASTROINTESTINAL
Além dos efeitos no sistema cardiovascular, existem repercussões hepáticas que podem interferir no perioperatório de pacientes submetidos à terapia neoadjuvante.[4]

Pacientes com câncer de cólon estágio IV beneficiam-se da abordagem agressiva de suas lesões hepáticas, visto que o fígado é um órgão com ampla capacidade de regeneração e a eliminação de implantes neste sítio impede a disseminação universal da doença.

A ressecção hepática pode ser viabilizada ou otimizada pela terapia neoadjuvante. O esquema mais utilizado é a combinação de 5-fluorouracil, leucovorin e oxaliplatina. A partir dos anos 1990, essa modalidade terapêutica passou a ganhar mais destaque. A estratégia de abordar os implantes secundários no fígado antes do tumor primário parte do pressuposto de que a cirurgia de cólon envolve risco maior de complicações do que a retirada dos implantes hepáticos.

A lesão hepatocelular induzida pela quimioterapia tornou-se, portanto, um fator a ser considerado também na avaliação clínica do risco cirúrgico. A toxicidade promovida por 5-fluorouracil, irinotecano e oxaliplatina traduz-se em esteatose, esteato-hepatite e dilatação sinusoidal, respectivamente. Pacientes portadores de esteato-hepatite têm um risco de complicações 10 vezes maior durante ressecções hepáticas e exigem mudanças na abordagem terapêutica.

O fígado com esteatose é mais macio e friável, dificultando a hemostasia intraoperatória. O parênquima doente limita a extensão da massa candidata à ressecção, o que também interfere nos resultados pós-operatórios. O emprego neoadjuvante de irinotecano em pacientes candidatos a ressecção de metástases deve ser ponderado em pacientes com síndrome metabólica ou IMC > 30 por causa do risco de insuficiência hepática.

A síndrome do fígado azul, provocada pelo dano vascular aos sinusoides hepáticos com o uso da oxaliplatina, ocasiona hipertensão porta com consequente esplenomegalia e plaquetopenia. Esse padrão de lesão está associado à maior necessidade de transfusão sanguínea no perioperatório.

SISTEMA RESPIRATÓRIO

A bleomicina é um antineoplásico utilizado no tratamento de tumores germinativos e malignidade hematológicas.[5] De acordo com a dose administrada, pode provocar pneumonite e fibrose intersticial (mais tardiamente). Este quimioterápico compõe o arsenal terapêutico na neoadjuvância em pacientes com câncer de colo uterino localmente avançado (IIb em diante).[6]

Comprometimento pulmonar pode ser suspeitado quando há dispneia, tosse não produtiva, pleurisia e estertoração. Avaliação complementar deve ser oferecida a pacientes que se beneficiam de otimização medicamentosa antes da cirurgia e atenção especial no pós-operatório quanto à troca gasosa.

Assim como pacientes portadores de doença pulmonar obstrutiva crônica beneficiam-se de reabilitação pulmonar no perioperatório, indivíduos submetidos a terapia neoadjuvante com bleomicina também podem se beneficiar da mesma intervenção.

OUTRAS CONSIDERAÇÕES

Hiperglicemia frequentemente é observada em pacientes submetidos à quimioterapia, especialmente em esquemas que utilizam corticoides.[7] Insuficiência adrenal também é comum nessas circunstâncias e requer especial atenção no perioperatório de pacientes com supressão do eixo hipotálamo-hipófise-adrenal. Recomenda-se, portanto, a administração de hidrocortisona na indução anestésica e atenção ao desmame gradual de corticosteroides.

Diversos antineoplásicos podem causar insuficiência renal, dentre os quais se destaca a cisplatina, utilizada no tratamento de tumores de cabeça e pescoço, trato gastrointestinal e malignidades ginecológicas. O agente também pode provocar hipomagnesemia por espoliação renal. Deve-se estar atento, portanto, a essas particularidades.

Dessa forma, devem-se levar em consideração as repercussões clínicas do uso de quimioterápicos no perioperatório. A avaliação clínica não se limita a capacidade funcional cardiovascular, cirurgia proposta, *performance status* e estadiamento da doença. Os pacientes oncológicos merecem especial atenção não só pelos efeitos da sua doença, como também das drogas utilizadas na abordagem terapêutica, sobretudo neoadjuvância. Todos esses fatores devem ser minuciosamente ponderados pelo clínico assistente.

MENSAGENS IMPORTANTES

Devem-se observar atentamente os possíveis efeitos adversos dos agentes oncológicos utilizados na neoadjuvância, dado o potencial prejuízo na avaliação do risco cirúrgico.

Declínio da função miocárdica é marcante nos esquemas de quimioterapia neoajuvante para o tratamento do câncer de mama, sendo o mesmo irreversível com o uso de antracíclicos e reversível com a terapia alvo (trastuzumabe). Ainda não está claro o papel de betabloqueadores como profilaxia desse efeito colateral.

O manejo da síndrome coronariana aguda no paciente oncológico segue os princípios da população geral, no entanto devido a maior necessidade de procedimentos cirúrgicos e intervencionistas neste cenário, deve-se ter cautela com a utilização de stents farmacológicos.

Manejo da pressão arterial pode representar um desafio quando se utilizam agentes antiangiogênicos. Deve-se ter cautela quanto à interação medicamentosa entre bloqueadores de canal de cálcio e essa classe de droga.

Esteatose hepática pode ser consequência da utilização dos principais quimioterápicos no tratamento neoadjuvante ou paliativo de câncer gastrointestinal. Para o manejo cirúrgico de metástases hepáticas, o risco de sangramento durante o ato cirúrgico é agravado neste contexto.

Alteração da função pulmonar ocorre diante do uso da bleomicina (fundamental no tratamento de neoplasia hematológicas e germinativas).

O generoso uso de corticoide nos esquemas de quimioterapia neoadjuvante também deve ser levada em conta pelos potenciais alterações metabólicas, bem como o uso de agentes platinantes pode causar distúrbios hidroeletrolíticos.

REFERÊNCIAS BIBLIOGRÁFICAS

1. Kalil Filho R, Hajjar LA, Bacal F, et al. I Diretriz Brasileira de Cárdio-oncologia da Sociedade Brasileira de Cardiologia. 2011;96(2-1).
2. DeVita Jr. VT, Lawrence TS, Rsenberg SA. Cancer principles & practice of oncology. 10th ed. 2015.
3. Mosleshi JJ. Cardiovascular toxic effects of targeted cancer therapies. N Engl J Med 2016;375:1457-67.
4. Santos FAI. Prevalência da hepatotoxicidade por quimioterapia pré-operatória e correlação com a morbidade das hepatectomias no câncer colorretal metastático. Porto Alegre; 2013.
5. Sahai SK, Zalpour A, Rozner MA. Preoperative evaluation of the oncology patient. Med Clin N Am 2010;94:403-19.
6. Schünemann Jr. E, Urban CA, Budel VM. Quimioterapia neoadjuvante em câncer localmente avançado do colo do útero. RBGO 2002;24(10):675-680.
7. FIgueiredo EMAF, Correia MM, Oliveira AF. Tratado de oncologia. 1. ed. Rio de Janeiro: Revinter; 2013.

RISCO CIRÚRGICO NA RESSECÇÃO TRANSURETRAL DE PRÓSTATA POR HIPERPLASIA PROSTÁTICA BENIGNA

CAPÍTULO 46

Luiza Gondim Toledo

INTRODUÇÃO

A ressecção transuretral da próstata é um procedimento ainda bastante utilizado para o tratamento da hiperplasia prostática benigna, ainda que técnicas alternativas tenham surgido nos últimos anos. Esta condição tem enorme prevalência entre homens idosos, sendo estimado que aproximadamente 80% dos homens com mais de 70 anos de idade possuem algum grau de hiperplasia prostática benigna.[1] Dentre outros fatores de risco, a idade é reconhecidamente fator crucial no surgimento desta doença, sendo importante a observação das particularidades da avaliação pré-operatória neste grupo etário, considerando sempre o risco cardiovascular (perfil do paciente) e as complicações mais comuns do procedimento (perfil da cirurgia).

CONTRAINDICAÇÕES À CIRURGIA

A RTU de próstata apresenta algumas contraindicações relativas:[2]

A) Volume prostático superior a 80 cm^3;
B) Cálculos ou divertículos vesicais;
C) Anquilose importante de quadril;
D) Em caso de próstatas > 30 g, espera-se que o tempo da cirurgia seja maior, ocasionando maior duração da irrigação vesical, procedimento intrínseco nesta cirurgia.

A utilização da técnica com energia monopolar não é recomendada, visto que requer o uso de soluções isotônicas (p. ex., sorbitol, manitol, glicina), de modo que se recomenda a técnica com energia bipolar, que permite a utilização de solução de cloreto de sódio 0,9%, reduzindo ou até eliminando o risco de hiponatremia dilucional.[3]

RISCO INTRÍNSECO DO PROCEDIMENTO

De acordo com a III Diretriz de Avaliação Cardiovascular Perioperatória da Sociedade Brasileira de Cardiologia, as cirurgias prostáticas, em geral, são classificadas como sendo de **risco intermediário**.[4] Este risco diz respeito às características do procedimento em si, sem considerar o cenário clínico do paciente. Dessa forma, leva em conta perda sanguínea estimada, estresse hemodinâmico, tempo cirúrgico, entre outras variáveis. Considera-se, assim, que o risco cardíaco (infarto agudo do miocárdio não fatal ou de morte) em cirurgias prostáticas é de 1% a 5%.

As principais complicações no intraoperatório são:[5]

- *Sangramento*: mais comumente observado em tempos cirúrgicos > 90 minutos e em próstatas > 45 g;
- *Síndrome da ressecção transuretral de próstata*: pode ser observada no intraoperatório ou tardiamente. É causada pela absorção dos fluidos utilizados para irrigação vesical durante o procedimento. Nesta síndrome, a hiponatremia dilucional é o principal fator envolvido em sinais e sintomas como náuseas, vômitos, bradicardia, convulsões, confusão mental e alargamento do QRS;
- *Sobrecarga volêmica*: risco maior a partir da absorção de mais de 1 L de fluido por hora. Pacientes com disfunção ventricular grave podem cursar com edema agudo de pulmão;
- *Hipotermia*: complicação frequente. Fluidos infundidos em temperatura ambiente ocasionam hipotermia principalmente em idosos;
- *Distúrbios visuais*: caso o fluido de irrigação utilizado seja a glicina, pode ocorrer quadro de intoxicação com cegueira transitória causada por disfunção da retina;
- *Toxicidade por amônia*: amônia é o principal metabólito da glicina. Complicação rara que ocorre em até 1 hora após o procedimento, podendo evoluir desde lapsos de memória até o coma;
- *Hipotensão*: geralmente ocorre após um período de hipertensão. A hiponatremia e a hipertensão geram gradientes osmótico e hidrostático, ocasionando fluxo de líquido para o espaço extravascular. Tal situação pode culminar com choque hipovolêmico e/ou edema pulmonar.

PERFIL DO PACIENTE

Tendo em vista que a faixa etária dos pacientes candidatos à RTU de próstata geralmente varia entre 68-70 anos, é comum observarmos algumas comorbidades que farão notável diferença no risco cirúrgico. A lista de problemas a seguir é baseada na observação de um total de 3.885 pacientes, submetidos à RTU de próstata.[5]

- *Pulmonares (DPOC, CA e não classificados)*: 14,5%;
- *Gastrointestinais (úlcera péptica, sangramento, CA e não classificados)*: 13,2%;
- *Infarto do miocárdio*: 12,5%;
- *Arritmia*: 12,4%;
- *Doença renal crônica*: 9,8%;
- *Diabetes*: 9,8%;
- *Acidente vascular encefálico*: 5,8%.

EXAMES COMPLEMENTARES

Exames Laboratoriais[6]

Não há consenso na literatura médica quanto a quais exames complementares devem ser solicitados na avaliação pré-operatória, devendo-se sempre considerar **sintomatologia, comorbidades, dados relevantes da anamnese e tipo de cirurgia.** Abaixo, constam alguns exames essenciais para RTU-P.

- *Cultura de urina*: deve ser solicitada sempre e, em caso de bacteriúria, ainda que assintomática, a mesma deverá ser tratada. A profilaxia antibiótica está indicada com 400 mg IV de ciprofloxacino 60 minutos antes do início do procedimento (considerar os perfis de resistência), ainda que o paciente não seja de alto risco para infecções no perioperatório,

ou seja, não tenha uma cultura de urina positiva no pré-operatório e não seja usuário de cateter vesical de demora.
- *Sódio*: eletrólito essencial na avaliação pré-operatória de RTU de próstata pelo risco de síndrome da ressecção transuretral de próstata.
- *Hemograma*: o procedimento apresenta risco de sangramento persistente e perfuração dos seios venosos periprostáticos. Além disso, alguns pacientes já cursam com hematúria recorrente no pré-operatório, de modo que é importante determinar hemoglobina, hematócrito e plaquetas basais.
- *Ureia e creatinina séricas*: alguns pacientes já apresentam certo grau de disfunção renal devida a obstrução, infecções recorrentes ou como consequência das comorbidades presentes (diabetes melito; hipertensão arterial sistêmica, etc.). A estenose uretral é uma das principais complicações do procedimento, e a avaliação da ureia e da creatinina no pré-operatório é essencial.
- *Coagulograma*: necessário caso o paciente seja usuário de medicações anticoagulantes ou apresente comorbidade hepática.

Demais exames laboratoriais devem ter sua solicitação individualizada para cada paciente.

Outros Exames
Eletrocardiograma
Apresenta valor prognóstico limitado em cirurgias de baixo a moderado risco. Alterações no ECG, em pacientes assintomáticos, tendem a aumentar com a idade. Contudo, **solicitamos o eletrocardiograma para pacientes > 40 anos (grau de recomendação IIa)** ou caso haja sintomatologia/dados relevantes na história.

Raios X de Tórax
Não é preditor de complicações perioperatórias. Deve ser solicitado em pacientes com história ou propedêutica positiva para doenças cardiorrespiratórias. Alterações em Raios X de tórax são mais frequentes no sexo masculino, em maiores de 60 anos (população geralmente candidata da RTU de próstata). Não é exame obrigatório na rotina de avaliação pré-operatória da RTU de próstata, porém deve ser solicitado em caso de doença pulmonar obstrutiva crônica e/ou afecções cardíacas.

MANEJO DE MEDICAMENTOS
A lista a seguir contempla medicamentos usualmente utilizados pela população de pacientes candidatos a RTU-P.

- *AAS*: deve ser suspenso 7 dias antes da cirurgia. Algumas técnicas recentes (com uso de *laser*) permitem continuidade da medicação, porém não serão abordadas neste capítulo;
- *Clopidogrel:* suspender 5 dias antes da cirurgia;
- *Prasugrel*: suspender 7 dias antes da cirurgia;
- *Estatinas*: manter;
- *IECA/BRA*: suspender na manhã da cirurgia;
- *Diuréticos*: suspender na manhã da cirurgia;
- *Metformina*: suspender 24-48 horas antes da cirurgia;
- *Betabloqueadores*: manter.

PROFILAXIA DE TROMBOEMBOLISMO VENOSO (TEV)

Para a maioria dos pacientes submetidos à cirurgia transuretral, a **deambulação precoce, a hidratação e a compressão pneumática intermitente** são as recomendações para profilaxia de TEV. Em certos casos, o risco aumentado para TEV implicará na necessidade de utilizar HNF ou HBPM. Para classificar o risco de TEV na RTU-P, podemos utilizar o Escore de Caprini,[7] que pode ser visto no Quadro 46-1

Quadro 46-1. Escore de Caprini[7]

Pontuações	Fatores de risco
Fatores de risco que correspondem a 1 ponto	■ Idade de 41 anos a 60 anos ■ Cirurgia de grande porte (menos de 1 mês) ■ Varizes de membros inferiores ■ História de doença intestinal inflamatória ■ Edema recorrente de membros inferiores ■ Obesidade (IMC > 25 kg/m^2) ■ Infarto agudo do miocárdio ■ Insuficiência cardíaca congestiva ■ Sepse (< 1 mês) ■ Doença pulmonar grave (< 1 mês), incluindo pneumonia ■ Doença pulmonar obstrutiva crônica
Fatores de risco que correspondem a 2 pontos	■ Idade de 60 anos a 74 anos ■ Cirurgia de artroscopia ■ Câncer (prévio ou presente) ■ Cirurgia de grande porte (> 45 minutos) ■ Cirurgia laparoscópica (> 45 minutos) ■ Paciente confinado ao leito (> 72 horas) ■ Imobilização do membro (gesso/tala) ■ Acesso central venoso
Fatores de risco que correspondem a 3 pontos	■ Idade acima de 75 anos ■ História prévia de trombose venosa ou embolia pulmonar ■ História familiar de trombose ■ Fator V de Leiden positivo ■ Protrombina G20210A positivo ■ Anticoagulante lúpico positivo ■ Homocisteína sérica elevada ■ Anticorpos anticardiolipinas elevados ■ Trombocitopenia induzida por heparina ■ Trombofilia congênita ou adquirida
Fatores de risco que correspondem a 5 pontos	■ Artroplastia de membros inferiores ■ Fratura de pelve, coxa ou perna (< mês) ■ Acidente vascular cerebral (< 1 mês) ■ Politrauma (< 1 mês) ■ Lesão medular – paralisia (< 1 mês)
Fatores de risco, somente para mulheres, que correspondem a 1 ponto	■ Uso de anticoncepcional ou terapia de reposição hormonal ■ Gravidez ou pós-parto (< 1 mês) ■ História inexplicada de natimorto, abortos de repetição (> 3), prematuridade com toxemia ou desenvolvimento restrito

(Continua.)

Quadro 46-1. *(Cont.)* Escore de Caprini[7]

Grupo de risco	Pontuação
Baixo	0 e 1 ponto
Moderado	2 pontos
Alto	3 e 4 pontos
Altíssimo	5 ou mais pontos

A RTU-P é considerada cirurgia de baixo risco para TEV, contudo, caso a pontuação do paciente no Escore de Caprini seja maior ou igual a 3 pontos, deverá ser utilizada a profilaxia química com HPBM ou HNF com início 6 a 12 horas após a cirurgia. Em caso de 5 ou mais pontos, a profilaxia mecânica deverá ser utilizada em conjunto com a química.

MANEJO DA ANTICOAGULAÇÃO

Dado o perfil de comorbidades discutido anteriormente, o paciente submetido à RTU-P tem chances não desprezíveis de estar sob **anticoagulação pela existência de fibrilação atrial**. Neste caso, se o risco tromboembólico for alto (CHA2DS-VASc2 maior ou igual a 6), optamos pela realização de **ponte com heparina**, suspendendo a varfarina e iniciando terapia com heparina plena assim que o INR estiver abaixo de 2. Nesse cenário, iremos suspender a heparina não fracionada 4-6 horas antes do procedimento, enquanto a heparina de baixo peso molecular deverá ser suspensa 24 horas antes do procedimento cirúrgico.[8]

Não é necessária a realização de terapia ponte com heparina em caso de portadores de fibrilação atrial com baixo risco tromboembólico (CHA2DS-VASc2 = 1 ou 2), ou utilização de anticoagulantes diretos (DOAC). Nestes casos, basta suspender o DOAC 2-3 dias antes da cirurgia, ou suspender a varfarina até que INR esteja menor ou igual a 1,5.

ESTRATIFICAÇÃO DE RISCO CARDIOVASCULAR ADICIONAL

Deve ser individualizada e depende do perfil do paciente.[9]

A) Ecocardiograma transtorácico de repouso: deverá ser solicitado em pacientes portadores de insuficiência cardíaca ou com sinais/sintomas sugestivos ao exame físico/anamnese, sem avaliação da função cardíaca no último ano. Também estão contemplados os pacientes portadores de alterações valvares com ou suspeita;
B) Ecocardiograma de estresse (farmacológico ou com exercício): possui indicação muito limitada em cirurgias não cardíacas de risco intermediário (como a RTU-P). Em decorrência do seu baixo valor preditivo positivo para complicações cardíacas no perioperatório (25-45%), a probabilidade de um evento cardíaco é baixa ainda que o teste indique alterações. Em contrapartida, um teste negativo indica ótimo prognóstico (alto valor preditivo negativo). Solicitaremos o exame no caso de pacientes com capacidade funcional < 4 METs e que pontuam 2 ou mais itens no Índice Cardíaco Revisado (também chamado de escore de Lee), disposto no Quadro 46-2.[10]

Quadro 46-2. Algoritmo com Base no Trabalho de Lee[10]

Fatores de risco
1. Cirurgia intraperitoneal, intratorácica ou vascular suprainguinal
2. Doença arterial coronariana (ondas Q no ECG, e/ou sintomas de isquemia, e/ou teste não invasivo para isquemia alterado, e/ou uso de nitrato)
3. Insuficiência cardíaca congestiva (quadro clínico sugestivo e/ou radiografia de tórax com congestão pulmonar)
4. Doença cerebrovascular
5. *Diabetes mellitus* em uso de insulinoterapia
6. Creatinina pré-operatória > 2 mg/dL

Estratificação de risco cardiovascular perioperatório
Até um fator de risco presente – baixo risco
Dois ou mais fatores de risco sem angina ou ICC limitante – risco intermediário
Dois ou mais fatores de risco, mas com angina ou ICC classe funcional 3 ou 4 – risco alto

MENSAGENS IMPORTANTES

- A RTU de próstata no tratamento da HPB é mais frequente em homens acima de 70 anos.
- Próstatas acima de 80 mm², anquilose de quadril e divertículos vesicais são contraindicações relativas;
- Hiponatremia diluicional é a base da Síndrome da Ressecção Transuretral de Próstata, que pode ocorrer no intraoperatório ou tardiamente;
- O sangramento intraoperatório ocorre principalmente em próstatas acima de 45 g e em cirurgias com > 90 min;
- As principais comorbidades observadas no risco cirúrgico de pacientes candidatos a RTU prostática são DPOC, IAM prévio e arritmias;
- Cultura de urina está sempre indicada como exame pré-operatório e, em caso de bacteriúria assintomática, esta deve ser tratada;
- A maioria dos pacientes submetidos à RTU-P não necessita de profilaxia química para TVP, contudo o escore de Caprini serve como ferramenta para mensurar o risco e decidir caso a caso.

REFERÊNCIAS BIBLIOGRÁFICAS

1. McVary KT, Saini R, et al. Lower urinary tract symptoms in men. In: Post TW, editor [Internet]. 2019.
2. Cavalcanti A. Hiperplasia prostática benigna. [ebook] Available at [Internet]. 2006.
3. Foster H, et al. Benign Prostatic Hyperplasia (BPH) Guideline – American Urological Association. 2019.
4. Gualandro D, et al. 3a Diretriz de Avaliação Cardiovascular Perioperatória da Sociedade Brasileira de Cardiologia. 2017.
5. Mebust W, et al. Transurethral prostatectomy: immediate and postoperative complications. A cooperative study of 13 participating institutions evaluating 3,885 patients. The Journal of Urology 1989.
6. Munro J, Booth A, Nicholl J. Routine preoperative testing: a systematic review of the evidence. 1997.

7. Caprini J. Thrombosis risk assessment as a guide to quality patient care. Disamonth 2005.
8. Spyropoulos A, Douketis J. How I treat anticoagulated patients undergoing an elective procedure or surgery. In: bloodjournal.hematologylibrary.org. 2012.
9. Kristensen S. ESC/ESA Guidelines on non-cardiac surgery: cardiovascular assessment and management. 2014.
10. Lapa E. Risco cirúrgico. [online] CardioPapers: quais-os-principais-escores-de-risco-para-avaliar-o-risco-cardiovascular-antes-de-cirurgias. 2013.

RISCO CIRÚRGICO EM IDOSOS

Priscila Mansur Taublib

INTRODUÇÃO

Cerca de um terço das cirurgias nos EUA é realizado em maiores de 65 anos. A morbidade e mortalidade destes indivíduos são maiores quando comparados a indivíduos jovens. A característica do envelhecimento é o declínio gradual e progressivo das funções fisiológicas, resultando em um aumento da suscetibilidade às doenças e agravos à saúde. A capacidade do organismo em se ajustar a estas alterações, associadas a diversos estímulos ambientais, promove longevidade, fragilidade ou doença. No contexto do risco cirúrgico, o médico deve, portanto, ser capaz de identificar problemas específicos dos idosos e suas vulnerabilidades, a fim de otimizar os desfechos e prevenir eventos adversos no período perioperatório.

COMPROMETIMENTO COGNITIVO E DEMÊNCIA

Fazer uma avaliação cognitiva previamente à cirurgia é essencial.

A disfunção cognitiva no pós-operatório é muito comum, sendo importante ter uma avaliação de base. A idade é o principal fator de risco para desfechos cognitivos negativos após cirurgias. Entre 30-80% dos idosos apresentam *delirium* e 30-40% disfunção cognitiva precoce no pós-operatório, além de 10-15% manifestarem disfunção cognitiva tardiamente.[1,2]

Já está bem estabelecido que o comprometimento cognitivo prévio seja o principal fator de risco para *delirium* e disfunção cognitiva no pós-operatório, de modo que sua identificação é importante no pré-operatório. Assim, a triagem desta condição deve ser rotineira para a estratificação de risco de seu surgimento.[1] Além disto, permite a determinação das mudanças cognitivas associadas ao procedimento.

A presença de declínio cognitivo é associada a piores desfechos cirúrgicos, incluindo maior tempo de internação hospitalar, mortalidade perioperatória e declínio funcional no pós-operatório.[3]

A avaliação cognitiva deve ser feita em todos os idosos sem história de comprometimento cognitivo ou demência, incluindo uma anamnese detalhada com familiares e uma avaliação cognitiva com escalas de rastreio, como o Miniexame do Estado Mental, o MoCA (*Montreal Cognitive Assessment*) ou o Mini-Cog. O Mini-Cog é uma boa alternativa por ser de fácil e rápida aplicação. Um mau desempenho no Mini-Cog foi associado a um aumento na incidência de *delirium* no pós-operatório e aumento de mortalidade em 6 meses.[4,5]

Atenção: na obtenção do termo de consentimento informado, o médico deve determinar se o paciente tem capacidade ou não de tomada de decisão (Quadro 47-1).[6]

Quadro 47-1. Avaliação Cognitiva em Idosos

Administração	Instruções específicas		
1. Obter a atenção do doente. Pedir-lhe para memorizar três palavras não relacionadas. Pedir-lhe para repetir as palavras para garantir que a aprendizagem estava correta	Permitir três tentativas ao doente e em seguida ir para o próximo item As seguintes listas de palavras foram validadas num estado clínico		
	Versão 1 ■ Banana ■ Nascer do sol ■ Cadeia	**Versão 3** ■ Vila ■ Cozinha ■ Bebê	**Versão 5** ■ Capitão ■ Jardim ■ Fotografia
	Versão 2 ■ Filha ■ Paraíso ■ Montanha	**Versão 4** ■ Rio ■ Nação ■ Dedo	**Versão 6** ■ Líder ■ Estação do ano ■ Mesa
2. Pedir ao doente para desenhar o mostrador de um relógio Depois dos números marcados, pedir ao doente para desenhar os ponteiros para ler 10 minutos depois das 11:00 (ou 20 minutos depois das 8:00)	Pode ser usada uma folha de papel em branco ou um círculo pré-impresso no verso Resposta correta: todos os números colocados aproximadamente nas posições corretas e os ponteiros apontando para o 11 e 2 (ou 8 e 4) Estes dois horários específicos são mais sensíveis que outros Durante esta tarefa não deve ser visível um relógio para o doente Recusa em desenhar um relógio é pontuado como anormal Avançar para o próximo passo se o relógio não estiver completo ao fim de 3 minutos		
3. Pedir ao doente para recordar-se das três palavras do passo 1	Pedir ao doente para recordar-se das três palavras que lhe apontamos no passo 1		

SAÚDE MENTAL

Fazer uma triagem de alterações psiquiátricas nos idosos.

Depressão e transtornos de ansiedade são muito comuns nesta faixa etária, sendo ainda maiores no período perioperatório. Fatores de risco para depressão em pacientes geriátricos incluem: sexo feminino, incapacidade, luto, distúrbio de sono, depressão prévia, comprometimento cognitivo, morar sozinho e nova condição médica.[7]

Estes fatores estão associados a piores desfechos, como *delirium* pós-operatório, maior tempo de internação, complicações clínicas, elevação de mortalidade e alta hospitalar para ambiente não domiciliar.[8-10]

Depressão foi associada, também, a uma maior percepção de dor e aumento do uso de analgesia no pós-operatório.[11]

Identificação de depressão, ansiedade e transtorno de estresse pós-traumático devem alertar o profissional para a introdução de medidas não farmacológicas no pré-operatório, tais como revisão do plano cirúrgico e anestésico e plano para manejo da dor, uso de técnicas para redução do estresse ou mesmo abordagens menos tradicionais, como uso de música ou massagem.[12]

Para rastreio de depressão pode-se usar a Escala de Depressão Geriátrica de Yasavage ou o PHQ-2 (*Patient Health Questionnaire*).

Lembrar-se do abuso de álcool, que frequentemente é negligenciado em idosos, e também está associado a piores desfechos.[13]

DELIRIUM NO PÓS-OPERATÓRIO
Documentar os fatores de risco para *delirium* no pós-operatório:
Comprometimento cognitivo e demência; dor não controlada; depressão; abuso de álcool; privação de sono; desnutrição; distúrbios eletrolíticos; comorbidades; hipóxia; anemia; imobilização; baixo *status* funcional; déficit sensorial (visão e/ou audição); polifarmácia; > 70 anos; uso de psicotrópicos; risco de retenção urinária ou constipação.[14]

Para pacientes com risco de *delirium*, deve-se evitar administrar benzodiazepínicos ou anti-histamínicos.[15,16]

Delirium no pós-operatório foi associado a elevação de mortalidade e de complicações, maiores taxas de institucionalização, maior custo e uso de recursos hospitalares, maior tempo de internação hospitalar, e comprometimento da recuperação funcional.[4,16]

AVALIAÇÃO
Cardíaca
Realizar uma avaliação de risco cardiovascular utilizando diretrizes para pacientes submetidos à cirurgia não cardíaca (seguindo orientação de sociedades reconhecidas, como a American College of Cariology/American Heart Association).

Pacientes idosos são mais vulneráveis a eventos cardiológicos adversos no perioperatório, que são comuns e, muitas vezes, fatais. Taxas de infarto agudo do miocárdio, insuficiência cardíaca e acidente vascular cerebral aumentam em duas vezes nos indivíduos maiores de 65 anos.[17]

Recomenda-se utilizar ferramentas validadas para estratificação de risco de morbimortalidade cardíaca, que incluem tipo de cirurgia, história cardiológica, *status* funcional e fatores de risco cardiovasculares, como, por exemplo, *Revised Cardiac Risk Index*; NSQIP Myocardial Infarction e *Cardiac Arrest Risk Index*.[8]

Assim, torna-se necessária a identificação de idosos de maior risco para complicações cardíacas, para, desta forma, determinar o manejo perioperatório apropriado e informar adequadamente os riscos ao paciente e familiares.[16,17]

Pulmonar
Identificar fatores de risco para complicações pulmonares pós-operatórias e implementar estratégias preventivas apropriadas.

As complicações pulmonares no pós-operatório são mais frequentes em idosos, quando comparadas a complicações cardíacas, e resultam em maior mortalidade intra-hospitalar, e maior risco de institucionalização.[8,18]

Fatores predisponentes relacionados ao paciente: dependência funcional, dispneia, doença pulmonar obstrutiva crônica, baixa saturação de oxigênio pré-operatória, infecção pulmonar recente, tabagismo, idade avançada.[18]

Fatores predisponentes relacionados à cirurgia: cirurgias intratorácicas, cirurgias com mais de três horas de duração.[19]

Estratégias: cessar tabagismo, sendo o benefício maior 4-8 semanas antes do procedimento; fisioterapia respiratória com treinamento de musculatura respiratória no pré-operatório.[20,21]

Pesquisar presença de apneia obstrutiva do sono é importante por estar associada à hipoxemia, pneumonia e falência respiratória no pós-operatório – pode-se usar o questionário de triagem STOP-Bang.

Funcional

Documentar o *status* funcional e quedas.

A avaliação do *status* funcional do idoso é essencial para informar sobre o impacto de doenças, o risco de complicações e a necessidade de intervenções adaptativas. A dependência para apenas uma das atividades básicas da vida diária é independentemente associada com aumento de mortalidade 30 dias após a cirurgia. A ACS NSQIP/AGS recomenda o uso de quatro perguntas simples – *Short Simple Screening Test for Functional Assessment*:[16,22,23]

1. É capaz de levantar-se sem ajuda da cama ou da cadeira?
2. É capaz de vestir-se ou banhar-se sozinho?
3. É capaz de preparar as próprias refeições?
4. É capaz de fazer as próprias compras?

A resposta negativa a alguma das perguntas indica a necessidade de uma avaliação mais detalhada, que inclui rastreamento completo das atividades básicas e instrumentais da vida diária.

Documentar também déficits visuais ou auditivos e problemas de deglutição. É de extrema importância por serem fatores de risco modificáveis para *delirium*, recomendando-se levar para o hospital óculos ou próteses auditivas.[8,16]

Questionar sobre história de quedas (Teve alguma queda no último ano?).[16]

Avaliar limitações de mobilidade ou alterações de marcha. *Timed Up and Go Test* pode ser utilizado para avaliar o risco de quedas. Dificuldade para se levantar da cadeira ou demorar mais de 15 segundos para completar o teste são fatores de risco para queda, devendo-se considerar fisioterapia no pré-operatório. Recomenda-se avaliar também a velocidade de marcha. Uma lentidão de marcha (< 0,8 m/s) prediz maior risco de complicações no pós-operatório.[8,16]

Determinar a rede de suporte social e familiar do idoso ajuda a programar as condições para alta hospitalar. Um suporte social robusto pode compensar perdas físicas e cognitivas e melhorar transições após a cirurgia.

FRAGILIDADE

Avaliar e documentar a presença da síndrome de fragilidade.

Fragilidade é uma síndrome geriátrica definida por declínio das reservas fisiológicas e da resistência a estressores, resultando em maior vulnerabilidade e piores desfechos de saúde, como quedas, hospitalização, imobilidade e morte.

Existem várias escalas destinadas a identificação de fragilidade na população geriátrica. Dividimos didaticamente em dois modelos de avaliação: o modelo do fenótipo de fragilidade de Fried, que inclui perda de peso não intencional, sensação de autoexaustão, fraqueza, baixa velocidade de marcha e baixo nível de atividade física diária; e o modelo de múltiplos domínios, com escalas diversas (p. ex., *Edmonton Frail Scale*) que incluem comprometimento cognitivo, distúrbios de humor, déficit sensorial, doença crônicas, incapacidade, entre outros.[10]

Fragilidade prediz maiores eventos adversos no pós-operatório, maior tempo de internação hospitalar, maior chance de alta hospitalar para instituições de longa permanência e maior dependência de cuidados.[16,24]

A identificar idosos frágeis permite uma abordagem mais abrangente e multidisciplinar, resultando em maior vigilância, planos perioperatórios individualizados, e apreciação dos maiores riscos destes pacientes. Pode-se, assim, melhorar significativamente a mortalidade perioperatória. Mais estudos são necessários para determinar a melhor maneira de minimizar os riscos.[24,25]

STATUS NUTRICIONAL

Avaliar o *status* nutricional e considerar intervenções pré-operatórias nos pacientes com alto risco nutricional.

Os idosos são um grupo de risco para desnutrição, com prevalência relatada de 22,8% e variação considerável em diferentes cenários (50,5% na reabilitação; 38,7% no hospital; 13,8% em institucionalizados; 5,8% na comunidade).[26]

A ACS/NSQIP recomenda:

- Documentar peso e índice de massa corporal;
- Medir albumina e pré-albumina séricas;
- Questionar sobre perda não intencional de peso;
- Valores de alto risco nutricional: IMC < 18,5 kg/m²; albumina < 3 g/dL; perda de > 10-15% do peso em 6 meses.

Um instrumento muito utilizado para avaliação nutricional em idosos é a Mini Avaliação Nutricional (MNA), sendo recomendado o seu uso no pré-operatório pela Sociedade Europeia de Nutrição Clínica e Metabolismo.[10]

Baixo *status* nutricional está associado ao aumento de eventos adversos no pós-operatório, principalmente complicações infecciosas, como infecção de sítio cirúrgico, pneumonia, infecção do trato urinário; complicações com a ferida operatória, como deiscência de sutura e de anastomose.[27]

Se possível, encaminhar idosos com alto risco nutricional para o desenvolvimento de um plano nutricional adequado no pré-operatório e considerar suporte nutricional.[16]

MANEJO MEDICAMENTOSO

Fazer uma história medicamentosa cuidadosa e detalhada. Considerar ajustes apropriados ao pré-operatório e monitorar a polifarmácia.

Com um maior acúmulo de morbidades, frequentemente o paciente idoso faz uso de cinco ou mais medicações, sendo o risco de eventos adversos à droga aumentado quanto maior o número de medicações prescritas.

Recomenda-se fazer uma revisão cautelosa da medicação, atentando para indicação, dose, eventos adversos e adesão, além de identificar medicações inapropriadas ou doses incorretas.[8,16]

Cuidado especial deve ser dado a medicações de alto risco no perioperatório. Destacam-se as medicações com propriedades anticolinérgicas, que aumentam o risco de *delirium*, constipação, retenção urinária e quedas.[8]

AVALIAÇÃO LABORATORIAL

- *Para todos os idosos*: hemoglobina; testes de função renal (ureia e creatinina); albumina sérica.
- *Considerar de acordo com a cirurgia e comorbidades*: leucograma; contagem plaquetária; testes de coagulação; eletrólitos; glicemia; análise de urina.

EXAMES COMPLEMENTARES
Radiografia de Tórax
Doenças pulmonares agudas (incluir tabagismo, DPOC e asma); > 70 anos com história de doença cardiopulmonar estável sem imagem nos últimos 6 meses; possibilidade de permanência na UTI (obter uma imagem de base); submetidos a cirurgias maiores (cardíacas, torácicas, abdominal, entre outras).[16]

Eletrocardiograma
História de doença arterial coronariana; insuficiência cardíaca; arritmias; doença vascular periférica; doença cerebrovascular; diabetes; insuficiência renal; doença respiratória, exceto para cirurgias de baixo risco. Considerar em pacientes assintomáticos sem história de doença coronariana, exceto para cirurgias de baixo risco.[28]

Prova de Função Pulmonar
Submetidos à ressecção pulmonar; dispneia de difícil caracterização ou intolerância ao exercício, com difícil elucidação etiológica (cardíaca × pulmonar × descondicionamento); DPOC com otimização pré-operatória questionável.[16]

ACONSELHAMENTO AO PACIENTE
- O médico deve discutir com o paciente os objetivos do tratamento e entender suas preferências e expectativas;
- Explicar sobre riscos e complicações possíveis do pós-operatório;
- Discutir com o paciente sobre suas diretivas antecipadas de vontade. Devem ser elaboradas quando a pessoa estiver lúcida e em pleno domínio da autonomia para decidir sobre tratamentos que deseja ou não receber, em situação de terminalidade da vida.

REFERÊNCIAS BIBLIOGRÁFICAS
1. Michael S -A, Katie J, Schenning, KJ. Preoperative cognitive and frailty screening in the geriatric surgical patient: A narrative review. Clin Ther 2015;37(12):2666-75.
2. Monk TG, Weldon BC, Garvan CW, et al. Predictors of cognitive dysfunction after major noncardiac surgery. Anesthesiology 2008;108(1):18-30.
3. Silbert B, Evered L, Scott DA, et al. Preexisting cognitive impairment is associated with postoperative cognitive dysfunction after hip joint replacement surgery. Anesthesiology 201; 122(6):1224-34.
4. Robinson TN, Eiseman B, Wallace JI, et al. Redefining geriatric preoperative assessment using frailty, disability and co-morbidity. Ann Surg 2009;250(3):449-55.
5. Robinson TN, Raeburn CD, Tran ZV, et al. Postoperative delirium in the elderly: risk factors and outcomes. Ann Surg 2009;249(1):173-8.
6. Williams JB, Alexander KP, Morin JF, et al. Preoperative anxiety as a predictor of mortality and major morbidity in patients aged >70 years undergoing cardiac surgery. Am J Cardiol 2013;111(1):137-42.
7. Cole MG, Dendukuri N. Risk factors for depression among elderly community subjects: a systematic review and metaanalysis. Am J Psychiatry 2003;160:1147-56.
8. Marwell JG, Heflin MT, McDonald SR. Preoperative screening. Clin Geriatr Med – Published by Elsevier Inc. 2017;17:0749-0690.
9. Smith PJ, Attix DK, Weldon BC, et al. Depressive symptoms and risk of postoperative delirium. Am J Geriatr Psychiatry 2016;24(3):232-8.
10. Kim S, Brooks AK, Groban L. Preoperative assessment of the older surgical patient: honing in on geriatric syndromes. Clinical Interventions in Aging 2015:10 13-27

11. Taenzer P, Melzack R, Jeans ME. Influence of psychological factors on postoperative pain, mood and analgesic requirements. Pain 1986;24:331-42.
12. Wilson CJ, Mitchelson AJ, Tzeng TH, et al. Caring for the surgically anxious patient: a review of the interventions and a guide to optimizing surgical outcomes. Am J Surg 2016;212(1):151-9.
13. Nath B, Li Y, Carroll JE, et al. Alco-hol exposure as a risk factor for adverse outcomes in elective surgery. J Gastrointest Surg 2010;14(11):1732-41.
14. Flinn DR, Diehl KM, Seyfried LS, Malani PN. Prevention, diagnosis, and management of postoperative delirium in older adults. J Am Coll Surg 2009;209:261-8.
15. Clegg A, Young JB. Which medications to avoid in people at risk of delirium: a systematic review. Age Ageing 2011;40:23-29.
16. Chow WB, Rosenthal RA, Merkow RP, et al. American College of Surgeons National Surgical Quality Improvement Program. Optimal preoperative assessment of the geriatric surgical patient: a best practices guideline from the American College of Surgeons National Surgical Quality Improvement Program and the American Geriatrics Society. J Am Coll Surg 2012;215(4):453-66.
17. Davenport DL, Ferraris VA, Hosokawa P, et al. Multivariable predictors of postoperative cardiac adverse events after general and vascular surgery: results from the patient safety in surgery study. J Am Coll Surg 2007;204:1199-210.
18. Pfeifer KJ, Smetana GW. Pulmonary risk assessment and optimization. Hospital Medicine Clinics 2016;5(2):176-88.
19. Canet J, Gallart L, Gomar C, et al. Prediction of postoperative pulmonary complications in a population-based surgical co-hort. Anesthesiology 2010;113(6):1338-50.
20. Katsura M, Kuriyama A, Takeshima T, et al. Preoperative inspiratory muscle training for postoperative pulmonary complications in adults undergoing cardiac and major abdominal surgery. Cochrane Database Syst Ver 2015;(10):CD010356.
21. Thomsen T, Villebro N, Møller AM. Interventions for preoperative smoking cessation. Cochrane Database Syst Ver 2000;7:CD002294.
22. Lachs MS, Feinstein AR, Cooney Jr. LM, et al. A simple procedure for general screening for functional disability in elderly patients. Ann Intern Med 1990;112:699-706.
23. Lachs MS, Feinstein AR, Cooney Jr. LM, et al. A simple procedure for general screening for functional disability in elderly patients. Ann Intern Med 1990;112:699-706.
24. Munyon R, et al. Update in perioperative medicine: 6 questions answered. Cleveland Clinic Journal of Medicine 2017;84(11):863-72.
25. Hall DE, Arya S, Schmid KK, et al. Association of a frailty screening initiative with postoperative survival at 30, 180, and 365 days. JAMA Surg 2017;152:233-4.
26. Kaiser MJ, Bauer JM, Ramsch C, et al. Frequency of malnutrition in older adults: a multinational perspective using the mini nutritional assessment. J Am Geriatr Soc 2010;58:1734-8.
27. Schiesser M, Kirchhoff P, Muller MK, et al. The correlation of nutrition risk index, nutrition risk escore, and bioimpedance analysis with postoperative complications in patients undergoing gastrointestinal surgery. Surgery 2009;145:519-26.
28. Fleisher LA, Fleischmann KE, Auerbach AD, et al. ACC/AHA guideline on perioperative cardiovascular evaluation and management of patients undergoing noncardiac surgery: executive summary: a report of the American College of Cardiology/American Heart Association Task Force on Practice Guidelines. 2014;130(24):2215-45.

MANEJO NUTRICIONAL NO PERIOPERATÓRIO

Juliana Fittipaldi • Gustavo Monteiro Cuquetto
Cristiane Carius de Oliveira

INTRODUÇÃO

Todo ato cirúrgico ocasiona respostas endógenas decorrentes do dano tecidual. Dessa forma, o sucesso do procedimento não depende exclusivamente das habilidades técnicas empregadas, mas também da reserva metabólica do paciente e de sua capacidade de lidar com a resposta endócrina e inflamatória ao trauma. O estado nutricional possui papel prognóstico, de forma que um pior estado nutricional está relacionado a complicações como cicatrização ineficaz, deiscência de anastomoses, íleo metabólico, formação de úlceras de pressão, supercrescimento bacteriano intestinal, além de maior tempo de recuperação funcional, elevação de custos da internação e maior morbimortalidade.[1] A desnutrição é uma condição bastante prevalente em pacientes hospitalizados, que afeta cerca de 20% a 50% desta população, concentrada nos serviços de oncologia, geriatria, cirurgia e terapia intensiva.[1,2] Por isso, é fundamental a avaliação do estado nutricional de todo paciente em que se planeje um procedimento cirúrgico, bem como a elaboração de estratégias precoces de intervenção nutricional.

Nesse sentido, devem ser elaboradas medidas para reduzir o estresse pós-cirúrgico, minimizar o catabolismo e permitir uma recuperação mais rápida em cirurgias eletivas, visando ao reestabelecimento da capacidade funcional. Essas medidas incluem avaliação e identificação de risco nutricional, estabelecimento de estratégias alimentares pré e pós-operatória, balanço adequado de fluidos, anestesia eficaz e mobilização precoce e com carga resistida.[1,3]

Em 2005, o projeto **Aceleração da Recuperação Total Pós-Operatória** (ACERTO), com base em ampla revisão bibliográfica sobre o tema, destaca a importância dos cuidados nutricionais na recuperação do paciente cirúrgico. Há fortes evidências de que estas medidas multimodais, que incluem os cuidados nutricionais, estão associadas à redução de complicações pós-operatórias e menor tempo de internação hospitalar, com redução das taxas de reinternação.[2,3]

AVALIAÇÃO NUTRICIONAL NO PACIENTE CIRÚRGICO

A primeira tarefa, quando se considera manejo nutricional no perioperatório, consiste em avaliar o risco nutricional. Diversos métodos foram validados para essa avaliação, e recomenda-se utilizá-los em associação para melhor acurácia e precisão. Inicialmente consideramos dados básicos da anamnese, do exame físico e dos exames laboratoriais.[2,4]

- *Anamnese:* Aporte calórico inadequado;
- *Exame físico:* Perda ponderal, de massa muscular e da gordura subcutânea; acúmulo de líquido generalizado ou localizado que pode mascarar a perda de peso; diminuição funcional medida por força no *handgrip* (músculo adutor do polegar);
- *Exames laboratoriais:* albumina, transferrina e pré-albumina/transtirretina.

Há, ainda, escores validados para quantificação do estado nutricional, tais como o Escore de Risco Nutricional (NRS 2002 – *Nutritional Risk Escore*) e a Avaliação Subjetiva Global do Estado Nutricional (SGANS – *Subjective Global Assessment Nutritional Status*), descritos nos Quadros 48-1 a 48-3.[4,5]

Segundo a European Society for Clinical Nutrition and Metabolism (ESPEN), enquadram-se no conceito de desnutrição os pacientes com os seguintes critérios:

- IMC < 18,5 kg/m²;
- Perda ponderal > 10% ou 5% em três meses associada a IMC reduzido ou baixo índice de massa livre de gordura (FFMI – *Free Fat Mass Index*).

Quadro 48-1. Métodos Utilizados para Avaliação do Estado Nutricional

Dados antropométricos:
- Peso corporal atual
- Peso habitual – relatado pelo paciente
- Altura atual
- Índice de Massa Corporal – IMC kg/m²
- Prega cutânea tricipital
- Prega cutânea subescapular
- Circunferência do braço
- Área muscular do braço

Dados laboratoriais:
- Albumina sérica
- Transferrina
- Pré-albumina
- Proteína de fase aguda
- Balanço nitrogenado
- Contagem total de linfócito
- Hemoglobina
- Hematócrito

Dados dietéticos:
- Anamnese alimentar antes e depois da cirurgia

Dados físicos:
- Pele, cabelo, unha, mucosa
- Edema
- Tecido subcutâneo: face (abaixo dos olhos), membros superiores e inferiores
- Massa muscular: têmporas, clavícula, deltoide, escápula, intercostais, quadríceps

Quadro 48-2. Avaliação Subjetiva Global do Estado Nutricional – **ASGEN**

Selecione a categoria apropriada com (x), ou escreva o valor numérico apropriado nos lugares indicados por (#)

A) História

1. Mudança no peso – perda total nos últimos 6 meses:

Quantidade # _____ kg; % da perda _____
Mudança nas últimas 2 semanas _____ aumento
_____ sem alteração
_____ diminuição

2. Modificações na ingestão alimentar:

( ) Sem Mudança

( ) Mudança   Duração # ____ semanas

                 Tipo
                 ( ) Dieta sólida subótima
                 ( ) Dieta líquida
                 ( ) Líquidos hipocalóricos
                 ( ) Jejum

3. Sintomas gastrointestinais que persistem por > 2 semanas:

( ) Nenhum
( ) Náusea
( ) Vômito
( ) Diarreia
( ) Anorexia

4. Capacidade funcional:

( ) Sem disfunção

( ) Disfunção   Duração: # ____ semanas

                 Tipo:
                 ( ) trabalho subótimo
                 ( ) ambulatorial
                 ( ) acamado

5. Doenças de demandas metabólicas:

Diagnóstico principal (especificar) _____

Demanda metabólica (estresse):
( ) sem estresse
( ) baixo estresse
( ) estresse moderado
( ) alto estresse

(Continua.)

Quadro 48-2. *(Cont.)* Avaliação Subjetiva Global do Estado Nutricional – **ASGEN**

B) Exame Físico (0: Normal 1: Leve 2: Moderado 3: Grave)

_____ Perda de gordura subcutânea (tríceps, peito)

_____ Consumo muscular (tríceps, deltoide)

_____ Edema de tornozelo

_____ Edema sacral

_____ Ascite

C) Categoria da ASGEN (selecione uma)

a) Bem nutrido

b) Moderadamente desnutrido (ou em risco de desnutrição)

c) Gravemente desnutrido

Adaptado de Detsky et al., 1987.

Quadro 48-3. Escore de Risco Nutricional

Passo 1 – Triagem Inicial
1. O IMC do paciente está < 20,5?
2. O paciente perdeu peso nos últimos 3 meses?
3. O paciente diminuiu a ingestão dietética na última semana?
4. Trata-se de um paciente gravemente doente? (P. ex., em UTI)
SIM: Para qualquer uma das questões acima → Passo 2 da triagem **NÃO:** Para todas as questões acima → Nova triagem em 1 semana, exceto se o paciente for submetido a cirurgia de grande porte. Nesse caso, traçar um plano nutricional preventivo para evitar a deterioração do estado nutricional

Passo 2 – Triagem Final			
Alteração do estado nutricional		**Gravidade da doença / Requerimentos aumentados**	
Escore 0	Estado Nutricional normal	**Escore 0**	Necessidades nutricionais normais
Escore 1 Leve	Perda de peso > 5% em 3 meses ou ingestão abaixo de 50-75% do normal na semana anterior	**Escore 1 Leve**	Trauma de colo de fêmur, doença crônica agudizada, cirrose, DPOC, hemodiálise de longa data, diabetes ou paciente oncológico
Escore 2 Moderada	Perda de peso > 5% em 2 meses ou IMC 18,5 – 20,5 + queda na condição geral ou ingestão entre 25% – 60% do normal na semana anterior	**Escore 2 Moderada**	Cirurgia abdominal de grande porte, AVC, pneumonia grave, doença hematológica maligna

(Continua.)

Quadro 48-3. Escore de Risco Nutricional

Alteração do estado nutricional		Gravidade da doença / Requerimentos aumentados	
Escore 3 Grave	Perda de peso > 5% em 1 mês ou IMC < 18,5 + queda na condição geral ou ingestão entre 0 e 25% do normal na semana anterior	Escore 3 Grave	TCE, transplante de medula óssea, paciente em UTI (APACHE > 10)

Escore total = Escore + Escore → Se Idade > 70 anos, adicionar 1 ao escore total
Conforme escore definido na avaliação, devem ser determinados a intervenção nutricional e os períodos entre as avaliações
Escore ≥ 3: Paciente em risco → Iniciar plano nutricional
Escore < 3: Triar novamente 1 vez por semana. Se o paciente for candidato à cirurgia de grande porte, um plano nutricional preventivo deve ser iniciado para evitar prejuízos na condição nutricional

Adaptado de Kondrup J, et al., 2003.

São considerados IMCs reduzidos valores < 20 e < 22 kg/m² em pacientes com idade inferior e superior a 70 anos, respectivamente. Baixo FFMI é < 15% em mulheres e < 17% em homens.[5,6]

TERAPIA NUTRICIONAL (TN)

Definida como o conjunto de procedimentos terapêuticos para manutenção ou recuperação do estado nutricional por meio da Nutrição.

Terapia nutricional é a intervenção multiprofissional que objetiva o fornecimento de nutrientes para evitar a desnutrição ou a piora do estado nutricional, seja por via oral – dieta padrão, fortificada, suplementos – seja por via enteral ou parenteral, dos indivíduos expostos a tal risco.

Segundo a ESPEN, é considerado risco nutricional severo um dos seguintes:

- Perda ponderal > 10-15% em 6 meses;
- IMC < 18,5;
- SGANS ou NRS > 5;
- Albumina sérica < 30 g/L (na ausência de disfunção hepática ou renal).

Esses parâmetros refletem desnutrição ou hipercatabolismo associado à doença de base.[3,7]

Nos pacientes cirúrgicos, a terapia nutricional deve ser considerada mesmo na ausência de sinais óbvios de desnutrição, caso haja previsão de impossibilidade de ingesta calórica adequada por longo período no pré-operatório. Pacientes em risco nutricional elevado devem receber terapia nutricional antecedendo grandes cirurgias, mesmo que isso acarrete atraso em procedimento eletivo. Um período de 5 a 14 dias é sugerido. Para pacientes não críticos, recomenda-se ofertar de 30-35 kcal/kg/dia. Para pacientes críticos, o alvo é mais baixo, a fim de evitar a oferta calórica excessiva, 20-25 kcal/kg/dia. Ambos têm aporte proteico de 0,8-1,0 g/kg/dia. A via oral deve ser preferida. Porém, está indicada a passagem de sonda nasoenteral ou oroenteral para complementação calórica sempre que houver aceitação insuficiente ou alguma condição orgânica que inviabilize o uso da via oral por um período previsto maior do que 5 a 7 dias.[3,6,7]

RECOMENDAÇÕES NO MANEJO NUTRICIONAL PERIOPERATÓRIO
Terapia Nutricional Pré-Operatória
Há forte grau de recomendação de que a terapia nutricional pré-operatória deve ser instituída para pacientes com risco nutricional moderado a alto, definido por meio do NRS-2002. A oferta de suplementação proteica 5 a 10 dias que antecedem o procedimento melhoram desfechos.[4,5]

O uso de imunonutrientes está recomendado para pacientes que serão submetidos a cirurgias de grande porte no perioperatório. A maioria das evidências é baseada em fórmulas com arginina, ácidos graxos ômega 3 e nucleotídeos. A interação de imunonutrientes pode modular favoravelmente a resposta inflamatória, melhorar a resposta imunológica e favorecer a cicatrização.[4,5]

Minimizar o Tempo de Jejum Pré-Operatório
A prática comum de zerar dieta a partir de meia-noite não é necessária na maioria dos pacientes. Há evidências fortes de que deve ser permitida a ingestão de alimentos sólidos até 6 horas antes do procedimento anestésico e líquidos claros até 2 horas, exceto em situações de maior risco de aspiração do conteúdo gástrico. Essa prática não foi associada a complicações na indução anestésica, como se imaginava. Ao contrário, evidências demonstram redução do catabolismo, da resistência insulínica e da ansiedade do paciente. Inclusive, diversos estudos recentes advogam o uso de soluções orais ricas em carboidratos na antevéspera e na véspera de grandes cirurgias com efeitos benéficos descritos na resistência insulínica associada ao estresse, tempo de internação, náuseas e vômitos pós-operatórios, assim como no bem estar.[7] Dentre os benefícios demonstrados pela abreviação do jejum pré-operatório está a melhora dos parâmetros metabólicos, especialmente redução da resistência insulínica, menor reação inflamatória e incremento na capacidade funcional pós-operatória.

Por serem líquidos claros, poderiam ser administrados em até 2 horas antes da cirurgia, sendo o recomendado 800 mL nas 24 horas precedentes e 400 mL nas 2 horas imediatamente antes do procedimento. Contraindicações a essa recomendação incluem pacientes portadores de DM2 com complicações, gastroparesia e DM1.[7,8]

Realimentação Precoce
Após cirurgias não complicadas, a função mioelétrica do estômago retorna a atividade normal em 24-48 h, o intestino delgado, em 12 a 24 h e o colón em 48 h. Alguns estudos garantem segurança para o retorno alimentar recomendado dentro das primeiras 24 h de pós-operatório, desde que esteja assegurada a estabilidade hemodinâmica. Esta recomendação se aplica mesmo aos casos de anastomoses digestivas, e, para procedimentos como colecistectomia por vídeo, herniorrafias e cirurgias orificiais, a recomendação é de início imediato. A escolha é sempre pela via mais fisiológica, portanto, sempre que a deglutição for possível e o trato gastrointestinal puder ser usado, a via oral deve ser preferida. A recomendação atual também inclui abandonar a clássica evolução de dieta líquida, semilíquida, depois pastosa e, por fim, branda, e sim *at will*, ou seja, conforme demanda do paciente.[6,7]

A realimentação precoce pelo tudo digestivo foi associada a retorno mais rápido da função intestinal, com recuperação mais rápida da peristalse e redução da incidência de íleo metabólico. Estudos também mostraram desfechos favoráveis com relação a integridade de anastomoses, redução no tempo de internação, infecções e mortalidade.[5,6]

Necessidades Calóricas e Proteicas

A maioria dos pacientes pode ser nutrida de forma satisfatória com dieta padrão industrializada. Dietas artesanais devem ser evitadas pela falta de padronização nutricional, validade curta, risco aumentado de infecções e obstrução da sonda. O aporte calórico adequado ainda é tema de debate, e 20 a 30 kcal/kg de peso como meta calórica é considerada segura, recomendando-se que seja assegurada a oferta de 1,25 a 2 g/kg/dia de proteínas. O início deve ser com fluxo baixo (por exemplo, 10-20 mL/h) e recomenda-se individualizar a progressão da dieta conforme tolerância. O tempo para atingir o alvo de aporte é variável e pode levar de 2 a 5 dias.[4,7,8]

Vias de Administração

Nas situações de maior risco de broncoaspiração, como em pacientes sem proteção adequada da via aérea em que há previsão de inviabilidade da via oral por mais do que 5 dias ou quando a aceitação da dieta é baixa com aporte calórico-proteico menor que 50% do recomendado por mais de 7 dias, a via de escolha para terapia nutricional é a enteral por sonda.[9,10] A sonda pode ser posicionada gástrica ou distalmente, sendo essa última preferida apenas quando há esvaziamento gástrico retardado, ou em situações como grandes cirurgias gastrointestinais proximais ou pancreáticas. Nesses casos deve ser considerada a instalação de sonda nasojejunal ou realização de jejunostomia percutânea. Sonda nasogástrica em sifonagem não deve ser indicada rotineiramente.[4,7]

Caso o tempo de nutrição enteral por sonda necessário previsto seja superior a 4 semanas, está indicada a instalação de uma sonda percutânea, como, por exemplo, gastrostomia.[8,9]

São contraindicações ao uso do tubo gastrointestinal: obstrução intestinal ou íleo metabólico, choque circulatório, isquemia intestinal, fístula de alto débito ou hemorragia intestinal. Quando há a impossibilidade do uso da via digestiva por períodos previstos de 7 dias, a NPT deve ser iniciada o mais breve possível, a depender da estabilidade hemodinâmica do paciente.[9,10]

Também nos casos em que há previsão de fornecimento calórico < 50% do ideal por mais de 5-7 dias, recomenda-se a associação precoce de NPT à nutrição enteral. Os maiores riscos associados a esse tipo de terapia nutricional são infecção, hiperglicemia e hiperlipidemia.[8,9]

Manutenção de Terapia Nutricional Especializada após Alta Hospitalar

A terapia nutricional deve ser mantida após alta hospitalar para pacientes que não conseguem suprir suas necessidades proteicas calóricas somente por via oral. O risco de complicações infecciosas no pós-operatório é bastante elevado para pacientes desnutridos submetidos a cirurgias de grande porte e está associado a reinternações.[9-11]

SITUAÇÕES ESPECIAIS

Paciente Crítico

É comum que o paciente cirúrgico crítico não receba o suporte nutricional adequado. É sabido que o fluxo de artéria mesentérica é incrementado pela oferta de nutrientes, no entanto não há evidências de que nutrição durante estado de choque seja segura. Portanto, a estabilidade hemodinâmica permanece como uma condição para início de terapia nutricional no paciente crítico. Diretrizes recomendam a meta calórica e proteica de 25 kcal/kg de peso com 1 a 1,5 g/kg/dia de proteínas para a maioria destes pacientes.[10,11]

Obeso
Apesar de estoques de gordura consideráveis, pacientes obesos são mais expostos à perda de massa magra pela gliconeogênese e deficiência de micronutrientes durante períodos de estresse cirúrgico. Estes pacientes se beneficiam da orientação dietética pré-operatória, pesquisa e suplementação de imunonutrientes que estejam deficientes. Demanda calórica por 22 a 25 kcal/kg de peso ideal com 2 g/kg/dia de proteína é a recomendação da maioria dos estudos.[11,12]

Idoso
A idade avançada está relacionada com a redução de massa magra e densidade óssea, além de ser associada à piora do estado nutricional. Deficiências de vitaminas B, C, D, cálcio e folato são prevalentes. Suplementações nutricionais pré e pós-operatória, incluindo o período após a alta, são recomendadas para a maioria destes pacientes.[13,14]

SÍNDROME DE REALIMENTAÇÃO
Síndrome de realimentação é uma complicação hidroeletrolítica potencialmente fatal consequente à terapia nutricional inapropriadamente agressiva em pacientes desnutridos. Seu grande marco é a hipofosfatemia, e, em menor grau, a hipocalemia e hipomagnesemia graves, decorrentes do influxo celular desses íons como resposta ao anabolismo gerado pela realimentação. Deficiência de tiamina pode agravar o quadro.[15] Diversos sistemas podem ser afetados, incluindo cardiocirculatório, gastrointestinal e neurológico. A desnutrição promove depleção dos estoques corporais totais de fosfato e outros íons. Ao ser realimentado, o estímulo gerado pelo rápido influxo de carboidratos, glicose e outros nutrientes promove liberação de insulina. Em resposta, ocorre influxo celular maciço desses elementos, com níveis plasmáticos perigosamente baixos. Os principais fatores de risco são peso inferior a 70% do peso ideal, IMC < 15 ou a perda ponderal rápida, associados à restauração calórica acelerada.[14,15] Portanto, patologias classicamente consumptivas, como neoplasias, apresentam maior risco. Também são considerados fatores de risco valores basais reduzidos de PO_4, K e Mg, bem como jejum/ingesta inadequados por 5 a 10 dias precedentes à realimentação. O período crítico é aquele nas duas semanas iniciais de terapia nutricional. Prevenção é feita respeitando a recomendação de 20-25 kcal/kg/dia de alimento, e rastreando e corrigindo distúrbios hidroeletrolíticos. De forma similar, o tratamento envolve redução temporária do aporte calórico e reposição eletrolítica, além de suporte clínico e manejo das complicações.[10,11]

MENSAGENS IMPORTANTES
A reserva metabólica do paciente e sua capacidade de lidar com a resposta endócrino-inflamatória ao trauma cirúrgico são fatores determinantes para desfechos positivos após todo ato operatório. O estado nutricional pré-operatório e o manejo nutricional periprocedimento correlacionam-se com essa capacidade e reserva metabólica.

O estado nutricional possui papel prognóstico, estando relacionado a complicações, tais como cicatrização ineficaz, deiscência de anastomoses, íleo metabólico, formação de úlceras de pressão, supercrescimento bacteriano intestinal, além de tempo de recuperação funcional, custos da internação e morbimortalidade.

É necessária a avaliação do estado nutricional em todo paciente candidato a intervenção cirúrgica eletiva. A combinação de diferentes métodos de avaliação, considerados em conjunto, é superior a um método isolado. São utilizados os dados antropométricos e laboratoriais detalhados anteriormente, o estudo da ingesta e a aceitação alimentar, bem como *scores* validados – SGANS, NRS.

Com base nessa avaliação, é possível estabelecer estratégias de intervenção com o objetivo de minimizar a desnutrição, e otimizar o manejo de fluidos e a oferta de micronutrientes. Essas estratégias, conhecidas como terapia nutricional, são medidas individualizadas que envolvem cálculo da demanda nutricional para cada paciente, estudo da melhor via ou associação de vias de oferta nutricional, e reavaliações dinâmica e contínua do estado nutricional, que comprovadamente minimizam desfechos cirúrgicos desfavoráveis.

REFERÊNCIAS BIBLIOGRÁFICAS

1. Correia MIT, Silva RG. Paradigmas e evidências da nutrição perioperatória. Rev Col Bras Cir. 2005;32(6):342-7.
2. Steenhagen E. Enhanced Recovery After Surgery: it's time to change practice! Nutr Clin Pract. 2016;31(1):18-29.
3. Kehlet H, Wilmore DW. Multimodal strategies to improve surgical outcome. Am J Surg. 2002;183(6):630-41.
4. Nygren J, Thacker J, Carli F, Fearon KC, Norderval S, Lobo DN, Ljungqvist O, Soop M, Ramirez J; Enhanced Recovery After Surgery Society. Guidelines for perioperative care in elective rectal/pelvic surgery: Enhanced Recovery After Surgery (ERAS®) Society recommendations. Clin Nutr. 2012;31(6):801-16.
5. Aguilar-Nascimento JE, Bicudo-Salomão A, Caporossi C, Silva RM, Cardoso EA, Santos TP. Acerto pós-operatório: avaliação dos resultados da implantação de um protocolo multidisciplinar de cuidados perioperatórios em cirurgia geral. Rev Col Bras Cir. 2006;33(3):181-8.
6. Paton F, Chambers D, Wilson P, Eastwood A, Craig D, Fox D, et al. Initiatives to reduce length of stay in acute hospital settings: a rapid synthesis of evidence relating to enhanced recovery programmes. Southampton (UK): NIHR Journals Library; 2014.
7. Spanjersberg WR, Reurings J, Keus F, van Laarhoven CJ. Fast track surgery versus conventional recovery strategies for colorectal surgery. Cochrane Database Syst Rev. 2011;(2):CD007635.
8. Beamish AJ, Chan DS, Blake PA, Karran A, Lewis WG. Systematic review and meta-analysis of enhanced recovery programmes in gastric cancer surgery. Int J Surg. 2015;19:46-54.
9. Grass F, Cerantola Y, Schäfer M, Müller S, Demartines N, Hübner M. Perioperative nutrition is still a surgical orphan: results of a Swiss-Austrian survey. Eur J Clin Nutr. 2011;65(5):642-7.
10. McKeever L, Nguyen V, Peterson SJ, Gomez-Perez S, Braunschweig C. Demystifying the search button: a comprehensive PubMed search strategy for performing an exhaustive literature review. JPEN J Parenter Enteral Nutr. 2015;39(6):622-35.
11. Verhagen AP, de Vet HC, de Bie RA, Kessels AG, Boers M, Bouter LM, et al. The Delphi list: a criteria list for quality assessment of randomized clinical trials for conducting systematic reviews developed by Delphi consensus. J Clin Epidemiol. 1998;51(12):1235-41.
12. Guyatt GH, Oxman AD, Vist GE, Kunz R, FalckYtter Y, Alonso-Coello P, Schünemann HJ; GRADE Working Group. GRADE: an emerging consensus on rating quality of evidence and strength of recommendations. BMJ. 2008;336(7650):924-6.
13. Kiecolt-Glaser JK, Page GG, Marucha PT, MacCallum RC, Glaser R. Psychological influences on surgical recovery. Perspectives from psychoneuroimmunology. Am Psychol. 1998;53(11):1209-18.
14. Short V, Atkinson C, Ness AR, Thomas S, Burden S, Sutton E. Patient experiences of perioperative nutrition within an Enhanced Recovery After Surgery programme for colorectal surgery: a qualitative study. Colorectal Dis. 2016;18(2):O74-80.
15. de Aguilar-Nascimento JE, Leal FS, Dantas DC, Anabuki NT, de Souza AM, Silva E Lima VP, et al. Preoperative education in cholecystectomy in the context of a multimodal protocol of perioperative care: a randomized, controlled trial. World J Surg. 2014;38(2):357-62.

TRANSFUSÃO DE HEMODERIVADOS NO PERIOPERATÓRIO

CAPÍTULO 49

Bianca Peixoto Pinheiro Lucena

INTRODUÇÃO

Transfusão é um processo complexo, sobre o qual diretrizes baseadas em evidências vêm em processo de crescimento para orientação desta prática. Uma das situações mais frequentes de transfusão é o perioperatório. É de conhecimento que a anemia representa fator de risco independente para complicações perioperatórias. No entanto, a transfusão, neste período, também está associada a um aumento de morbidade e mortalidade. Por isso, é essencial selecionar, criteriosamente, uma transfusão antes de uma cirurgia. Diante da importância do tema, surgiu o conceito de PBM (*Patient Blood Management*), que diz respeito a uma abordagem multidisciplinar, baseada em evidência, do uso apropriado dos hemocomponentes no perioperatório (pré, intra e pós).[1] Esta abordagem tem três pilares: otimizar a eritropoiese, minimizar a perda sanguínea e manejar a anemia, todos eles dentro desse contexto.[2] O objetivo do capítulo é focar nas indicações de transfusão apenas no pré-operatório.

CONCENTRADO DE HEMÁCIAS

Historicamente, a transfusão sanguínea vinha sendo guiada por um limite de concentração de hemoglobina (Hb) conhecido como o binômio 10/30 (transfundir se Hb < 10 g/dL e/ou hematócrito (Ht) < 30%). No entanto, essa prática era sustentada por experiências pessoais e não por estudos randomizados e controlados, com base em evidências.[3] Com o aumento dos efeitos adversos, dos custos e da escassez de recursos, esta prática começou a ser revista na década de 1980 e, em 1999, após a publicação do estudo TRICC, estratégias conhecidas como transfusões restritivas começaram a ser adotadas.[4] Esse estudo, randomizado e controlado, avaliou 838 pacientes críticos, dividindo-os em grupos de estratégia de transfusão liberal (Hb < 10 g/dL) e restritiva (Hb < 7 g/dL), demonstrando taxas de mortalidade em 30 dias semelhantes nos dois grupos, com menor número de transfusão no grupo de transfusão restritiva. Após esse estudo, corroborado por alguns outros, como o FOCUS (em pacientes no pré-operatório de cirurgia ortopédica)[5] e o TRACS (em pacientes no pré-operatório de cirurgia cardíaca),[6] a indicação de transfusão baseada apenas em um limite de Hb e na generalização passou a ser questionada, dando lugar a uma proposta de individualização da conduta de cada paciente. Diversas diretrizes sobre o tema vêm sendo publicadas e existem muitas variações na literatura, principalmente quando se considera qual limite de Hb usar para transfundir, mas todas seguem a mesma linha de transfusão restritiva.[7]

Uma das diretrizes mais recentes é a publicada no JAMA, em 2016, pela *American Association of Blood Banks* (AABB), baseada em uma revisão sistemática de 31 estudos randomizados controlados, com 12.587 pacientes, dos quais 10 de cirurgias ortopédicas, 6 de pacientes em UTI, 5 de cirurgias cardíacas, 5 de sangramentos gastrointestinais, 2 de síndromes coronarianas agudas, 2 de cânceres hematológicos e 1 de cirurgia vascular, comparando a estratégia restritiva com a liberal. Com base nos resultados, que não mostraram prejuízos com a estratégia restritiva e ainda evidenciaram taxas de mortalidade semelhantes, há a recomendação de transfundir se:

- Hb < 7 g/dL para a maioria dos pacientes estáveis hemodinamicamente;
- Hb < 8 g/dL para aqueles que serão submetidos à cirurgia cardíaca, ortopédica, ou que possuem doença arterial coronariana.

Além disso, a sociedade também recomenda transfundir apenas 1 unidade de concentrado de hemácia (CH) (Fig. 49-1).[8]

Outra diretriz, publicada pela American Society of Anesthesiologists (ASA) em 2015, recomenda que, de fato, existem múltiplos algoritmos para serem usados, e não apenas um em específico. Recomenda que um valor de Hb entre 6 a 10 g/dL requer uma avaliação conjunta de fatores para se indicar uma transfusão, como um sangramento potencial ou atual, sua magnitude, *status* volêmico intravascular, sinais de isquemia e reserva cardiopulmonar.[9] Uma terceira diretriz, do British Jornal Medicine (BJM) de 2012, também recomenda transfusão com Hb abaixo de 7 g/dL e é contra transfusão se Hb acima de 9 g/dL.[10] Já as recomendações canadenses, em uma publicação do Choosing Wisely de 2017, indicam: Hb < 6 g/dL, transfusão é apropriada; Hb < 7 g/dL, deve ser considerada; Hb < 8 g/dL, no caso em que o paciente tenha doença cardiovascular ou evidência de prejuízo a oxigenação tecidual. Se Hb > 8 g/dL, a transfusão torna-se inapropriada.[11]

Diante de tantas diretrizes com diferentes cortes de Hb, mas todos na mesma linha de pensamento de realizar uma estratégia de transfusão restritiva, o Quadro 49-1 tem o resumo das principais recomendações por sociedade de limites de Hb para tomada de decisão de transfundir o paciente.[1,7]

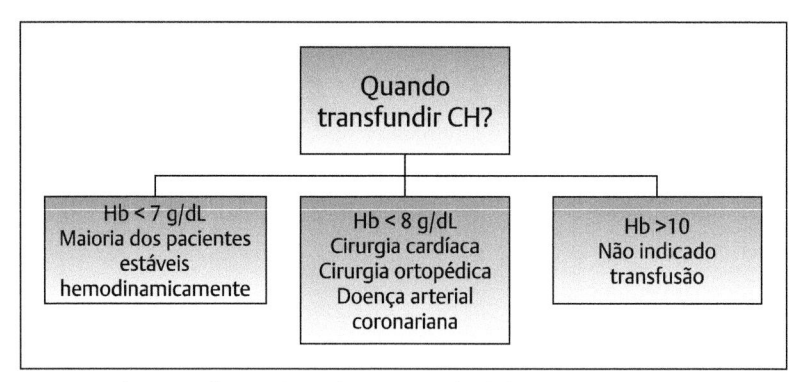

Fig. 49-1. Algoritmo de transfusão de concentrado de hemácias (CH) no pré-operatório. (Adaptada da AABB).[1]

Quadro 49-1. Principais Recomendações de Limites de Hb para Indicar Transfusão Sanguínea

Sociedades	Recomendações
AABB, 2016	< 7 g/dL
ASA, 2015	Avaliar entre 6 e 7 g/dL
BJM, 2012	< 7 g/dL
Choosing Wisely Canada, 2017	< 6 g/dL

Adaptado de Blood Transfusion 1 – Concepts of blood transfusion in adults.[7]

PLAQUETAS

Trombocitopenia é um problema comum no perioperatório e, nesse cenário, a transfusão deste hemocomponente pode ser feita de forma terapêutica ou profilática. Dados da AABB estimam que cerca de 70% das transfusões são feitas profilaticamente. No entanto, uma pergunta ainda norteia o tema: qual valor deve ser usado como limite desta prática e em qual situação? Tendo isso como base, uma série de diretrizes vem sendo proposta para otimizar as escolhas.[7,12] No entanto, ainda faltam ensaios randomizados para sustentar as evidências e, por isso, este é um tema de ampla variação na literatura.

A última diretriz publicada pela AABB, nos *Annals of Internal Medicine*, em 2015, foi uma revisão sistemática incluindo 17 estudos randomizados controlados e 53 observacionais, onde os principais desfechos analisados foram mortalidade por todas as causas, mortalidade relacionada a sangramento, frequência de sangramentos e número de unidades de plaquetas transfundidas. Com base nessa análise, a diretriz propôs os seguintes limites para transfusão de plaquetas, em determinados cenários:[13,14]

- 10.000: pacientes internados submetidos a terapias que induzem trombocitopenia (prevenir sangramento espontâneo);
- 20.000: acesso venoso central;
- 50.000: punção lombar e cirurgia eletiva de neuroeixo.

Um artigo de revisão, publicado pela British Journal of Anaesthesia (BJA), em 2018, reúne as principais indicações de transfusão profilática de acordo com as situações específicas conforme a Figura 49-2. A maioria desses limites são fundamentados em estudos retrospectivos ou observacionais.[15]

PLASMA FRESCO CONGELADO (PFC) E CRIOPRECIPITADO

Chegamos aos últimos hemocomponentes abordados neste capítulo sobre os quais existem pouquíssimas evidências disponíveis para guiar a transfusão no pré-operatório. A última diretriz da AABB, publicada em 2010, baseada em uma revisão sistemática com estudos observacionais e randomizados controlados, sugere PFC apenas em protocolos de transfusão maciça no trauma e em pacientes com hemorragia intracraniana relacionada à varfarina. Não há recomendações contra e nem a favor de se realizar transfusão pré-operatória de PFC pela falta evidências.[16]

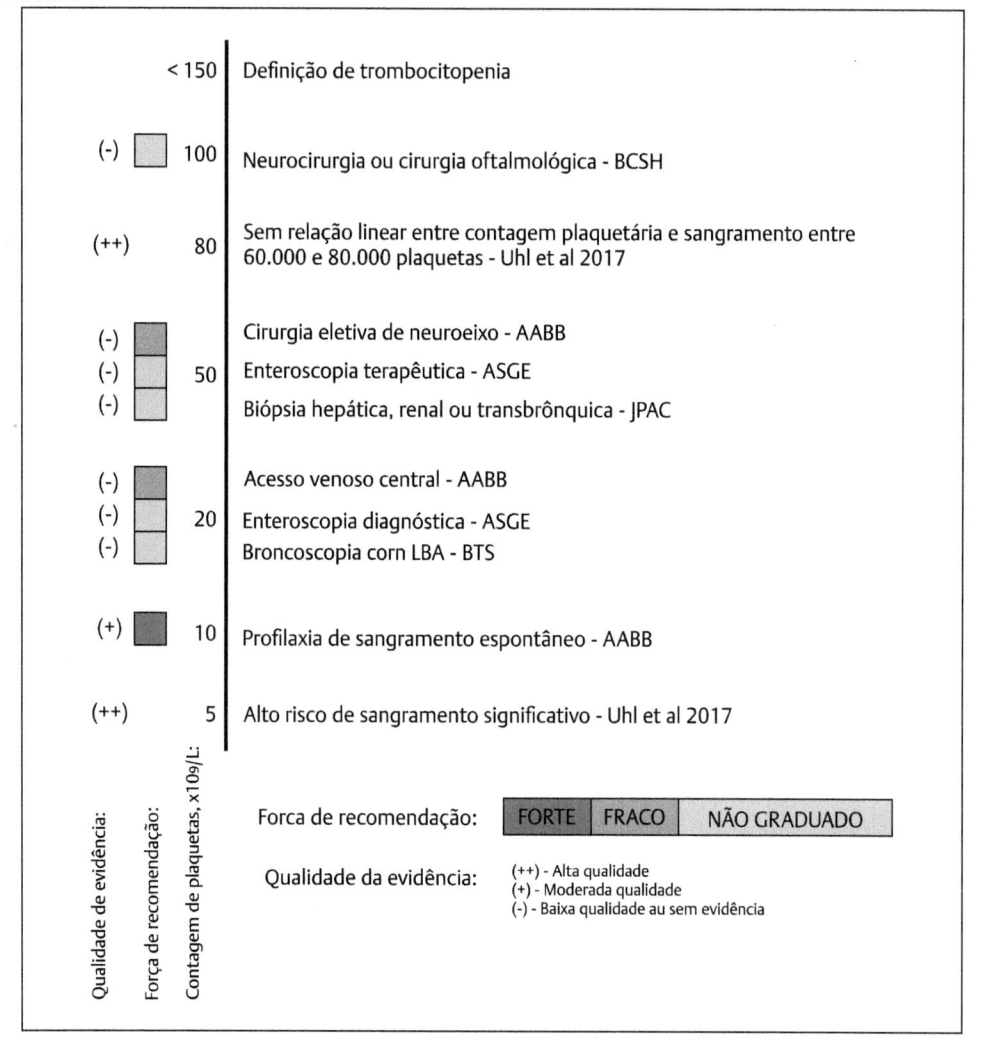

Qualidade de evidência	Força de recomendação	Contagem de plaquetas, x10⁹/L	Indicação
		< 150	Definição de trombocitopenia
(-)		100	Neurocirurgia ou cirurgia oftalmológica - BCSH
(++)		80	Sem relação linear entre contagem plaquetária e sangramento entre 60.000 e 80.000 plaquetas - Uhl et al 2017
(-)		50	Cirurgia eletiva de neuroeixo - AABB
(-)			Enteroscopia terapêutica - ASGE
(-)			Biópsia hepática, renal ou transbrônquica - JPAC
(-)		20	Acesso venoso central - AABB
(-)			Enteroscopia diagnóstica - ASGE
(-)			Broncoscopia com LBA - BTS
(+)		10	Profilaxia de sangramento espontâneo - AABB
(++)		5	Alto risco de sangramento significativo - Uhl et al 2017

Força de recomendação: FORTE | FRACO | NÃO GRADUADO

Qualidade da evidência:
(++) - Alta qualidade
(+) - Moderada qualidade
(-) - Baixa qualidade au sem evidência

Fig. 49-2. Principais indicações de transfusão de plaquetas antes de procedimentos invasivos. (Adaptada de Nagrebetsky A, et al.)[15]

Já uma segunda diretriz, publicada mais recentemente em 2018, pela BSH, também baseada em uma revisão sistemática de estudos entre 2004 a 2016, faz as seguintes recomendações:[17]

- O uso profilático do PFC no pré-operatório em pacientes sem sangramento ativo, apenas com coagulograma alterado, não é embasado em evidências de alta qualidade e vários estudos demonstraram que TAP e/ou PTT alterados não predizem o risco de sangramento;
- É essencial uma anamnese detalhada sobre história pessoal ou familiar de sangramento, uso de drogas que alterem a coagulação e o risco de sangramento inerente ao procedimento que o paciente será submetido;

- Para pacientes com coagulograma alterado + história pessoal ou familiar de sangramento/uso de drogas que alteram a coagulação/procedimento com alto risco de sangramento ou trombocitopenia, PFC pode ser considerado, apesar de isso não ser com base em evidências;
- O crioprecipitado é indicado em pacientes sem sangramento ativo, com hipofibrinogenemia (< 1 g/L), que serão submetidos a procedimentos com risco de sangramento ou em cenários críticos. Esta recomendação também não é baseada em evidência.

Outro tópico da diretriz se refere a quando não usar PFC:
- Como expansor volêmico em casos de hipovolemia;
- Coagulograma alterado na ausência de sangramento;
- Reverter anticoagulantes se outro produto mais específico for disponível (complexo pro-trombínico e varfarina, anticorpo e novos anticoagulantes orais).

Como podemos ver, não existe na literatura evidências que corroborem o uso profilático do PFC ou do crioprecipitado antes de procedimentos cirúrgicos, em pacientes com coagulograma alterado, sem sangramento ativo. As demais indicações de transfusão de tais hemocomponentes fogem a abordagem desse capítulo.[7]

REAÇÕES TRANSFUSIONAIS

Finalizando o capítulo, vamos rever as principais reações transfusionais listadas no Quadro 49-2. Estas podem ocorrer mesmo com a realização de múltiplos testes e verificações. Ao suspeitar-se de uma reação, a transfusão deve ser imediatamente interrompida e o problema notificado ao banco de sangue para investigação.[18,19]

Quadro 49-2. Principais Reações Transfusionais

Tipo de reação	Clínica	Principais achados	Principais produtos
Reação hemolítica aguda	Febre, calafrio, hipotensão, dor lombar/torácica, hematúria, CIVD	LDH e bilirrubina indireta aumentados; teste de Coombs positivo. Se CIVD: alargamento TAP/PTT, fibrinogênio e plaquetas abaixo	Concentrado de hemácias (CH) – geralmente por incompatibilidade do sistema ABO
Lesão pulmonar aguda relacionada à transfusão (TRALI) – mecanismo imune	Insuficiência respiratória aguda dentro de 6 horas da infusão	Hipoxemia, infiltrado intersticial bilateral na radiografia de tórax, leucopenia transitória	Plasma
Reação febril não hemolítica	Febre	Nenhum achado específico	Plaqueta e CH
Sepse/Infecção	Febre, calafrio, hipotensão	Bacteremia, leucocitose	Plaquetas
Sobrecarga hídrica (TACO) – relacionada ao volume transfundido	Insuficiência respiratória aguda	Hipoxemia, anormalidades na radiografia de tórax, aumento de BNP, PVC	CH, plaquetas, plasma
Anafilaxia	Hipotensão, angioedema, broncospasmo	Hipoxemia	CH, plaquetas, plasma

Adaptado de Silvergleid AJ.[19]

MENSAGENS IMPORTANTES
- Transfundir concentrado de hemácia se Hb menor do que 7 g/dL ou menor do que 8 g/dL para o caso de cirurgias cardíacas, ortopédicas ou pacientes com doença arterial coronariana;
- Transfundir plaquetas se:
  - Menor que 100.000 + pré-neurocirurgia ou cirurgia oftalmológica;
  - Menor que 50.000 + pré-cirurgia de neuroeixo, biópsia renal, hepática ou transbrônquica;
  - Menor que 20.000 + pré-acesso venoso central, coleta de lavado broncoalveolar.
- A transfusão de plasma fresco congelado e de crioprecipitado depende da avaliação e julgamento clínico de cada contexto. O uso profilático com base em alteração do coagulograma, sem sangramento ativo, não está indicado;
- Principais efeitos adversos da hemotransfusão: febre, TRALI, TACO.

REFERÊNCIAS BIBLIOGRÁFICAS
1. AABB – American Association of Blood Banks. Getting started in patient blood management. Bethesda, Maryland: AABB; 2011.
2. Goodnough LT, Shander A. Patient blood management. Anesthesiology 2012;116(6):1367-76.
3. Starr D. Blood an epic history of medicine and commerce. New York: Harper Collins; 2002.
4. Hébert PC, Wells G, Blajchman MA, et al. The Transfusion Requirements in Critical Care Investigators (TRICC) for the Canadian Critical Care Trials Group. A multicenter, randomized, controlled clinical trial of transfusion requirements in critical care. N Engl J Med 1999;340(6):409-17.
5. Carson JL, Terrin ML, Noveck H, et al. Liberal or restrictive transfusion in high-risk patients after hip surgery. New England Journal of Medicine 2011;365(26):2453-62.
6. Hajjar LA, Vincent JL, Galas FRBG, et al. Transfusion requirements after cardiac surgery. JAMA 2010;304(14):1559.
7. Goodnough LT, Levy JH, Murphy MF. Concepts of blood transfusion in adults. The Lancet 2013;381(9880):1845-54.
8. Carson JL, Guyatt G, Heddle NM, et al. Clinical practice guidelines from the AABB. JAMA 2016;316(19):2025.
9. Força-Tarefa da Sociedade Americana de Anesthesiologistas sobre Transfusão de Sangue Perioperatória e Terapias Adjuvantes. Practice guidelines for perioperative blood management. Anesthesiology 2015;122(2):241-75.
10. Retter A, Wyncoll D, Pearse R, et al. Guidelines on the management of anaemia and red cell transfusion in adult critically ill patients. British Journal of Haematology 2012;160(4):445-64.
11. Why Give Two When One Will Do? A toolkit for reducing unnecessary red blood cell transfusions in hospitals. Choosing Wisely Canada 2017.
12. Norfolk D. Handbook of transfusion medicine. 5th ed. United Kingdom: Blood Services, TSO; 2013.
13. Kaufman RM, Djulbegovic B, Gernsheimer T, et al. Platelet transfusion: A clinical practice guideline from the AABB. Annals of Internal Medicine 2015;162(3):205.
14. Kumar A, Mhaskar R, Grossman BJ, et al. Platelet transfusion: a systematic review of the clinical evidence. Transfusion 2014;55(5):1116.
15. Nagrebetsky A, Al-Samkari H, Davis NM, et al. Evidence, evaluation, and emerging therapies. British Journal of Anaesthesia 2018.
16. Roback J D, Caldwell S, Carson J, et al. Evidence-based practice guidelines for plasma transfusion. Transfusion. 2010;50(6):1227-1239.
17. Green L, Bolton-Maggs P, Beattie C, et al. British Society of Haematology Guidelines on the spectrum of fresh frozen plasma and cryoprecipitate products: their handling and use in

various patient groups in the absence of major bleeding. British Journal of Haematology 2018;181(1):54-67.
18. Jameson L, Fauci J, Anthony S, et al. Harrison's principles of internal medicine. 2018:954.
19. Silvergleid AJ. Immunologic blood transfusion reactions. Table 1, Immunologic transfusion reactions. Up to date. 2011.

ÍNDICE REMISSIVO

Entradas acompanhadas por um *f* ou *q* em itálico
indicam figuras e quadros, respectivamente.

A
AAS (Ácido Acetil Salicílico)
  na avaliação pré-operatória, 172
    de cirurgia cardíaca, 172
AASM (American Academy of Sleep Medicine)
  classificação, 190*q*
    da AOS, 190*q*
Abordagem
  geral, 1-4
    do paciente cirúrgico, 1-4
      risco cirúrgico, 1-4
  inicial, 5-8
    classificação do risco cirúrgico, 7
    da cirurgia, 7
    do paciente, 5
      capacidade funcional, 6*q*
ACC (American College of Cardiology)
  preditores clínicos, 11*q*
    de risco, 11*q*
ACC/AHA (American College of Cardiology/American Heart Association), 127
Ácido
  valpróico, 40
    no perioperatório, 40
ACP (American College of Physicians)
  avaliação pelo algoritmo do, 12*q*
    do risco cardiovascular, 12*q*
ACR (Colégio Americano de Reumatologia), 86
ACS-SRC (Calculadora de Risco Cirúrgico do American College of Surgeons), 2
Agente(s)
  antitrombóticos, 304
    e cirurgia de catarata, 304
  biológicos, 83-89
    manejo pré-operatório de, 83-89
      tabela de retirada, 87*q*
  manejo de, 39
    gastrointestinais, 39
      bloqueadores H2, 39
      inibidores da bomba de prótons, 39
    pulmonares, 39
      broncodilatadores inalatórios, 39
      leucotrienos, 39
Agonista(s)
  dopaminérgicos, 41
    no perioperatório, 41
AHA (American Heart Association), 10
AINE (Anti-Inflamatório Não Esteroide), 97
  no perioperatório, 41
  para dor, 326
AL (Anestésico Local), 257
Albumina
  avaliação da, 24
    pré-operatória, 24
Alfa-2-agonista(s)
  no perioperatório, 39
  para dor, 328
  risco cardiovascular e, 34
    na cirurgia não cardíaca, 34
Alfa-Bloqueador(es)
  e cirurgia de catarata, 305
Alopurinol
  no perioperatório, 41
Alteração(ões)
  com fator de risco, 22
    metabólicas, 22
    nutricionais, 22
Alvo(s)
  do controle glicêmico, 207
  glicêmicos, 208
Analgesia
  pós-operatória, 257-264
    anatomia, 257

anticoagulação, 261
complicações, 260
contraindicação, 259
neuroeixo, 261
  manipulação do, 261
peridural, 257
  indicações de, 259
  sugestão de, 259
técnica, 258
  desvantagens da, 262
  vantagens da, 262
Anemia
no perioperatório, 267
  e DRC, 267
no pré-operatório, 273
  de renal crônico, 273
    dialítico, 273
Anestesia
geral, 23, 139
  como fator de risco, 23
  versus neuroaxial, 23
  versus regional, 23
  efeitos da, 139
    cardiovasculares, 139
Angioplastia
determinação pela, 102*q*
  do risco trombótico, 102*q*
recente, 101-105
  no perioperatório, 101-105
    antiplaquetários e, 101-105
Ansiolítico(s)
no perioperatório, 245
Antagonista(s)
alfa-1 adrenérgicos, 42
  no perioperatório, 42
    doxazosina, 42
    prazosina, 42
    tansulosina, 42
de receptor, 109, 143, 328
  mineralocorticoides, 143
    na IC, 143
  na profilaxia de PONV, 109
    5HT3, 109
    NK-1, 110
  NMDA, 328
    para dor , 328
Antiagregação
plaquetária, 234
  e AVE, 234
  perioperatório, 234
Antiagregante(s)
manejo de, 104*q*
  no perioperatório, 104*q*

plaquetários, 297
  para redução, 297
    do risco cirúrgico, 297
Antibiótico(s)
no perioperatório, 59-70
  indicação da profilaxia com, 59
    classificação das feridas operatórias, 60*q*
    duração da profilaxia, 61
    escolha, 60
    momento de infusão, 61
    repetição da dose, 61
  tipos de cirurgia, 61
    bucomaxilofacial, 70*q*
    cardíaca, 62*q*
    de cabeça e pescoço, 69*q*
    de cólon, 64*q*
    de esôfago-gastroduodenais, 64*q*
    de íleo, 64*q*
    de jejuno, 64*q*
    de reto, 64*q*
    de vias biliares, 66*q*
    ginecológicas, 68*q*
    neurocirurgias, 67*q*
    obstétricas, 68*q*
    ortopédicas, 66*q*
    otorrinolaringológicas, 69*q*
    plásticas, 68*q*
    torácica, 62*q*
    urológicas, 67*q*
    vascular, 63*q*
Anticoagulação
analgesia pós-operatória e, 261
anestesia regional e, 261*q*
  segurança na, 261*q*
cateter peridural e, 261
deve ser interrompida, 97
  decidindo se, 97
  no perioperatório, 97
ECT e, 254
manejo da, 355
  na RTU de próstata, 355
    com HPBM, 355
oral, 235
  e AVE, 235
    perioperatório, 235
Anticoagulante(s)
na avaliação pré-operatória, 173, 174*f*
  de cirurgia cardíaca, 173, 174*f*
    diretos, 173*q*
no perioperatório, 91-99
  decidindo se a anticoagulação deve ser interrompida, 97

estimativa do risco, 92, 95
   de sangramento, 95
   tromboembólico, 92
periprocedimento, 98q
   manejo de, 98q
Anticolinérgico(s)
   na profilaxia, 111
   de PONV, 111
Anticoncepcional(is)
   no perioperatório, 39
Anticonvulsivante(s)
   no perioperatório, 39
Antidepressivo(s)
   no perioperatório, 40, 242
      tetracíclicos, 242
      tricíclicos, 40, 242
Anti-histamínico(s)
   na profilaxia, 110
   de PONV, 110
Antiplaquetário(s)
   e cirurgia de catarata, 304
   na avaliação pré-operatória, 172
      de cirurgia cardíaca, 172
         AAS, 172
         anticoagulantes, 173
         inibidores de P2Y12, 172
   no perioperatório, 101-105
      e angioplastia recente, 101-105
   risco cardiovascular e, 32
      na cirurgia não cardíaca, 32
Antipsicótico(s)
   no perioperatório, 40, 245
AOS (Apneia Obstrutiva do Sono)
   com fator de risco, 22
   cuidados perioperatórios e, 189-196
      classificação, 190
         AASM, 190q
      complicações, 193, 194q
      diagnóstico, 190
      epidemiologia, 189
      fatores de risco, 190q
      fisiopatologia, 190
      manifestações clínicas, 190
      questionário, 191q, 192q
         de Berlim, 191q
         STOP-Bang, 192q
      risco cirúrgico, 193
      sintomas, 191q
      tratamento, 194
         abordagem pré-operatória, 194
         cirurgia, 194
         CPAP, 194
         intraoperatório, 195

         perda de peso, 194
         pós-operatório, 195
AR (Artrite Reumatoide)
   no pré-operatório, 83
ARISCAT
   escore, 25q
   na avaliação pulmonar, 25
      do risco pós-operatório, 25
Arozullah
   na avaliação pulmonar, 26
      do risco pós-operatório, 26
Arritmia(s)
   no perioperatório, 131-137
      bradiarritmias, 134, 137
      FA, 131, 136
      flutter atrial, 131
      modulação do ritmo cardíaco, 135q
         demonstração da função de, 135q
      pacientes com DCI, 134, 137
      taquicardia, 132
         TSV, 132, 136
         TV, 133, 137
Arteriocoronariografia
   risco cardiovascular e, 31
      na cirurgia não cardíaca, 31
Artrite
   psoriásica, 84
      no pré-operatório, 84
ASA (American Society of Anesthesiologist), 50
Ascite
   nas cirurgias não hepáticas, 288
      em portadores de cirrose, 288
         no pré-operatório, 288
         no perioperatório, 288
ASGEN (Avaliação Subjetiva Global do Estado Nutricional), 369q
Asma
   com fator de risco, 23
   manejo da, 177-184
      no perioperatório, 177-184
      pós-operatório, 181
      pré-operatório, 178
         avaliação, 178
         medicamentos, 178
         pré-intubação, 178
Aspirina
   e cirurgia de catarata, 304
Avaliação
   de candidatos a ECT, 249-255
      BB profiláticos, 252
      comorbidades clínicas, 251
      doença coexistente, 253
         neurocirúrgica, 253
         neurológica, 253

pré-ECT, 250
pré-procedimento, 252
psicotrópicos na, 250
riscos, 249
do estado nutricional, 368q
    métodos para, 368q
do risco, 2, 298q
    de TEV, 298q
        escore de Caprini para, 298q
    índice cardíaco, 3q
        revisado, 3q
do risco cardiovascular, 73-81
    biomarcadores no perioperatório e, 73-81
        de dano no miocárdio, 73
        de função cardíaca ventricular, 76
        de inflamação, 75
        de isquemia, 73
em idosos, 360q, 361
    cardíaca, 361
    cognitiva, 360q
    funcional, 362
    laboratorial, 363
    pulmonar, 361
nutricional, 367
    no paciente cirúrgico, 367
pré-operatória, 9-19, 21-27, 165-175, 185-187, 205, 219-226, 271-276, 291-299, 301-305, 307-311, 313-319
    abordagem inicial, 10
        algoritmo do ACP, 12q
        classificação do risco intrínseco, 13q
        índice revisado de Lee, 12q
            estimativa de morbidade, 12q
        manejo após estratificação, 13f
        preditores clínicos de risco ACC, 11q
        recomendações, 11f
    atendimento pelo cardiologista, 15
        passo a passo do, 15
    capacidade de exercício, 14
    cardíaca, 294q
        etapas para, 294q
    classe funcional, 14
    cuidados na, 219-226
        obesidade grave, 219-226
    de cirurgia(s) vascular(es), 291-299
        aberta, 291
        emergenciais, 292
        endovascular, 291
        estratificação dos riscos, 292
            cardiovasculares, 292, 293q
            de sangramento, 292, 293q
        prevenção da injúria renal aguda, 299

    redução do risco, 296, 299
        cirúrgico, 296
        pulmonar, 299
        suplementar, 295
de diabéticos, 205
do renal crônico dialítico, 271-276
    anemia, 273
    balanço hídrico, 272
    controle glicêmico, 275
    cuidados pós-operatórios, 276
    diálise pré-operatória, 271
    diátese hemorrágica, 274
    estado nutricional, 273
    estratificação de risco, 274
        para doença cardiovascular, 274
    exames pré-operatórios, 272
    hipercalemia, 272
    manejo pressórico, 275
em cirurgia bariátrica, 307-311
    checagem, 309q
    indicações, 308
    manejo pré-operatório, 308
    o que é a cirurgia, 307
    pós-operatório, 310
em neurocirurgia, 313-319
estratificação de risco cardiovascular, 9-19
    não invasiva, 15
na cirurgia cardíaca, 165-175
    antiplaquetários, 172
    BRA, 171
    estratificação de mortalidade, 165
    exposição torácica, 169
        à radiação, 169
    global do risco, 169q
    IECA, 171
    manejo farmacológico, 171
    medicação perioperatória, 172q
    outros fatores, 169
    recomendação da diretriz europeia, 171q
    reoperação, 168
    sistemas de predição de risco, 170
    variáveis, 165, 166q, 168
        cirúrgicas, 168
        clínicas, 165, 166q
na cirurgia de catarata, 301-305
    alfa-bloqueadores, 305
    avaliação básica, 302
    causas de catarata, 301
    comorbidades, 303
    contraindicações, 303
    medicamentos que devem ser suspensos, 304
    tipos de cirurgia, 303

na HP, 185-187
 classificação, 185*q*
 considerações, 187
 de cirurgia não cardíaca, 185
 definição, 185
 fatores de risco, 186
 medicação, 186
 pulmonar, 21-27
  risco, 21
   fatores de, 21
   intervenções para redução do, 26
   pós-operatório, 24
   pré-operatório, 23
AVE (Acidente Vascular Encefálico)
 ECT e, 254
 perioperatório, 233-238
  antiagregação plaquetária, 234
  anticoagulação oral, 235
  definição, 233
  doença carotídea, 236
   abordagem da, 236
   manejo da, 236*f*
  fatores de risco, 234
  fisiopatologia, 233
  prevalência, 234
  prognóstico, 234
  resumo do, 237*q*
  tempo para cirurgia, 237
   após evento cerebrovascular, 237
  tratamento do, 238
Azatioprina
 no pré-operatório, 86

B

Balanço
 hídrico, 272
  no pré-operatório, 272
  de renal crônico dialítico, 272
BAV (Bloqueio Atrioventricular), 134
BB (Betabloqueadores)
 manejo pré-operatório, 171
 no perioperatório, 37, 47-51, 143
  de cirurgia não cardíaca, 47-51
   recomendações do uso, 49*q*
  na IC, 143
 para redução, 296
  do risco cirúrgico, 296
 profiláticos, 252
  e ECT, 252
 risco cardiovascular e, 33
  na cirurgia não cardíaca, 33
Benzodiazepínico(s)
 no perioperatório, 40

Bifosfonato(s)
 no perioperatório, 42
Biomarcador(es)
 no perioperatório, 73-81
  e avaliação do risco cardiovascular, 73-81
   de dano no miocárdio, 73
   de função cardíaca ventricular, 76
   de inflamação, 75
   de isquemia, 73
 no risco cirúrgico, 141
  na IC, 141
 risco cardiovascular e, 34
  na cirurgia não cardíaca, 34
Bloqueador(es)
 de canal de cálcio, 34, 38
  no perioperatório, 38
  risco cardiovascular e, 34
   na cirurgia não cardíaca, 34
 H2, 39
  no perioperatório, 39
 neuromuscular, 23
  como fator de risco, 23
BNP (Peptídeo Natriurético do Tipo B), 76
 cirurgia não cardíaca com, 79*f*
  algoritmo para, 79*f*
   de avaliação, 79*f*
   de tratamento, 79*f*
 na detecção de IC, 80
 na medicina perioperatória, 80
 ponto de corte do, 77
 proposta de terapia com, 78*f*
 terapia guiada pelo, 77
Bomba de Prótons
 inibidores da, 39
  no perioperatório, 39
BRA (Bloqueadores dos Receptores de Angiotensina), 38
 na avaliação pré-operatória, 171
  de cirurgia cardíaca, 171
 no perioperatório, 38, 143
  na IC, 143
 risco cardiovascular e, 34
  na cirurgia não cardíaca, 34
Bradiarritmia(s)
 no perioperatório, 134, 137
Broncodilatador(es)
 inalatórios, 39
  no perioperatório, 39
Bucomaxilofacial(is)
 cirurgias, 70*q*
  profilaxia de antibióticos nas, 70*q*
   recomendações, 70*q*

Bupropiona
  receptação de, 243
    inibidores seletivos de, 243
      no perioperatório, 243
Buspirona
  no perioperatório, 41
Butirofenona
  na profilaxia, 110
    de PONV, 110

C

Cabeça
  cirurgias de, 69q
    profilaxia de antibióticos nas, 69q
      recomendações, 69q
Canal de Cálcio
  bloqueadores do, 34, 38
    no perioperatório, 38
    risco cardiovascular e, 34
      na cirurgia não cardíaca, 34
Capacidade
  funcional, 6q
    estimativa da, 6q
Caprini
  escore de, 298q, 354q
    para avaliação de risco, 298q
      de TEV, 298q
Carbidopa
  no perioperatório, 41
Catarata
  cirurgia de, 301-305
    avaliação pré-operatória na, 301-305
      alfa-bloqueadores, 305
      avaliação básica, 302
      causas, 301
      comorbidades, 303
      contraindicações, 303
      medicamentos que devem ser
        suspensos, 304
      tipos, 303
Cateter Peridural
  manejo do, 257-264
    analgesia peridural, 257
      indicações de, 259
      sugestão de, 259
    anatomia, 257
    anticoagulação, 261
    complicações, 260
    contraindicação, 259
    desvantagens, 262
    neuroeixo, 261
      manipulação do, 261
    técnica, 258
    vantagens, 262

CDI (Cardiodesfibriladores Implantáveis)
  cuidados com, 159
    perioperatórios, 159
CH (Concentrado de Hemácias)
  transfusão de, 377
    no pré-operatório, 377
      algoritmo, 378q
    no perioperatório, 377
Child-Pugh
  escore de, 286q
    modificado, 286q
Ciclosporina
  no pré-operatório, 86
Cineangiocoronariografia
  na avaliação pré-operatória, 295
    suplementar, 295
      de cirurgia vascular, 295
Cirrose
  risco cirúrgico em portadores de, 285-290
    cirurgias não hepáticas em, 285-290
      manejo perioperatório, 287
      precauções específicas, 288
        cirurgia bariátrica, 289
        cirurgias hepatobiliares, 289
        colecistectomia, 288
        doenças hepáticas sem cirrose, 289
        hemiorrafia, 289
      pré-operatório, 285
        avaliação de risco no, 285
        manejo, 287
        rastreio de hepatopatias no, 285
Cirurgia(s)
  bariátrica, 307-311
    avaliação pré-operatória em, 307-311
      checagem, 309q
      indicações, 308
      manejo pré-operatório, 308
      o que é a cirurgia, 307
      pós-operatório, 310
  cardíaca, 165-175
    avaliação pré-operatória, 165-175
      antiplaquetários, 172
      BRA, 171
      estratificação de mortalidade, 165
      exposição torácica, 169
        à radiação, 169
      global do risco, 169q
      IECA, 171
      manejo farmacológico, 171
      medicação perioperatória, 172q
      outros fatores, 169
      recomendação da diretriz europeia, 171q
      reoperação, 168

sistemas de predição de risco, 170
variáveis, 165, 166q, 168
cirúrgicas, 168
clínicas, 165, 166q
como fator de risco, 23
de emergência, 23
duração da, 23
sítio da, 23
de catarata, 301-305
avaliação pré-operatória na, 301-305
alfa-bloqueadores, 305
avaliação básica, 302
causas de catarata, 301
comorbidades, 303
contraindicações, 303
medicamentos que devem ser
suspensos, 304
tipos de cirurgia, 303
extracapsular, 303
facoemulsificação, 303
intracapsular, 303
de complicações cardíacas, 13q
risco intrínseco da, 13q
classificação do, 13q
de feocromocitoma, 229-231
preparo para, 229-231
diagnóstico, 229
epidemiologia, 229
manifestações clínicas, 229
pré-operatório, 230
medicamentos de, 231q
tratamento, 230
e risco cirúrgico, 141, 142
na IC, 141, 142
eletiva, 142
emergencial, 141
eletiva, 18f
com fatores de risco, 18f
algoritmo da, 18f
não cardíaca, 29-35, 47-51, 185
avaliação pré-operatória de, 185
HP e, 185
perioperatório de, 47-51
betabloqueadores no, 47-51
recomendações do uso, 49q
reduzindo o risco na, 29-35
cardiovascular, 29-35
não hepáticas, 285-290
em portadores de cirrose, 285-290
manejo perioperatório, 287
precauções específicas, 288
cirurgia bariátrica, 289
cirurgias hepatobiliares, 289

colecistectomia, 288
doenças hepáticas sem cirrose, 289
hemiorrafia, 289
pré-operatório, 285
avaliação de risco no, 285
manejo, 287
rastreio de hepatopatias no, 285
precauções específicas nas, 289
bariátrica, 289
com doenças hepáticas, 289
sem cirrose, 289
hepatobiliares, 289
risco da, 7
tipos de, 61
uso de antibióticos, 61
bucomaxilofacial, 70q
cardíaca, 62q
de cabeça e pescoço, 69q
de cólon, 64q
de esôfago-gastroduodenais, 64q
de íleo, 64q
de jejuno, 64q
de reto, 64q
de vias biliares, 66q
ginecológicas, 68q
neurocirurgias, 67q
obstétricas, 68q
ortopédicas, 66q
otorrinolaringológicas, 69q
plásticas, 68q
torácica, 62q
urológicas, 67q
vascular, 63q
vascular, 291-299
após intervenções coronarianas, 297q
avaliação pré-operatória, 291-299
aberta, 291
emergenciais, 292
endovascular, 291
estratificação dos riscos, 292
cardiovasculares, 292, 293q
de sangramento, 292, 293q
prevenção da injúria renal aguda, 299
redução do risco, 296, 299
cirúrgico, 296
pulmonar, 299
suplementar, 295
CKD-EPI (Chronic Kidney Disease Epidemiology
Collaboration), 265
Coagulopatia
nas cirurgias não hepáticas, 287
em portadores de cirrose, 287
no pré-operatório, 287
no perioperatório, 287

Codeína
  para dor, 326
Colchicina
  no perioperatório, 41
Colecistectomia
  precauções específicas na, 288
Cólon
  cirurgias de, 64q
    profilaxia de antibióticos nas, 64q
      recomendações, 64q
Comorbidades(s)
  ECT e, 253
  impacto das, 140
  IC e, 140
Comprometimento
  cognitivo, 359
    em idosos, 359
      avaliação cognitiva, 360q
Contraste
  risco relacionado ao, 280
    na NIC, 280
      estratificação, 280
      fatores, 280
Controle
  glicêmico, 207, 215, 275
    alvos do, 207
    medicações que interferem no, 215
    no pré-operatório, 275
    de renal crônico dialítico, 275
Corticoide(s)
  na profilaxia, 110
  de PONV, 110
Corticosteroide(s)
  para dor, 326
COVID-19
  pandemia de, 123-125
    considerações
      perioperatórias na, 123-125
Crioprecititado
  transfusão de, 379
  no perioperatório, 379
Cuidado(s)
  na avaliação pré-operatória, 219-226
    na obesidade grave, 219-226
      complementar, 222
      inicial, 220
      no perioperatório, 224
      pós-operatórios, 224
      profilaxia, 225
        de TVE, 225
        de TVP, 225
      reduzindo os riscos, 224

perioperatórios, 159-162
  AOS e, 189-196
    classificação, 190
      AASM, 190q
    complicações, 193, 194q
    diagnóstico, 190
    epidemiologia, 189
    fatores de risco, 190q
    fisiopatologia, 190
    manifestações clínicas, 190
    questionário, 191q, 192q
      de Berlim, 191q
      STOP-Bang, 192q
    risco cirúrgico, 193
    sintomas, 191q
    tratamento, 194
      abordagem pré-operatória, 194
      cirurgia, 194
      CPAP, 194
      intraoperatório, 195
      perda de peso, 194
      pós-operatório, 195
  em pacientes com DCI, 159-162
    avaliação pré-operatória, 160
    intraoperatório, 161
    pós-operatório, 161
    procedimentos específicos, 161
  pós-operatórios, 276
    de renal crônico, 276
    dialítico, 276
  pós-parto, 344
    da gestante cardiopata, 344

D

DAC (Doença Arterial Coronariana), 9, 17, 49, 74, 140
  e cirurgia, 304
    de catarata, 304
  ECT e, 253
Dano
  no miocárdio, 73
    marcadores de, 73
      na detecção de IAM, 74
      no perioperatório, 74
      no pré-operatório, 73
DASI (Duke Activity Status Index)
  versão final do, 14q
    brasileira, 14q
DCI (Dispositivos Cardíacos Implantáveis)
  cuidados em pacientes com, 159-162
    perioperatórios, 159-162
      avaliação pré-operatória, 160
      intraoperatório, 161

pós-operatório, 161
    procedimentos específicos, 161
manejo com, 134, 137
    no pré-operatório, 134, 137
    no perioperatório, 134, 137
Delirium
    no pós-operatório, 361
    em idosos, 361
Diabetes
    como variável clínica, 167
    e cirurgia, 304
        de catarata, 304
Diabético(s)
    perioperatório de, 205-215
        avaliação pré-operatória, 205
        controle glicêmico, 215
            medicações que interferem no, 215
        da insulina, 208
        das drogas antidiabéticas, 208
        hipoglicemia, 214
        manejo glicêmico, 213
        pós-operatório, 214
Diálise
    no perioperatório, 268
        e DRC, 268
            peritoneal, 269
    pré-operatória, 271
Diátese
    hemorrágica, 274
        no pré-operatório, 274
        de renal crônico dialítico, 274
DIC (Doença Isquêmica Miocárdica), 15
Digoxina
    na IC, 144
Dipirona
    para dor, 326
Diretriz
    europeia, 171*q*
        de cirurgia cardíaca, 171*q*
            recomendações da, 171*q*
    sobre medicação perioperatória, 172*q*
        em cirurgia cardíaca, 172*q*
        de adultos, 172*q*
Distúrbio(s)
    ácido-básicos, 266
        no perioperatório, 266
        e DRC, 266
Diurético(s)
    na IC, 144
    no perioperatório, 38
DM (Diabetes Melito), 205
DM1 (Diabetes Melito tipo 1)
    em uso de insulina, 210

DM2 (Diabetes Melito tipo 2)
    perioperatório de, 209
        drogas antidiabéticos, 208
        insulina, 208
DMARDs (Fármacos Antirreumáticos Modificadores de Doença Não Biológicos)
    manejo dos, 41
        no perioperatório, 41
            hidroxicloroquina, 41
            leflunomida, 41
            metotrexato, 41
            sulfassalazina, 41
    no pré-operatório, 85
        alvo específico, 87
        e outros imunossupressores, 85
            azatioprina, 86
            ciclosporina, 86
            hidroxicloroquina, 85
            leflunomida, 85
            micofenolato mofetil, 86
            MTX, 85
            sulfassalazina, 86
            tacrolimo, 86
DOAC (Anticoagulantes Diretos Orais), 91, 355
    e cirurgia de catarata, 305
Doença(s)
    cardiovascular, 274
        estratificação de risco para, 274
        de renal crônico dialítico, 274
    carotídea, 236
        abordagem da, 236
        manejo da, 236*f*
    coexistente, 253
        ECT e, 253
            neurocirúrgica, 253
            neurológica, 253
    hepáticas, 289
        sem cirrose, 289
            precauções específicas nas, 289
    inflamatórias, 84
        intestinais, 84
        no pré-operatório, 83
    neuropsiquiátricas, 241-248
        perioperatório de, 241-248
            ansiolíticos, 245
            antidepressivos, 242
                tetracíclicos, 242
                tricíclicos, 242
            antipsicóticos, 245
            estabilizadores do humor, 244
                lítio, 244
                valproato, 244

inibidores da monoaminoxidase, 243
inibidores seletivos de receptação, 243
  de norepinefrina, 243
  de bupropiona, 243
ISRS, 243
psicoestimulantes, 246
pulmonar, 168
  como variável clínica, 168
respiratórias, 177-184
  no perioperatório, 177-184
    asma, 177-184
    DPOC, 177-184
    pós-operatório, 180
    pré-operatório, 178
reumáticas, 83
  no pré-operatório, 83
    AR, 83
    artrite psoriásica, 84
    gota, 84
    lúpus eritematoso sistêmico, 84
    psoríase, 84
    síndrome de Sjögren, 84
valvar, 253
  ECT e, 253
valvular, 304
  e cirurgia, 304
  de catarata, 304
Dor(es)
  manejo clínico da, 321-331
  no perioperatório, 321-331
    análise da dor, 321
    contextos especiais, 328
    dor crônica pós-operatória, 324
      prevenção da, 324
    escala, 323f, 325f
      analgésica, 325f
      análogo-visual, 323f
      de faces Wong-Baker, 323f
      numérica, 323f
    magnitude, 321
    mensuração, 322q
    modalidade analgésica, 330q
    neuropática, 322q
    período, 323, 324
      pré-operatório, 323
      pós-operatório, 324
    terapia farmacológica, 326
    tratamento não farmacológico, 325
Doxazosina
  no perioperatório, 42
DPOC (Doença Pulmonar Obstrutiva Crônica), 5
  com fator de risco, 22
  manejo da, 177-184
    perioperatório, 177-184

pré-operatório, 179
  abordagem medicamentosa, 179
  intubação orotraqueal, 180
  medidas pré-operatórias, 179
  pré-medicação, 180
  uso crônico de corticoides, 180
pós-operatório, 180
DRC (Doença Renal Crônica), 271
  como variável clínica, 168
  manejo perioperatório na, 265-270
    anemia, 267
    avaliação, 265, 267
      da doença, 265
      do risco cardíaco, 267
    definição, 265
    diálise, 268
      peritoneal, 269
    distúrbios ácido-básicos, 266
    hipercalemia, 266
    hipertensão arterial, 268
    profilaxia antibiótica, 267
    risco cirúrgico, 266
    sangramentos, 266
    teste de rotina, 268
Droga(s)
  antidiabéticas, 208
    manejo das, 208
    no perioperatório, 208
  antirreumáticas, 83-89
    manejo pré-operatório de, 83-89
    doenças reumáticas, 83
  nefrotóxicas, 281q
  neuropsiquiátricas, 246q-247q
  para profilaxia, 111q, 112f
    de PONV, 111q, 112f
    fluxograma da, 112f
  para tratamento, 111q
    de PONV, 111q, 112f
    fluxograma da, 112f
  reumatológicas, 41
    manejo de, 41
      AINE, 41
      alopurinol, 41
      colchicina, 41
      DMARDs, 41
      levotiroxina, 41

E

EA (Estenose Aórtica)
  risco cirúrgico na, 147-152
    IRCR, 149q
    manejo perioperatório, 149
      indicações de TVA, 150q
      parâmetros ecocardiográficos, 148q

ÍNDICE REMISSIVO

EACM (Eventos Adversos Cardiovasculares Maiores), 139
ECG (Eletrocardiograma), 7
   na avaliação pré-operatória, 295
      suplementar, 295
         de cirurgia vascular, 295
   risco cardiovascular e, 30
      na cirurgia não cardíaca, 30
Ecocardiograma
   risco cardiovascular e, 30
      na cirurgia não cardíaca, 30
ECT (Eletroconvulsoterapia)
   candidatos a, 249-255
      avaliação de, 249-255
         BB profiláticos, 252
         comorbidades clínicas, 251
         doença coexistente, 253
            neurocirúrgica, 253
            neurológica, 253
         pré-ECT, 250
         pré-procedimento, 252
         psicotrópicos, 250
         riscos, 249
   complicações da, 249-255
      cardíacas, 252
         comorbidades, 253
         reduzir risco de, 252
Encefalopatia
   hepática, 288
      nas cirurgias não hepáticas, 288
         em portadores de cirrose, 288
EP (Embolismo Pulmonar), 197
Epilepsia
   ECT e, 254
ESA (Sociedades Europeias de Anestesiologia), 233
ESC (Sociedades Europeias de Cardiologia), 233
Escala
   da dor, 323*f*, 325*f*
      analgésica, 325*f*
      análogo-visual, 323*f*
      de faces Wong-Baker, 323*f*
      numérica, 323*f*
   de Fisher, 314*q*
   de Glasgow, 316*q*
   de Hunt-Hess, 314*q*
Escore
   ARISCAT, 25*q*
      preditores independentes, 25*q*
      de complicações pulmonares, 25*q*
         pós-operatórias, 25*q*
   de Caprini, 298*q*, 354*q*
      para avaliação de risco, 298*q*
      de TEV, 298*q*
   de Child-Pugh, 286*q*
      modificado, 286*q*
   de Lee, 34*q*
      índice revisado, 34*q*
         de risco cardíaco, 34*q*
   de risco, 281*q*, 370*q*
      de Mehran, 281*q*
      nutricional, 370*q*
   MELD, 286*q*
Esôfago
   varizes de, 288
      nas cirurgias não hepáticas, 288
         em portadores de cirrose, 288
Esôfago-Gastroduodenal(is)
   cirurgias de, 64*q*
      profilaxia de antibióticos nas, 64*q*
      recomendações, 64*q*
Espirometria
   na avaliação pulmonar, 24
   pré-operatória, 24
Estabilizador(es)
   do humor, 244
      no perioperatório, 244
         lítio, 244
         valproato, 244
Estado
   nutricional, 273, 368*q*
      avaliação do, 368*q*
         métodos para, 368*q*
      no pré-operatório, 273
         de renal crônico dialítico, 273
Estatina(s)
   manejo da, 39
      no perioperatório, 39
   para redução, 296
      do risco cirúrgico, 296
   risco cardiovascular e, 34
      na cirurgia não cardíaca, 34
Estenose Mitral
   manejo perioperatório na, 153-158
      severidade da lesão orovalvar, 156*f*
         abordagem de acordo com a, 156*f*
   risco cirúrgico na, 153-158
      cirurgias não cardíacas, 155*q*
      tipo de intervenção, 155*q*
Estimativa
   do risco, 92, 95
      no perioperatório, 92, 95
         de sangramento, 95
         tromboembólico, 92
Estratificação
   de mortalidade, 165
      da cirurgia cardíaca, 165
         avaliação pré-operatória, 165

de risco, 279, 280
   na NIC, 279, 280
      escore de Mehran, 281q
      profilaxia, 280, 281q
de risco cardiovascular, 9-19, 355
   abordagem inicial, 10
      algoritmo do ACP, 12q
      classificação do risco intrínseco, 13q
      índice revisado de Lee, 12q
         estimativa de morbidade, 12q
      manejo após estratificação, 13f
      preditores clínicos de risco ACC, 11q
      recomendações, 11f
   adicional, 355
      na RTU de próstata, 355
   atendimento pelo cardiologista, 15
      passo a passo do, 15
   capacidade de exercício, 14
   classe funcional, 14
   não invasiva, 15
   na cirurgia vascular, 292
      dos riscos de complicações, 292
         cardiovasculares, 292
         de sangramento, 292
Estrogênio
   receptor de, 42
      moduladores seletivos do, 42
         no perioperatório, 42
Euroscore
   na predição de risco, 170
Evento
   cerebrovascular, 237
      cirurgia após, 237
         tempo para, 237
      manejo perioperatório, 237q
         resumo do, 237q
Exame(s)
   complementares, 5-8
      pré-operatórios, 6
         resultados de, 6
Exposição
   torácica, 169
      à radiação, 169
         na avaliação pré-operatória, 169

F

FA (Fibrilação Atrial), 140
   no perioperatório, 131, 136
   no risco tromboembólico, 93
      no perioperatório, 93
Facoemulsificação
   avaliação pré-operatória na, 303

Fármaco(s)
   de osteopenia/osteoporose, 42
      bifosfonatos, 42
Fator(es) de Risco
   cirurgia eletiva com, 18f
      algoritmo da, 18f
   para PONV, 108, 109q
      risco estimado de, 109f
   HP e, 186
      na avaliação pré-operatória, 186
   do AVE, 234
      perioperatório, 234
   na NIC, 279
      relacionados, 279
         ao contraste, 280
         ao paciente, 279
   relacionados, 21, 23
      com o paciente, 21
         alterações, 22
            metabólicas, 22
            nutricionais, 22
         AOS, 22
         asma, 23
         DPOC, 22
         estado geral, 22
         fumo, 22
         HP, 22
         IC, 22
         idade, 21
      com o procedimento, 23
         anestésico, 23
         cirúrgico, 23
FC (Frequência Cardíaca), 131
Fenotiazina
   na profilaxia, 110
      de PONV, 110
Feocromocitoma
   preparo para cirurgia de, 229-231
      diagnóstico, 229
      epidemiologia, 229
      manifestações clínicas, 229
      pré-operatório, 230
         medicamentos de, 231q
      tratamento, 230
FEVE (Fração de Ejeção do Ventrículo Esquerdo)
   preservada, 140
      versus reduzida, 140
         risco de IC com base na, 140
Fisher
   escala de, 314q
Fitoterápico(s)
   no perioperatório, 42

Flutter
  atrial, 131
    no perioperatório, 131
Fragilidade
  dos idosos, 362
Fumo
  como fator de risco, 22
Função Cardíaca
  ventricular, 76
    marcadores de, 76
      BNP, 77
        ponto de corte do, 77
        proposta de terapia com, 78*f*
        terapia guiada pelo, 77
        na detecção de IC, 80
        no pré-operatório, 76

# G
Gabapentinoide(s)
  para dor, 327
Gênero
  como variável clínica, 167
Gestação
  risco cirúrgico na, 335-344
    cuidados pós-parto, 344
    em cirurgias não ginecológicas, 338
    gestante cardiopata, 340
      risco cardiovascular na, 340
    organismo materno, 335
      modificações do, 335
    patologia cardíaca, 340
      abordagem na gestação, 340
Gestante(s)
  cardiopata, 340, 341*q*
    risco na, 340, 341*q*
      cardiovascular, 340
      classificação da OMS, 341*q*
  risco cirúrgico na, 338
    em cirurgias não ginecológicas, 338
      manejo, 339
        anestésico, 339
        operatório, 339
      no momento da cirurgia, 338
Ginecológica(s)
  cirurgias, 68*q*
    profilaxia de antibióticos nas, 68*q*
      recomendações, 68*q*
Glasgow
  escala de, 316*q*
Glicocorticoide(s)
  no perioperatório, 43, 53-57
    desenvolvimento, 53
      avaliação do eixo HHA, 55

cirurgia de urgência, 55
  ou emergência, 55
  com supressão do eixo HHA, 54
    desconhecido, 54
  inalados, 55
  no último ano, 55
  paciente cirúrgico, 53
  pela magnitude do estresse, 54
  tópicos, 55
Gota
  no pré-operatório, 84
Grande Obeso
  avaliação pré-operatória no, 220
    inicial, 220
Gravidez
  ECT e, 254
Gupta
  na avaliação pulmonar, 26
    do risco pós-operatório, 26

H
HAP (Hipertensão Arterial Pulmonar), 26
HAS (Hipertensão Arterial Sistêmica), 127
  ECT e, 253
Hb (Hemoglobina), 377
  limites de, 379*q*
    para indicar transfusão, 379*q*
      recomendações, 379*q*
Hemiorrafia
  precauções específicas na, 289
Hepatopatia(s)
  no pré-operatório, 285, 287*f*
    algoritmo avaliação de, 287*f*
    rastreio de, 285
HHA (Hipotálamo-Hipófise-Suprarrenal)
  eixo, 53, 54
    avaliação do, 55
    não suprimido, 54
    supressão do, 54
      abordagem com base na, 54
      desconhecido, 54
      probabilidade de, 56*f*
    suprimido, 54
Hidroxicloroquina
  no perioperatório, 41
  no pré-operatório, 85
Hipercalemia
  no perioperatório, 266
    e DRC, 266
  no pré-operatório, 272
    de renal crônico, 272
    dialítico, 272

Hipercapnia
  avaliação da, 24
    pré-operatória, 24
Hipertensão
  e cirurgia, 304
    de catarata, 304
Hipertensão Arterial
  manejo da, 127-130, 268
    no perioperatório, 127-130, 268
    e DRC, 268
      recomendações, 129q
Hipertrofia Prostática
  benigna, 42
    medicações para, 42
      no perioperatório, 42
Hipoglicemia
  no perioperatório, 214
    de diabéticos, 214
HP (Hipertensão Pulmonar)
  avaliação pré-operatória na, 185-187
    classificação, 185q
    considerações, 187
    de cirurgia não cardíaca, 185
    definição, 185
    fatores de risco, 186
    medicação, 186
  com fator de risco, 22
HPB (Hiperplasia Prostática Benigna), 356
  RTU de próstata por, 351-356
    risco cirúrgico de, 351-356
      contraindicações, 351
      exames complementares, 352
      intrínseco do procedimento, 351
      manejo, 353, 355
        da anticoagulação, 355
        de medicamentos, 353
      perfil do paciente, 352
      profilaxia de TEV, 354
      risco cardiovascular adicional, 355
Hunt-Hess
  escala de, 314q

I

IAM (Infarto Agudo do Miocárdio), 9, 47, 234
  detecção de, 74
    no perioperatório, 74
      marcadores, 74
    perioperatório, 75f
      diagnóstico, 75f
IASP (International Association for the Study of Pain), 257
IC (Insuficiência Cardíaca), 74
  com fator de risco, 22
    detecção de, 80
      no perioperatório, 80
        BNP, 80
    e ECT, 253
    risco cirúrgico na, 139-144
      biomarcadores, 141
      cirurgia, 141, 142
        eletiva, 142
        emergencial, 141
      classificação de risco, 140
        de acordo com a síndrome, 140
      comorbidades, 140
        impacto das, 140
      efeitos cardiovasculares, 139
        da anestesia geral, 139
      FEVE preservada, 140
        versus reduzida, 140
      manejo pré-operatório, 142
      perioperatório, 143
        manejo medicamentoso, 143
Idade
  como fator de risco, 21
  como variável clínica, 167
  e cirurgia, 303
    de catarata, 303
Idoso(s)
  manejo nutricional do, 374
    no perioperatório, 374
  risco cirúrgico em, 359-364
    avaliação, 361
      cardíaca, 361
      funcional, 362
      laboratorial, 363
      pulmonar, 361
    comprometimento cognitivo, 359
      avaliação cognitiva, 360q
      delirium no pós-operatório, 361
    demência, 359
    exames complementares, 364
      eletrocardiograma, 364
      função pulmonar, 364
      radiografia de tórax, 364
    fragilidade, 362
    manejo medicamentoso, 363
    saúde mental, 360
    status nutricional, 363
IECA (Inibidores da Enzima Conversora de Angiotensina), 38
  na avaliação pré-operatória, 171
    de cirurgia cardíaca, 171
  no perioperatório, 38, 143
    na IC, 143

risco cardiovascular e, 34
   na cirurgia não cardíaca, 34
IEM (Interferência Eletromagnética), 159
   cuidados com a, 161
      intraoperatório, 161
   reprogramação, 160q
      de acordo com a, 160q
Íleo
   cirurgias de, 64q
      profilaxia de antibióticos nas, 64q
      recomendações, 64q
Imunossupressor(es)
   manejo pré-operatório de, 83-89
      outros, 85
Índice
   cardíaco, 3q
      revisado, 3q
   de Lee, 12q
      revisado, 12q
         de morbidade perioperatória, 12q
Infecção
   respiratória, 304
      superior, 304
         e cirurgia de catarata, 304
Inflamação
   marcadores de, 75
      na avaliação, 75
         do risco cardiovascular, 75
Inibidor(es)
   da bomba de prótons, 39
      no perioperatório, 39
   de P2Y12, 172
      na avaliação pré-operatória, 172
         de cirurgia cardíaca, 172
   no perioperatório, 243
      da monoaminoxidase, 243
      seletivos de receptação, 243
         de bupropiona, 243
         de norepinefrina, 243
Injúria
   renal, 299
      aguda, 299
         prevenção da, 299
Insulina
   manejo da, 208
      no perioperatório, 208
         esquema, 212q
      uso de, 210
         DM1, 210
         DM2, 210
Intervenção(ões)
   coronarianas, 297q
      cirurgia vascular após, 297q

IRAS (Infecções Relacionadas com a Assistência à Saúde), 59
IRCR (Índice de Risco Cardíaco Revisado), 2, 74, 149q
ISC (Infecções de Sítio Cirúrgico), 59
Isquemia
   marcadores de, 73
      na detecção de IAM, 74
         no perioperatório, 74
      no pré-operatório, 73
   miocárdica, 295
      detecção de, 295
         testes não invasivos, 295
ISRS (Inibidores Seletivos da Recaptação de Serotonina)
   no perioperatório, 40, 243
Jejum
   pré-operatório, 372
      minimizar o tempo de, 372
Jejuno
   cirurgias de, 64q
      profilaxia de antibióticos nas, 64q
         recomendações, 64q

K

KIDIGO (Kidney Disease Improving Global Outcomes), 265

L

Lee
   escore de, 34q
      índice revisado, 34q
         de risco cardíaco, 34q
   índice de, 12q
      revisado, 12q
         de morbidade perioperatória, 12q
   trabalho de, 356q
      algoritmo com base no, 356q
Leflunomida
   no perioperatório, 41
   no pré-operatório, 85
Leucotrieno(s)
   no perioperatório, 39
Levodopa
   no perioperatório, 41
Levotiroxina
   no perioperatório, 41
Lítio
   no perioperatório, 40, 244
Lúpus
   eritematoso, 84
      sistêmico, 84
         no pré-operatório, 84

M

Magnésio
  sulfato de, 328
    para dor, 328
Manejo
  antiplaquetário, 33*f*
    em PCI, 33*f*
      algoritmos do, 33*f*
  clínico da dor, 321-331
    no perioperatório, 321-331
      análise da dor, 321
      contextos especiais, 328
      dor crônica pós-operatória, 324
        prevenção da, 324
      escala, 323*f*, 325*f*
        analgésica, 325*f*
        análogo-visual, 323*f*
        de faces Wong-Baker, 323*f*
        numérica, 323*f*
      magnitude, 321
      mensuração, 322*q*
      modalidade analgésica no, 330*q*
      neuropática, 322*q*
      período, 323, 324
        pós-operatório, 324
        pré-operatório, 323
      terapia farmacológica, 326
      tratamento não farmacológico, 325
  da anticoagulação, 355
    na RTU de próstata, 355
    por HPB, 355
  do cateter peridural, 257-264
    anatomia, 257
    anticoagulação, 261
    complicações, 260
    contraindicação, 259
    neuroeixo, 261
      manipulação do, 261
    para analgesia peridural, 257
      indicações, 259
      sugestão, 259
    técnica, 258
      desvantagens da, 262
      vantagens da, 262
  medicamentoso, 363
    nos idosos, 363
  no perioperatório, 37-46, 53-57, 91-99, 101-105, 127-130, 143, 153-158, 177-184, 197-203, 205-215, 241-248, 265-270, 287, 367-375
    clínico da dor, 321-331
      análise da dor, 321
      contextos especiais, 328

      dor crônica pós-operatória, 324
        prevenção da, 324
      escala, 323*f*, 325*f*
        analgésica, 325*f*
        análogo-visual, 323*f*
        de faces Wong-Baker, 323*f*
        numérica, 323*f*
      magnitude, 321
      mensuração, 322*q*
      modalidade analgésica, 330*q*
      neuropática, 322*q*
      período, 323, 324
        pós-operatório, 324
        pré-operatório, 323
      terapia farmacológica, 326
      tratamento não farmacológico, 325
  da hipertensão arterial, 127-130
    recomendações, 129*q*
  de antiagregantes, 104*q*
  de anticoagulantes, 91-99
    decidindo se anticoagulação deve ser interrompida, 97
    estimativa do risco, 92, 95
      de sangramento, 95
      tromboembólico, 92
  de antiplaquetários, 101-105
    e angioplastia recente, 101-105
  de diabéticos, 205-215
    avaliação pré-operatória, 205
    controle glicêmico, 215
      medicações que interferem no, 215
    da insulina, 208
    das drogas antidiabéticas, 208
    hipoglicemia, 214
    manejo glicêmico, 213
    pós-operatório, 214
  de doenças neuropsiquiátricas, 241-248
    ansiolíticos, 245
    antidepressivos, 242
      tetracíclicos, 242
      tricíclicos, 242
    antipsicóticos, 245
    estabilizadores do humor, 244
      lítio, 244
      valproato, 244
    inibidores da monoaminoxidase, 243
    inibidores seletivos de receptação, 243
      de bupropiona, 243
      de norepinefrina, 243
    ISRS, 243
    psicoestimulantes, 246
  de doenças respiratórias, 177-184
    asma, 177-184

DPOC, 177-184
   pós-operatório, 180
   pré-operatório, 178
de medicamentos variados, 37-46
   agentes, 39
      gastrointestinais, 39
      pulmonares, 39
   anticoncepcionais, 39
   cardiovasculares, 37
   de ação central, 41
   de anticonvulsivantes, 39
   de drogas reumatológicas, 41
   de psicotrópicos, 40
   fármacos para tratamento, 42
      de osteopenia, 42
      de osteoporose, 42
   fitoterápicos, 42
   glicocorticoides, 43
   moduladores seletivos do receptor de estrogênio, 42
   para hipertrofia prostática benigna, 42
   terapia de reposição hormonal, 39
do glicocorticoide, 53-57
   desenvolvimento, 53
do tromboembolismo, 197-203
   avaliação prognóstica inicial, 200
   classificação, 198
   diagnóstico, 198
   quadro clínico, 198
   tratamento, 200
medicamentoso, 143
   na IC, 143
na DRC, 265-270
   anemia, 267
   avaliação, 265, 267
      da doença, 265
      do risco cardíaco, 267
   definição, 265
   diálise, 268
      peritoneal, 269
   distúrbios ácido-básicos, 266
   hipercalemia, 266
   hipertensão artéria, 268
   profilaxia antibiótica, 267
   risco cirúrgico, 266
   sangramentos, 266
   teste de rotina, 268
na estenose mitral, 153-158
   severidade da lesão orovalvar, 156*f*
      abordagem de acordo com a, 156*f*
nutricional, 367-375
   no paciente cirúrgico, 367
   recomendações, 372

   síndrome de realimentação, 374
   situações especiais, 373
   TN, 371
pré-operatório, 83-89, 142, 171, 287
   de agentes biológicos, 83-89
      tabela de retirada, 87*q*
   de drogas antirreumáticas, 83-89
      DMARDS, 85, 87
         alvo específico, 87
   de IC, 142
      risco cirúrgico, 142
   de imunossupressores, 83-89
      outros, 85
      doenças reumáticas, 83
   farmacológico, 171
      BB, 171
   para cirurgias não hepáticas, 287
      em portadores de cirrose, 287
pressórico, 275
   no pré-operatório, 275
   de renal crônico dialítico, 275
Manipulação
   do neuroeixo, 261
Medicação(ões)
   manejo de, 37, 41, 42
      cardiovasculares, 37
         alfa-2-agonistas, 39
         BB, 37
         bloqueadores do canal de cálcio, 38
         BRA, 38
         diuréticos, 38
         estatinas, 39
         IECA, 38
      de ação central, 41
         antagonistas dopaminérgicos, 41
         carbidopa, 41
         levodopa, 41
         selegilina, 41
      para hipertrofia prostática benigna, 42
         antagonistas alfa-1 adrenérgicos, 42
   na avaliação pré-operatóra, 186
      na HP, 186
   resumo de, 44-46*q*
      indicações no perioperatório, 44-46*q*
      de manutenção, 44-46*q*
      de suspensão, 44-46*q*
Medicamento(s)
   manejo de, 353
      na RTU de próstata, 353
      por HPB, 353
   que devem ser suspensos, 304
      para cirurgia de catarata, 304
         agentes antitrombóticos, 304

alfa-bloqueadores, 305
antiplaquetários, 304
aspirina, 304
DOAC, 305
varfarina, 305
variados, 37-46
manejo no perioperatório, 37-46
agentes, 39
gastrointestinais, 39
pulmonares, 39
anticoncepcionais, 39
cardiovasculares, 37
de ação central, 41
de anticonvulsivantes, 39
de drogas reumatológicas, 41
de psicotrópicos, 40
fármacos para tratamento, 42
de osteopenia, 42
de osteoporose, 42
fitoterápicos, 42
glicocorticoides, 43
moduladores seletivos do receptor de estrogênio, 42
para hipertrofia prostática benigna, 42
terapia de reposição hormonal, 39
Mehran
escore de risco, 281q
MELD (*Model for End Stage Liver Disease*)
escore, 286q
Membro(s)
amputação de, 329
dor relacionada à, 329
Metotrexato
no perioperatório, 41
MICA (Calculadora de Infarto do Miocárdio), 3
Micofenolato
mofetil, 86
no pré-operatório, 86
Miocárdio
dano no, 73
marcadores de, 73
na detecção de IAM, 74
no perioperatório, 74
no pré-operatório, 73
Modalidade
analgésica, 330q
no perioperatório, 330q
resumo de, 330q
Modulador(es)
seletivos, 42
do receptor de estrogênio, 42
raloxifeno, 42
tamoxifeno, 42

Monoaminoxidase
inibidores de, 243
no perioperatório, 243
Morbidade
perioperatória, 12q
estimativa de, 12q
índice revisado de Lee de, 12q
MP (Marca-Passos)
cuidados com, 159
perioperatórios, 159
MTX (Metotrexato)
no pré-operatório, 85

N

NAV (Nódulo Atrioventricular), 134
Neurocirurgia(s)
avaliação em, 313-319
pré-operatória, 313-319
profilaxia em, 67q
de antibióticos, 67q
recomendações, 67q
NIC (Nefropatia Induzida por Contraste), 279-282
definição, 279
diagnóstico diferencial, 280
drogas nefrotóxicas, 281q
epidemiologia, 279
fisiopatologia, 279
prognóstico, 282
quadro clínico, 280
risco, 279
escore de Mehran, 281q
estratificação de, 279
profilaxia, 280, 281q
fatores de, 279
Norepinefrina
receptação de, 243
inibidores seletivos de, 243
no perioperatório, 243
NSQIP (National Surgical Quality Improvement Program), 3

O

Obesidade
grave, 219-226
avaliação pré-operatória na, 219-226
cuidados na, 219-226
Obeso
avaliação pré-operatória no, 220
complementar, 220
manejo nutricional do, 374
no perioperatório, 374

redução de risco, 224q
  recomendações para, 224q
Objeto(s) Metálico(s)
  cranianos, 254
  ECT e, 254
Obstétrica(s)
  cirurgias, 68q
    profilaxia de antibióticos nas, 68q
    recomendações, 68q
Opioide(s)
  fortes, 327
  para dor, 327
Organismo Materno
  modificações do, 335, 336q
    alterações laboratoriais, 338
    sistema, 335, 336
      cardiovascular, 335
      gastrointestinal, 337
      hematológico, 336
      respiratório, 337
      urinário, 338
Ortopédica(s)
  cirurgias, 66q
    profilaxia de antibióticos nas, 66q
    recomendações, 66q
Osteopenia
  tratamento de, 42
    fármacos no, 42
    no perioperatório, 42
Osteoporose
  tratamento de, 42
    fármacos no, 42
    no perioperatório, 42
Otorrinolaringológica(s)
  cirurgias, 69q
    profilaxia de antibióticos nas, 69q
    recomendações, 69q
Oxigenação
  avaliação da, 24
  pré-operatória, 24

P

PA (Pressão Arterial), 128
Pandemia
  de COVID-19, 123-125
    considerações perioperatórias na, 123-125
Paracetamol
  para dor, 326
Parto
  gestante cardiopata no, 343
    cuidados pós-parto, 344
    monitorização da, 343
PAS (Pressão Arterial Sistólica), 127

Patologia Cardíaca
  abordagem na gestação, 340
    anticoagulação, 343
    cirurgia cardíaca, 340
      com *bypass* pulmonar, 340
    monitorização, 343
      no parto, 343
    terapia percutânea, 340
PCI (Intervenção Coronariana Percutânea), 32
  e cirurgias não cardíacas, 33f
    manejo antiplaquetário em, 33f
    algoritmo do, 33f
Perioperatório
  antibióticos no, 59-70
    indicação da profilaxia com, 59
      classificação das feridas operatórias, 60q
      duração da profilaxia, 61
      escolha, 60
      momento de infusão, 61
      repetição da dose, 61
    tipos de cirurgia, 61
      bucomaxilofacial, 70q
      cardíaca, 62q
      de cabeça e pescoço, 69q
      de cólon, 64q
      de esôfago-gastroduodenais, 64q
      de íleo, 64q
      de jejuno, 64q
      de reto, 64q
      de vias biliares, 66q
      ginecológicas, 68q
      neurocirurgias, 67q
      obstétricas, 68q
      ortopédicas, 66q
      otorrinolaringológicas, 69q
      plásticas, 68q
      torácica, 62q
      urológicas, 67q
      vascular, 63q
  arritmias no, 131-137
    bradiarritmias, 134, 137
    FA, 131, 136
    flutter atrial, 131
    modulação do ritmo cardíaco, 135q
      demonstração da função de, 135q
    pacientes com DCI, 134, 137
    taquicardia, 132
    TSV, 132, 136
    TV, 133, 137
  AVE, 233-238
    antiagregação plaquetária, 234
    anticoagulação oral, 235
    definição, 233

doença carotídea, 236
  abordagem da, 236
  manejo da, 236f
  fatores de risco, 234
  fisiopatologia, 233
  prevalência, 234
  prognóstico, 234
  resumo do, 237q
  tempo para cirurgia, 237
    após evento cerebrovascular, 237
  tratamento do, 238
biomarcadores no, 73-81
  e avaliação do risco cardiovascular, 73-81
    de dano no miocárdio, 73
    de função cardíaca ventricular, 76
    de inflamação, 75
    de isquemia, 73
condições graves no, 142q
  cardiovasculares, 142q
cuidados, 159-162
  em pacientes com DCI, 159-162
    avaliação pré-operatória, 160
    intraoperatório, 161
    pós-operatório, 161
    procedimentos específicos, 161
de cirurgia não cardíaca, 47-51
  uso de betabloqueador no, 47-51
    método de betabloqueio, 50q
    recomendações do uso, 49q
em submetidos à quimioterapia, 347-350
  outras considerações, 349
  sistema, 347, 349
    cardiovascular, 347
    respiratório, 349
  trato gastrointestinal, 348
manejo no, 37-46, 53-57, 91-99, 101-105, 127-130, 143, 153-158, 177-184, 197-203, 205-215, 241-248, 265-270, 321-331, 367-375
  clínico da dor, 321-331
    análise da dor, 321
    contextos especiais, 328
    dor crônica pós-operatória, 324
      prevenção da, 324
    escala, 323f, 325f
      analgésica, 325f
      análogo-visual, 323f
      de faces Wong-Baker, 323f
      numérica, 323f
    magnitude, 321
    mensuração, 322q
    modalidade analgésica, 330q
    neuropática, 322q

    período, 323, 324
      pós-operatório, 324
      pré-operatório, 323
    terapia farmacológica, 326
    tratamento não farmacológico, 325
  da hipertensão arterial, 127-130
    recomendações, 129q
  de antiagregantes, 104q
  de anticoagulantes, 91-99
    decidindo se anticoagulação deve ser interrompida, 97
    estimativa do risco, 92, 95
      de sangramento, 95
      tromboembólico, 92
  de antiplaquetários, 101-105
    e angioplastia recente, 101-105
  de diabéticos, 205-215
    avaliação pré-operatória, 205
    controle glicêmico, 215
      medicações que interferem no, 215
    da insulina, 208
    das drogas antidiabéticas, 208
    hipoglicemia, 214
    manejo glicêmico, 213
    pós-operatório, 214
  de doenças neuropsiquiátricas, 241-248
    ansiolíticos, 245
    antidepressivos, 242
      tetracíclicos, 242
      tricíclicos, 242
    antipsicóticos, 245
    estabilizadores do humor, 244
      lítio, 244
      valproato, 244
    inibidores da monoaminoxidase, 243
    inibidores seletivos de receptação, 243
      de bupropiona, 243
      de norepinefrina, 243
    ISRS, 243
    psicoestimulantes, 246
  de doenças respiratórias, 177-184
    asma, 177-184
    DPOC, 177-184
    pós-operatório, 180
    pré-operatório, 178
  de medicamentos variados, 37-46
    agentes, 39
      gastrointestinais, 39
      pulmonares, 39
    anticoncepcionais, 39
    cardiovasculares, 37
    de ação central, 41
    de anticonvulsivantes, 39

ÍNDICE REMISSIVO

de drogas reumatológicas, 41
de psicotrópicos, 40
fármacos para tratamento, 42
   de osteopenia, 42
   de osteoporose, 42
   fitoterápicos, 42
   glicocorticoides, 43
   moduladores seletivos do receptor de estrogênio, 42
   para hipertrofia prostática benigna, 42
   terapia de reposição hormonal, 39
do glicocorticoide, 53-57
   desenvolvimento, 53
do tromboembolismo, 197-203
   avaliação prognóstica inicial, 200
   classificação, 198
   diagnóstico, 198
   quadro clínico, 198
   tratamento, 200
medicamentoso, 143
   na IC, 143
na DRC, 265-270
   anemia, 267
   avaliação, 265, 267
      da doença, 265
      do risco cardíaco, 267
   definição, 265
   diálise, 268
      peritoneal, 269
   distúrbios ácido-básicos, 266
   hipercalemia, 266
   hipertensão artéria, 268
   profilaxia antibiótica, 267
   risco cirúrgico, 266
   sangramentos, 266
   teste de rotina, 268
na estenose mitral, 153-158
   severidade da lesão orovalvar, 156f
      abordagem de acordo com a, 156f
nutricional, 367-375
   no paciente cirúrgico, 367
   recomendações, 372
   síndrome de realimentação, 374
   situações especiais, 373
   TN, 371
transfusão de hemoderivados no, 377-382
   CH, 377
   crioprecipitado, 379
   PFC, 379
   plaquetas, 379
   reações transfusionais, 381
ultrassonografia no, 115-120
   cardíaca, 116

de vias aéreas, 120
   superiores, 120
gástrica, 120
pulmonar, 117
vascular, 119
Pescoço
   cirurgias de, 69q
   profilaxia de antibióticos nas, 69q
   recomendações, 69q
PFC (Plasma Fresco Congelado)
   transfusão de, 379
   no perioperatório, 379
Plaqueta(s)
   antes de procedimentos invasivos, 380f
      indicações de, 380f
   transfusão de, 379
   no perioperatório, 379
Plástica(s)
   cirurgias, 68q
   profilaxia de antibióticos nas, 68q
   recomendações, 68q
PONV (Náuseas e Vômitos no Perioperatório/ *Postoperative Nausea and Vomiting*), 107-112
   fatores de risco, 108, 109q
      risco estimado, 109f
   fisiopatologia, 107
   profilaxia, 109
      antagonistas de receptor, 109
         5HT3, 109
         NK-1, 110
      anticolinérgicos, 111
      anti-histamínicos, 110
      butirofenona, 110
      corticoides, 110
      drogas para, 111q
      fenotiazina, 110
      fluxograma da, 112f
      outros, 111
   tratamento, 111
      drogas para, 111q
      fluxograma do, 112f
Prazosina
   no perioperatório, 42
Precaução(ões) Cirúrgica(s)
   específicas, 288
      nas cirurgias não hepáticas, 288
         em portadores de cirrose, 288
Procedimento(s)
   específicos, 161, 162q
      DCI e, 161, 162q
         recomendações, 162q

Profilaxia
  antibiótica, 267
    no perioperatório, 267
    e DRC, 267
  no pré-operatório, 225
    na obesidade grave, 225
    de TVE, 225
    de TVP, 225
Psicoestimulante(s)
  no perioperatório, 246
Psicotrópico(s)
  administração de, 250
    na ECT, 250
  manejo de, 40
    ácido valproico, 40
    antidepressivos tricíclicos, 40
    antipsicóticos, 40
    benzodiazepínicos, 40
    buspirona, 41
    ISRS, 40
    lítio, 40
Psoríase
  no pré-operatório, 84
Punção
  técnica de, 258*f*

Q

Quimioterapia
  submetidos à, 347-350
    perioperatório em, 347-350
      outras considerações, 349
      sistema, 347, 349
        cardiovascular, 347
        respiratório, 349
        trato gastrointestinal, 348

R

Radiografia
  de tórax, 24
    na avaliação pulmonar, 24
    pré-operatória, 24
Raloxifeno
  no perioperatório, 42
RCRI (Índice de Risco Cardíaco Revisado), *ver IRCR*
Reação(ões)
  transfusionais, 381
    principais, 381*q*
Realimentação
  precoce, 372
  síndrome de, 374

Receptor(es)
  antagonistas de, 109-143
    mineralocorticoides, 143
      na IC, 143
    na profilaxia de PONV, 109
      5HT3, 109
      NK-1, 110
  de estrogênio, 42
    moduladores seletivos do, 42
      no perioperatório, 42
Redução
  do risco pulmonar, 26
    intervenções para, 26
Renal Crônico
  dialítico, 271-276
    avaliação pré-operatória do, 271-276
      anemia, 273
      balanço hídrico, 272
      controle glicêmico, 275
      cuidados pós-operatórios, 276
      diálise pré-operatória, 271
      diátese hemorrágica, 274
      estado nutricional, 273
      estratificação de risco, 274
        para doença cardiovascular, 274
      exames pré-operatórios, 272
      hipercalemia, 272
      manejo pressórico, 275
Reoperação, 168
  na cirurgia cardíaca, 168
Reposição Hormonal
  terapia de, 39
    no perioperatório, 39
Resumo
  de medicações, 44-46*q*
    indicações no perioperatório, 44-46*q*
    de manutenção, 44-46*q*
    de suspensão, 44-46*q*
Reto
  cirurgias de, 64*q*
    profilaxia de antibióticos nas, 64*q*
    recomendações, 64*q*
Revascularização
  coronária, 31
    risco cardiovascular e, 31
    na cirurgia não cardíaca, 31
  miocárdica, 297
    para redução, 297
    do risco cirúrgico, 297
Risco(s)
  avaliação global do, 169*q*
  cardíaco, 267
    avaliação do, 267
    DRC e, 267

da ECT, 249
de complicações, 292
  estratificação dos, 292
    cardiovasculares, 292
    de sangramento, 292
de sangramento, 95, 103q
  determinação do, 103q
    na cirurgia, 103q
  estimativa do, 95
    no perioperatório, 95
de TEV, 298q
  avaliação de, 298q
    escore de Caprini para, 298q
estratificação de, 274
  para doença cardiovascular, 274
    de renal crônico dialítico, 274
nutricional, 370q
  escore de, 370q
predição de, 170
  sistemas de, 170
    Euroscore, 170
    STS, 170
pulmonar, 299
  redução do, 299
    na cirurgia vascular, 299
trombótico, 102q
  determinação do, 102q
    pela angioplastia, 102q
    pelo *stent*, 102q
Risco Cardiovascular
  adicional, 355
    estratificação de, 355
      na RTU de próstata, 355
  avaliação do, 73-81
    biomarcadores no perioperatório e, 73-81
      de dano no miocárdio, 73
      de função cardíaca ventricular, 76
      de inflamação, 75
      de isquemia, 73
  na gestante, 340
    cardiopata, 340
  pelo tipo de procedimento, 293q
    vascular, 293q
  reduzindo o, 29-35
    na cirurgia não cardíaca, 29-35
      alfa-2-agonistas, 34
      antiplaquetários, 32
      arteriocoronariografia, 31
      BB, 33
      biomarcadores, 34
      bloqueadores de canal de cálcio, 34
      BRA, 34
      ECG, 30
      ecocardiograma, 30
      estatinas, 34
      fisiopatologia, 30
      IECA, 34
      revascularização coronária, 31
      testes de estresse, 31
        farmacológicos, 31
        por exercícios, 31
      troponina, 35
Risco Cirúrgico
  abordagem geral, 1-4
    avaliação, 2
    princípios do pré-operatório, 1
  abordagem inicial, 5-8
    classificação, 7
    da cirurgia, 7
    do paciente, 5
      capacidade funcional, 6q
  em gestantes, 338
    em cirurgias não ginecológicas, 338
      no momento da cirurgia, 338
      manejo, 339
        anestésico, 339
        operatório, 339
  em idosos, 359-364
    avaliação, 361
      cardíaca, 361
      funcional, 362
      laboratorial, 363
      pulmonar, 361
    comprometimento cognitivo, 359
      avaliação cognitiva, 360q
    delirium no pós-operatório, 361
    demência, 359
    exames complementares, 364
      eletrocardiograma, 364
      função pulmonar, 364
      radiografia de tórax, 364
    fragilidade, 362
    manejo medicamentoso, 363
    saúde mental, 360
    status nutricional, 363
  exames complementares, 5-8
    pré-operatórios, 6
    resultados, 6
  na DRC, 266
  na EA, 147-152
    IRCR, 149q
    manejo perioperatório, 149
      indicações de TVA, 150q
    parâmetros ecocardiográficos, 148q
  na gestação, 335-344
    cuidados pós-parto, 344

em cirurgias não ginecológicas, 338
gestante cardiopata, 340
 risco cardiovascular na, 340
organismo materno, 335
 modificações do, 335
patologia cardíaca, 340
 abordagem na gestação, 340
na IC, 139-144
 biomarcadores, 141
 cirurgia, 141, 142
  eletiva, 142
  emergencial, 141
 classificação de risco, 140
  de acordo com a síndrome, 140
 comorbidades, 140
  impacto das, 140
 efeitos cardiovasculares, 139
  da anestesia geral, 139
 FEVE preservada, 140
  versus reduzida, 140
 manejo pré-operatório, 142
 perioperatório, 143
  manejo medicamentoso, 143
na RTU de próstata, 351-356
 por HPB, 351-356
  contraindicações, 351
  exames complementares, 352
  intrínseco do procedimento, 351
  manejo, 353, 355
   da anticoagulação, 355
   de medicamentos, 353
  perfil do paciente, 352
  profilaxia de TEV, 354
  risco cardiovascular adicional, 355
para cirurgias não hepáticas, 285-290
 em portadores de cirrose, 285-290
  manejo perioperatório, 287
  pré-operatório, 285
   avaliação de risco no, 285
   manejo, 287
   rastreio de hepatopatias no, 285
  precauções específicas, 288
   cirurgia bariátrica, 289
   cirurgias hepatobiliares, 289
   colecistectomia, 288
   doenças hepáticas sem cirrose, 289
   hemiorrafia, 289
redução do, 296
 medidas para, 296
  antiagregantes plaquetários, 297
  BB, 296
  estatinas, 296
  profilaxia de TEV, 297
  revascularização miocárdica, 297

Risco Tromboembólico
 estimativa do, 92
  no perioperatório, 92
   na FA, 93
   na terapia ponte com heparina, 92
   tromboembolismo recente, 95
   válvula cardíaca protética, 95
Ritmo Cardíaco
 modulação do, 135*q*
 demonstração da função de, 135*q*
RTU (Ressecção Transuretral), 351
 de próstata, 351-356
  por HPB, 351-356
   risco cirúrgico na, 351-356
    contraindicações, 351
    exames complementares, 352
    intrínseco do procedimento, 351
    manejo da anticoagulação, 355
    manejo de medicamentos, 353
    perfil do paciente, 352
    profilaxia de TEV, 354
    risco cardiovascular adicional, 355

S

Sangramento(s)
 no perioperatório, 266
  e DRC, 266
 risco de, 95, 103*q*, 292, 293*q*
  determinação do, 103*q*
   na cirurgia, 103*q*
  em cirurgias vasculares, 293*q*
  estimativa do, 95
   no perioperatório, 95
  estratificação de, 292
   na cirurgia vascular, 292
Saúde Mental
 em idosos, 360
SBC (Sociedade Brasileira
 de Cardiologia), 222
 avaliação cardiovascular da, 141*f*
  fluxograma de, 141*f*
SCA (Síndrome Coronária Aguda), 29
Selegilina
 no perioperatório, 41
Síndrome
 de IC, 140
  classificação de risco pela, 140
 de realimentação, 374
 de Sjögren, 84
  no pré-operatório, 84
Sistema
 cardiovascular, 335, 347
  de submetidos à quimioterapia, 347

materno, 335
　　alterações do, 335
hematológico, 336
　　materno, 336
　　　alterações do, 336
respiratório, 337, 349
　　de submetidos à quimioterapia, 349
　　materno, 337
　　　alterações do, 337
gastrointestinal, 337
　　materno, 337
　　　alterações do, 337
urinário, 338
　　materno, 338
　　　alterações do, 338
Sjögren
　　síndrome de, 84
　　no pré-operatório, 84
SNACC (Sociedade de Neurociência em Anestesiologia e Cuidados Intensivos), 233
Status Nutricional
　　dos idosos, 363
　　nas cirurgias não hepáticas, 287
　　　em portadores de cirrose, 287
　　　　no perioperatório, 287
　　　　no pré-operatório, 287
Stent
　　determinação pelo, 102*q*
　　do risco trombótico, 102*q*
STS (*Society for Thoracic Surgeons*)
　　na predição de risco, 170
Sulfassalazina
　　no perioperatório, 41
　　no pré-operatório, 86
Sulfato
　　de magnésio, 328
　　　para dor, 328

T

Tacrolimo
　　no pré-operatório, 86
Tamoxifeno
　　no perioperatório, 42
Tansulosina
　　no perioperatório, 42
Taquicardia
　　no perioperatório, 132, 133, 136, 137
　　　TSV, 132, 136
　　　TV, 133, 137
TCE (Traumatismo Cranioencefálico), 313
TEP (Tromboembolismo Pulmonar), 197
Terapia
　　de reposição hormonal, 39
　　　no perioperatório, 39

farmacológica, 326
　　para dor, 326
　　　AINES, 326
　　　alfa 2-agonistas, 328
　　　antagonistas de receptor NMDA, 328
　　　codeína, 326
　　　corticosteroides, 326
　　　dipirona, 326
　　　gabapentinoides, 327
　　　opioides fortes, 327
　　　paracetamol, 326
　　　sulfato de magnésio, 328
　　　tramadol, 326
ponte, 92
　　com heparina, 92
　　　pacientes candidatos à, 92
Teste
　　de rotina, 268
　　　no perioperatório, 268
　　　e DRC, 268
Teste da Caminhada
　　dos seis minutos, 24
　　　na avaliação pulmonar, 24
　　　pré-operatória, 24
Testes de Estresse
　　risco cardiovascular e, 31
　　　na cirurgia não cardíaca, 31
　　　farmacológicos, 31
　　　por exercícios, 31
TEV (Tromboembolismo Venoso), 4
　　profilaxia de, 225, 297, 354
　　　na obesidade grave, 225
　　　na RTU de próstata, 354
　　　　por HPB, 354
　　　para redução, 297
　　　　do risco cirúrgico, 297
TFG (Taxa de Filtração Glomerular), 265
TN (Terapia Nutricional)
　　especializada, 373
　　　após alta hospitalar, 373
　　　　manutenção da, 373
　　no perioperatório, 371
　　pré-operatória, 372
Tórax
　　radiografia de, 24
　　　na avaliação pulmonar, 24
　　　pré-operatória, 24
Tramadol
　　para dor, 326
Transfusão
　　de hemoderivados, 377-382
　　　no perioperatório, 377-382

CH, 377
crioprecipitado, 379
PFC, 379
plaquetas, 379
reações transfusionais, 381
Trato
  gastrointestinal, 348
    de submetidos à quimioterapia, 349
Tromboembolismo
  manejo do, 197-203
    no perioperatório, 197-203
      avaliação prognóstica inicial, 200
      classificação, 198
      diagnóstico, 198
      quadro clínico, 198
      tratamento, 200
  recente, 95
    no perioperatório, 95
    risco tromboembólico no, 95
Trombolítico(s)
  contraindicações, 201q
Troponina
  risco cardiovascular e, 35
    na cirurgia não cardíaca, 35
TSV (Taquicardia Supraventricular)
  no perioperatório, 132, 136
Tumor(es)
  cerebrais, 253
    ECT e, 253
TV (Taquicardia Ventricular)
  no perioperatório, 133, 137
TVA (Troca Valvar Aórtica), 149
  indicações de, 150q
TVAP (Troca Valvar Aórtica Percutânea), 149
TVP (Trombose Venosa Profunda), 197
  em hospitalizados, 198q
    risco aproximado de, 198q
  profilaxia de, 225
    na obesidade grave, 225

U

Ultrassonografia
  no perioperatório, 115-120
    cardíaca, 116
    de vias aéreas, 120
      superiores, 120
    gástrica, 120
    pulmonar, 117
    vascular, 119
Urológica(s)
  cirurgias, 67q
    profilaxia de antibióticos nas, 67q
    recomendações, 67q

V

Valproato
  no perioperatório, 244
Válvula
  cardíaca, 95
    protética, 95
      no risco tromboembólico, 95
Varfarina
  e cirurgia de catarata, 305
Variável(is)
  cirúrgicas, 168
  clínicas, 165
    diabetes, 167
    doença, 168
      pulmonar, 168
      renal crônica, 168
    gênero, 167
    idade, 167
  pré-operatória, 166q
    identificação de, 166q
Variz(es)
  de esôfago, 288
    nas cirurgias não hepáticas, 288
    em portadores de cirrose, 288
Via(s) Biliar(es)
  cirurgias de, 66q
    profilaxia de antibióticos nas, 66q
    recomendações, 66q
VPB (Valvuloplastia Percutânea por Balão), 149

W

Wong-Baker
  escala de faces, 323f